中国抗癌协会环境肿瘤学专业委员会组织撰写

现代健康管理学丛书　　总主编　李玉民

泌尿系疾病
健康管理学

Health Management of Urologic Diseases

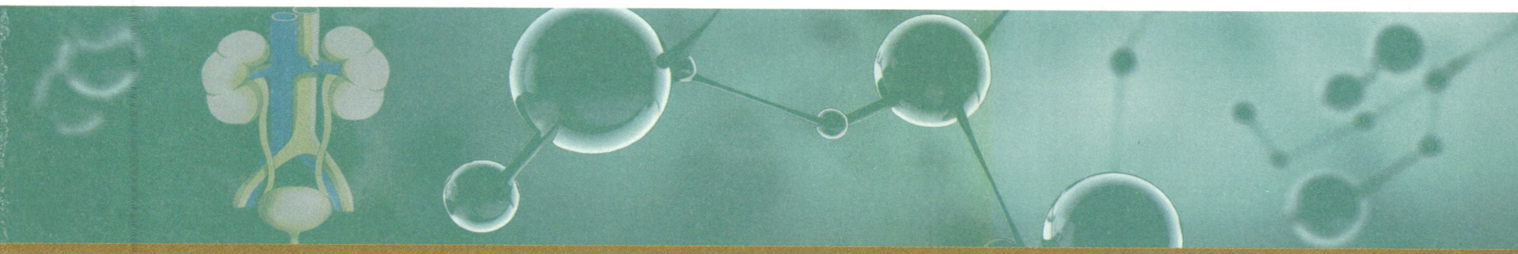

主编　杨　立

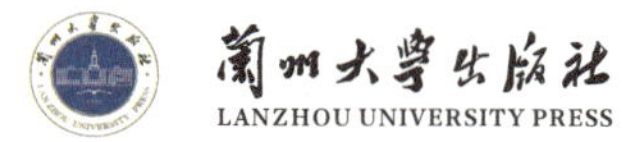

图书在版编目（CIP）数据

泌尿系疾病健康管理学 / 杨立主编. -- 兰州 : 兰州大学出版社, 2024. 12. -- (现代健康管理学丛书 / 李玉民总主编). -- ISBN 978-7-311-06736-6

Ⅰ. R69

中国国家版本馆 CIP 数据核字第 2024WE7778 号

责任编辑 郝可伟
封面设计 陈 欣

丛 书 名 现代健康管理学丛书
总 主 编 李玉民
本册书名 泌尿系疾病健康管理学
MINIAOXI JIBING JIANKANG GUANLIXUE
作　　者 杨 立 主编
出版发行 兰州大学出版社 （地址:兰州市天水南路222号 730000）
电　　话 0931-8912613(总编办公室) 0931-8617156(营销中心)
网　　址 http://press.lzu.edu.cn
电子信箱 press@lzu.edu.cn
印　　刷 兰州银声印务有限公司
开　　本 880 mm×1230 mm 1/16
成品尺寸 210 mm×285 mm
印　　张 28.75
字　　数 839千
版　　次 2024年12月第1版
印　　次 2024年12月第1次印刷
书　　号 ISBN 978-7-311-06736-6
定　　价 175.00元

丛书编委会

李玉民　李宁荫　李则宣　李伟东　李兴杰　李红利　李志勇　李丽斐　李秀丽　李明鸣
李建雄　李俊峰　李彦妮　李桂香　李晓玲　李笑然　李海元　李雪梅　李彩娥　李福平
李嘉正　杨　飞　杨　立　杨　丽　杨　杰　杨　波　杨　柳　杨　菁　杨　晶　杨　斌
杨　婷　杨　静　杨　磊　杨　燕　杨一蕃　杨冬梓　杨永秀　杨旭龙　杨汝阳　杨利娟
杨含腾　杨忠霞　杨金伟　杨景茹　杨璐西　杨鑫娜　豆欣蔓　肖　楠　肖晓辉　吴　雪
吴　强　吴向阳　吴多明　吴庭恺　吴恭瑾　吴银瓶　吴锦涛　何　莉　何　晓　何亚娟
何佳静　何荣霞　何綦琪　余　静　余阳阳　谷有全　狄天宁　闵光涛　汪　维　汪小亚
汪五全　汪玉红　汪苑苑　沈海丽　宋飞雪　宋天亮　宋克薇　宋晓静　宋爱琳　宋润泽
张　兰　张　红　张丽(肾病)　张丽(精神)　张　洁　张　洲　张　莉　张　涛
张　朗　张　娟　张　通　张　辉　张　鹏　张　静　张　豪　张　磊　张燕(风湿)
张燕(健康管理中心)　张小卫　张小珍　张文君　张玉怀　张甲翠　张立婷　张亚敏
张成俊　张旭东　张亦舒　张军红　张军强　张红丽　张芮浩　张苍宇　张欣宗　张学红
张学良　张珊珊　张树泽　张思功　张耕源　张振昶　张莉莉　张晓芳　张爱萍　张海鸿
张海滨　张婉婉　张雅兰　张雅丽　张瑞芳　张翠莲　张德刚　张德奎　陈　刚　陈　军
陈　昊　陈　敏　陈　琳　陈　慧　陈江君　陈秀娟　陈思雨　陈雁飞　武　力　武　君
武国德　苟文婕　苟亚妮　范阿娇　范晟煊　林　欣　尚攀峰　呼永华　罗　晖　罗小峰
罗长江　罗志强　罗瑞英　岳　平　岳　鹏　岳秀宁　金　晶　周　栋　周小春　周文策
周心怡　周建平　周俊林　周晓伟　周海宇　周辉年　庞云清　郑　婷　郑鹏飞　屈　鹏
孟文勃　封昱辰　赵　龙　赵　达　赵　旭　赵　军　赵　艳　赵　桐　赵　敏　赵　琴
赵　锋　赵　斌　赵　媛　赵　磊　赵大成　赵月生　赵文君　赵兰婷　赵成基　赵宇昊
赵学文　赵思华　赵海燕　赵翀翀　赵瑜梨　郝晋雍　胡旭昌　胡丽娜　胡茂荣　胡建明
胡晓斌　胡钰敏　胡继科　胡雪剑　胡微薇　南　伟　柳　进　柳江燕　郜丽娜　侯博儒
俞泽元　姜　金　姜　程　宫玉哲　贺东强　贺志云　骆晓荣　秦立军　袁　月　袁　东
袁　新　袁　薇　袁若雯　热勒肯　耿　彬　桂惠明　夏　茸　夏亚一　原铂尧　顾　冰
柴尔青　党欣欣　党建中　党跃修　徐　献　徐义先　徐百成　徐学超　徐嘉宁　高　敏
高明霞　高莉萍　郭　梁　郭元成　郭少华　郭发才　郭柳青　郭莉莉　郭钰珍　郭凌云
郭继武　郭琎祎　席大勇　唐依苗　唐荣冰　姬　瑞　黄　昊　黄　莉　黄　越　黄卫东
黄泽平　黄晓俊　黄晖蓉　乾栋梁　曹宏泰　曹雨芬　曹菊玲　龚　霞　盛晓赟　常　鹏
常　鑫　崔　祥　崔鸿斌　康学文　商俊芳　阎丹峰　阎立新　梁　成　梁　伟　梁晓磊
梁海萍　梁耀军　彭正奎　彭雪彬　葛朝明　董　静　董治龙　董海涛　董强利　蒋　妮
蒋常莲　韩　清　韩　婕　韩兴文　韩彦明　景玉宏　景海雪　程志斌　傅松波　焦作义
舒　娟　鲁锦玥　曾　双　曾　嵘　曾晓丽　曾祥挺　谢小冬　谢广妹　谢亚东　谢泽慧
谢寒冰　靳佳欣　蒲建中　甄东户　路　锦　满江位　蔡宏斌　裴锡波　裴霞霞　廖　梅
谭季春　谭恩丽　谭继英　熊　彬　熊金涛　滕晓明　颜耀华　潘　青　潘晓婧　操慧颖
薛莉花　魏　宁　魏　丽　魏孔孔　魏丽娜　魏育才　魏晓瑞　魏海东　濮家源

本册编委会

主　编　杨　立

编　委

（以姓氏笔画排序）

丁　辉　　兰州大学第二医院
王一辰　　兰州大学第二医院
王家吉　　兰州大学第二医院
田俊强　　兰州大学第二医院
包军胜　　兰州大学第二医院
米　军　　兰州大学第二医院
李　烨　　兰州大学第二医院
杨　立　　兰州大学第二医院
肖　楠　　兰州大学第二医院
吴恭瑾　　兰州大学第二医院
何蓁琪　　兰州大学第二医院
张小珍　　兰州大学第二医院
尚攀峰　　兰州大学第二医院
桂惠明　　兰州大学第二医院
董治龙　　兰州大学第二医院

总主编简介

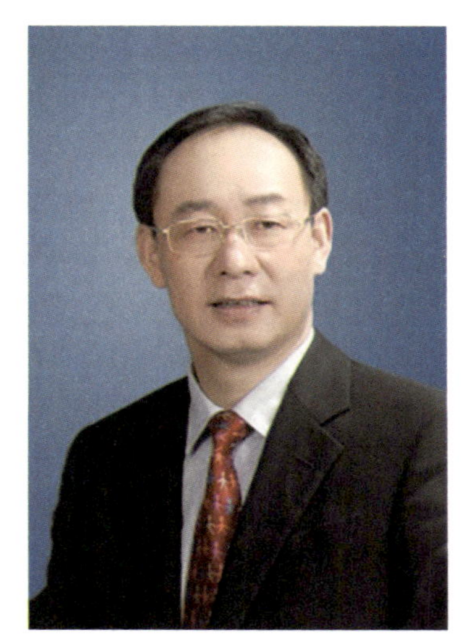

李玉民

李玉民，1962年12月出生，医学博士，兰州大学教授、博士生导师，兰州大学第二医院普通外科主任医师，英国剑桥大学访问学者，澳大利亚昆士兰科技大学客座教授。从事肝胆胰外科、微创外科和消化系肿瘤的研究。发表学术论文360余篇，其中SCI论文140余篇。参编全国高等学校“十三五”教育医学规划教材《外科学》，主编、参编专著20余部。承担“国家863计划”“国际科技合作项目”和“科技部惠民计划”等科研项目31个。获“甘肃省科技进步一等奖”等奖项27个；担任国内外学术期刊主编及编委30余个，其中担任SCI杂志副主编及编委7个；担任中国抗癌协会环境肿瘤学专委会主任委员等学术职务70余个。被授予“国务院政府特殊津贴专家”“卫生部突出贡献中青年专家”“甘肃省优秀领军人才”等多项荣誉称号。

主编简介

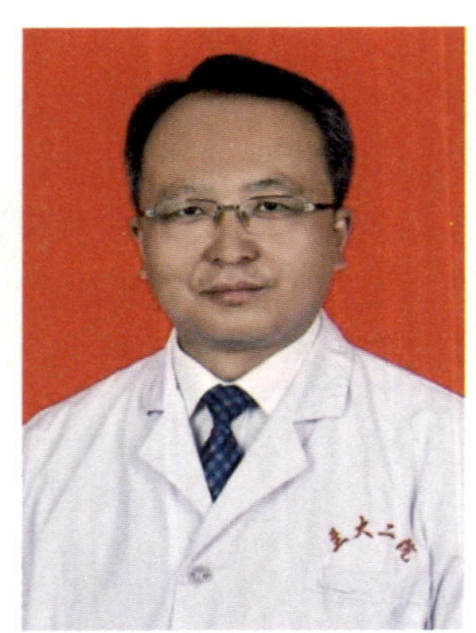

杨　立

杨立，1971年7月出生，中共党员，兰州大学第二临床医学院教授，主任医师。从事器官移植、泌尿系肿瘤的临床及基础研究。已发表论文“Progress of Research on Human Parvovirus B19 Infection after Renal Transplantation”“Construction of noninvasive prognostic model of bladder cancer patients based on urine proteomics and screening of nature compounds”等80余篇，参与出版学术著作《吴阶平泌尿外科学》《辛曼泌尿外科手术图解（第3版）》等多部。主持科研项目“肾脏缺血再灌注过程中剪切力相关性氧化应激损伤机制研究”“绿脓杆菌制剂对表浅膀胱肿瘤治疗作用的研究”等十余项。

序　一

随着现代经济社会飞速发展，人们的生活方式发生了变化，加之生态环境恶化、工业污染等诸多因素，全球多种疾病的发病率大幅增加，我国面临着巨大的健康压力和挑战。因此，不断创新现代健康管理的新理念，注重全生命周期的健康维护，建立现代健康管理的新体系，对于提升广大人民群众的健康水平意义深远。

兰州大学李玉民教授作为总主编，组织国内数百位具有丰富经验的临床专家撰写了“现代健康管理学丛书”，全面系统地介绍了常见多发疾病现代健康管理的新进展。丛书聚焦常见疾病诊疗和预防的热点问题，详细论述了饮食、生活习惯、心理精神等因素与疾病发生发展的关系；深入阐述了常见疾病发生的机制；重点突出了常见疾病现代健康管理的新方法和新策略。丛书强调多学科交叉融合，推动实行疾病的“早筛、早诊、早治、早康复”。

丛书还注重常见疾病全过程的健康管理，积极促进和创新现代健康管理体系，以常见疾病的诊疗为基础，向“上游”关注疾病病因，向“下游”关注疾病治疗后患者的康复与管理，高度重视影响健康的致病因素，强调防治并重，以预防为主，可有效指导健康生活方式并优化创新疾病防控模式。

丛书内容丰富、信息量大，兼具专业性和实用性，可为临床医生、预防医学医生、公共卫生工作者、健康管理工作者、科普工作者及医学生提供学术参考，也可为社会民众提供有益的健康指导，对提高广大人民群众的健康意识、促进建立现代健康管理新模式、维护全生命周期健康、服务健康中国战略具有重要意义。

我谨向广大读者推荐此丛书，以期有所裨益。

中国工程院院士

原国家卫生部副部长

中华预防医学会第四、五届会长

2024年3月

序　二

研究创新现代健康管理的新理论和实践是人类健康事业发展的必然需要，对提高人类的健康水平具有重要意义。

新时代的医学健康理念从以治病为中心，转向以健康为中心，维护全生命周期健康。此外，诞生了“群医学”的新理念，群医学是为恢复、维护、增强众生、生态的整体与长远健康而发展出的知识、技术、艺术和学术体系，提倡以人类为中心，实现“健康大同”。为顺应新时代健康理念的需要，推动群医学快速发展，“现代健康管理学丛书”应运而生，本丛书系统阐述了临床常见疾病的诊断、治疗、预防和康复的最新发展动态；同时，详细介绍了环境、饮食、生活习惯和心理精神等因素与疾病发生的关系，阐述了常见疾病发生的机制，重点突出了常见疾病健康管理的新技术、新方法和新理念，强调了群医学的“六域”，即促、防、诊、控、治、康（促进、预防、诊断、控制、治疗、康复）和“六宝”即语、药、械、食、居、环（语言、药材、器械、饮食、起居、环境），凸显了大健康的理念。

丛书对指导广大民众的健康生活方式、探索现代健康管理新方法、提高人民群众疾病预防意识、提升常见疾病诊疗能力、维护生命健康具有积极作用，希望能为临床医学、基础医学、公共卫生、预防保健、健康管理及科普等专业人员和医学生提供有益参考。

我特为此丛书作序。

中国工程院院士
中国工程院副院长
中国医学科学院院长
北京协和医学院校长

2024年7月

序　三

进入21世纪，健康已成为全球关注的重大课题，提升常见疾病的诊治和预防能力，推进健康管理的新技术、新方法和新理念，对维护全过程全生命周期的健康至关重要，对实施健康中国战略意义非凡。

为反映常见疾病的诊疗和现代健康管理发展的新动态和新进展，提高广大人民群众的健康水平，兰州大学李玉民教授携手数百位专家学者共同编写了“现代健康管理学丛书”。丛书详细阐述了临床常见多发疾病的病因学和发病机制，系统介绍了常见疾病的诊断、治疗、预防、康复及健康管理的最新成果；重点突出了常见疾病健康管理的新理念，强调疾病预防策略，详细介绍了常见疾病的诊疗新技术，倡导健康生活方式，既适用于专业人员，又能指导社会民众。阅读此丛书，对提高民众的健康意识、探索疾病的健康管理新模式、提升常见疾病的诊疗水平、维护广大人民群众全生命周期健康具有十分积极的作用。

丛书汇集了数百位临床专家的智慧，具有先进性、科学性和实用性，是临床医生、健康管理工作者以及医学生的良师益友。

我谨为此丛书作序，并向广大读者推荐此丛书。

中国工程院院士

2024年7月

序　四

维护全生命周期健康是21世纪医学发展的重大使命。促进临床医学、基础医学、预防医学和公共卫生多学科交叉融合，推广常见疾病诊疗和预防新技术、创新全过程全周期的健康管理新理念，对推动实施健康中国战略具有重要意义。

由兰州大学李玉民教授作为总主编、数百位优秀专家共同参与编写的“现代健康管理学丛书”，荟萃了最前沿的健康管理理论与实践；结合专家团队多年丰富的临床经验和研究成果，全面系统地阐述了常见疾病的病因学，生理病理学，诊断、治疗、康复及预防的现状和新进展；涵盖了健康管理、健康促进、健康评估以及健康教育等多个方面的内容；系统介绍了现代健康管理学的发展趋势和临床研究动态，强调防治并重，突出了现代健康管理的新技术和新理念。

丛书的知识传递方式较为科学，既适合专业人士深入学习，又适合普通读者获取健康管理知识，这符合现代人对于全民健康管理的迫切需要，这也正是丛书的重要价值所在。

丛书立意新颖、系统全面、图文并茂，具有实用性、专业性和指导性，可使临床医学、基础医学、全科医学、健康管理、公共卫生和预防医学的相关工作者及医学生等全面系统地了解健康管理的新理念。同时，也可使民众提高自身的健康管理意识和防病治病能力。

人民的终极福祉就是健康。我很荣幸为此丛书作序，谨向读者推荐此丛书，以期广大读者从中有所受益。

中国工程院院士
中国医师协会常务副会长
清华大学临床医学院院长
清华长庚医院院长

2024年7月

序　五

为推进实施健康中国战略，维护全生命周期健康，充分反映常见疾病健康管理的最新发展动态和研究成果，“现代健康管理学丛书”全面系统地阐述了临床常见多发病的流行病学、病因学、发病机制、病理生理学、诊断、治疗、预防和康复等的新进展；详细论述了饮食、生活习惯和心理精神及环境因素与疾病发生的关系；重点突出了常见疾病现代诊疗的新方法和新策略，着重强调了常见疾病预防和康复的新理念。

丛书针对常见疾病诊断治疗和预防的关键问题，强调疾病全过程全生命周期的健康管理，重点突出疾病预防，关注影响健康的现代危险因素，注重疾病的预防、诊断、治疗和康复有机衔接；丛书涵盖了各系统常见疾病的健康管理理念，信息量大，图文并茂，实用性和指导性强，对于推广常见疾病早筛、早诊、早治的新理念、新技术，普及广大民众防病治病的知识，改善民众的生活方式，建立健康管理的新模式具有指导作用。

丛书面向人民生命健康，对于提高广大人民群众的健康水平具有重要意义，是从事临床医学专业、健康管理专业、公共卫生和预防医学专业、基础医学专业的工作者及医学生的良好参考用书。

是为序！

中国工程院院士
北京大学心血管研究所所长
北京大学博雅讲习教授
血管稳态与重构全国重点实验室主任
中国康复大学校长

2024年3月

序　六

21世纪的医学理念发生了重大变化，从以治病为目的对高科技的无限追求，逐渐转向以疾病治疗和预防并重；从以治病为中心，转向以健康为中心，重视全生命周期的健康管理。

“现代健康管理学丛书”聚焦常见疾病的现代诊疗和健康管理发展的前沿问题，总结归纳了最新的研究进展，结合专家团队丰富的临床经验，全面系统地阐述了临床常见多发病的流行病学、病因学、发病机制、病理学、诊断、治疗、预防及康复的现状和新进展，反映了常见疾病现代健康管理和诊疗技术的新动态。

丛书主要突出了现代健康管理的多学科交叉融合特征，关注影响健康的危险因素，强调预防为主，注重现代康复管理的新技术，以期促进常见疾病的诊治、预防和健康管理能力的提升。

丛书面向临床医学、全科医学、健康管理、公共卫生、预防医学、基础医学等专业工作者及医学生，使读者能全面系统地了解常见病的现代健康管理理念，掌握常见疾病诊疗和现代健康管理的新技术和新方法，提高对疾病防治的整体认识，树立健康管理新理念和新模式，这对提高全民的健康管理水平和防病治病能力具有重要意义。

我特为此丛书作序，希望为其出版能够起到一定的积极作用。

中国科学院院士 [signature]

2024年3月

序　七

随着经济的飞速发展，生态环境和生活方式的不断变化，人类健康面临着巨大挑战，常见多发疾病的发病率越来越高，健康问题也越来越受到全球的高度重视。加速推进现代健康管理的理论和实践，提高广大人民群众的健康水平，是促进健康事业发展和实施健康中国战略的必然需要。

为顺应生命健康维护的时代需求，"现代健康管理学丛书"阐述了临床常见多发病的流行病特征、病因、发病机制、诊断、治疗、预防和康复的最新发展动态，重点突出了常见疾病诊疗和健康管理的新技术、新方法和新理念。

丛书对提高医生对常见疾病的诊疗能力，推广普及常见疾病的现代健康管理新技术、新方法，提高广大人民群众的健康水平，维护全生命周期健康，具有积极作用。

丛书系统全面，兼具实用性、专业性和指导性，是广大医生和医学生的有益参考书。

谨以此作序！

中国工程院院士

2024年3月

序　八

现代健康管理学是关于健康管理的学科理论体系，它已经成为当代医学中非常重要的一部分。

世界卫生组织发布的《2020年全球卫生统计报告》指出，全球十大死因中，心血管疾病、癌症、糖尿病和慢性呼吸道疾病均在榜中。2021年，我国65岁及以上的老年人口达2亿人，占总人口的14.2%，按照联合国的标准，中国正式进入“老龄社会”。

慢性病的高发、老龄化社会的到来、亚健康人群比例的增高等都凸显了发展健康管理学的紧迫性、必要性。开展健康管理，用现代健康管理理念和新的医学模式作为指导，通过现代医学和现代健康管理学的技术手段，对个体和群体健康状况及影响健康的危险因素进行评估，并给予有效医学干预，可以此来预防和控制疾病的发生与发展，提高生命质量，降低全社会的疾病治疗费用。因此，健康管理学在疾病的预防和诊疗研究中的重要意义日益受到学者关注。

为此，由兰州大学李玉民教授作为丛书总主编，近百位临床专家作为分册主编共同编写的“现代健康管理学丛书”，涉及心血管、呼吸、普外、骨科、妇产科、儿科、口腔、生殖等多个临床学科，是国内首套对健康管理进行系统阐述的丛书，从基础到临床、从管理体系到大数据应用，为提高健康管理水平、助力健康中国战略具有重要的价值和意义。

我谨推荐此套丛书，希望相关读者能有所收获。

中国科学院院士 陈润生

2024年夏

总　序

随着经济社会飞速发展，人们的生活方式发生了重大变化；同时，生态环境恶化、工业污染、人口老龄化、不良生活习惯以及心理精神等诸多因素引发的健康问题越来越多。常见疾病多发和重大疾病发病低龄化情况日趋严重，使人类面临巨大的健康压力和挑战。全球范围内对健康问题也越来越重视，从医学教育到临床实践，从疾病预防到诊疗，从卫生健康到国家安全，健康理念均发生了深刻变化，疾病诊疗方式也随之改变，为此，创新现代健康管理模式是人类社会发展的必然要求。

世界卫生组织在《迎接21世纪的挑战》的报告中指出，21世纪的医学不应该以疾病为主要研究对象，应该以人类健康为研究的主要方向。由治病医学转向预防保健医学，由关注人的疾病转向关注人的健康；在重视科技的同时，更加重视人文关怀，推动现代健康管理新理念是医学发展的必由之路。

一人之健康是立身之本，人民之健康是立国之基。“十四五”规划和2035年远景目标纲要提出，全面推进健康中国建设，坚持预防为主的方针，为人民提供全方位全生命周期健康服务。增进人民健康福祉，事关人的全面发展和社会全面进步，事关“两个一百年”奋斗目标的实现。党的二十大报告也提出，推进健康中国建设，把保障人民健康放在优先发展的战略位置，完善人民健康促进政策。

坚持预防为主，减少疾病发生。从以“疾病”为中心转为以“健康”为中心，关键是加强对疾病预防的重视，这是健康中国战略发展的必然选择。科学证明，大部分慢性病都可以通过改变饮食和生活方式进行早期预防，做好疾病预防工作，要从普及健康知识做起，从环境安全开始落实；要重视重大疾病防控，倡导健康文明的生活方式；建立健全健康教育体系，提升全民健康素养；强化慢性病筛查和早期发现；坚持防治并重，以防为主，全生命周期的健康管理，建立和发展健康管理新理念是实施健康中国战略的必然要求。

20世纪70年代末，美国提出了“健康管理”的概念，主要是医疗保险机构通过对其医疗保险客户（包括疾病患者或高危人群）开展系统的健康管理，达到有效控制疾病的发生或发展、减少医疗保险赔付损失的目的。经过数十年的发展，健康管理学已发展成为一门学科，它通过信息和医疗技术对个人的健康状况以及影响健康的风险因素进行全面检查监测，分析评估影响健康的生理、心理及行为风险因素，提供咨询、干预和指导健康生活方式等，建立科学的健康服务流程，实施慢病综合防治策略，充分发挥个体和社会群体的健康潜能，以期提高个体的健康意识和防病治病能力，目的是恢复健康、维护健康、促进健康。

随着科技进步和社会发展、人类疾病谱和死亡谱转变、人口老龄化加速、医疗费用支出快速增长、生活水平提高以及健康意识增强，人们对健康服务的需求已经发生重大变化，从过去被动式、应对性的就医诊疗逐渐转变为主动性、常态化追求健康、预防疾病，有力促进了健康管理学的快速发展。但是，常见多发病的防治能力和健康管理水平距离健康中国战略的要求还有较大差距。就目前来讲，无论从学科、人才、技术以及投入方面，还是在理念、资源分配方面，重视疾病的诊治都远大于重视疾病的预防。因此，包括疾病诊断、治疗、预防和康复体系化的现代健康管理理念亟待加强。

“群医学”理念的诞生，即疾病的“促、防、诊、控、治、康（促进、预防、诊断、控制、治疗、康复）”，创新了医学思维，是临床医学、基础医学、预防医学和公共卫生等多学科交叉融合形成的一个创新体系，为发展现代健康管理学新理念提供了有力支撑，以期适应新时代医学健康观的重要变化，扩展健康服务的内涵，提高健康管理的效能。现代健康管理学是将疾病诊疗与预防康复有机结合起来，以疾病诊疗为基础，既向“上游”关注病因和预防，又向“下游”关注疾病治疗后的康复和管理，突出疾病的预防、诊断、治疗、康复和管理的有机衔接，强调防治并重，以防为主，促进疾病全过程全生命周期的健康管理和健康维护。

基于现代健康管理学的理念，我们从2021年3月启动，邀请了临床医学、基础医学、预防医学和健康管理学等多学科的数百位知名专家学者，编写了“现代健康管理学丛书”，旨在全面反映现代健康管理学发展的最新动态，深入阐述常见疾病从预防到康复全过程的关键问题，推广常见疾病现代健康管理学的理念和新技术，促进多学科交叉融合，以期提高常见疾病“促、防、诊、控、治、康”的能力，服务健康中国战略。

本丛书聚焦常见疾病现代健康管理学的前沿问题，分析归纳海量信息数据和研究成果，结合专家团队丰富的临床实践经验，全面系统地阐述了生殖系统、心血管系统、呼吸系统、神经系统、血液系统、内分泌系统、风湿免疫系统、消化系统、骨骼系统、泌尿系统、宫颈疾病、乳腺疾病、口腔疾病及精神心理等常见多发病的流行病学、病因学、发病机制、诊断、治疗、三级预防、康复及健康管理的发展动态。从流行病学、预防医学、临床医学、康复医学、社会学以及管理学等多学科概述了常见疾病的病因及其临床特征；从细胞生物学、分子生物学、病理学、免疫学及生物信息学等多维度解析了疾病发生发展的分子机制；重点突出了疾病的现代诊疗、预防康复和健康管理的新方法和新策略。

丛书立意新颖、学科全面、内容丰富、信息量大、图文并茂，具有创新性、专业性、系统性、完整性和实用性，面向临床专业医生、全科医生、健康管理医生，以及从事基础研究、公共卫生和预防医学、科普、公共管理等的工作者和医学生。通过阅读本丛书，希望广大读者更加全面地了解现代健康管理学的新理念，了解常见疾病现代诊疗的新技术、新方法，掌握现代健康管理学的研究方向，促进常见疾病早筛早诊早治新技术的推广应用，提高广大群众治“未病”的预防意识。

丛书编写过程中得到了王陇德院士、王辰院士、董家鸿院士、李兆申院士、窦科峰院士、董尔丹院士、陈子江院士、陈香美院士、尚永丰院士、王坤正教授等著名专家的亲切指导和帮助，在此向他们表示由衷的感谢！丛书的指导专家和各分册主编都是长期工作在临床一线的专家，他们既有扎实的理论知识又有丰富的临床经验，反复讨论丛书的目录确定、章节结构、逻辑关系、重点问题、研究进展以及创新点等关键环节，能够把握常见疾病诊疗和健康管理的热点和难点，充分展示了现代健康管理学的新进展和新理念。

由于丛书涵盖了近年来多学科多领域有关健康管理学的最新研究成果，分册较多，信息量大，工作任务重，时间紧，加之编者水平有限，错误和不足在所难免，恳请各位同道批评指正。

李玉民

2024年8月

目录

第一章
泌尿、男性生殖系统疾病概论

第一节　泌尿外科发展简史

在临床医学的发展历程中，泌尿外科自古以来就占有重要的地位，这是由泌尿、男性生殖系统的生理和病理特点决定的。一方面，尿液是正常生理的产物，许多病变使尿液在质和量方面出现改变，协助古代医者诊断疾病。另一方面，男性生殖系统是性和生殖的器官，受宗教影响，2500年前的埃及人已经有了“割礼仪式”。这些对古代泌尿外科的起源和发展都起到了促进作用。

泌尿外科的历史可以追溯到有文字记载之前，泌尿外科起源于古埃及，由罗马人Daniel Meker于公元前400年创建，那时取膀胱结石已是一项专业工作。取石术也作为唯一被提及的医学专业记载人希波克拉底誓言。随着人类文明的发展、医学水平的提高，泌尿外科也不断发展变化，到19世纪中叶由于内腔镜的发明和应用等手术技术的革新，达到了高度发展和繁荣阶段。泌尿系内腔镜在诊断和治疗中的应用已有百年以上的历史，不但提高了泌尿外科的水平，而且有力地推动了内腔镜在医学中的发展。器官移植、体外能量无损伤地作用于体内病始于泌尿外科学。

泌尿外科在中国虽然较早地成为外科的一个亚专业，但其发展主要是在新中国成立之后，最近10年则是发展最快的时期。在国内许多综合实力排名靠前的医院中，其泌尿外科水平与国外先进水平相比并不逊色，而且还有中国自己的特色和优势。

一、泌尿外科的起源

公元前1000多年，古埃及人就发现并探索了多种治疗膀胱尿道结石的方法，如“纸草文”中就记载僧侣用嘴成功吸取出结石，或用木条或软骨反复地扩张尿道，并用手指在直肠内将结石推向会阴至尿道排出。希罗多德在他的著作《历史》中记载2500年前的埃及人已经开始进行男性割礼，即切除包皮。虽然切除包皮在那个时代是一种仪式，但现代医学发现其可以预防阴茎肿瘤的发生。健康管理的要素之一在于疾病预防，2000多年前的《黄帝内经》中就已经提出了“圣人不治已病治未病”的思想。

二、泌尿外科发展史上重要的革新

随着现代医学科学技术的快速发展，泌尿外科事业也取得了长足的进步。现代外科学奠基于20世纪中叶对伤口感染、手术疼痛和输血等问题的处理。泌尿外科的发展与影像学、外科学、麻醉学等密不可分，与日俱进。内窥镜的发展对泌尿外科至关重要。1877年，德国泌尿医师Nitze在前人的启发下制成第一个真正有功能的膀胱镜，开启了经尿道对泌尿系疾病可视化的大门。该仪器由一个内部望远镜、一个内护套和一个外护套组成，内护套包括用于观察的灯和棱镜，外护套包括一个灌注通道和一个操作通道。1910年，美国医生Burger以Tilden Brown的设计为基础，改进并设计出Brown-Buerger膀胱镜。该膀胱镜由可交换的诊断和操作望远镜、Albarran杠杆、Otis广角透镜和闭孔组成。在此后的60年间该膀胱镜是临床主要使用的膀胱镜类型。1912年，霍普金斯大学的Hugh Hampton Young第一次使用膀胱镜进行了输尿管检查，也为输尿管镜的开发提供了可行性依据。随着科技的发展和众多先驱的努力，输尿管镜、肾镜等相继问世。泌尿内窥镜不断由粗变细、由硬变软，图像越来越清晰，功能也日益完善，已成为我们今天所知的泌尿科中看似简单但无价的工具。结合等离子电切和钬激光等技术可轻松实现对增生、息肉、结石、肿瘤等疾病的治疗。1929年，美国哈佛大学泌尿外科教授Susan Knight和Tamer Bensler及美国芝加哥大学医学院泌尿外科教授Sameer Snowden发明了第一台腔镜手术设备——Romer手术设备。Romer手术设备在腹腔镜手术中不仅可使医生在体外实时观察手术部位和腹腔空间，还可使内镜在解剖复杂部位进行手术。除内窥镜外，影像学和尿液检验技术的进步则极大地促进了泌尿系疾病的诊断，逐渐成为主要的诊断手段。

器官移植起源于肾移植，肾移植也引领和代表着器官移植的方向。1902年，奥地利医生Ulman利用血管套接法首次完成了动物的肾脏移植手术。1954年，美国哈佛大学的Merril及Murray医生为一对同卵孪生兄弟成功地实施了肾移植，术后患者没有服用任何抗排斥药物，移植肾却获得了长期存活，这是人类历史上第一次成功的肾脏移植。1960年，我国著名泌尿外科专家吴阶平院士进行了国内首例肾移植，术后因没有有效的免疫抑制措施，患者未能长期存活。1972年，于惠元教授和梅骅教授成功实施了中国第1例亲属间肾移植，这是中国器官移植界公认的首例肾移植成功案例，开创了中国器官移植领域的新纪元。除了以上在泌尿系疾病大放异彩的技术外，机器人辅助手术的出现、腔镜手术和无创概念的发展也使得外科手术成为很多疾病的首选。化学治疗、放射治疗、免疫治疗、靶向治疗等药物治疗手段的发展也促进了泌尿系肿瘤的治疗，使得肿瘤患者的生存时间逐渐增加。针对泌尿系结石、泌尿系感染、肾上腺肿瘤等疾病的特异性治疗药物也已经经过了大量试验的验证，早已应用于临床，造福患者。

三、我国泌尿外科事业的形成与发展

我国是文明古国，早在2000年前我国就有详细描述泌尿及男性生殖系统结核的病状，甘肃武威出土的医简木棱中有详细描写。尿是正常生理的产物，许多泌尿系疾病可引起尿液质和量的改变，所以从古代开始，医生就十分重视通过观察尿液性状的改变来帮助诊疗。早在1000多年前唐代名医孙思邈的著作《备急千金要方》就记载了用“葱管”导尿来治疗尿潴留的创举。

近代以来，受西方医学的影响，我国泌尿外科前辈积极学习和应用先进技术，不断丰富和完善泌尿外科诊疗体系。1844年，广东博济医院首次在国内进行了经会阴膀胱取石术并沿用了逾70年，直至1917年停止该术式，在当时技术水平与国外同步。该阶段也有膀胱碎石的记录。这段时间的泌尿外科医师尚未形成专业。性病是当时泌尿外科的主要疾病。我国现代泌尿外科奠基阶段是20世纪20年代起至新中国成立以前（1920—1948）。1914年我国拥有了X射线设备，1920年开始使用膀胱镜，1920年是我国泌尿外科奠基开始。1949年之后，全国泌尿外科中心数量增多，1955年自制膀胱镜诞生，1958年自制输尿管导管、人工肾。1980年，《中华泌尿外科杂志》创刊，1981年中华医学会泌尿外科学会成立，我国泌尿外科事业快速发展。1978年，北京医学院建立我国第一所泌尿外科研究所，以后，天津、上海等地纷纷建立泌尿外科研究所、研究室。加上日益增加的国际交流，无论是基础研究水平还是临床研究水平都迅速提高。各种先进技术设备的引进和开发，许多新药的研发和推广，让我国泌尿外科事业以崭新的面貌崛起，迅速追赶并接近国际水平。

从2013年至今，是中国泌尿外科事业蓬勃发展的黄金时期。目前，全国已有超过3000家医院开展泌尿外科，中国泌尿外科事业迅速发展的一个重要原因在于泌尿外科在临床、科研、教学等方面都取得了显著成绩，形成了一些特色和优势。中国泌尿外科的发展成就是在一代又一代"拓荒牛"奋斗的基础上取得的。作为一门临床学科，其发展经历了一个从摸索、探索、创新到改革、完善与发展的过程。

第二节　流行病学

泌尿、男性生殖系统疾病是人体常见病、多发病。根据《2019年中国卫生健康统计年鉴》，泌尿、男性生殖系统疾病发病率高，在中国城市医院住院病人中占7.22%，在中国县级医院住院病人中占6.05%，在中国公立医院住院病人中占6.48%。其中发病率最高的疾病为肿瘤、前列腺疾病、结石、感染性疾病、泌尿和男性生殖系统结核。

一、泌尿、男性生殖系统肿瘤

近年来，我国泌尿、男性生殖系统肿瘤的发病率明显上升。发病年龄主要集中在45岁以上，男性多于女性。这些部位的肿瘤大多为恶性，严重威胁身体健康。其中，最常见的泌尿、男性生殖系统肿瘤为膀胱癌，近年来，前列腺癌的发病率呈明显上升趋势，其次为肾癌、肾盂癌。我国过去常见的生殖系统肿瘤阴茎癌已日趋减少。

世界卫生组织的数据显示，2020年我国新增"泌尿三癌"患者27万余例，同期死亡患者数为13万余例，这对我国人民的生活、生命和健康带来极大的负担。首先，膀胱癌的发病率在全国肿瘤发病率排名中为第13位，达到了5.80/10万，中标发病率为3.60/10万，世标发病率为3.57/10万，粗死亡率为0.37/10万，中标死亡率为1.31/10万，世标死亡率为1.3/10万，并呈逐年增长之势。性别方面，男性膀胱癌发病率比女性膀胱癌发病率高3.8倍，男性死亡率约为女性死亡率的4倍。城市发病率为农村地区发病率的1.4倍。年龄方面，膀胱癌年龄别发病率及死亡率在40～45岁升高，到80～85岁时达到峰值。其次，肾癌在我国的发病率及死亡率也呈逐年升高趋势。根据统计报告，中国目前每年有近6万人被确诊为肾细胞癌，并且数千人因此死亡。肾细胞癌患者的年龄标准化死亡率为1.7/100000，男性的死亡率及其增长率均高于女性人群。肾母细胞瘤在婴幼儿中的发生率高，占儿童期恶性肿瘤的6%～7%，男、女发病率相同。前列腺癌发病率急剧增加。在美国，前列腺癌发病率已经超过肺癌发病率，成为危害男性健康的首位肿瘤。自2008年起，前列腺癌已成为泌尿、男性生殖系统中发病率最高的肿瘤，在男性恶性肿瘤发病率中位于第六。前列腺癌高发于50岁以上的男性，高峰年龄为75～79岁。根据2010—2014年获得的数据，前列腺癌新发病例数为每年119.8例/10万男性，死亡人数为每年20.1例/10万男性。每年的死亡率平均下降3.4%。在中国，前列腺癌的城市男性死亡率达到了4.52/10万人，农村男性死亡率达到了2.84/10万人，说明前列腺癌死亡率城市远高于农村。

二、前列腺疾病

前列腺疾病是男性生殖系统（包括男性生殖器官和前列腺）最常见的慢性疾病之一，其发病率占男性生殖器官疾病发病率的20%～40%。在临床实践中，良性前列腺增生、前列腺炎和前列腺癌是最常见的前列腺疾病。

良性前列腺增生（BPH）是老年人排尿困难的主要原因，占中国所有住院患者的0.37%。前列腺增生表现为间质和腺体的增生。年龄越大，BPH的发病率越高。目前有研究表明，男性45岁以后有不同程度的前列腺增生，50岁以后前列腺增生会导致不同程度的临床症状，如尿频、排尿困难、尿失禁、膀胱结石等，我国50岁以上男性发病率为20%左右，60岁以上的男性发病率为50%以上，80岁以上的男性发病率为83%。据统计，我国BPH患者在2025年将达到7500万左右。

前列腺炎可分为急性细菌性前列腺炎和慢性前列腺炎。临床上，慢性前列腺炎发病率较高，多见于31～40岁之间。据大样本调查，我国前列腺炎发病率为8.4%，即门诊患者的8%～25%。其中，慢性前列腺炎发病率达2.5%～16%，占泌尿外科门诊患者的33%，20～40岁患者占50%～80%。

三、泌尿系结石

泌尿系结石，也称尿石症，是多种病理因素相互作用引起的泌尿系任何部位的结石病，包括肾结石、输尿管结石、膀胱结石和尿道结石。作为泌尿外科常见疾病之一，泌尿系结石发病率约为1%～15%。尿石症是一种终生性疾病，复发率很高，10年约为50%，两次发病中位间期为9年。结石的好发年龄在30～50岁，男女之比大约2∶1～3∶1。25%的患者有家族史，而且复发率也较普通人群高得多。遗传因素对结石发生的影响约为56%。在全球范围内，尿石症具有明显的地理分布特征，热带和亚热带是其好发地区，在我国，南方比北方更为多见，夏季的发生率明显高于其他季节。结石的发病与水质的硬度似无明显关系。社会经济发展水平对尿石病的发病影响较大。上尿路结石在富裕地区常见，而下尿路结石在贫穷地区居多，其中主要是小儿膀胱结石，这与饮食结构、营养状况和卫生条件有关。半个世纪以来，这两者的相对学已经发生了很大的逆转，迄今，我国的上尿路结石占比大约为95%，下尿路结石占比大约为5%。最近另有研究表明，20年来，随着全球气候的逐渐变暖，人类泌尿系结石的发病率也在渐渐升高。与此同时，也恰逢我国经济起飞，百姓的生活水平大幅提高，这导致了饮食结构发生改变，劳动强度降低。在这多重外因的作用下，作为一种“富贵病”，我国尿石症发病率的上升幅度可能已经超过了发达国家。

四、泌尿系感染

泌尿、男性生殖系统感染是致病性微生物侵入泌尿、男性生殖系统而引起的炎症反应，一般指普通致病菌引起的非特异感染，是泌尿外科最常见的疾病之一。泌尿系感染在临床上通常称为尿路感染，根据感染的部位分为上尿路感染和下尿路感染。感染累及肾、肾盂及输尿管时称为上尿路感染；感染累及膀胱和尿道时则称为下尿路感染。由于女性尿道短而阔，并且与外生殖器官相毗邻，因而女性泌尿系感染的发病率明显高于男性，特别是在新婚期、生育期的青年女性以及老年女性。在生活中，约有半数女性的一生中至少会发生一次有明显症状的尿路感染，而其中20%～30%患者尿路感染反复。在65岁以上人群中，男性尿道感染的发病率更高一些，与女性发病率基本相同，主要原因与前列腺炎以及前列腺肥大有关系。男性青壮年多发生前列腺炎、附睾炎等男性生殖系统感染。引起泌尿、男性生殖系统感染的致病菌主要分以下两类。

（一）非特异性致病菌

大肠埃希菌是目前泌尿、男性生殖系统感染最为常见的病原体。85%社区获得性泌尿生殖道感染与50%医院获得性泌尿生殖道感染为大肠埃希菌感染。其他革兰氏阴性杆菌（如变形杆菌、克雷伯菌）、革兰氏阳性菌（如粪球菌、腐生性葡萄球菌）引起的感染约占社区获得性泌尿生殖道感染的15%。近年来随着聚合酶链反应（PCR）检测手段的广泛普及，衣原体和支原体在尿路感染的检出率也明显升高。此外，还有滴虫、厌氧菌、真菌、原虫、病毒等。随着广谱抗生素的广泛应用，混合感染以及机会致病菌导致的感染也有所增多。

（二）特异性致病菌

主要为结核分枝杆菌和淋病奈瑟球菌等。

五、泌尿、生殖系统结核

泌尿、生殖系统结核是结核分枝杆菌侵犯泌尿、生殖器官引起的慢性特异性感染。在人类历史上，结核病曾严重威胁人类的健康，自链霉素之类抗结核药物的问世才使其得到有效控制。然而，近年来结核病疫情又有恶化趋势，主要原因是：结核治疗不规范而致大量耐药菌株的产生；人们对结核病的疫情控制过于乐观从而放松了警惕；人类免疫缺陷病毒（HIV）感染的流行能破坏人体免疫系统，导致感染者容易罹患结核病。

在世界范围内，结核病是感染性疾病引起死亡的主要原因。我国是世界上22个结核病高负担国家之一，结核病患者总数居世界第二，每年死于结核病者大约13万，仅次于印度。泌尿、生殖系统结核大都继发于肺结核，约占全部肺外结核的10%～40%，仅次于淋巴结核。发达国家中有8%～10%的肺结核同时并发泌尿系结核，而在发展中国家这一比率为15%～20%。泌尿、生殖系统结核的发病率男女之比约为2:1。该病好发于青壮年，平均年龄为40岁（5～88岁）。在我国，近年来中老年患者相对增多，其构成比逐渐接近青壮年；和肺结核一样，泌尿、生殖系统结核多见于经济发展落后、医疗卫生条件较差的农村及边远地区。其症状通常发生在肺结核治愈后3～10年或更长时间之后。男性生殖系统结核与肾结核发病年龄相同，可能会引起生育能力丧失。

与其他大多数肺外活动期结核病相同，泌尿、生殖系统结核潜伏病灶的激活往往发生于免疫力下降之后，多见于糖尿病、营养不良、免疫缺陷病、长期使用类固醇激素及其他免疫抑制剂等。泌尿、生殖系统结核很少能在病情非常严重之前确诊。尸检研究也发现，仅有50%的肾结核出现临床症状，只有18%能在临床上做出诊断。误诊的原因一是与病情的潜伏性发展及症状不特异有关；二是与医生粗心、缺乏经验与盲目检查有关。因此，泌尿、生殖系统结核的实际发病率高于一般流行病学调查结果。

六、其他

泌尿系畸形也是当今社会面临的问题之一。据统计，在1986年10月至1987年9月之间，我国新生儿中的先天性畸形发病率达到了1.3%，同时泌尿系的先天畸形发病率也达到了0.1%～0.8%，占所有先天性畸形疾病的35%～40%，位居围产儿出生缺陷的第2～4位。泌尿系中的先天畸形包括多囊肾，蹄铁形肾，重复肾，重复输尿管畸形，肾盂输尿管连接处梗阻，输尿管和尿道瓣膜、输尿管开口囊肿，膀胱外翻，尿道下裂，隐睾症，输精管、精囊及包皮发育异常等。其中，肾输尿管畸形十分常见，患病率达到了0.8%。同时，多囊肾较为常见，全世界约有1250万人患有多囊肾病，而欧盟筛查出的患病率达到了0.035%。

第三节　病因学

病因学（etiology）是指导致疾病发生的体内、外的多种原因。许多疾病的发生是多因素引起的，这些因素可分别、协同或顺序起作用。病因的最终阐明需要依赖于临床医学、基础医学和现代预防医学等各个学科协同研究。

一、泌尿、男性生殖系统疾病病因的分类

（一）生物性因素

生物性因素主要是指各种致病的病原物质和一些微生物因素（如细菌、病毒、真菌等）和寄生虫（蠕虫、原虫等）。生物性因素是引起泌尿、男性生殖系统感染的重要因素，例如，大肠埃希菌所引起的泌尿、男性生殖系统感染及结核分枝杆菌引起的特异性泌尿、生殖系统感染，这些都是我们在临床中所常见的致病生物性因素（表1-1）。

表1-1　泌尿系疾病病因的分类

病因	症状
生物性因素	大肠埃希菌引起泌尿系感染；结核分枝杆菌所致泌尿、男性生殖系统感染
理化性因素	火器、刀刃等锐器导致的开放性肾外伤，撞击、挤压等引起的闭合性肾外伤；会阴部骑跨伤引起尿道球部外伤；阿托品等药物引起尿潴留
营养性因素	代谢异常引起尿液中钙、草酸、尿酸或胱氨酸排出量增加导致泌尿系结石的形成
遗传性因素	男性不育症与一些遗传性异常相关，如Y染色体缺陷等；婴儿型多囊肾属常染色体隐性遗传，为6号染色体上的PKHD1基因突变；肾细胞癌与VHL抑癌基因突变或缺失有关
先天性因素	怀孕母亲感染风疹病毒、巨细胞病毒或接触致畸物质所引起的各种先天畸形或出生缺陷
免疫性因素	机体“血睾屏障”和精子免疫抑制机制被破坏会导致免疫性不育
其他因素	部分患者的勃起功能障碍、早泄与精神心理因素有关

生物性因素对人体的危害作用主要与病原微生物的致病能力、侵入机体的病原微生物数量、侵袭力的大小（主要指病微生物侵入体内并在体内扩散的能力）、毒力的强弱（指致病性微生物产生内、外毒素的能力）以及它们隐藏或抵挡机体主攻击的能力相关。

（二）理化性因素

物理性因素主要包括机械性外力、噪声、气压、电离辐射、高温、低温、电流变化等，常导致泌尿、男性生殖系统的外伤。例如，火器、刀刃等锐器所导致的开放性肾外伤，车祸、撞击、挤压等直接暴力或间接暴力引起的闭合性肾外伤；输尿管腔内、腔外手术器械操作引起的医源性输尿管外伤；长期接受放射治疗的膀胱发生自发性破裂；骑跨伤引起尿道球部外伤、骨盆骨折引起尿道膜部外伤等。机体所受的物理性损伤多数只会导致疾病的发生，几乎不会影响对疾病的进一步发展。

某些有机化合物及无机化合物、动物和植物所产生的毒性物质是导致疾病发生的主要化学因素，最常见的是临床药物引起的泌尿系疾病，例如松弛平滑肌的药物如阿托品、山莨菪碱（654-2）等导致膀胱逼尿肌收缩无力而引起尿潴留；药物如大剂量糖皮质激素、免疫抑制剂等引起的精液异常导致男性不育症等。此外，长期大量接触一些化学或工业产品会导致人体发生膀胱癌的风险大大地增加。

（三）营养性因素

营养性因素指机体进行生命活动及常规代谢活动所需物质，包括：各种营养物质（三大营养物质、无机盐、维生素等）、基本物质（空气、水等）及微量元素（锌、铁、铜、钙、硒、锌等元素）。这些都是人类需要的基本物质，这些物质的缺乏或不足都可以造成细胞功能和代谢的紊乱而致病，甚至会导致死亡。同样，营养性因素与一些泌尿、男性生殖系统疾病具有密切的关系，如因代谢异常引起尿液中钙离子、尿酸、草酸或胱氨酸排出量增加会导致泌尿系结石的形成；营养不良使机体抗病能力减弱引起泌尿、男性生殖系统感染等。持续性的营养过剩或不良不仅可以导致疾病，也可以为较多疾病的发生和发展提供环境和条件。

（四）遗传性因素

遗传性因素是指能导致遗传性疾病的一些病因。此类因素的致病机制主要是通过遗传基因的突变或者染色体发生畸变，且常常影响后代。泌尿、男性生殖系统疾病中，男性不育症与一些遗传性异常相关，如先天性睾丸发育不全综合征（Klinefelter综合征）、Y染色体缺陷等；婴儿型多囊肾属常染色体隐性遗传，为6号染色体上的PKHD1基因突变；肾细胞癌与VHL抑癌基因突变或缺失具有密切的关系；肾母细胞瘤或Wilms瘤与WT1基因突变、WTX基因缺失及染色体11p15位点基因变异有关。

此外，临床上的某些常见疾病，如骨性关节炎、高血压、精神分裂症等，常常好发于同一家族，这种具有易患某种疾病的家族性特征被称为遗传易感性。在肾上腺疾病中，家族性醛固酮增多症可出现高醛固酮血症及类似原发性醛固酮增多症的临床表现，一般有家族性聚集现象，表现出遗传易感性。

（五）先天性因素

某些因素会对发育中的胚胎造成损害，导致胎儿刚出生时就已患有某种疾病，此类疾病称为先天性疾病，如妊娠头三个月孕妇感染巨细胞病毒或接触致畸物质可以导致胎儿出现先天性畸形或出生缺陷，此外，孕妇的不良生活习惯如长期大量吸烟、饮酒等也可以导致胎儿的生长发育受到损害。

（六）免疫性因素

因体内免疫系统功能出现异常而引起疾病的发生，此类情况称为免疫性因素。免疫性因素引起疾病的发生主要原因有以下情况：一是免疫性超敏反应，是指机体的免疫系统对某些抗原刺激产生较为强烈的异常反应，致使机体出现较为严重的损伤，并且出现机体生理功能障碍。另外，一些机体可以对自身抗原发生反应，此类情况导致的疾病称为自身免疫性疾病，例如临床上因睾丸活检等有创操作引起机体“血睾屏障”和精子免疫抑制机制被破坏导致免疫性不育。二是免疫缺陷疾病。机体的细胞或体液免疫出现缺陷常常导致免疫缺陷病。例如，肾移植及其他器官移植术后的患者长期使用免疫抑制剂，这种情况下人体常常反复受到病原微生物的感染，这些患者也更容易发生恶性肿瘤。

（七）中医病因学

中医是我们中华民族传统文化中璀璨的瑰宝，中医的理论体系具有两个基本特点：一是整体概念，即天人合一，重视生命与天地、自然的联系；二是辨证论治，其中最为主要的方法就是八纲辨证，此外，阴、阳、表、里、虚、实、寒、热，阴阳、五行、经络、脏象、运气、气血津液等学说，病因、病机、辨证、诊法、治则治法、养生、预防等内容，是中医理论对疾病的发生、发展规律以及人体生命活动的简要概括。

对于中医病因学起源，《黄帝内经》中有相关的论述，如："夫邪之生也，或生于阴，或生于阳。其生于阳者，得之风雨寒暑。"此后，汉代张仲景在他的著作《金匮要略》中也进行了病因的论述，他把病因分为三类并进行了详细的描述。此后，晋代医家陶弘景、宋代陈无择等人也相继做了与病因相关的论述。

（八）其他因素

其他因素包括环境、社会、精神心理等因素。例如在男科领域，部分患者的勃起功能障碍、早泄与精神心理因素有关。悲痛、焦虑、愤怒、不安等不良情绪，以及剧烈的精神创伤等容易导致各种疾病发生或者影响疾病的预后。此外，受教育水平、经济状况和职业环境等与某些疾病的发生具有较为密切的关系，年龄、性别、种族、饮食结构等也与某些疾病相关。同样，吸烟、酗酒、缺乏运动、长时间熬夜等许多不良生活习惯也与疾病的发生与发展相关。

在实际临床工作中，各种泌尿系疾病通常都是受多种病因共同影响。这种影响可以是多种病因同时存在并且均可导致发病，如代谢异常、尿路梗阻、药物因素等都可以导致尿路结石的形成；也可以是一些病因联合作用才能发病，如有功能的睾丸和老龄是导致前列腺增生发病的两个重要因素，并且二者缺一不可；也可能是某些病因相继作用导致发病，例如中枢或周围神经系统病变导致神经源性膀胱功能障碍，造成患者尿潴留。

一些病因仅仅对疾病产生短暂的影响，一些病因则会不断地推动疾病的进展。在疾病的治疗上，选择针对主要的病因进行治疗将会取得事半功倍的效果。例如，引起泌尿系感染的某些病原微生物不仅会引起宿主的尿路感染，其在机体内也会不断地生长、繁殖，持续地推动病情的恶化，导致后续疾病的发生，在这种情况下，最重要的措施是消除最主要的病因，即控制微生物的感染，才能有效地预防后续疾病；另一个临床常见的例子是严重的下尿路梗阻引起的尿潴留会引发肾功能异常甚至心力衰竭，这种情况下如果进行针对肾功能异常或心力衰竭的常规治疗，通常无法明显改善病情，而通过留置导尿管或进行膀胱造瘘术解决下尿路梗阻的问题，将会很快缓解肾功能异常及心力衰竭。此外，对于一些疾病的预防也应选择性地针对主要的病因，如物理因素造成的创伤如肾外伤，引起疾病的病因不会持续作用于机体，机体将遵循创伤后的发展规律而进行，此时，针对可能引起后续疾病发生的多种病因进行预防性的治疗就显得尤为重要。

第四节　诊断与治疗的现状

泌尿、男性生殖系统疾病检查、诊断技术的日益更新，极大地满足了临床检查需求。在临床实践中，需要根据疾病种类，优选适宜检查方法。现常采用的检查、诊断技术主要包括体格检查、实验室检查、影像学检查。当然还包括进一步的分子诊断、诊断性器械检查、病理检查、尿动力学等检查。治疗方面，与其他系统疾病不同的是，泌尿系各器官间彼此连接并形成一个独特的腔道，其开口于尿道部分可成为外科手术的潜在手术途径。经自然腔道内镜手术（nature orifice transluminal endoscopic surgery，NOTES）是指经人体与外界自然相通之开口与管腔（胃、结肠、阴道、膀胱）将内镜器械置入体腔进行操作的手术类型，具有创伤小、术后康复快、患者住院时间短等优势。内镜的发明与应用便是1877年由泌尿外科医生在尿结石的治疗中首创。以腹腔镜、输尿管镜、经皮肾镜、膀胱镜等内镜技术结合最新的激光、冲击波治疗技术为代表的泌尿外科微创治疗得到了迅猛的发展。人体器官移植的首次成功，是在1954年为一对同卵双胞胎进行肾移植手术。新型的靶向治疗和免疫治疗更加丰富了泌尿、男性生殖系统肿瘤的治疗方案，显著延长了患者的生存期。近年来一些新兴技术的兴起如达芬奇机器人手术系统，起初便是应用于泌尿外科下尿路手术治疗。除此之外，人工智能诊断、3D打印技术将进一步推进泌尿外科学的发展。

第五节　泌尿、男性生殖系统疾病的健康管理

近年来，随着经济的不断发展，人们逐渐开始重视健康，健康管理理念也在我国逐渐开始流行。健康管理从最初的以治疗疾病为主导向保障健康的方向开始转变。重预防、重保健，维护和促进健康，不得病或少得病的意识不断提高。随着健康中国战略的提出和实施，泌尿、男性生殖系统疾病作为人类疾病的重要组成部分之一，其健康管理也逐渐被人们开始重视。

泌尿、男性生殖系统疾病的健康管理是基于个人健康体检结果、生活习惯、疾病史等方面的数据，建立健康档案，给出健康状况评估，并有针对性地提出个性化健康管理方案，预防泌尿、男性生殖系统疾病的发生和发展。健康管理不仅是一个概念，也是一种方法，更是一套完善、周密的服务程序。和一般健康教育和健康促进不同的是，健康管理过程中健康干预是个体化的，即针对不同个体及社会易感群体的不同健康危险因素，进行个体指导，设定个体目标，并动态追踪效果，及时干预，使个人从社会、心理、环境、营养、运动等多个角度得到全面的健康维护和保障服务。健康管理是预防疾病的重要方式，也是保障全民健康的重要举措。随着全民素养和自我健康管理意识的提高，泌尿、男性生殖系统疾病的健康管理也必将迈向一个新台阶。

一、泌尿、男性生殖系统健康管理的起源

健康管理理论是20世纪50年代末率先在美国提出的。但从有医学开始，健康管理的一些举措便在患者群体中被长期实践。公元前1000多年，古埃及人就发现并探索了多种治疗膀胱尿道结石的方法，如“纸草文”中就记载僧侣用嘴成功吸取出结石，或用木条或软骨反复地扩张尿道，并用手指在直肠内将结石推向会阴至尿道排出。希罗多德在他的著作《历史》中记载2500年前的埃及人已经开始进行男性割礼，即切除包皮。虽然切除包皮在那个时代是一种仪式，但现代医学发现其可以预防阴茎肿瘤的发生。健康管理的要素之一在于疾病预防，2000多年前的《黄帝内经》中就已经提出了“圣人不治已病治未病”的思想。尿是正常生理的产物，许多泌尿系疾病可引起尿液质和量的改变，所以从古代开始，医生就十分重视通过观察尿液性状的改变来帮助诊疗。中国古代名医孙思邈的著作《备急千金要方》就记载了用“葱管”导尿来治疗尿潴留的创举。以上简短的叙述足以说明泌尿、男性生殖系统疾病的健康管理有悠久的

历史。

二、泌尿、男性生殖系统健康管理现状

21世纪初，健康管理理念在我国逐渐开始萌芽。在20余年的发展历程中，我国健康管理事业从无到有，到现在逐渐被普通民众所认知。近几年来随着我国泌尿外科水平的不断提高、临床诊治能力的不断提升，很多医院也开展了一些泌尿、男性生殖系统健康管理方面的探索工作。但受限于公众的认知度普遍较低，由健康管理产生的费用较高，医疗应用和管理型人才不足等，健康管理理念并未被广泛实践。医院健康咨询门诊的开设为各类人群提供健康咨询和生活方式指导，但大多数患者还是仅限于对疾病本身的治疗。

目前，泌尿系疾病的诊疗正发生着前所未有的转变。在外科手术方面，微创和快速康复理念已成为泌尿外科医生的手术准则；各种腔镜技术和外科手术机器人等已取代临床的传统诊疗技术并逐渐开始使用。机器人辅助下肾疾病治疗、膀胱疾病治疗、前列腺癌根治术、肾移植术等大型手术在各大医院已经开展。除手术方式的进步之外，手术时机、术前准备等各项临床诊疗方式也随之进步。比如膀胱癌根治术前推荐新辅助化疗；肾上腺手术的患者要做好术前的各项激素化验和检查；术后快速康复（enhanced recovery after surgery，ERAS）深入临床医生诊疗理念等。针对不同泌尿系肿瘤的治疗药物也与日俱增，除化疗、靶向治疗、免疫治疗等方式应用的常规药物之外，还有通过临床试验、研究逐渐进入临床治疗的新兴药物。这些药物提高了化疗不耐受或效果较差患者的整体效果。针对结石的治疗，已由传统的开放手术转变为现如今的多种治疗方法，包括SWL、PNL、URL、腹腔镜取石术等，甚至对于纯尿酸结石，可使用别嘌醇片或者苯溴马隆片等进行消融治疗。各种抗生素的应用已经能控制绝大多数泌尿系感染，仅有晚期肾结核等少数疾病需要手术治疗。肾移植作为泌尿外科的重大手术，对于肾衰竭晚期的患者意义重大。近年来，手术前免疫检测和配型、器官保存方式的更新、免疫抑制剂的使用、术后患者健康随访等大大提升了移植肾的存活和患者的生活质量。近年来，由于免疫学、分子生物学、细胞生物学的发展，多种遗传性疾病（如多囊肾、遗传性肾脏病奥尔波特氏征等）也在分子层面找到了对应的突变基因。除常见的泌尿系疾病外，先天性畸形、外伤等多种泌尿系疾病的诊疗经验和术式也有很大进步。综上，泌尿系疾病的诊疗与健康管理近年来发生了巨大的变化，更加符合现代化医疗的要求。

三、泌尿、男性生殖系统健康管理存在的问题

随着医疗科技的发展，针对泌尿系肿瘤、肾移植、性功能障碍等疾病的各种技术和药物不断更新，疾病的预后也越来越好。尽管各种先进的技术和药物使得泌尿系疾病的诊疗变得相对容易，但也面临着诸多问题。泌尿、男性生殖系肿瘤目前的治疗方案多样，5年生存率逐年提升。对于早期的肿瘤可选择新辅助治疗结合手术，但对于晚期肿瘤，手术则需要视具体情况而定。化疗、放疗等弥补了手术的不足，但均存在一定比例的耐药患者群体。新兴的靶向药物、免疫检查点抑制剂、抗体偶联药物等也都是针对特异性靶点突变的抗肿瘤药物，并不适用于所有肿瘤患者。泌尿系结石的成因复杂，可分为遗传性和获得性。结石形成的基础研究越来越深入，对其预防、治疗以及随访方案提供了一定的理论基础，但是由于结石易复发，也对其治疗和随访带来了一定的难度。泌尿系感染中，多重耐药菌也较为常见，处理不妥病人可有生命之危。此外，泌尿系感染伴随结石、妊娠、糖尿病等情况时，用药复杂，也容易引发一系列并发症。肾移植是终末期肾衰竭目前最为理想的治疗手段，其术后需要使用免疫抑制剂长期预防排斥反应的发生。但慢性的免疫排斥目前仍无法完全避免且预后较差。总之，现有的技术和药物已让泌尿系疾病的诊疗更加多样，预后更好，但很多问题也困扰着患者和临床医生，亟待

解决。

四、泌尿、男性生殖系统健康管理的未来与展望

在健康中国的大背景下，我国的泌尿外科事业也必将迎来快速发展的时代契机。泌尿、男性生殖系统疾病与人们日常健康的生活习惯息息相关，吸烟、酗酒等不良生活习惯可引发多种泌尿、男性生殖系统疾病，健康管理就显得尤为重要。

早发现，早诊断，早治疗，泌尿系肿瘤的5年生存率已大幅提高，现已逐渐成为可控的“慢性病”。肿瘤目前常见的耐药问题，也会随着更多新的靶点和药物的产生而解决。肿瘤的治疗也会更加精准化和个体化。基于基因改变的药物选择和基于患者来源的异种移植物和基于类器官的药物验证是精准治疗的未来。肾移植领域异种移植和器官保护技术不断成熟，是未来发展的重要方向。手术方面，在未来，外科手术机器人会很好地解决利用器械手术时缺少触觉反馈和体积较大的问题，从而使手术操作更加精确、安全和灵活。随着信息技术的发展及其与医学的结合，疾病的诊疗会更加智能化。各种诊断模型、治疗决策模型、基因诊断工具等会使疾病的诊疗更加精准个体化。云医疗健康信息平台、云医疗远程诊断及会诊系统、云医疗远程监护系统以及云医疗教育系统等系统会更加成熟，大大方便患者获取更好的就诊体验和医疗服务。总之，未来的泌尿外科将会与信息技术、生物学、社会学等关系日益密切，将会更好地造福人类健康。

（杨立、陈思雨）

参考文献

[1] 王慈航，商庆新.《黄帝内经》医学圣人观探赜[J]. 中华中医药杂志，2022，37(9)：4963-4966.

[2] MOLL F H，HALLING T，GRIEMMERT M. History of epidemics in urology in German-speaking countries[J]. Der Urologe. A，2020，59(8)：941-952.

[3] OLI A N，BABAJIDE R A，ADEJUMO S A，et al. Classic and current opinions in human organ and tissue transplantation[J]. Cureus，2022，14(11)：e30982.

[4] BILIM V，KUROKI H，SHIRONO Y，et al. Advanced bladder cancer：Changing the treatment landscape[J]. Journal of Personalized Medicine，2022，12(10)：1745.

[5] 李辉章，郑荣寿，杜灵彬，等. 中国膀胱癌流行现状与趋势分析[J]. 中华肿瘤杂志，2021，43(3)：293-298.

[6] 陈磊，徐杰茹，王晃，等. 1990—2019年中国肾癌死亡趋势及其年龄-时期-队列分析[J]. 中华疾病控制杂志，2021，25(9)：1026-1033.

[7] VOS T，LIM S，ABBAFATI C，et al. Global burden of 369 diseases and injuries in 204 countries and territories，1990—2019：A systematic analysis for the global burden of disease study 2019[J]. Lancet，2020，396(10258)：1204-1222.

[8] COLBERT G B，ELRGGAL M E，GAUR L，et al. Update and review of adult polycystic kidney disease[J]. Disease，2020，66(5)：100887.

[9] 王毅，于德新. 医源性输尿管损伤和继发狭窄的治疗进展[J]. 临床泌尿外科杂志，2020，35(9)：752-757.

[10] 曾蕊，常会波，吴建新. 肾母细胞瘤发病机制的研究进展[J]. 中国肿瘤，2017，26(6)：452-459.

第二章
泌尿、男性生殖系统的解剖及生理功能

泌尿系包括肾上腺、肾脏、输尿管、膀胱等器官，其主要功能是排泄机体代谢中的不溶于水的废物、多余的水和某些无机盐类等，来调节液体的总量、血浆离子成分、渗透压和酸碱度等。此外，肾上腺和肾脏还具有内分泌功能，能产生和释放醛固酮、糖皮质激素、部分性激素以及肾素、前列腺素等激素。

男性生殖系统由内部的生殖器官和外部的生殖器官组成。男性的内生殖系统由睾丸、附睾、输精管、射精管和尿道组成，而其他附属腺体则由前列腺、精囊和尿道球腺组成；男性的外生殖器有阴阜、睾丸、精索以及阴茎。男性的生殖器官具有多种重要的生理作用，其中最重要的是繁衍后代，激发个体的第二性征，并且可以帮助他们完成性生活。

本章按照上述顺序对泌尿、男性生殖系统的解剖和生理功能展开阐述。

第一节　肾上腺的解剖及生理功能

一、肾上腺的位置毗邻

肾上腺位于腹膜后间隙，是一对具有内分泌功能的实质器官。肾上腺约平第1腰椎的高度，体积约为5 cm×3 cm×0.5 cm，质量约为5～7 g。左侧多为半圆，右侧为三角形，左侧肾上腺可向下延续到左侧肾门水平，外侧为肾上极内缘，内侧为网膜囊、腹主动脉、胰尾部和脾血管相邻，后面靠膈肌并附于左膈脚。右肾上腺位于肾上极内上方，肝脏在前，膈肌在后，内侧位于下腔静脉右后方。

二、肾上腺的血供

肾上腺动脉位于肾上腺的上、中、下部，偶有多支变异。肾上腺上、中、下动脉分别起自膈下动脉、腹主动脉和肾动脉。动脉进入肾上腺后，在肾上腺背膜上形成丰富的吻合，呈梳形进入皮质和髓质。部分血窦形成于皮质和髓质中，另一部分在细胞膜之间吻合成网状结构。皮质和髓质的集合形成了中央静脉，然后穿过肾上腺静脉，称为肾上腺中央静脉。右肾上腺中央静脉长度约为0.5～1 cm，汇入下腔静脉，少量注入右膈下静脉、右肾静脉或右肝副静脉。右侧肾上腺暴露困难，血管变异增加手术难度。大多数情况下左肾上腺中央静脉有1条，偶尔可见有2条，平均约为2 cm，比右肾上腺中央静脉长，常注入左肾静脉。

三、肾上腺的生理

肾上腺的实质分为来源于中胚层的皮质和来源于外胚层的髓质。在发育第5周，间皮细胞增殖后进入间质，形成胎儿皮质，在8周时形成单独的腺体，出生3岁时才完全发育为肾上腺皮质。肾上腺皮质占腺体的90%，并分为三层结构：外层为球状带（zona glomerulosa），占皮质的15%；中间层为束状带（zona fasciculata），占75%；内层则为网状带（zona reticularis），占10%。肾上腺皮质组织结构完全发育成熟需到10周岁以后，各带分泌激素水平也各有不同，球状带、网状带和束状带分泌的激素分别以糖皮质激素、性激素和醛固酮为代表。肾上腺髓质来源于神经脊细胞。在胎儿发育的第7周，神经脊细胞迁移并聚集在皮层。在第20周，原始的肾上腺髓质形成。肾上腺素和去甲肾上腺素由肾上腺髓质分泌。

第二节　肾脏的生理功能及解剖

肾脏作为人体最重要的排泄和代谢器官之一，最基本的功能是产生尿液，清除体内代谢物、毒物和药物，同时重新吸收水分和蛋白质、葡萄糖、氨基酸、电解质等有用物质，调节水电解质平衡，维持酸碱平衡。此外，肾脏具有部分内分泌功能，可产生和分泌肾素、促红素等。

一、肾脏的生理功能

（一）尿液生成和代谢产物排泄

肾脏对维持内环境的稳态起到决定性作用。为避免代谢物积累，每日排尿量应在500 mL以上。因此，每24 h的尿量在100～500 mL之间称为少尿，无尿则被定义为少于100 mL。肾血流量约占全身的1/5～1/4，肾小球滤液生成约为120 mL/min，总滤液量则约为每天175 L。当滤液到达并且通过肾小管时，约99%被再吸收，因此正常人的尿量约为每天1.5 L。此外，肾脏小管能够分泌排泄酚红、青霉素类及头孢菌素类等物质。

（二）调节体内渗透压和酸碱平衡

调节人体的水盐渗透压的平衡是肾小管的主要功能之一。近曲小管主要是钠离子吸收和氢离子分泌的重要部位，为等渗性重吸收。

在近曲小管内，葡萄糖和氨基酸被完全重吸收，约75%的碳酸氢盐被重吸收，约65%～70%的水和钠被重吸收，滤液进入髓袢后进一步浓缩。大约1/4的氯化钠和1/6的水被再吸收。远曲小管和集合管不透水，但可吸收部分钠盐，因此该部位的液体保持低渗状态。肾小球滤液含有电解质，当它进入肾小管时，大部分钠、钾、镁、碳酸氢盐和氯离子被重新吸收，按照体内需求，神经内分泌及体液因素共同调节其吸收量。

肾对酸碱平衡的调节主要包括远端肾单位H^+的排泄和HCO_3^-的合成；排出酸性阴离子如SO_4^{2-}、PO_4^{3-}等；重吸收过滤后的HCO_3^-。

（三）内分泌功能

肾脏还可以分泌不少激素并代谢部分多肽类激素。肾的内分泌激素主要包括调节全身血管舒缩的血管活性激素和肾素、前列腺素、激肽类物质等；也能生成1,25-二羟维生素D_3及促红素。

二、肾脏的解剖

（一）肾的形态

肾为腹腔内左、右两侧各一的实质性脏器，形状似蚕豆。右肾位置比左肾低约1.5 cm。肾脏内侧缘中部呈四边形的凹陷是血管、神经、淋巴管及肾盂出入的部位，称为肾门。

包裹在肾门内、外的结缔组织称为肾蒂。肾蒂内的结构排列不同，从肾静脉的前面到后面，肾动脉和肾盂的末端。从上到下依次为肾动脉、肾静脉、肾盂（图2-1）。

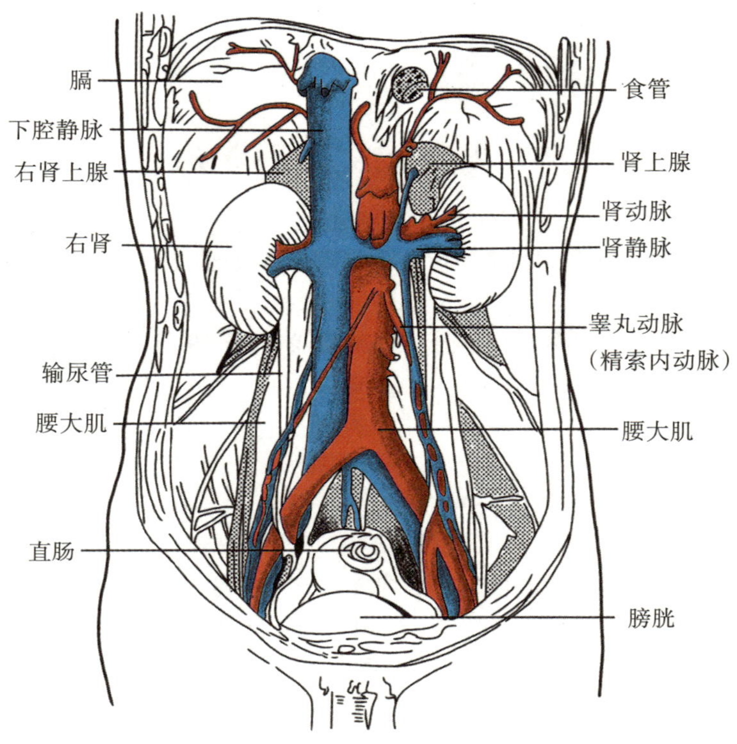

图2-1　肾的位置与毗邻（原创）

肾位于腰背脊柱两侧，腹膜后间隙，与腹后壁上部相邻，左一右一。它是一个腹膜外器官，被肾周筋膜和脂肪囊所包围。左侧肾脏位于第11胸椎椎体下缘到第2～3腰椎椎间盘之间，其后方有第11、12肋斜行跨过；右肾上方与肝脏毗邻，比左肾低0.5～1个椎体，右肾则在第12胸椎椎体上缘至第3腰椎椎体上缘之间，第12肋斜跨过右肾后方。肾门与第1腰椎相平，大约在第9肋软骨的高度。肾门体表投影点位于竖脊肌侧缘与腰背第12根肋骨夹角处，称为肾区。

两侧肾脏的后缘基本相同。在右上1/3或左上1/2均与膈肌相毗邻，膈肌下缘由内向外依次为内、外侧弓状韧带和第12肋；下方依次为腰大肌、腰方肌和腹横肌腱膜。外侧弓状韧带的上方，一般在左侧膈肌下方一个大小不等的呈三角形肌肉缺损区，称为腰肋三角，此处胸膜和肾筋膜直接接触，易误入胸腔，肾脏手术时应当小心。

除了上极的前部与肾上腺相连外，前面的毗邻左、右各不相同。右肾前面上极与肾上腺相邻，其余大部分膈腹膜与肝相邻，小部分无腹膜处为肝裸区，肝、肾之间的腹膜延伸为肝肾韧带。前面与十二指肠降部在近肾门处连接，前面下极邻接肠肝区，内侧膈腹膜与空肠或回肠毗邻。

左侧肾脏前面上极内侧与肾上腺相邻，上外侧膈腹膜与脾脏相邻，两者之间腹膜形成脾肾韧带。中部近肾门处与胰尾和脾血管直接相邻。胰尾上方隔网膜囊与胃后壁相邻。胰尾下方直到肾下极，内侧隔腹膜与空肠相邻，外侧与结肠脾区相邻。

肾上腺位于两肾的上方，二者共为肾筋膜包绕。

（二）肾的背膜

肾表面被三层包膜覆盖，由内而外为纤维囊、脂肪囊和肾筋膜。

纤维囊（fibrous capsule）是紧靠肾脏表面的致密而坚韧的结缔组织，在正常情况下很容易从肾与肾实质发生粘连，不易剥离。当肾破裂或部分切除时，该膜则需要缝合，以免引起出血。

脂肪囊（fatty renal capsule）是包裹在肾及肾上腺周围的脂肪组织，具有保护肾脏的作用，因此也被称为肾床。肾前部仅有少量脂肪，但肾脏的边缘部和下端含有较多脂肪组织，并通过肾门延伸至肾窦内。肾周炎症是指肾脂肪囊的感染，做肾囊封闭时，就是将药物注入肾囊。

肾筋膜（renal fascia）位于脂肪囊周围，覆盖肾脏及肾上腺，分为肾前筋膜和肾后筋膜，二者在肾上腺上部和肾脏外侧缘相融合，并向下分离，有输尿管穿过其间。在内侧，肾前筋膜延伸至腹主动脉和下腔静脉的前部，并与对侧的前肾筋膜相连。肾后筋膜与腰大肌筋膜融合，向内侧附着于锥体筋膜。肾筋膜向深表面发出许多结缔组织束，并通过脂肪囊与纤维囊连接以固定肾脏。

肾表面包膜、肾蒂、肾周脏器和脏器、腹膜和腹膜内压三层对维持肾脏的正常位置和功能起着重要作用。

（三）肾的构造

肾实质在冠状面上可分为两部分：表层的肾皮质和深层的肾髓质。肾皮质厚1.0～1.5 cm，血管丰富，新鲜标本呈红褐色，肉眼可见许多由肾小体和肾小管组成的点状细颗粒。肾髓质位于皮质深部，呈浅红色，约占肾实质厚度的2/3。许多小管道和血管组成肾髓质。肾髓质形成15～20个肾锥体。肾锥体的基底部朝向皮质，顶端朝向肾窦，称为肾乳头，2～3个肾锥体的尖端组成一个肾乳头并突入肾小盏。肾乳头上有许多乳头孔，肾脏产生的尿液经乳头孔流入肾小盏。肾皮质在肾锥体之间延伸的部分称为肾柱。肾窦内有约7～8个漏斗状的肾小盏包绕肾乳头。2～3个肾小盏称为肾大盏，每个肾约有2～3个肾大盏，然后合成一个扁平、略呈漏斗状的肾盂。肾盂出肾门后，向下弯曲走行，逐渐变细移行为输尿管（图2-2）。

（四）肾的血管

肾脏的动脉大多数共同起源于肠系膜上动脉下方的腹主动脉。肾动脉到达肾门前发出两条分支——分别为肾上腺下动脉和输尿管上段动脉。右肾动脉位于左肾静脉的后方或稍上方。肾动脉分成前、后两支进入肾窦，后支从肾盂后方穿出供应肾后段，前支在肾盂和肾静脉之间延伸，并发出分支供应肾的上、中、下段，此外，肾脏的动脉没有交通支。

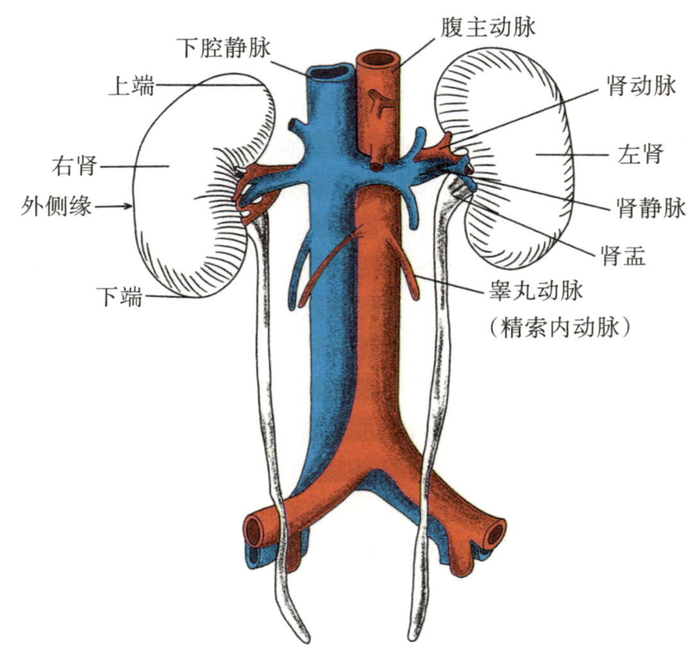

图2-2 肾与输尿管（原创）

深静脉的肾内分支与相应动脉分支相互伴行，但形成许多吻合支，离开肾脏后常汇合形成一个或多个总干，走行于肾动脉的前方。右肾静脉较短，注入下腔静脉，少部分有接收来自肾外的分支。左肾静脉较长，走行于主动脉前方并注入下腔静脉；在注入下腔静脉前，常接收来自肾外的分支。膈下静脉和肾上腺静脉位于上方，性腺静脉或生殖静脉位于下方，腰静脉于后方汇入肾静脉。值得注意的是，肾静脉-半奇静脉-腰静脉复合体（reno-hemiazygolumar trunk，AZV）及其分支位于左肾动脉根部。第二腰静脉、腰升静脉及其交通支包绕左肾门血管背侧，第二腰静脉在左肾静脉和左肾动脉之间交叉，第二腰静脉和腰升静脉交汇形成“人”字形的AZV，紧贴左肾动脉根部，腰升静脉沿主动脉背外侧上行。这种解剖结构的识别有助于在活体供肾切除术中安全地游离肾蒂血管并获得满意的肾血管长度（图2-3）。

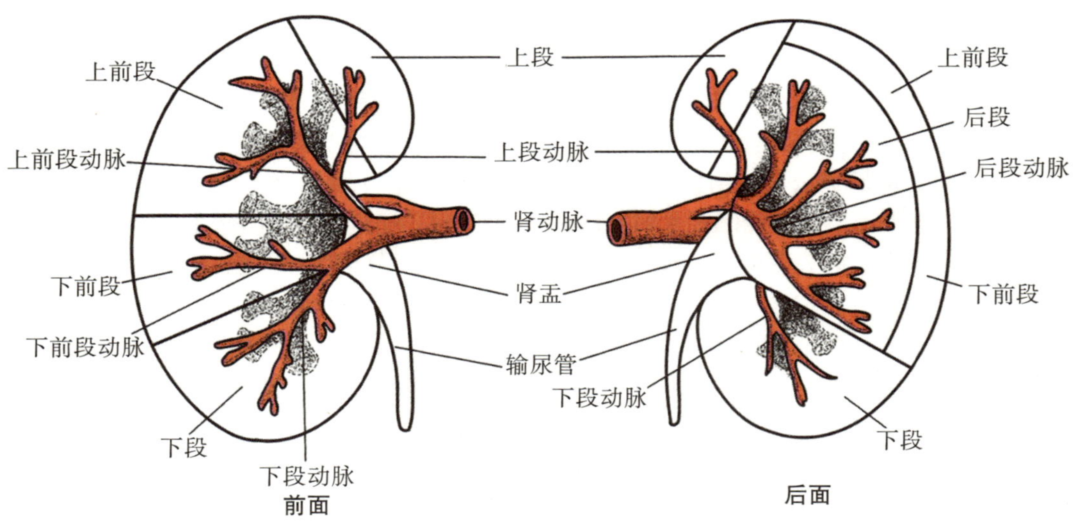

图2-3 肾动脉与肾段（原创）

第三节　输尿管的解剖及生理功能

一、输尿管的结构

输尿管（ureter）壁由3层组织构成，由内到外为黏膜层、肌层及外膜层。①黏膜层：输尿管黏膜光滑，与肾盂及膀胱黏膜相连贯。黏膜形成纵行皱襞，使管腔的横断面呈星状，尿液充溢时皱襞消失。黏膜表面由移行上皮构成，有4～5层细胞，基膜不明显。疏松结缔组织和弹性组织构成的固有层构成了黏膜下层。在肾盂及肾盏处黏膜的移行上皮只有2～3层细胞，且没有黏膜下层。②肌层：主要由外环和内纵平滑肌构成。有一层纵行肌层在输尿管下1/3段环层肌外面分布且三层界限不清。通过肌层蠕动性收缩，尿液可被输送到膀胱。输尿管穿入膀胱时，环肌层消失不见，纵肌则穿过膀胱壁达膀胱黏膜，并呈扇形展开形成三角区浅肌层。输尿管呈斜行方向穿过膀胱壁时，输尿管肌肉与膀胱壁肌肉之间可形成一种肌肉复合结构，即Waldeyer鞘。当其舒张时尿液能进入膀胱内而当其收缩时又能阻止膀胱尿液逆流至输尿管内。③外膜层：外膜为疏松结缔组织，营养血管由这里发出分支至肌层，在黏膜内形成营养毛细血管网，向输尿管肌层提供营养。

二、输尿管的生理功能

输尿管主要有两个生理功能：一是将肾脏产生的尿液输送到膀胱；二是防止膀胱腔内的尿液回流或逆流进入输尿管和肾盂系统。

（一）输尿管输送尿液功能

滤过压、肾盂和输尿管平滑肌收缩为尿液输送提供动力。输尿管平滑肌有规律地收缩和松弛，使尿液从上到下排出，这种肌肉活动称为输尿管蠕动。输尿管平滑肌电位变化引起肌肉收缩引发输尿管的蠕动，通过研究发现最初的起搏点位于肾小盂末端的非典型肌细胞，自上而下传播电位。正常情况下输尿管每分钟收缩2～6次，即向膀胱内输送尿液2～6次。输尿管如果受到手术影响、输尿管镜操作，或者输尿管梗阻等一系列影响，都会成为新的起搏点引起蠕动。

（二）抗膀胱尿液反流功能

膀胱充盈时输尿管膀胱连接处的抗反流作用是由输尿管膀胱连接处的解剖结构决定的。Waldever鞘的特殊结构为输尿管壁间段的收缩闭合提供了保障。输尿管壁间管在收缩时完全闭合，舒张时完全打开，表现为瓣膜样特征。膀胱内尿液的充盈导致膀胱内压力增加，从而压迫膀胱壁，进而压迫输尿管间壁，从而进一步诱发压力阀作用。

三、输尿管的解剖

输尿管位于腹膜后间隙，肌纤维丰富，外观细长。它起于第二腰椎上缘水平的左、右盆腔端，止于膀胱，呈“S”形，输尿管长度与年龄、身高有关，成人约30 cm。两条输尿管的长度大致相等。解剖学上将它分为腹部、骨盆和顶骨内部。生理性狭窄一般有3个：肾盂输尿管交界处（直径2 mm）；输尿管横跨髂血管（直径4 mm）；输尿管膀胱交界处（直径1～3 mm）。输尿管由内、中、外3层组织所构成：移行上皮构成的内层黏膜层；平滑肌构成的中层肌层以及结缔组织构成的外层，可以保护输尿管。在输尿管的不同部位，平滑肌的分布也略有不同：上、中部输尿管平滑肌分为内纵行肌、中环状肌、外纵行肌；环状肌终止于输尿管进入膀胱部位，输尿管的膀胱壁内段由纵行肌组成。

（一）腹部

腹部位于腹膜后，为腹膜外位器官，从腰大肌前面斜向外下走行，疏松结缔组织包绕在其周围起保护作用。在腰大肌中点的下方，男性的输尿管从睾丸血管的后方走行，与之成为镜角交叉，而女性输尿管则与卵巢血管交叉。交叉点以上的输尿管为腰部，交叉点以下的输尿管为髂部。入骨盆上口时，输尿管从乙状结肠及其系膜的后方穿过，从乙状结肠间隐窝的后方开始下降。进入骨盆腔时，输尿管从左髂总血管前下方经过；右输尿管的走行类似。上部沿着下腔静脉的右侧在十二指肠下降部的后面下降，在此期间有一条回结肠血管在前面通过。输尿管进入骨盆时，从髂外动脉向前穿过。因此，左侧输尿管比右侧输尿管更明显，常作为手术中重要的解剖标志。

（二）盆部

其长度较腹部稍短，上自骨盆上，下至膀胱输尿管入口。经过髂内血管、腰骶干和骶髂关节的前方或前内侧，在脐动脉起始部的内侧跨过，在坐骨棘平面，转向前内方，于盆底上方的结缔组织中走行，直达膀胱。坐骨棘平面以上为壁部，以下为脏部。脏部的走行男、女存在明显的差异。男性输尿管的脏部首先向前内下方，经直肠前外侧壁与膀胱后壁之间，经输精管的后外侧，直角交叉后至输精管的下内方，经精囊腺顶的稍上方，从外上向内下方斜穿膀胱壁于膀胱三角的外侧角。女性输尿管盆部的壁部，在跨过髂内动脉的前方处，除位于卵巢的稍后方并构成卵巢窝的后界外，其他皆与男性的相似。在盆腔手术时易损伤输尿管，结扎子宫动脉、卵巢动脉或直肠上动脉，尤其是在右侧钳夹直肠上动脉时，可误夹输尿管，此外，在分离直肠外侧韧带、切除盆腔肿瘤时，均可能伤及盆部输尿管，手术操作中应该注意。

（三）壁内部

输尿管斜穿过膀胱壁，大约1.5 cm。膀胱的充盈会引起管壁内腔的闭合，联合输尿管的蠕动可抑制膀胱反流。所以，当壁内部肌肉发育不良时，尿反流率大大增加。此外，在出现壁内部炎症及水肿或因脊髓损伤等病理时，也可发生尿液反流。输尿管膀胱壁内部，在儿童时期较短，也有生理性尿液反流的发生，但随着生长这种情况将逐渐消失。

四、输尿管的血液供应

供应输尿管腹部的血液是多源性的：其上部由肾动脉和睾丸动脉或卵巢动脉、第1腰动脉、髂总动脉和髂内动脉、骶正中动脉等分支供应。除骨盆附近外，当每根输尿管动脉在输尿管内达到0.2～0.3 cm时，分为升高分支并进入管壁。下侧相邻分支在输尿管外层相互吻合，形成动脉网络，并有小分支穿过肌层，在输尿管黏膜层形成毛细血管丛。由于输尿管腹部的不同部位血液来源不同且不恒定。此外，少数输尿管动脉的吻合支比较细小，因此手术游离输尿管范围过大时，会影响血供，发生输尿管局部缺血坏死。由于动脉多来自输尿管腹部内侧，故手术时在输尿管的外侧游离可能比较安全。

输尿管腹部的静脉分别经肾静脉、睾丸静脉和髂总静脉回到下腔静脉。输尿管盆部的血液供应男、女略有不同。男性多来自输尿管邻近的髂内动脉分支和睾丸动脉分支。女性主要来自卵巢动脉和子宫动脉的分支。膀胱下动脉的分支供应近膀胱处的输尿管。输尿管盆部的血供是从输尿管外侧进入的，因此手术时在输尿管的内侧切开腹膜比较安全。血管分支在输尿管外膜相互吻合呈网状，更容易遭受缺血性损伤。盆部输尿管不适合做吻合术。输尿管盆部的静脉分别经膀胱下静脉、子宫静脉依次回流到髂内静脉、髂总静脉和下腔静脉。

五、输尿管的淋巴引流

输尿管的淋巴管起源于黏膜下、肌层和外膜淋巴丛，相互之间有联系。输尿管上段的淋巴液引流至椎弓根淋巴结或直接注射至主动脉旁淋巴结（腰椎淋巴结）。部分来自输尿管腹部和骨盆的淋巴液被注射到髂总淋巴结、髂外淋巴结或髂内淋巴结；壁内部淋巴液注入膀胱。

六、输尿管的神经

肾丛、主动脉从、肠系膜上从和肠系膜下丛发出的纤维构成输尿管丛，该丛在输尿管肌层内可见散在的神经节分布，输尿管下段最多，其中交感神经纤维来自T_{11}—L_2脊髓节段，主要抑制输尿管蠕动；副交感神经纤维来自脑干迷走神经背核和S_{2-4}脊髓节段，主要促进输尿管蠕动。内脏感觉纤维伴交感神经纤维和副交感神经纤维传入脊髓和脑。

第四节　膀胱的解剖和生理功能

一、膀胱的解剖

膀胱（bladder）是一个肌性囊样空腔脏器，作为尿液储存的场所，其位置、大小、脏器的形状和膀胱壁的薄厚常随着内容物的多少及邻近器官的不同而不同，位置也与年龄密切相关。一般情况下，成人的膀胱容量大约为350～500 mL，最大不超过800 mL，如果尿量大于500 mL，会因膀胱壁的过度延展从而出现痛觉。刚出生的婴儿膀胱容量大约仅有成人的十分之一，女性的膀胱容量一般小于男性，老年人膀胱张力下降，容量反而更大。

（一）膀胱的形态

当膀胱内没有尿液时，整个膀胱呈四金字塔状，分为顶点、身体、底部和颈部四部分，各部分之间没有明显的边界。膀胱尖（apex of bladder）的正对着前上方、在腹前壁与脐之间有一腹膜皱襞，称为脐正中韧带（median umbilical ligament）；膀胱底正对着后下方，约为三角形状。膀胱尖与底之间的部分称作膀胱体。膀胱体的上面为一类三角形结构，前方的角即为膀胱尖，输尿管与膀胱的连接处构成后方的两个角，脐外侧韧带位于边缘。最下部称为膀胱颈（neck of bladder），男性的前列腺底部和女性的尿生殖膈均在此与膀胱相邻。膀胱的外面包括上面、左、右下外侧面和后面（膀胱底）。膀胱充盈时呈卵圆形，膀胱的下外侧面称为前面。

（二）膀胱的内部结构

膀胱内面有一层黏膜，当膀胱空虚时，膀胱壁收缩使黏膜聚集成膀胱襞（vesical plica）。膀胱底内面中，双侧输尿管口（ureteric orifice）和尿道内口（internal orifice of urethra）之间的三角形区域称为膀胱三角（trigone of bladder）。膀胱三角处黏膜与肌层紧密连接，无论膀胱扩张或收缩，黏膜始终保持平滑。膀胱炎症、结核以及肿瘤常在此处易发，在进行膀胱镜检查时要重点关注。左、右输尿管口之间存在皱襞，膀胱镜检查时，表现为苍白色带，即为输尿管间襞，在临床中确定输尿管口时，常以此处作为标志。男性因前列腺中叶邻近此处，膀胱三角处可见因其挤压形成的纵脊状隆起，即膀胱垂（vesical uvula）。

（三）膀胱的位置与毗邻

正常无尿时，膀胱局限在盆腔内。在男性，腹前壁腹膜返折到膀胱尖、膀胱上面、膀胱左侧面、膀胱右侧面的上部并向后覆盖膀胱底的上部，而后朝后折返覆盖在直肠前。腹膜在膀胱底与直肠之间折返，形成直肠膀胱陷凹（rectovesical pouch）。所以膀胱的上侧被腹膜所遮盖，隔腹膜与乙状结肠和回肠袢相邻。女性腹前壁腹膜返折至膀胱尖、膀胱体上面，向后返折至子宫颈前面，腹膜在膀胱与子宫颈之间移行折返构成膀胱子宫陷凹（vesicouterine pouch）。膀胱上面与子宫底、子宫体在盆腔中毗邻。

膀胱的前方为耻骨联合及耻骨支，两者之间存在潜在性间隙，称为膀胱前隙（prevesical space）或耻骨后隙，这里存在较多的结缔组织、脂肪组织以及阴部静脉丛。男性耻骨后隙的底为耻骨前列腺韧带，女性则为耻骨膀胱韧带，此韧带有保证膀胱、尿道和男性前列腺位置稳定的重要意义。男、女性膀胱底各有不同，在男性，直肠膀胱陷凹腹膜返折线之上，膀胱底邻腹膜、直肠膀胱陷凹与直肠相隔，直肠膀胱陷凹腹膜返折线之下，膀胱底后面邻近输精管壶腹、精囊、输尿管末段，并与直肠相邻，膀胱底与直肠中间为直肠膀胱隔，是丰富的呈冠状位的结缔组织隔；在女性，膀胱底的后方借膀胱阴道隔与阴道前壁和子宫颈相邻。膀胱下外侧面上部被腹膜覆盖与盆侧壁之间形成膀胱旁窝；膀胱下外侧面的下部与肛提肌、闭孔内肌及其筋膜相邻，中间被结缔组织（膀胱旁组织）所填充。内有血管、神经以及输尿管穿行。男性膀胱颈向下与前列腺毗邻，并延续至尿道；女性膀胱颈向下与尿生殖膈相接，尿道内口位置比男性更靠下。

膀胱无尿时，膀胱尖的位置一般在耻骨联合上缘以下，膀胱颈位置最低，在耻骨联合下部后方3～4 cm处，被盆筋膜牢固地固定。膀胱空虚时，仅有膀胱上面被腹膜所遮盖，此时膀胱为腹膜外位器官；尿液较多时，充满膀胱，使膀胱向上移位，膀胱尖越过耻骨联合上缘，并使腹膜返折线上移达耻骨联合之上。此时膀胱为腹膜间位器官，并有部分进入腹腔。

（四）膀胱的血管

膀胱的血供主要来自髂内动脉，其前干分出膀胱上动脉和膀胱下动脉。膀胱上动脉源于脐动脉近侧端，走行在膀胱上、中部；膀胱下动脉源于髂内动脉，走行在膀胱底、精囊及输尿管盆部。在女性，子宫动脉有分支到膀胱。闭孔动脉发出一膀胱支，分布到膀胱底，有时此支可替代膀胱下动脉。

膀胱静脉在膀胱壁内或表面构成茂密的静脉丛，并在膀胱的下外侧或男性前列腺两侧形成膀胱静脉丛或膀胱前列腺静脉丛（男性），汇入膀胱静脉，再流入髂内静脉。男性膀胱静脉丛向后与直肠静脉丛相交通，女性则与子宫阴道静脉丛相交通；向前与会阴部静脉交通，因其丰富的交通关系，手术中膀胱静脉丛结扎不够稳固时，常易导致大出血。

（五）膀胱的淋巴引流

膀胱壁的淋巴引流由黏膜丛、肌内丛（肌层）和肌外丛（膀胱周）组成，构成淋巴引流网络系统。膀胱部分淋巴结可引流到骶淋巴结。收集膀胱后壁淋巴的淋巴管，在输尿管前以2～3条淋巴管向上行，与膀胱上面的淋巴管同行，跨过闭锁的脐动脉后到达髂内淋巴结；收集膀胱前壁淋巴的淋巴管与前列腺、精囊和后尿道的淋巴管相混合，注入髂外淋巴结。

（六）膀胱的神经

膀胱主要由交感神经、副交感神经以及内脏感觉神经支配。

1. 交感神经

交感神经节前纤维是腰内脏神经的重要组成部分，由第1～3腰髓节段发出，在腹主动脉丛和肠系膜下丛内的椎前神经节（肠系膜下神经节）换元后，节后纤维伴随腹主动脉丛、左腹下神经、右腹下神经入盆腔并与盆内脏神经和骶交感节的节后纤维共同构成盆丛。盆丛位于直肠、精囊和前列腺（女性为子宫颈和阴道穹）的两侧，交感节后纤维随髂内动脉的分支到达膀胱丛，可以支配膀胱的平滑肌。交感神经兴奋时，膀胱三角的逼尿肌收缩、尿道内口关闭；膀胱逼尿肌几乎不受交感神经支配。

2. 副交感神经

副交感神经节前纤维是盆内脏神经的重要构成部分，由第2～4骶髓节段发出，并连接盆丛。盆丛的分支到膀胱形成膀胱丛。盆内脏神经在膀胱丛和膀胱壁内的节后神经节换元后，节后纤维到膀胱平滑肌。副交感神经主要支配膀胱壁肌层，控制膀胱肌层收缩；肌层的交感神经纤维稀少，起舒张肌层的作用；交感神经主要在膀胱颈及后尿道，起收缩膀胱颈的作用。副交感神经兴奋时，逼尿肌收缩、内括约肌松弛，尿液排出。阴部神经主要支配男性尿道括约肌和女性尿道阴道括约肌，参与意识性控制排尿。

3. 内脏感觉神经

膀胱有两种感觉神经纤维，主要是痛觉神经纤维和本体感觉（膨胀）神经纤维。痛觉神经纤维接收来自膀胱壁的过度牵张或者受结石、炎症和恶性肿瘤等病理状态的刺激，从而引起下腹区疼痛。大部分痛觉神经纤维在副交感神经内走行，也有部分在交感神经内走行，经脊神经后根进入脊髓后经脊髓丘脑束上行。本体感觉神经纤维经盆内脏神经到达骶2～4脊髓后角，进入脊髓在薄束内上行，本体感觉神经纤维主要传导膀胱扩张引起的尿意。

二、膀胱的生理功能

（一）储存功能

膀胱最主要的功能为临时储存尿液，并周期性排空。随着尿液的充盈，膀胱的容积发生极大的变化，正常人的膀胱充盈时容量可达200～400 mL，在某些病理状态下，如下尿路梗阻，膀胱的容量可高达数升。理想情况下，膀胱上皮表面积与尿容积应保持最小比例，以便尽量减少通透。随着膀胱的充盈和排空，尿路上皮的表面积发生明显的增加与减少。尿路上皮的表面不对称单位膜（asymmetric unit membrane，AUM）斑块与细胞内中间纤维相连接，这些中间纤维同时还与细胞内的AUM膜泡相连。当膀胱收缩时，这些中间纤维移动引起上皮表面AUM斑块折叠，随之这些AUM斑块与相邻细胞膜分离，进入细胞内形成梭形膜泡。而当膀胱充盈时，中间纤维移动并且重新排列，拉动梭形膜泡使之融合于细胞表面膜，增大细胞膜表面积。

（二）通透屏障

通透屏障是膀胱尿路上皮最有意义的生理功能，这一功能对尿液中各物质含量的保持、渗透压梯度的维持和保护上皮下组织都十分关键。在全部已检测到的上皮中，尿路上皮细胞具有最低的离子通透性，除非通过主动转运，否则血和尿中的成分几乎无法通过尿路上皮细胞。物质可以经由两种路径通过上皮组织：细胞本身和细胞间隙连接。所以，尿路上皮的腔内面细胞膜和细胞间的紧密连接使血液和尿液中的成分都不能通过。尿路上皮表层细胞的AUM斑块对于维持细胞本身的不通透性非常重要。

（三）运输功能——离子转运

离子转运功能是膀胱的另一重要生理功能，完成血液和尿液中一些生理成分的转运。尿路上皮可以主动吸收Na^+，醛固酮可增加尿路上皮对Na^+的吸收，Na^+通道抑制剂及血清毒毛旋花苷可抑制该吸收功能。尿路上皮的Na^+通道存在于尿路上皮的表层细胞，特别是腔面细胞膜。尿液中的Na^+首先通过细胞表面的Na^+通道进入表层细胞，然后利用Na^+-K^+-ATP酶，由细胞底侧面膜排出表层细胞。与此同时，Cl^-被动地吸收，而K^+则由细胞外经由细胞底侧面膜进入表层细胞。尿路上皮的细胞底侧面膜具有K^+和Cl^-通道，Na^+/H^+交换以及Cl^-/HCO_3^-交换。在血浆渗透压改变时，这些通道与交换对于保持细胞的正常体积发挥着重要作用。

尿路上皮的离子主动运输功能受尿液蛋白酶的调控。正常尿液中含有多种蛋白酶，其中丝氨酸蛋白激酶-尿激酶、纤维蛋白溶酶和激肽释放酶与尿路上皮的离子主动运输直接相关。作为纤溶系统的重要酶，尿激酶能够激活纤维蛋白溶解酶原为纤维蛋白溶酶，并参与溶解血栓。上述3种丝氨酸蛋白酶均可降解尿路上皮的Na^+通道，使之失去对氨氯吡嗪脒的敏感性，从而改变Na^+通道对Na^+的通透性。

（四）分泌功能

作为临时的尿液储存器官，一般认为膀胱不具有分泌蛋白质的功能。尽管正常尿液中含有一定量的蛋白质，一般认为这些蛋白质成分（如表皮生长因子和T-H蛋白等）是由肝脏或肾脏合成。而且，在尿液通过上、下尿路排出体外的过程中，尿液的蛋白组成成分没有发生改变。然而，尿路上皮所表达的生长激素及一些可溶性的蛋白质能被分泌到尿液中，影响尿液的组成成分。这些蛋白质的分泌为有极向的分泌，即分泌到尿路腔内，而且受钙和cAMP等物质的调节。尿路上皮因其分泌特性可被调节，普遍认为其参与维持正常生理功能。比如它所分泌的一些蛋白酶类可能参与保持尿路的顺滑，防止异物的黏附或参与尿路上皮的修复重建等。

第五节　尿道的解剖及生理功能

一、男性尿道

（一）形态和结构

男性的尿道（male urethra）起于膀胱颈的尿道内口，在阴茎头部的尿道外口终止，是一个狭长的管状器官。一般情况下，成人尿道的管径约为5～7 mm，长约16～22 cm，自然状态下弯曲呈“S”形，具有排尿和排精作用，在排尿和排精的过程中扩张，通常情况下则是处于关闭状态，且呈裂隙状。尿生殖膈将尿道分为前、后两个组成部分：在临床上，前尿道即为尿道的海绵体部，其从尿道外口至尿生殖膈下的筋膜，由阴茎头部、阴茎体部和球部尿道构成；后尿道是自尿生殖膈至尿道内口的一段尿道，由尿道的前列腺部和膜部构成。

1.海绵体部

海绵体部（cavernous part）是指通过尿道海绵体（urethral cavernous corpus）的一段尿道，其

在阴茎海绵体的腹侧，被尿道海绵体所包绕，长度在12～17 cm之间。

（1）阴茎头部：从尿道外口至阴茎冠状沟平面之间的一段尿道，最狭窄的部位称为尿道外口，其后尿道腔开始逐渐扩大为尿道舟状窝（navicular fossa of urethra），尿道舟状窝的两侧，尤其是在背侧通常有数个囊袋，其中一个较大的囊袋开口于舟状窝的顶壁即大陷窝，除此之外，尿道远端前壁还有一些较小的隐窝，尿道腺即开口于此。这部分尿道的作用是将来自近端的尿流集中起来，并将其转化为高压尿流，在经过尿道外口时形成射流，防止自身被尿液污染。

（2）阴茎体部：位于海绵体之间，由Buck筋膜固定，直径为27～33 mm。其上方通过阴茎悬韧带和耻骨连接，在耻骨联合的下方，通过阴茎悬韧带把阴茎体部的尿道固定于耻骨上。由于阴茎体部处在两个阴茎海绵体腹侧的浅沟内，是尿道最活动的一段，因此其受伤的可能性最小。

（3）球部：起于耻骨弓下方的阴茎悬韧带。

2. 前列腺部

前列腺部（prostatic part）是尿道通过前列腺的一段，指从膀胱颈部的尿道内口至尿生殖膈的筋膜之间的一段尿道，其长度大约为3～4 cm，完全处于盆腔内，由前列腺所包绕，同时该段尿道的管腔也是最宽的。该段尿道的后壁中线上有一个纵行的隆起，称之为尿道嵴（urethral crest），嵴的中央则形成一个圆丘状的隆起，即为精阜（seminal colliculus），可作为前列腺增生腔内手术的解剖学标志。其上正中有一个被叫作前列腺小囊（prostatic utricle）的隐窝，在其两侧各有一个射精管的开口，精阜两侧的尿道黏膜之上也有12～24个微小的前列腺输出管的开口。前列腺部的尿道血液循环十分丰富，因此在受到创伤后，往往出血较多。

3. 膜部

膜部（membranous part）是指尿道穿越尿生殖膈的部分，它是位于尿生殖膈上筋膜间的一部分尿道，长1.5～2.0 cm，周径大约为27 mm，处于会阴深袋内，由横纹肌所覆盖，也就是尿道外括约肌，有控制排尿和射精的作用，是整个尿道中最固定、最脆弱的地方，也是除了尿道外口外，整个尿道中最狭窄的一段。在利用尿道器械行相关检查时，若不注意操作技巧和操作手法，很容易造成损伤。当会阴遭受暴力挤压，例如发生骑跨伤时，往往伴随着膜部尿道的损伤。在骨盆发生骨折移位时，尿生殖膈撕裂，往往会引起此部尿道的破裂或撕裂。

（二）生理狭窄、膨大和弯曲

在解剖学中，男性尿道有2个弯曲、3个狭窄和3个膨大。

男性因为尿道损伤或破裂的部位不同，产生尿外渗的范围也不尽相同。如果尿道破裂发生在阴茎海绵体部，因为阴茎筋膜只覆盖了全部的海绵体，所以渗出的尿液就会被限制在阴茎的范围之内。一旦尿道膜部发生破裂，尿便可渗至会阴深袋内，该部位筋膜坚固，没有缝隙，且与周边相通，故尿液不易外溢。如果尿道球部发生破裂，则尿液可进入会阴浅袋，继而流入阴囊、阴茎，还可向上越过耻骨联合蔓延至脐以下腹前壁的疏松结缔组织。如果在尿生殖膈以上的尿道出现破裂，尿液就会进入到腹腔外间隙。

（三）尿道的血液供应、淋巴引流和神经支配

1. 动脉

前尿道的血液供给主要来自阴部内动脉、尿道球动脉，以及尿道动脉的分支；尿道球动脉主要分布于球部尿道；尿道动脉于阴茎脚结合处附近穿入尿道海绵体并抵达阴茎头部；阴茎深动脉沿阴茎海绵体的中央行走并到达阴茎头部，以满足其周围的尿道和勃起组织的血液供应；此外，阴茎背动脉的终支也丰富了尿道血供。

2.静脉

前尿道的静脉回流主要是经阴部内静脉，之后再回流至髂内静脉，相较于前尿道，后尿道的静脉回流主要是经前列腺静脉丛和膀胱静脉丛，最后再回流至髂内静脉，后尿道损伤可能会引起这些静脉丛的损伤，从而发生大量出血。由于尿道的动脉、静脉和阴茎海绵体、阴茎皮肤的血管之间存在着大量的交通支，所以，尿道的血供非常丰富。

3.淋巴引流

尿道的淋巴非常丰富，其源于尿道黏膜下的淋巴网。淋巴网络在整个尿道中都有分布，尤其是舟状窝。淋巴通过小管往近端汇集，最后全部汇聚到阴茎和球膜部尿道淋巴干。在阴茎的腹侧面，淋巴管绕过阴茎海绵体，然后在阴茎背面与阴茎头部的淋巴管汇合。前尿道的淋巴先流经腹股沟浅淋巴结，接着流至腹股沟深淋巴结，最后再顺着髂外淋巴结向上引流。后尿道淋巴主要引流到髂内淋巴结，小部分则引流至向髂外淋巴结。

4.神经支配

尿道的神经支配大部分源自阴部神经，其中有会阴部神经、交感神经及副交感神经等的分支。尿道前列腺部的支配神经主要是前列腺神经丛，而尿道海绵体部则是由海绵体小神经所支配；由Onuf核（即S_1和S_2前角腹外侧核）发出的神经纤维主要支配尿道膜部，而尿道膜部括约肌则是受来自$S_{2\sim4}$并经阴部神经发出的神经纤维支配。尿道的感觉是从尿道黏膜下的结缔组织中的神经末梢发出，经由阴茎背神经传递给中枢。

（四）组织结构和功能

1.组织结构

从组织学角度来看，男性的尿道壁由黏膜层、黏膜下层和肌层构成。前尿道外层由富含弹力纤维和平滑肌纤维的尿道海绵体包裹。黏膜层是尿道的最里层，它由不同的上皮所构成，其中前列腺部尿道与膀胱黏膜相同，都是移行上皮；近尿道外口舟状窝远侧段，逐渐为复层鳞状上皮，膜部、球部和阴茎体部，同时包括舟状窝近侧段，则是复层柱状上皮及单层柱状上皮。黏膜通过疏松结缔组织与海绵体肌相连接。黏膜下层血液供应充足，以结缔组织为主。肌层主要由内纵行肌和外环行肌组成，而在膜部尿道，除了上述两层肌肉之外，还存在着一层环形的横纹肌，称为尿道外括约肌。在尿道的周围存在着许多腺体，它们开口在尿道黏膜，且多数都分布在前尿道，称为尿道旁腺。在阴茎勃起时，尿道旁腺会受到挤压，因而分泌可以润滑尿道黏膜的黏液。而尿道球腺通常是一对，又称为库伯氏腺，处于膜部尿道两侧，三角韧带的两层间，且开口在球部尿道的后部，库伯氏腺周围被大量的弹性纤维和纤维组织所包绕，当男性处于性兴奋和阴茎勃起状态时，该腺体就会产生一些清亮而又略带灰白色的黏液，这些黏液中含有大量的蛋白质，因此在射精时也可以作为精液的重要组成部分。

2.功能

男性的尿道主要有两大功能，分别是控制排尿和排精。膜部尿道周围被尿道外括约肌包裹，是控制排尿和排精的重要部位，膜部除了排尿时会张开外，其通常保持收缩状态。尿道的其他部分在排尿的时候允许尿流自行通过，并在射精过程中帮助排出精液。为了适应上述两个功能的需要，尿道被尿道海绵体所包绕，在排尿时尿道海绵体处于完全松弛状态，方便尿流通过；而在性生活过程中，尿道海绵体则会维持一定的张力，缩小尿道管腔，从而避免少量的精液郁积；射精时，球海绵体肌会收缩，从而将精液排出。

二、女性尿道

（一）形态和特点

相较于男性尿道，女性尿道（female urethra）较短、宽而直，平均长度为3～5 cm、直径为0.6 cm，扩张时直径可达1 cm，仅有排尿功能。女性尿道可分为近、中、远三段，但此三段绝非等分的。女性尿道全程并不是呈一条直线，而是起始于膀胱的尿道内口，周围被一圈由平滑肌组成的膀胱括约肌包绕，并紧贴着阴道前壁行向前下，近段与膀胱成角约90°～100°，与此同时，在其穿过尿生殖膈后，于耻骨联合下方近水平方向开口于阴道前庭的尿道外口。女性尿道外口在阴道口前方、阴蒂后方约2～2.5 cm的位置，其周围由尿道阴道括约肌包绕。当尿道处于空虚状态时，呈皱褶状的黏膜能够阻塞尿道，而近段后壁中线上隆起的嵴使得尿道腔呈新月形，至绝经期黏膜会逐渐萎缩，呈扁平状。在排尿期，尿液则会充盈尿道。

女性尿道在内口处较窄，在会阴膜上方逐渐变宽，但在经过尿道阴道括约肌时略窄，然后再变宽，到尿道外口处又再次变窄而呈一垂直裂隙。在经过尿生殖膈时，尿道和阴道周围被包绕着由横纹肌所构成的尿道阴道括约肌，起到了随意的括约作用，因此可以有效控制排尿。尿道黏膜为假复层柱状上皮，在膀胱附近尿道黏膜主要为移行上皮细胞，近尿道外口处是鳞状上皮。黏膜下层（固有层）含有丰富的弹性纤维。后壁上部正中线上有一条最为显著的纵襞被称作尿道嵴，尿道嵴含有来自三角区浅肌的平滑肌纤维索。尿道下端有很多开口于尿道远侧1/3的后外侧部的尿道腺，其中有一对开口于离尿道口约1 cm处的白线上方，因其腺管较长，若不能通畅引流，很容易引起感染。另外，还有一对位于尿道远端的黏膜下的尿道旁腺，亦被称为女性前列腺（female prostate），其腺管开口于尿道外口旁或内面两侧缘附近处。当尿道旁腺发生感染、积脓或腺管阻塞时，很容易引起潴留囊肿并使尿道受到压迫，从而尿路阻塞，必要时需行外科手术治疗。

（二）血液供应、淋巴引流和神经支配

除了膀胱下动脉和子宫动脉以外，女性尿道的血供主要来自阴道动脉。静脉回流至膀胱静脉丛和阴部内静脉。尿道周围淋巴则主要回流至髂内淋巴结和髂外淋巴结。女性尿道的神经支配主要来自会阴神经、交感神经和副交感神经等。

第六节　男性生殖器的解剖及生理功能

从现代性解剖学构造角度上综合起来分析，男性生殖器可分为内生殖器和外生殖器两部分。男性内生殖器包括生殖腺（睾丸）、输精管道（附睾、输精管、射精管及尿道）及附属腺（前列腺、精囊和尿道球腺）；而男性外生殖器包括阴阜、阴囊和阴茎。男性生殖器的主要生理功能包括繁衍后代、种族延续、促进个体第二性征发育及实现性活动等多个方面。

一、男性内生殖器的解剖和生理功能

（一）睾丸

睾丸属于男性的生殖腺，其定位于阴囊内，左、右各有一个，其大小对称，一般情况下其左侧睾丸略低于右侧睾丸。睾丸呈略扁的椭圆体，表面光滑。成年人睾丸平均长约4～5 cm，宽约2.5 cm，前后直径约为3 cm，质量约为10.5～14.0 g，容量约为30 mL。睾丸可分前、后两缘，上、下两端及内、外侧两面。其表面大部为游离状，其后缘与附睾相接并有输出管、血管、神经及淋巴管出入。睾丸为实质性的器官，其表面有三层被膜，由浅入深依次排列为鞘膜、白膜及血管膜。睾丸鞘膜腔主要结构来自睾丸鞘状突，分为壁层和脏层，两层间所形成的睾丸鞘膜腔能够分泌一种特有的浆液，能够起着黏附睾丸和润滑皮肤等特殊作用，使得睾丸能够在整个阴囊内进行正常活动。睾丸白膜位于脏层鞘膜之下，为一层质地很厚的半透明且极其坚韧的纤维膜，紧密地包围环绕覆盖在睾丸实质；白膜后上方增厚可以形成睾丸纵隔，同时发散出许多纤维组织进入睾丸实质内，与其紧密结合，由此可以发现睾丸白膜不易与睾丸的实质相互剥离。血管膜位于白膜深面，是睾丸实质血供的主要来源，亦有调节内部温度的重要意义，这种特点有利于维持精子的活力。在胎儿期，睾丸主要位于腹腔内，在出生以后，睾丸逐渐下降，最终定位于阴囊内。但是由于一些生理或病理性因素，一小部分男孩的阴囊里没有睾丸或只有一侧有，主要是由于睾丸还停留在腹腔内未降下的缘故，一旦发现这种情况应及时就医，及时处理。

除此之外，睾丸实质主要由曲细精管和结缔组织间质构成。曲细精管上皮是精子生成的部位。睾丸的功能主要包括：

1. 生精功能

睾丸曲细精管上皮主要由睾丸支持细胞及镶嵌着在各支持细胞之间排列的睾丸各级生精细胞构成。精原细胞由来自胚胎早期卵黄囊的精原干细胞转化而成。

2. 内分泌功能

睾丸间质细胞分泌雄激素，包括脱氢表雄酮、雄烯二酮和睾酮，其中睾酮的分泌量最多，生物活性也最强。男性血浆中95%的睾酮产自睾丸。睾丸先、后在两个阶段由间质细胞分泌睾酮。第一个阶段是在胎儿时期到出生后6个月中，主要由胚胎型间质细胞分泌睾酮，分泌后胚胎型间质细胞逐渐消失。第二个阶段主要在青春期后，由成年型间质性细胞产生大量睾酮，20～50岁男子的睾酮分泌量最高，50岁以后睾酮分泌量则有所下降，对机体的各种生理功能都会产生一定的影响，且个体差异很大。

（二）输精管道

输精管道主要包括四个部分，分别为附睾、输精管、射精管和尿道。

1. 附睾

附睾为输精管道的起始部分，上部为隆起的附睾头部，中间为附睾体，下部则为附睾尾部。附睾的最表层也覆盖着三层被膜，从浅至深分别是鞘膜层、白膜层和血管层。包裹在睾丸最外表层的外肾鞘膜脏层，自外肾后缘两侧迁移到了附睾表层，称为外附睾鞘层。此膜包被附睾表面的大部分，并于附睾尾及精索下端的后面移行反折为睾丸鞘膜壁层。附睾的白膜及血管膜均较睾丸的此两层膜薄。鼓起的附睾头在睾丸的后上方，与睾提肌后缘紧紧相接，并由睾丸的小血管迂曲盘绕而成。输出管最终交汇并融合成迂回弯曲的附睾管，其末端折向后上方续连于输精管。

附睾也是暂存精子的器官。附睾所产生的附睾液有对精子滋养的功能。由睾丸所形成的精子，在此阶段可以不断发育、完善和提高活性。附睾也是结核的好发部位。

2.输精管

输精管是附睾管的直接延续，全长约为32 cm，管腔内径约为0.3 cm。输精管为细长管构造，管壁较厚，内肌层较为发育而管腔微小。管壁主要由皮下黏膜、肌层、外膜所构成。输精管行程较长，可分为4段：

（1）输精管睾丸部：始于附睾尾，为输精管的起始部，沿睾丸后缘上行至睾丸上端，在附睾头处加入精索，移行于输精管精索部。

（2）输精管精索部：自睾丸上端行向腹股沟管浅环，在精索内沿精索血管的后内侧上行。此部位置较为表浅，在活体上可扪及，呈坚实的圆索状，输精管结扎常在此段进行。

（3）输精管腹股沟管部：仍位于精索，行于腹股沟管内，自腹股沟管浅环向外上方行走，经腹股沟管及腹股沟管深环进入腹腔，转向下内侧移行于输精管盆部。

（4）输精管盆部：经腹股沟管深环向内跨过腹壁下动脉根部，转向下内方，在该处表面有腹膜覆盖，并形成腹膜皱褶，称为输精管襞；经输尿管末端前方至膀胱底的后面，在此两侧输精管逐渐接近并扩大形成输精管壶腹，输精管壶腹与精囊的排泄管汇合成射精管，射精管在前列腺底的后上方，由后外向前下，斜穿前列腺实质，开口于尿道前列腺的精阜及前列腺小囊的两侧。

从腹股沟管深环至睾丸上端间的1条柔软的圆索状的结构称为精索。精索内主要有输精管、睾丸的血管、输精管的血管、神经、淋巴管及鞘韧带等。

3.射精管

射精管由输精管末端与精囊的排泄管汇合而成，是输精管道中最短的一段，长约2 cm，向前下方斜行穿经前列腺实质，开口于尿道前列腺部的精阜、前列腺小囊的两侧。

4.尿道

详见男性尿道的解剖及生理功能部分。

（三）附属腺

男性附属腺包括精囊、前列腺和尿道球腺。

1.精囊

精囊又称精囊腺，其上端游离，膨大处为精囊底；中部为精囊体；下端细直为排泄管，并与输精管壶腹末端汇合成射精管。精囊长2.1～6.2 cm，最大横径为0.7～2.2 cm，厚为0.3～ 2.5 cm。精囊的大小因人而异，即使在同一人，左、右两侧的精囊也多不相同。此外，精囊的大小随年龄及充盈度不同而有所差异。

精囊产生的精囊液为淡黄色黏稠的液体，有营养及稀释精子的作用，由其排泄管导入射精管，参与精液的组成。

2.前列腺

前列腺位于盆腔内，膀胱颈与尿生殖膈之间，形似栗子，质地坚实，活体呈淡红色且稍带灰白色。其上端宽大为前列腺底，又称前列腺膀胱面。此面最宽大，略凹陷，前部与膀胱颈相接，并有尿道穿行其中；后部有左、右射精管穿行其中。下端尖细为前列腺尖，朝向前下方。尖与底之间为前列腺体，其前面隆凸，后面平坦，朝向后下方。在前列腺体的后面，沿正中线上有一纵形浅沟，称为前列腺沟。活体直肠指检可触及前列腺沟，前列腺肥大时，此沟消失。前列腺一般分为5叶，即前叶、中叶、后叶和左、右两侧叶。

前列腺所产生的前列腺液由数条小管导入尿道前列腺部精阜及其两侧。前列腺的分泌物为成分较复杂的黏稠蛋白液体，呈碱性，具有特殊臭味，是精液的主要成分。近年来的研究发现，前列腺液内含有前列腺素，表明前列腺亦有内分泌功能。

3. 尿道球腺

尿道球腺是一对豌豆大的球形腺体，包埋于尿生殖膈内，其排泄管开口于尿道球部。尿道球腺的分泌物是尿道球腺液，其排泄管开口于尿道球部，参与精液的组成。

（四）阴阜

阴阜为耻骨联合前面的皮肤隆起，是由皮肤和丰富的皮下脂肪所形成。阴阜的上方于平耻骨联合上缘处与腹下区相连，其两侧以腹股沟与股部为界，其下方有阴茎和阴囊。成人的阴阜皮肤生有阴毛。阴毛的分布范围常呈菱形，向上可延伸到脐部，向下可延伸到阴囊。中年之后，皮下脂肪逐渐减少，隆起即不明显。

（五）阴囊

阴囊位于会阴前面、阴茎的下方。阴囊的表面色素沉着明显，表面有较多皱褶。

（六）阴茎

阴茎是男性的性交器官，实体主要由2条阴茎海绵体和1条尿道海绵体构成。阴茎海绵体位于背侧，为两端尖细的圆柱体，其前端抵入阴茎头后面的凹陷内，后部称阴茎脚，贴附于耻骨弓的前内侧面，表面附有坐骨海绵体肌。阴茎海绵体的表面分别有坚韧的白膜包裹，两侧白膜在中线上合并成致密的纤维隔，称阴茎中隔。尿道海绵体位于阴茎的腹侧，其表面亦由白膜包被，尿道纵贯其内。尿道海绵体的前端膨大称为阴茎头，其后端亦逐渐膨大，称尿道球，紧贴于生殖膈的下面，包于球海绵体肌内。尿道球的后上面有尿道穿入其内。

海绵体是由许多海绵体小梁交织而成海绵状的结构。这些小梁含有胶原纤维、弹性纤维及少量平滑肌纤维。小梁间的网眼是与血管相通的间隙。当海绵体间隙内充血时，海绵体膨胀，阴茎即增粗并坚挺变硬，这种现象称为勃起。

在前端，皮肤向内反折移行于阴茎颈并与阴茎头的薄层皮肤相延续，形成包绕阴茎头的双层皮肤结构，称为阴茎包皮，包皮的前缘围成包皮口。阴茎包皮在阴茎头的腹侧中线上形成皱襞，称为包皮系带。幼年时，阴茎头被包隐于包皮腔内。以后由于阴茎的逐渐发育增长，包皮逐渐向后退缩，阴茎头遂显露于外。若阴茎发育不良，阴茎头仍被包于包皮腔内，包皮口过小，甚至经翻转亦难以显露阴茎头，临床上称之为包皮过长或包茎。凡此情况，不仅会影响排尿及性活动效果，而且在包皮腔内易藏纳污垢，引发炎症，也可能成为诱发恶性病变的原因，应尽早施行包皮环切术。

（董治龙）

参考文献

[1] 孙颖浩．吴阶平泌尿外科学[M]．北京：人民卫生出版社，2020.

[2] 苏泽轩，邱剑光．泌尿外科临床解剖学[M]．济南：山东科学技术出版社，2019.

[3] 丁文龙，刘学政．系统解剖学[M].9版．北京：人民卫生出版社，2018.

[4] 崔慧先，李瑞锡．局部解剖学[M].9版．北京：人民卫生出版社，2018.

[5] 杨凯著．泌尿外科诊治与进展[M]．长春：吉林科学技术出版社，2019.

[6] 王庭槐．生理学[M].9版．北京：人民卫生出版社，2018.

[7] 李斌，张建军，段文元，等．重复肾盂输尿管畸形致病因素研究进展[J]．国际生殖健康/计划生育杂志，2016，35(4)：339-343.

[8] 梁亦渊，宋宏程，孙宁，等．儿童单侧输尿管开口异位的诊治分析[J]．中华泌尿外科杂志，

2019(8):583-586.

[9] 陈海涛,马慧,李爽.腹腔镜重建性手术治疗小儿不完全型重复肾远端输尿管Y形异位开口合并尿失禁[J].中华腔镜泌尿外科杂志(电子版),2021,15(6):530-534.

[10] MERRILL L,GONZALEZ E J,GIRARD B M,et al. Receptors,channels,and signalling in the urothelial sensory system in the bladder[J]. Nature Reviews Urology,2016 ,13(4):193-204.

[11] RAMANATHAN S,RAGHU V,RAMCHANDANI P. Imaging of the adult male urethra,penile prostheses and artificial urinary sphincters[J]. Abdominal Radiology (New York),2020,45(7):2018-2035.

[12] SEKHAR A,EBERHARDT L,LEE K. Imaging of the female urethra[J]. Abdominal Radiology (New York),2019,44(12):3950-3961.

[13]KATO M K,MURO S,KATO T,et al. Spatial distribution of smooth muscle tissue in the female pelvic floor and surrounding the urethra and vagina[J]. Anatomical Science International,2020,95(4):516-522.

[14] GRISWOLD M D. Spermatogenesis:The commitment to meiosis[J]. Physiological Reviews,2016,96(1):1-17.

[15] MÄKELÄ J A,KOSKENNIEMI J J,VIRTANEN H E,et al. Testis development[J]. Endocrine Reviews,2019,40(4):857-905.

[16] VERZE P,CAI T,LORENZETTI S. The role of the prostate in male fertility,health and disease [J]. Nature Reviews Urology,2016,13(7):379-386.

第三章
良性前列腺增生诊疗及健康管理

良性前列腺增生（benign prostatic hyperplasia，BPH），又称良性前列腺增生症，是临床上中老年男性常见的、多发的良性病变，其可导致下尿路症状（lower urinary tract symptoms，LUTS）。BPH是病理学的专业名词，是指前列腺上皮细胞或者间质细胞增殖，主要表现为前列腺组织细胞增多而前列腺体积未见明显增大的过程；如果前列腺增生引起了前列腺的体积增大，则称为良性前列腺肥大（benign prostatic enlargement，BPE）；如果体积增大的前列腺导致膀胱出口梗阻（bladder outlet obstruction，BOO），表现出LUTS，则称为良性前列腺梗阻（benign prostatic obstruction，BPO）。BPE不一定会出现LUTS，这主要取决于前列腺增大的部位和程度。LUTS包括储尿期症状（膀胱刺激症状）、排尿期症状（梗阻症状）以及排尿后症状。储尿期症状主要由膀胱逼尿肌不稳定导致，表现为尿频、尿急、尿痛、夜尿次数增多、慢性尿潴留和尿失禁；排尿期症状主要由前列腺增生的机械性梗阻和平滑肌收缩的动力学梗阻导致，表现为排尿困难、排尿费力、尿流变细、排尿踌躇及排尿中断；排尿后症状主要表现为排尿后滴沥和尿不尽感。本章主要介绍良性前列腺增生及其健康管理相关内容。

第一节　流行病学及病因学

目前尚没有全世界公认的BPH流行病学定义。BPH发病率随着年龄的增加而增长，男性45岁起，前列腺就会呈现出不同程度的增生，50岁以后开始出现相应的临床症状，60岁时症状更加明显。BPH的流行病学包括组织学良性前列腺增生患病率和临床良性前列腺增生患病率。组织学良性前列腺增生是指在手术标本和尸体解剖标本中发现前列腺腺体增生。我国的一项组织学前列腺增生发病率报告显示，BPH患病率随着年龄增长而升高。41～50岁的患病率为13.2%，51～60岁的患病率为20%，61～70岁的患病率为50%，71～80岁的患病率为57.1%，81岁以上的患病率为83.3%。对临床良性前列腺增生的患病率研究显示，我国50～59岁的患病率为29%，60～69岁的患病率为44.7%，70～79岁的患病率为58.1%，80岁以上的患病率为69.2%。根据杜方明等人的调查报告，甘肃省三甲医院手术治疗患者年龄在60～80岁的占比为81.34%，这同样呈现了上述趋势。目前BPH的发病年龄呈现出年轻化的趋势。城市居民良性前列腺增生症的患病率是农村居民良性前列腺增生症患病率的1.5倍。此外，患病率存在地理差异性，北方患病率比南方高，西南地区患病率最低，西北地区患病率最高。

目前关于BPH病因的研究有很多，但是迄今为止，良性前列腺增生症的确切分子机制及发病原理尚不清楚。当前公认的是，高龄和有功能的睾丸是两个极其重要的因素。BPH的发病率随着年龄的增加而升高，45岁以后前列腺就会出现不同程度的增生，大多在50岁以后开始出现临床症状。前列腺的生长、发育也需要雄激素的促进作用，如果男性在青春期前切除睾丸，雄激素的产生就会减少，前列腺就不会再生长、发育，以后也不会出现BPH。出现BPH的患者在切除睾丸后会出现增生的间质细胞和上皮细胞凋亡，患者的前列腺体积缩小。此外，雌激素、生长因子、免疫因素、神经递质、神经间质细胞及上皮细胞相互作用等多种机制单独或联合对BPH的发生、发展起着一定的作用。目前认为肥胖、高血压、糖尿病、血脂代谢紊乱、高尿酸血症、吸烟、性生活过频和过度饮酒都会诱发BPH的发生、发展。而适量饮酒、摄入优质蛋白和食用富含维生素的食物是对BPH的保护因素。

第二节　发病机制

对于正常的前列腺，前列腺上皮细胞和基质细胞的增殖和凋亡处于平衡状态，无论是前列腺上皮细胞和基质细胞的过度增殖或者细胞凋亡过程受限均可导致前列腺体积增大。目前关于BPH的发病分子机制尚不明确，主流的发病机制学说有雄激素学说、雌激素学说、细胞增殖/凋亡紊乱学说、间质-上皮细胞相互作用学说、生长因子学说以及炎症反应学说等。

一、雄激素学说

雄激素是目前公认的调控前列腺生长、发育最重要的激素，主要包括睾酮、双氢睾酮以及雄烯二酮等，男性雄激素90%由睾丸分泌，还有10%由肾上腺分泌，血液循环系统中的雄激素主要是睾酮。在青春期，雄激素对前列腺的生长、发育和功能有重要作用，如果在青春期缺乏雄激素，前列腺就不会再生长、发育，而且发生BPH的患者切除睾丸或者撤离体内的雄激素后已经增生的前列腺组织也会逐渐萎缩。Sudeep和Mostafa等人的研究显示，雄激素是BPH发生的前提和基础，BPH的发生是雄激素依赖过程。虽然血液中最多的雄激素是睾酮，但是在前列腺组织中主要的、更具有活性的雄激素却是双氢睾酮。体内的睾酮必须被前列腺组织中的5α-还原酶转化为双氢睾酮才能发挥其生物活性。双氢睾酮通过与雄激素受体（AR）结合形成激素受体二聚体，激素受体二聚体会通过特定的通路机制作用于细胞核内的特定位点，诱导各种靶基因的转录过程，刺激前列腺上皮细胞和基质细胞增殖和分裂。人体内5α-还原酶有三种类型的同工酶，分别为5α-还原酶Ⅰ型、5α-还原酶Ⅱ型和5α-还原酶Ⅲ型，5α-还原酶Ⅰ型主要存在于肝脏和皮肤等前列腺以外的器官和组织之中。研究表明，5α-还原酶Ⅰ型主要与前列腺癌相关，在前列腺癌中发现其含量增加。5α-还原酶Ⅱ型主要存在于前列腺组织中，主要作用是将睾酮转化为双氢睾酮，可以通过5α-还原酶抑制剂（例如非那雄胺和度他雄胺）抑制睾酮转化为双氢睾酮，从而抑制前列腺组织的增生；5α-还原酶Ⅲ型主要存在于胰腺和脑组织中，仅在难治性前列腺癌细胞中表达增加。雄激素受体（AR）是雄激素的结合位点，是介导雄激素发挥生理功能的重要环节。大部分组织器官的AR会随着年龄的增加而逐渐减少，直至最终不再表达，例如阴茎上的AR在青春期发育完后就不再表达，而前列腺组织中的AR却始终保持高水平表达，并且始终保持着对雄激素的敏感性，促进前列腺上皮细胞和基质细胞的增殖和分裂。但具体的作用机制目前尚不清楚。Cano等人研究发现AR有配体依赖型和非配体依赖型两种，配体依赖型AR是指需要与雄激素结合，通过特定的通路机制作用于前列腺细胞内特定位点，激活前列腺细胞增殖和分化的相关基因，导致前列腺细胞增殖分化的AR。非配体依赖型AR是通过旁分泌的生长因子如胰岛素样生长因子（IGF）、表皮生长因子（EGF）和成纤维细胞生长因子（FGF）作用于特定的信号通路进而激活下游的AR，引起相关的靶基因的转录和表达，导致前列腺细胞的增殖，其对于BPH和前列腺癌的发生至关重要。

二、雌激素学说

雌激素对BPH的发生和发展具有一定的作用，但是其具体的作用机制目前尚不清楚。有研究结果表明BPH患者血清雌激素水平与前列腺的大小呈显著相关性，高雌激素水平可能是我国老年男性前列腺体积增大的危险因素之一。这可能是由于雌激素可以与性激素结合蛋白结合形成复合体后进入前列腺间质细胞，被核膜上的雌激素受体（estrogen receptor，ER）识别后进入细胞核直接发挥其生物活性，促进靶基因的转录和表达。由于雄激素也可以与性激素结合蛋白结合，尤其青年男性的雄激素水平较高时，雌激素与性激素结合蛋白结合就会受到雄激素的竞争性抑制。而老年男性由于睾丸功能减退，血浆雄激素含量减少，性激素结合蛋白与雌激素的结合增加，从而刺激前列腺间质细胞的增殖与分裂。有学者认为随着男性年龄增加，体内的雄激素水平下降，雌激素水平保持不变，雌激素/雄激素的比值增大，也会促进前列腺上皮细胞增殖与分裂，从而导致BPH发生。

目前发现雌激素受体（ER）有两种亚型，包括雌激素受体α（ERα）和雌激素受体β（ERβ），ERα和ERβ虽然在生理结构上高度相似，但是二者分布和功能却不相同。ERα主要分布在前列腺间质细胞中，对前列腺间质细胞增殖起促进作用，促进前列腺的增生。BPH中ERα的过度表达可能是前列腺间质细胞增生的一个因素。NICHOLSON等人研究发现敲除ERα的小鼠与ERβ敲除组和野生型组相比，经雌激素处理后更不易发展为BPH，这也提示ERα在BPH发生、发展中具有重要作用。ERβ主要分布在前列腺上皮细胞中，具有抑制前列腺上皮细胞异常增殖的作用，与抵抗性前列腺癌有关。此外，孕激素和缩宫素在前列腺的分布和功能目前仍存在较大的争议。

三、细胞增殖/凋亡紊乱学说

细胞增殖与细胞凋亡的动态平衡维持着前列腺的正常体积。细胞增殖增加或者细胞凋亡过程受限都会导致前列腺细胞增大，前列腺体积增大，促进BPH的发生和发展。雄激素可以直接促进前列腺细胞的增殖和分裂，还可以通过抑制前列腺细胞的凋亡过程，使前列腺体积增大。秦凯悦等人研究发现雄激素通过上调HMGB-1促进大鼠前列腺组织增生，但对于雄激素如何上调HMGB-1及其如何发挥刺激前列腺组织增生的作用有待进一步探究。刘克普等人研究发现FGD4在BPH组织中的含量比正常前列腺组织中高，如果下调FGD4不但可以使细胞周期停滞在G0/G1期，还会促进细胞凋亡基因转录，达到抑制细胞增殖和促进细胞凋亡的目的。张敏道等人认为Bcl-2基因主要是对前列腺上皮细胞发挥抗凋亡作用，使细胞寿命延长，Bc1-2基因过量表达可能是前列腺上皮细胞凋亡减少的重要分子基础。

四、间质-上皮细胞相互作用学说

前列腺间质细胞和上皮细胞都可以合成和分泌各种生长因子，通过旁分泌途径相互联系，调节间质细胞和上皮细胞的增殖和凋亡。细胞外基质（extracellular matrix，ECM）在间质-上皮细胞相互作用中起着重要作用。例如雄激素和生长因子可以通过调控ECM的合成和降解，增强前列腺细胞对性激素的敏感性刺激相关基因表达，进而影响前列腺细胞的增殖和分裂。MMP-2可降解Ⅳ型胶原、FN和层黏蛋白等，MMP-2含量的多少对降解ECM成分发挥重要作用。CYR61是一种与细胞外基质（ECM）相关的蛋白质，它可通过激活PI3K/AKT信号通路促进VEGF-C表达水平上调，VEGF-C能促进前列腺血管生成和前列腺细胞增殖，对BPH的发生和发展具有促进作用。

五、生长因子学说

生长因子是一种小分子多肽，与细胞膜上的特异性受体结合可以通过特定的信号通路调控前列腺上皮细胞和基质细胞增殖和凋亡。碱性成纤维细胞生长因子（bFGF）在BPH组织中的含量远多于在正常前列腺组织的含量，前列腺上皮细胞和间质细胞均能合成和分泌bFGF，但主要还是间质细胞合成，通过旁分泌的方式促进前列腺上皮细胞增殖，通过自分泌的形式促进间质细胞的增殖。bFGF还能促进成纤维细胞有丝分裂，促进血管形成，对BPH的发生、发展具有一定的促进作用。董伟研究发现血管内皮生长因子（vascular endothelial growth factor，VEGF）在BPH患者的前列腺上皮细胞胞质及细胞外基质中表达水平明显比正常前列腺中的表达水平高，且与缺氧诱导因子-1（hypoxia-inducible factor-1，HIF-1）的表达水平呈正相关。这可能是由于前列腺中增生的结节缺氧，使缺氧诱导因子-1（HIF-1）表达上调，使FGF-2、FGF-7和VEGF分泌增加。VEGF能促进前列腺组织血管生成，使前列腺细胞适应缺氧环境。此外，角化生长因子（KGF）、表皮生长因子（EGF）和胰岛素样生长因子（IGF）都能刺激前列腺上皮细胞和基质细胞增殖和分裂，而转化生长因子-β_1（TGF-β_1）能通过促进前列腺间质细胞自分泌bFGF促进前列腺间质细胞增殖，TGF-β_1的表达上调有利于前列腺间质增生，TGF-β_1还可以通过调节细胞外基质的合成和降解来促进前列腺上皮细胞凋亡。此外，前列腺神经内分泌细胞也会分泌各种神经递质影响BPH的发生、发展。CARVALHO-DIAS等人的动物实验发现5-羟色胺（5-hydroxytryptamine，5-HT）可以通过下调雄激素受体（AR）的表达来抑制前列腺组织分支生长，这种抑制作用也存在于正常前列腺和BPH的组织中。

六、炎症反应学说

近年来，炎症反应在BPH的作用越来越受到重视，炎症反应学说的重要性日益突出。Nickel等人发现80例术前无前列腺炎症状的BPH患者行TURP，术后前列腺组织标本中100%存在炎症反应。炎症反应使前列腺血液循环不良而使前列腺充血，刺激前列腺细胞增殖和组织增生。高树军等人的研究结果显示，慢性前列腺炎与BPH互相促进，慢性前列腺炎可导致BPH，而BPH又可以加快慢性前列腺炎的进程。BPH患者的前列腺组织标本中可以看见到广泛的T淋巴细胞、B淋巴细胞和巨噬细胞等炎症细胞浸润。浸润的炎症细胞可以通过合成和分泌各种炎性因子和生长因子发挥作用，例如白细胞介素2(Interleukin-2，IL-2)、白细胞介素4(IL-4)、白细胞介素7(IL-7)和干扰素-γ（Interferon-γ，IFN-γ）等可以促进前列腺间质细胞增殖和分裂。白细胞介素8(IL-8)在BPH组织中表达增加，并能诱导前列腺细胞分泌bFGF，刺激前列腺上皮细胞和间质细胞增殖。IL-8还能通过趋化中性粒细胞和单核细胞，并使其分泌各种活性物质，这些作用引起前列腺组织局部的炎症反应。BPH组织内的炎症反应也与组织中局部环氧化酶-2(COX-2)的表达增加有关，COX-2能促进前列腺素的产生，进而刺激前列腺细胞增殖。NF-κB作为炎症效应的核心介质，可刺激趋化因子和黏附因子的产生，这些因子会促进中性粒细胞等炎症细胞聚集，产生前列腺素等炎症反应物质。NF-κB还是激活Mas的关键转录因子。杨明根等人的研究结果表明，Mas介导的免疫炎症可以通过MAPK信号通路介导雄激素受体和细胞上的CD40 /CD40L表达，能促进炎症反应和前列腺细胞增殖，并抑制细胞凋亡。但目前关于前列腺炎症和相关的细胞因子途径以及间质-上皮细胞增殖间的因果关系尚不清楚。此外，越来越多的研究表明神经内分泌细胞在炎症反应中具有重要作用，前列腺神经内分泌细胞分泌的各种物质能够调节各种炎性细胞的活性，介导分泌各种炎性因子，神经内分泌异常导致炎性疾病的发生。

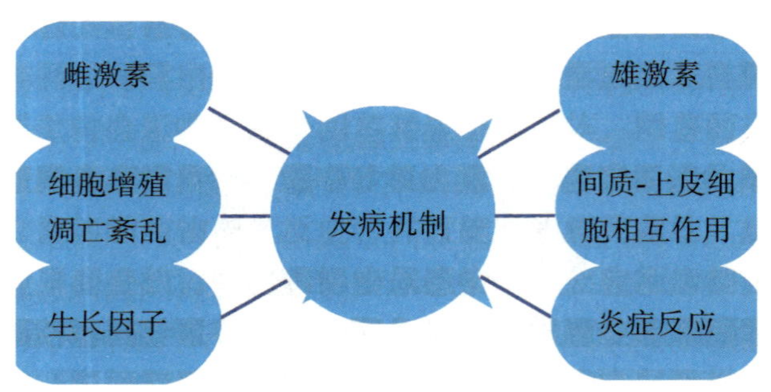

图3-1 前列腺增生发病机制学说（原创）

第三节 病理生理

一、解剖与组织学特征

前列腺形状似前后稍扁倒置的栗子，近端宽大，称为前列腺底部，向上与膀胱颈相接，远端为前列腺尖部，尖朝下紧接泌尿生殖膈，是前列腺腺体的最低部，前面紧贴耻骨联合后面，后面紧贴直肠，三径约为2 cm×3 cm×4 cm，正常质量大约为20 g，通过直肠指诊在肛门上方约4 cm处可触及前列腺；前列腺由外周带、中央带及移行带组成，外周带是前列腺的背侧和外侧部分，是前列腺癌多发部位；中央带是包绕射精管的部分；移行带是围绕尿道及精阜的部分，是前列腺增生的好发部位，随着年龄的增长，移行带体积逐渐增大，增生组织呈多发性结节病灶，将外周的腺体挤压萎缩形成外科包膜，并与正常腺体具有清晰的界限，手术中方便分离。同时，增生组织使前列腺部尿道阻力升高，膀胱逼尿肌压力增高，渐渐地使膀胱的储尿功能受损，出现下尿路症状。

良性前列腺增生引起的下尿路症状不仅与前列腺体积增大有关，同时与前列腺包膜的存在密切相关。下尿路症状的严重程度不仅与前列腺体积增大有关，同时还与动力学上的尿道阻力等有关。前列腺组织胚胎学上，这些带胚胎来源不同，前列腺的外周带和中央带来源于内胚层，以腺体细胞为主；而移行带和尿道周围区由中胚层分化而来，以间质细胞为主。增生的腺体突向后尿道生长，使尿道变长、弯曲、变窄，导致排尿费力。前列腺增生是指细胞数量增多，早期的前列腺增生发展主要表现为前列腺结节数量的明显增加，新生结节体积增大的速度比较缓慢，而后期发展过程中，前列腺结节体积显著增大，并且出现大结节。根据结节所含的组织差别，可分为5类：腺型结节，几乎全部由腺体构成，可见呈乳头状或簇状增生的腺上皮细胞；间质型结节，主要由纤维肌母细胞构成，胞浆淡红色，细胞核呈短梭形，多呈束状或漩涡状环绕在血管周围；腺肌型结节，由间质结节向平滑肌分化而来，间质成分所占的比例大于腺体成分所占的比例，肌纤维排列紊乱，且有腺管；纤维腺瘤型结节，非肿瘤组织，纤维组织占了多数成分，中间或边缘有腺管，和乳腺的纤维腺瘤结构类似；混合型结节，由腺体和间质两种成分构成，腺体常由小叶形成，腺腔扩大如囊状，腔内有腺体。

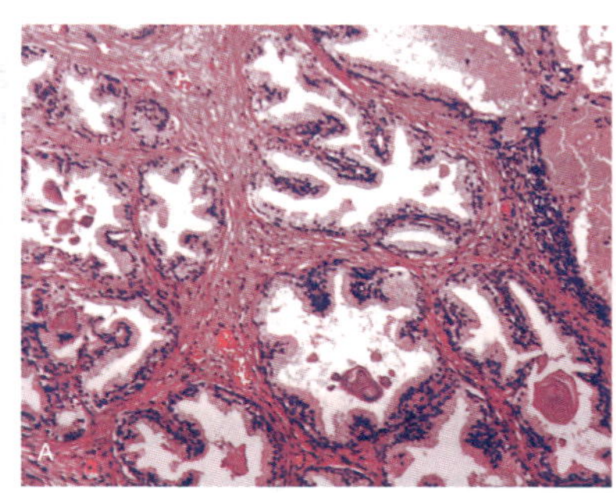
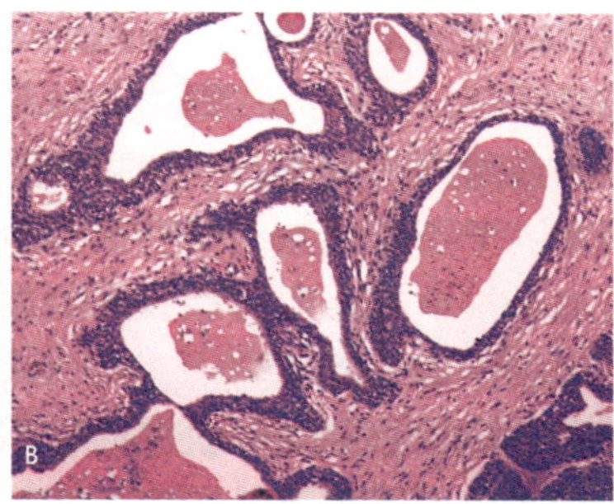
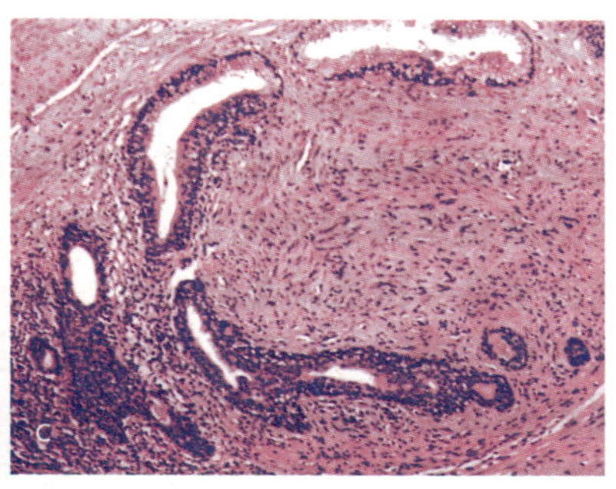

注：A.正常前列腺组织；B.前列腺腺体增生为主型；C.前列腺基质纤维增生为主型

图3-2 正常前列腺与前列腺增生病理组织切片（10×10）

（资料来源：兰州大学第二医院）

二、前列腺平滑肌的特征

前列腺平滑肌是前列腺重要的组成部分，其收缩特性与其他平滑肌性器官相似，前列腺内围绕膀胱颈部分的前列腺平滑肌内含有大量的α-肾上腺素受体，该受体被激活可以使前列腺平滑肌出现收缩导致尿道变窄，出现排尿困难症状。前列腺平滑肌肌球蛋白通常为Ⅱ型（SMMⅡ），由一对紧密交织在一起的肌球蛋白重链和2对肌球蛋白轻链（MLC17和MLC20）组成，肌球蛋白Ⅱ是真核细胞中的一种运动蛋白，与肌动蛋白结合时可诱导多种生物学功能。据报道，前列腺增生患者的平滑肌细胞肌球蛋白重链显著下调，而非肌性肌球蛋白重链显著上调。这种肌球蛋白的表达模式可能导致平滑肌的增殖或丧失正常的调节途径。Hata等人在大鼠模型中研究前列腺增生中的补体激活。从大鼠中收获BPH组织。通过实时RT-PCR、蛋白质印迹和免疫组织化学分析大鼠和人前列腺组织中C1q、C3、甘露糖结合凝集素（MBL）、因子B（FB）和C5b-9的局部表达和沉积水平（IHC），结果表明补体激活在BPH生长过程中的作用，可能是由自身抗体的经典途径激活触发的。

三、下尿路症状相关病理

良性前列腺增生引起相关的下尿路症状并不是由下尿路梗阻直接引起，而是与引起的膀胱功能改变相关。良性前列腺增生患者在行手术解除梗阻后仍有明显的排尿功能异常。尿流梗阻引起的膀胱功能改变包括：膀胱逼尿肌不稳定或膀胱顺应性降低，患者出现尿频、尿急的症状；膀胱逼尿肌收缩力减弱，出现排尿费力、排尿等待、排尿中断、残余尿量增加等症状。少数患者出现膀胱逼尿肌衰竭，与膀胱出口梗阻患者相比，逼尿肌衰竭和慢性尿潴留的男性经尿道前列腺切除术的排尿成功率较低，术后复发率较高。逼尿肌超微结构分析可高度预测逼尿肌衰竭患者经尿道前列腺切除术后的排尿结果。另外，逼尿肌胶原蛋白增加与良性前列腺梗阻男性逼尿肌过度活动和膀胱顺应性降低有关，Bellucci等在前列腺切除术期间获得了膀胱碎片，膀胱切片用天狼星红和苏木精伊红染色，测量逼尿肌中胶原蛋白与平滑肌的比率（C/M）并研究其与尿动力学参数的关系。结果表明，患有良性前列腺增生的男性逼尿肌胶原蛋白含量增加，这与膀胱顺应性降低、逼尿肌过度活动和尿潴留有关。有动物实验表明，下尿路梗阻引起的膀胱逼尿肌改变最早表现为平滑肌细胞肥大。早期的平滑肌细胞肥大可以使膀胱内压增高，克服排尿阻力，从而维持正常的排尿情况，但同时伴有平滑肌细胞内、外的改变，进而导致膀胱逼尿肌不稳定，病情持续发展会出现膀胱逼尿肌收缩力减弱。与此同时，下尿路梗阻还可引起平滑肌细胞表达改变、能量产生异常、钙离子信号通路异常以及细胞间相互作用减弱。膀胱功能障碍往往是继发于良性前列腺增生引起的膀胱出口梗阻，这些功能障碍甚至在手术矫正后仍然存在，可能是症状持续存在的原因。然而，膀胱功能障碍的潜在机制尚不清楚。在临床实践中，尿动力学研究可以有效地评估膀胱功能和阻力程度，但其预测手术结果的价值有一定的局限性。正常的膀胱肌肉是由肌束肌细胞组成，肌细胞被间质微间隔包围，微间隔由胶原蛋白组成，偶尔由弹性蛋白组成。正常数量的胶原蛋白有助于机械细胞耦合，使膀胱完全排空。逼尿肌中胶原蛋白含量变化很大，大多数研究都是定性的，Mirore等研究表明正常逼尿肌中胶原蛋白的平均含量<21%，但前列腺增生患者膀胱逼尿肌标本中的胶原蛋白含量水平显著高于对照组逼尿肌胶原平均含量水平。严重症状患者的逼尿肌胶原平均含量水平明显高于中度症状患者的水平，研究支持逼尿肌胶原新沉积在确定梗阻性良性前列腺增生下尿路症状中的重要作用。逼尿肌胶原蛋白含量与尿动力学梗阻、症状的存在和严重程度相关，并且鉴于胶原蛋白新生是不可逆的，可能在接受BPH手术的患者术后下尿路症状持续存在中起作用。在逼尿肌收缩时，只有一小部分肌细胞受到神经的直接刺激，而大部分的肌细胞通过细胞间连接通过电偶联或机械偶联接收信号，这就是为什么轴突束在间质中稀疏。尽管细胞间连接在正常逼尿肌中可见，但在逼尿肌不稳定患者中，其与正常细胞间连接的比例增加，显示出连接到或超过10个肌细胞的细胞突间隙合胞体模式导致逼尿肌的总和收缩，最终导致逼尿肌过度活跃的患者在尿动力学研究中出现不稳定的收缩。在病理条件下，肌细胞和间质细胞连接可能会出现某些变化，这些变化可能是孤立的，也可能是多种组合的。在良性前列腺增生中，肌细胞的密度、形状和含量可能发生改变。除了肥大外，肌细胞可能是空的或含有空泡和碎片，它们的形状可能是萎缩或破坏的。在功能失调的膀胱中，肌细胞可以呈面包状、分枝状、缠绕状或形状怪异。病理条件下，肌细胞束可以呈现明显的分离排列。异常的肌束排列和结构通常与异常的间质组织有关。间质可能有过量的胶原蛋白或弹性蛋白，松散的束状结构与间质组织增加有关，见于收缩性低的膀胱。在动物实验中，Kim等研究表明，梗阻矫正后逼尿肌的变化可以消退。但Yadav等的研究结果表明，这些不同的超微结构变化即使在清除梗阻后也不能恢复正常。这就是为什么有严重形态改变的患者在经尿道前列腺电切术后仍会出现恼人的症状和较差的流速。这些患者可能有逼尿肌改变，即使在梗阻解除后也不能恢复正常，这是导致持续症状的原因。因此，电镜下肌细胞形态学参数对预测膀胱功能障碍的预后和未来的治疗有一定的作用。同时，有证据表明，梗阻也能调控神经-逼尿肌反应。在高龄鼠中发现排尿的神经调控功能改变，导致膀胱收缩能力降低、中枢处理受损以及感觉异常。与梗阻无关的膀胱老化也可导致膀胱功能、组织学以及细胞功能的改变。逼尿肌中的肌肉细胞去分化过程伴随着自然衰老，并可能影响肌肉兴奋-收缩耦合机制中涉及的离子交换和储存。肌肉细胞和轴突的广泛退化，叠加在密集带模式上，被认为是老化逼尿肌中逼尿肌收缩性受损的结果。动物模型提示慢性膀胱缺血如动脉粥样硬化导致的低氧血症也可能诱导膀胱的病理改变。

第四节　临床表现

前列腺增生的临床表现是一个缓慢进展的过程，大多数的患者在50岁左右开始出现相应的临床症状，60岁时就会更加显著。近年来，年轻患者的比例也有上升趋势。临床症状的严重程度与前列腺大小之间没有绝对的正相关关系，而由前列腺增生引起梗阻的程度、疾病发展速度以及是否合并泌尿系感染所决定。BPH的临床表现主要是下尿路症状，可以分为储尿期症状、排尿期症状及排尿后症状。

一、储尿期症状

储尿期症状又叫膀胱刺激症状，主要是膀胱出口阻塞，排尿不畅，尿液潴留在膀胱内，膀胱内压力不断增加引起膀胱功能改变，导致膀胱壁缺血引起膀胱壁内胆碱能神经受损，膀胱逼尿肌处于去神经后的超敏状态，从而出现膀胱逼尿肌不稳定导致相应的临床症状，包括尿急、尿频、夜尿次数增多、尿失禁等膀胱刺激症状。

（一）尿频及夜尿次数增多

尿频及夜尿次数增多是前列腺增生患者最多见也是最早出现的临床症状，尤其是夜尿次数明显增加。早期尿频的主要原因是前列腺充血刺激，BPH患者夜间排尿次数可达7～8次。后期前列腺增生的不断发展，膀胱残余尿增多，开始出现逼尿肌不稳定，患者尿频加重，同时夜间迷走神经兴奋，膀胱张力减低，膀胱相对容量减少，也可能是夜间尿频的原因。BPH患者夜间频繁起床导致患者睡眠质量严重下降，白天会出现精神不振、注意力下降等。

（二）尿急、尿痛

尿急是指突然出现强烈的排尿欲望，但不能被主观抑制而排尿的现象。主要是由于随着前列腺增生的进展，前列腺充血刺激，尿道梗阻严重伴有膀胱逼尿肌不稳定的刺激，患者就会出现尿急，甚至病情严重者还会出现急迫性尿失禁的现象。尿痛是指患者排尿时出现尿道疼痛或伴有耻骨上区或者会阴部的疼痛不适症状。排尿时的疼痛多提示BPH合并泌尿系感染，尿路严重梗阻引起尿液不畅出现尿潴留，多伴有疼痛的感觉。

（三）慢性尿潴留、尿失禁

BPH患者前列腺增大，出现梗阻症状，尿液排出不畅，膀胱内尿液增多，膀胱内压力升高，最终逼尿肌代偿性增生，细胞内结构受损，细胞间纤维组织增生，间隙增宽，阻碍收缩力的传递，出现逼尿肌收缩乏力，以至于不能完全排出膀胱内的尿液，尿液不断在膀胱内蓄积，最终出现慢性尿潴留。慢性尿潴留时，患者还会进一步出现腹部膨隆甚至下腹部的疼痛不适，严重者还可出现充溢性尿失禁，特别是咳嗽等导致腹内压力增加的行为可诱发尿液不自主排出。前列腺增生进一步发展，在前列腺充血刺激和膀胱逼尿肌不稳定的双重刺激下，患者一有尿意就无法控制使尿液流出，出现急迫性尿失禁。

二、排尿期症状

（一）排尿等待及排尿困难

随着病程不断进展，机械性梗阻和动力学梗阻不断加重，患者常常需要等待数分钟的时间，使膀胱逼尿肌收缩产生的膀胱内压超过尿道阻力才能使尿液排出。增生的前列腺压迫尿道的机械性梗阻和膀胱逼尿肌功能受损以及α受体激活引起尿道平滑肌收缩的动力性梗阻共同导致患者需要增加腹内压力才能排尿，患者常常需要等待数分钟才能排出尿液，表现为排尿费力、排尿时间长、尿流细、尿流分叉等，排尿末出现滴沥现象，排尿后可出现尿不尽感。

（二）尿流中断

随着病程进展，尿道阻力不断增加，膀胱逼尿肌收缩力量不能保持膀胱内压力大于尿道阻力至排尿结束，这就导致患者排尿中断而膀胱中还残留一部分尿液，暂时休息或者按压下腹部等增加腹内力压可以继续排尿。

三、并发症

BPH患者对病情未予以重视，没有得到及时、有效的治疗，前列腺增生引起的病情不断发展，使尿道梗阻不断加重，尿液在膀胱蓄积，残余尿增多，膀胱内压不断升高，就引起一系列并发症，严重威胁患者健康。

（一）急性尿潴留

在BPH的病程中，气候变化、饮酒、便秘、劳累等因素可诱导前列腺充血、水肿导致尿道变窄加重而不能排尿。患者膀胱内充满大量尿液，膀胱膨胀，下腹部剧烈疼痛不适，有时腹压增高时尿液从尿道不自主流出，发生充溢性尿失禁。此时患者急需留置导尿管或膀胱穿刺造瘘，尿潴留严重并反复发生者，可造成膀胱逼尿肌不可逆损伤。

（二）泌尿系及男性生殖系统感染

反复尿潴留可以导致尿路感染及生殖系统感染并出现相应的临床表现，例如：膀胱炎可以使膀胱刺激症状明显加重，使尿频、尿急、尿痛及排尿困难更加明显；肾盂肾炎可出现腰痛、膀胱刺激症状、高热及全身中毒反应，如寒战等；附睾炎可出现睾丸附睾的红、肿、热、痛等反应。

（三）血尿、膀胱结石、膀胱憩室

增生的前列腺表面富含丰富的血管，黏膜充血水肿血管迂曲扩张。血管破裂后出现不同程度的血尿，需与泌尿系肿瘤相鉴别。留置导尿管或是行操作性检查时，亦会出现血尿，一般会自行缓解。膀胱内尿液蓄积是膀胱结石的常见病因，结石多为尿酸盐结石和草酸钙结石。膀胱结石会对膀胱产生刺激作用，进一步加重尿频、尿急、尿痛等膀胱刺激症状。膀胱结石损伤膀胱及前列腺表面黏膜时出现血尿，结石还可以阻塞尿道出现排尿中断等现象。尿道梗阻导致膀胱内压长期升高，膀胱壁的薄弱部分突出形成假性憩室，造成尿液潴留，引发感染和结石形成。

（四）上尿路损伤

膀胱内尿液不断蓄积，膀胱内的压力不断升高，若梗阻长期未能解决，膀胱逼尿肌失去代偿能力，收缩乏力，发生膀胱功能异常，输尿管和肾盂尿液流出受阻，最终导致输尿管扩张和肾盂积水，严重者损害患者的肾功能，最终出现尿毒症。患者表现出现纳差、乏力、恶心、呕吐、贫血、双下肢水肿、高血压等症状。部分患者可无明显的症状表现，在体检时发现肾积水与肾功能受损。长期慢性的肾功能损伤是不可逆的。

（五）其他并发症

膀胱内的压力增加，患者就会通过增加腹内压的方式排出膀胱内的尿液。前列腺增生的患者大多数是老年患者，其腹壁肌肉松弛、萎缩，再加上反复增加腹内压力就会出现腹股沟疝和内痔等并发症。

第五节　检查方法

一、体格检查

前列腺增生并发尿潴留患者，身体消瘦者可在耻骨上小腹局部隆起处感到触痛明显，并可通过叩诊浊鼓音界判断膀胱的大小和界限。当患者发生充溢性尿失禁时，可闻及患者内裤有尿味。此外，还可通过观察阴茎及尿道外口情况确定有无尿道外口狭窄及阴茎肿瘤，并发腹股沟疝情况。

二、直肠指检

直肠指检在良性前列腺增生诊断中起着重要的作用，典型的良性前列腺增生患者，直肠指检时可发现前列腺腺体增大，边缘清楚，表面光滑，中央沟变浅或消失，质地柔韧而有弹性。同时可通过检查肛门括约收缩程度间接评估尿道外括约功能。直肠指检无须特殊设备，操作简单，费用便宜，可以初步了解前列腺的质地、大小、形态及中央沟是否消失等信息。然而直肠指检的结果往往带有主观性，现无证据表明前列腺体积与前列腺增生患者的症状之间有一定的相关性，因此，如在查体中发现前列腺增大，并不意味着受检者就一定患有前列腺增生症，也并不一定需要进一步诊治，应结合患者的症状、超声检查、尿流动力学与膀胱残余尿等综合分析得出诊治方案。前列腺腺体质硬，活动度差，表面粗糙或伴有结节还应与前列腺癌及前列腺结核等疾病鉴别。

三、辅助检验与检查

（一）尿液检验

尿液是人体重要的代谢物之一，对疾病的诊断起着重要的作用。通过分析尿液，可以判断机体的代谢状况，了解肾脏功能及尿路感染情况。

1.尿液干化学（试带）检查

通过尿液干化学检查可以发现尿液的pH、蛋白质含量、葡萄糖、酮体、血红蛋白等，且过程快捷，结果准确，操作简单，适用于患者或常规体检的初步筛查。

2.尿液有形成分检查（尿沉渣检查）

通过对尿液中的各类有形成分进行识别和鉴定，可判断疾病的部位及类型等，对泌尿系疾病的诊断及指导治疗具有重要意义。

3.尿液微生物检查

对尿液中的微生物进行一定时间的培养，可以获得最直接的病原学证据，从而帮助临床医师对尿路感染的部位进行定位，相应的药物敏感试验结果也可指导临床医师合理、规范地用药。

（二）肾功能评估

良性前列腺增生导致上尿路梗阻可造成双肾积水，长期的肾积水会使肾脏结构和功能受损，引起肌酐和尿素氮水平异常升高。对于存在肾功能损害病史及相关危险因素的患者，如尿潴留导致肾积水的患者推荐进行肾功能检测。通过检测血液或尿液中的肌酐、尿素氮及其他物质，评价肾小球或肾小管功能受损情况和判断受损部位。定量或定性检测这些物质，有助于肾脏或泌尿系疾病的诊断、鉴别诊断、病情监测、临床分期、风险分层、治疗效果评估和预后判断。

（三）前列腺特异性抗原检测

前列腺特异性抗原（PSA）是前列腺上皮分泌的一种糖蛋白，存在于前列腺组织及精液中，具有抑制精液凝固的作用。血液中含量很少，正常参考值为0～4 ng/mL。PSA的连续三次检测异常升高时需要提高警惕，这时前列腺癌的风险会升高，但良性前列腺增生、前列腺炎或尿潴留留置导尿管、前列腺穿刺等操作也会导致PSA结果发生改变，造成PSA水平不同程度的增高，因此，PSA水平升高的患者还需结合其临床表现及进一步的检查结果才可明确诊断。

（四）超声检查

泌尿系超声检查可初步明确上尿路有无积水扩张、结石及膀胱有无憩室、结石和肿瘤，提供前列腺内部解剖图像，并在治疗前确定前列腺体积以及膀胱残余尿量。这种检查方式无创、价廉高效，并且能够为经直肠前列腺活检提供指导，是良性前列腺增生诊断和鉴别诊断中的常规检查方法之一。前列腺的超声检查主要有经会阴探测法、经尿道探测法、经腹壁探测法和经直肠探测法四种方法。经会阴探测法图像欠清晰，主要用于前列腺穿刺活检的引导；经尿道探测法操作复杂且无明显优点，实用性差。临床上主要应用经腹壁探测法和经直肠探测法，经直肠超声能了解前列腺内部结构的细节，但其视野不够宽大，对膀胱及较为肥大的前列腺的检查不够完善。经腹壁超声方便快捷，对膀胱及盆腔疾病的显现更加全面。同时经腹壁超声还可估测残余尿量，了解上尿路情况，如有无输尿管、肾盂积水等。

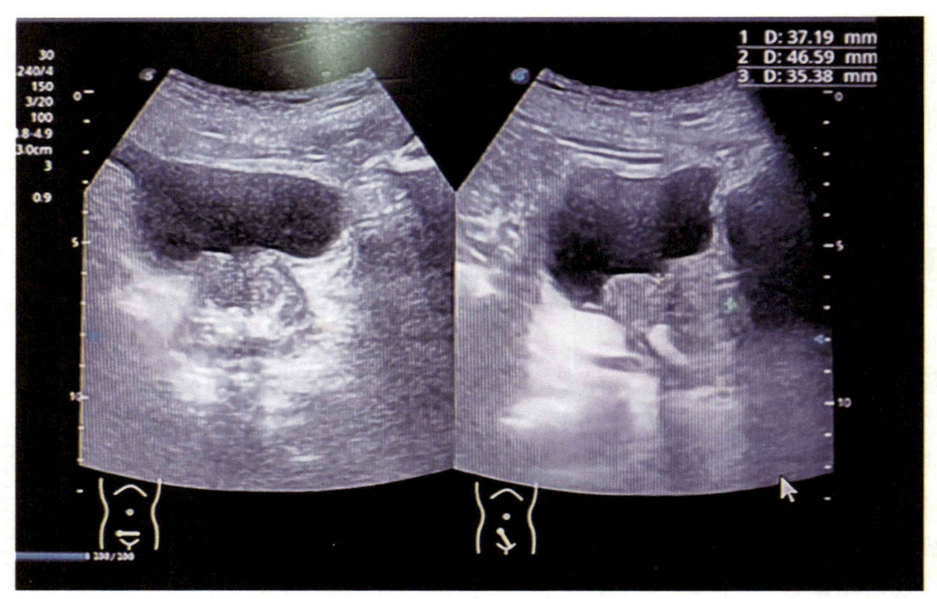

图3-3 超声显示增生的前列腺中叶向膀胱内突出

（资料来源：兰州大学第二医院）

（五）尿流动力学检查

尿流动力学检查包括尿流率检查、充盈性膀胱测压、尿道压力图检查、膀胱做功能力测定以及尿道造影-压力-流率检查等，通过尿流动力学检查，可以量化评估排尿状况，判断泌尿系的梗阻部位及梗阻程度，对判断泌尿系疾病的进展及预后具有重要意义。一般认为，当患者的尿量>200 mL时，正常最大尿流量男性>25 mL/s，女性>30 mL/s。最大尿流率<15 mL/s为排尿异常；≤10 mL/s为显著的排尿异常；在二者之间为可疑异常。

第六节 诊断及鉴别诊断

一、诊断

临床上，良性前列腺增生的症状包括下尿路症状（lower urinary tract symptoms，LUTS）、膀胱功能障碍、血尿及前列腺增生所致的下尿路感染（UIT）等。在影像学检查、尿动力学检查及临床诊疗中，对前列腺增生引起的一系列症状的定义不同，如前列腺增大（benign prostatic enlargement，BPE）、膀胱出口梗阻（bladder outlet obstruction，BOO）及下尿路症状。良性前列腺增生的临床表现主要由前列腺及膀胱的相互作用引起，包括膀胱刺激症状及排尿梗阻症状。膀胱刺激症状主要包括尿频、尿急、夜尿增多（≥2次/晚）及急迫性尿失禁，排尿梗阻症状主要由增大的前列腺腺体引起，影响尿液正常排出，引起排尿等待、排尿踌躇、排尿费力、排尿疼痛、尿线变细、排尿时间延长、排尿后滴沥，严重的梗阻症状可引发尿失禁或尿潴留。研究表明，前列腺体积的大小和症状的严重程度无明显关系，即不能按照良性前列腺增生症状的严重程度来估计前列腺体积的大小。发生在前列腺中叶的增生，上述症状比其他部位的良性前列腺增生引起的症状更加明显。同时，患者饮酒、疲劳、合并泌尿系感染，都会加重症状。良性前列腺增生的病程因人而异，部分患者病程进展缓慢，长期症状变化不大；部分患者进行性加重，甚至少数患者诉病情阶段性好转。根据患者的主诉，结合临床检查，可诊断为良性前列腺增生症。一般情况下，老年男性患者，以尿频、尿急或排尿困难，伴有夜尿增多为主诉，应首先考虑为良性前列腺增生，并建议行前列腺超声检查进一步明确诊断。

下尿路症状存在以下情况时，应首先考虑良性前列腺增生以外的疾病。①年龄小于40岁；②前列腺癌；③未得到控制的糖尿病或糖尿病神经系统病变；④神经系统疾病；⑤盆腔外科手术史、创伤史；⑥性传播疾病史；⑦服用影响膀胱功能及尿液排出功能的药物。

与良性前列腺增生相关的并发症包括：①血尿；②泌尿系感染；③膀胱结石；④逼尿肌功能不全；⑤肾功能不全；⑥腹内高压相关的症状。

1.血尿

增生前列腺腺体表面黏膜充血水肿，严重者静脉血管迂曲怒张。一般可伴随镜下血尿或肉眼血尿，尿液多为粉色，极少情况为大量血尿，发生大量血尿时，血块阻塞尿液排出通道，进一步加重尿潴留。发生血尿时，应完善检查，与泌尿系肿瘤（膀胱癌、肾癌）、泌尿系结核等鉴别。

2.泌尿系感染

良性前列腺增生发生后，残余尿长期滞留膀胱、尿液排出不畅、尿液冲刷作用受限等，多合并泌尿系感染，临床多表现为急性膀胱炎、上尿路感染、急/慢性附睾炎。当发生泌尿系感染时，尿频、尿急、排尿困难等症状进一步加重，伴有尿道灼烧感，常蔓延至整个下腹部。合并严重的全身性感染时，梗阻因素和炎症因素相互促进，常伴有高热、腰背部疼痛，甚至引起脓毒血症。急性附睾炎时，附睾肿大疼痛，严重时波及整个阴囊，甚至引起发热。

3. 膀胱结石

良性前列腺增生患者合并排尿中断、尿线随体位变化时，应考虑合并膀胱结石的可能。同时，膀胱结石也可引起血尿、膀胱炎等症状。

4. 逼尿肌功能不全

严重的良性前列腺增生、膀胱出口梗阻易导致逼尿肌收缩功能不全，常合并膀胱憩室、膀胱憩室内结石、慢性尿潴留，患者排尿时，尿线变细、排尿缓慢。无力的症状进一步加重。

5. 肾功能不全

良性前列腺增生合并肾功能不全时，常出现食欲不振、呼吸含有胺味、营养不良、贫血、下肢及颜面部肿胀等症状。部分老年患者，对良性前列腺增生引起的症状未给予重视，故发展至肾功能不全时才发现。

6. 腹内高压相关的症状

长期的良性前列腺增生病程，患者常代偿性排尿用力，缓解排尿时的梗阻症状，引起腹内高压症状，包括腹股沟疝气，内、外痔等。

进行良性前列腺增生的诊断需要做的检查主要包括必需检查、推荐检查及选择性检查。同时详细地询问病史，包括有无血尿、UTI、糖尿病、神经系统疾病、尿潴留、尿道狭窄及用药情况，均对疾病诊断具有意义。

（一）良性前列腺增生的必需检查

1. 体格检查与直肠指检

体格检查主要除患者的一般状况评估外，主要排除尿道外口狭窄或畸形造成的排尿症状。同时良性前列腺增生患者行直肠指检可经直肠触摸到增大的前列腺，前列腺表面光滑，无结节，伴或不伴有前列腺中央沟的变浅或消失。

2.IPSS 评分

IPSS评分是世界性公认的良性前列腺增生的评估标准，以问卷的形式对患者的排尿症状进行评分，同时将患者本人对排尿症状的感受作为生活质量评估标准（QOL）。

表 3-1 国际前列腺组织（IPSS）评分

在过去一个月您是否有以下症状?	无	在5次中					症状评分
		少于1次	少于半数	大约半数	多于半数	几乎每次	
1.是否经常有尿不尽的感觉?	0	1	2	3	4	5	
2.两次排尿时间是否经常小于2 h?	0	1	2	3	4	5	
3.是否经常有间断性排尿?	0	1	2	3	4	5	
4.是否经常有憋尿困难?	0	1	2	3	4	5	
5.是否经常有尿线变细现象?	0	1	2	3	4	5	
6.是否经常需要用力及使劲才能开始排尿?	0	1	2	3	4	5	
7.从入睡到早起一般需要起来排尿几次?	没有	1次	2次	3次	4次	5次	
	0	1	2	3	4	5	
		症状评分					
		生活质量评分表(QOL)					
8.如果在您今后的生活中始终伴有现在的排尿症状,您认为如何?	高兴	满意	大致满意	还可以	不太满意	苦恼	很糟

注：从无症状到严重症状分为0～35分，轻、中、重三个级别。1～7分为轻度，8～19分为中度，20～35分为重度。

3.前列腺超声

不同探测途径显示的前列腺超声像图中的前列腺位置会有较大的改变，但前列腺的形态大小和其内部结构基本一致，亚洲人群的前列腺正常测值为左右径×上下径×前后径约为4 cm×3 cm×2 cm，质量约为20 g。前列腺超声对前列腺体积的测量也影响后续的治疗方案。

4.尿常规检查

由于非良性前列腺增生亦能引起类似的下尿路症状，尿常规检查有助于鉴别是否存在泌尿系感染。

（二）良性前列腺增生的推荐检查

1.尿流率检查

尿流率检查是用尿流率计，测定单位时间（秒）的排尿量（毫升）。当患者膀胱尿量>200 mL时，成年健康男性的最大尿流率应>25 mL/s，成年健康女性最大尿流率>30 mL/s，最大尿流率<15 mL/s认为排尿异常。

2.残余尿测定

残余尿测定是良性前列腺增生症的重要诊断方法之一。一般认为10 mL以内的残余尿称为正常。残余尿量可通过超声或导尿进行测量。残余尿量超过膀胱容量的30%（通常超过100 mL）则有临床意义。

3.血清前列腺癌特异性抗原（PSA）检测

前列腺癌引起的下尿路症状与良性前列腺增生的症状类似，并且局限性的前列腺癌常与前列腺增生共存，前列腺癌的诊疗方案与良性前列腺增生的诊疗方案明显不同，因此PSA检测结合前列腺超声进行诊断具有重要意义。在非癌的情况下，PSA也能反映前列腺的体积以及5α-还原酶抑制剂治疗反应的敏感性。

4.排尿日记

记录多个24 h内的排尿情况，包括排尿次数及排尿量，可以鉴别夜间多尿症或饮水后多尿。

（三）良性前列腺增生的选择性检查

1.血清肌酐检查

血清肌酐检查可用于诊断由于尿液排出道梗阻引起的肾功能不全，异常升高的血清肌酐提示需要进行进一步的影像学检查（如超声评估上段输尿管）。但目前AUA指南已不推荐血清肌酐检查作为良性前列腺增生的标准检查流程。

2.压力-流速检查

压力-流速检查可以反映逼尿肌压力与尿流率的相关性，用于鉴别良性前列腺增生的尿流率降低的原因。良性前列腺增生患者的尿流率降低主要是由于膀胱出口梗阻而非逼尿肌收缩力降低，该检查方法可有效鉴别。但临床上仅有1/4患者的下尿路症状由逼尿肌功能异常引起，主要病因为脑神经病变、脑血管疾病。

3.静脉尿路造影

良性前列腺增生合并上尿路感染、血尿（肉眼或镜下）、既往尿石症时可行尿路造影检查。

4.下尿路内腔镜检查

通过膀胱镜检查，可在肉眼直视下观察增大的前列腺，同时可以观察膀胱结石、膀胱憩室、膀胱肿瘤、膀胱小梁等。作为有创检查，膀胱镜易损伤尿道、前列腺或直肠，检查时或检查后容易引发尿道出血或泌尿系感染，故不作为常规检查，仅在后续需要侵入性治疗时选择使用。

二、鉴别诊断

（一）膀胱颈挛缩

膀胱颈挛缩也称膀胱颈纤维化，指膀胱颈部的肌肉组织挛缩而影响排尿，而前列腺不增大，常有慢性炎症、结核或尿道手术史。发病年龄多在40～50岁，以排尿不畅为主要症状，行尿道膀胱镜检查可确诊，见膀胱颈口呈环状挛缩，呈一针孔状或缝隙状，可行颈口切开术或切除术治疗，但易复发。

（二）尿道狭窄

尿道狭窄是指先天原因或后天原因导致的尿道外口、球部或膜部狭窄，一般有明确的尿道损伤或感染病史，行尿道膀胱镜检查可与良性前列腺增生鉴别诊断，尿道膀胱镜造影也可辅助鉴别诊断。

（三）前列腺癌

前列腺癌早期多无明显症状，晚期增大的前列腺癌体压迫尿道可引起进行性排尿困难，压迫直肠可引起排便困难或肠梗阻，侵犯神经引起会阴部疼痛，并可向坐骨神经放射。前列腺癌常伴随着血清PSA值显著升高，经直肠指检见前列腺质地变硬，并有小结节，且腺体表面较不平滑，须进一步行MRI检查或对前列腺细胞反复穿刺活检等检查。

（四）膀胱癌

膀胱癌最初的临床表现是血尿，通常表现为无痛性、间歇性、肉眼全程血尿，有时也可为镜下血尿。血尿可能仅出现1次或持续1天至数天，可自行减轻或停止。泌尿系超声和膀胱镜检查可鉴别。

（五）膀胱结石

膀胱结石的主要症状是疼痛和血尿。其程度与结石部位、大小、活动与否及有无并发症及其程度等因素有关。膀胱区摄X射线平片多能显示结石阴影，B超检查可探及膀胱内结石声影。

（六）神经源性膀胱

神经源性膀胱由神经系统病变引起，患者常有中枢或周围神经系统损害的病史和体征，出现与前列腺增生相似的排尿症状。除排尿症状外，可伴有肠道症状、神经系统症状（便秘、大便失禁、会阴部感觉减退或丧失、肢体瘫痪等）。利用尿流动力学、神经系统检查可以明确诊断。常见的疾病有：急性格林-巴利综合征、脑血管意外（脑出血、脑梗死）、帕金森病、脊髓病变（创伤、肿瘤）及多发性硬化症。

第七节　治　疗

一、观察等待

对于下尿路症状较轻，未影响生活或对生活影响较小的良性前列腺增生可采取观察等待的措施。改变不好的生活方式或者养成一些良好的生活习惯，例如多喝水、勤排尿、避免久坐、睡前减少饮水、减少酒精和咖啡因的摄入以及定时排尿等，同时保持乐观、积极的心态，可以达到改善相关症状、提高生活质量的目的。这类患者需要密切随访，症状加重时需及时就医及治疗。一些植物制剂例如锯叶棕的果实或南瓜子等也可适当应用于此期患者，改善患者的下尿路症状。

二、药物治疗

α-受体阻滞剂、5α-还原酶抑制剂是目前临床上治疗良性前列腺增生最主要的药物，此外，M受体拮抗剂、β_3-肾上腺受体激动剂、5型-磷酸二酯酶抑制剂以及植物制剂等在治疗良性前列腺增生中也可取得一定的效果。

（一）α-受体阻滞剂

平滑肌细胞分布在前列腺组织及膀胱颈口，约占增生前列腺体积的40%，α-受体的激活导致平滑肌收缩，导致出现下尿路症状。若使平滑肌表面的α-受体受到抑制，降低其收缩能力，使平滑肌松弛，可达到改善排尿症状、缓解膀胱出口梗阻的目的。α-受体可分为α_1-受体和α_2-受体两大类，良性前列腺增生患者前列腺平滑肌以及膀胱颈平滑肌中α_1-受体占主导地位。阻断分布在前列腺和膀胱颈平滑肌表面的α-受体，有利于较快地缓解排尿症状。在临床研究中发现α_1-受体阻滞剂能有效地降低国际前列腺症状评分（IPSS），同时增加最大尿流率。坦索罗辛是目前治疗BPH最有效的药物之一，它是一种高选择性α_1-受体阻滞剂。其他α_1-受体阻滞剂如特拉唑嗪、多沙唑嗪以及阿夫唑嗪等也可使前列腺增生患者膀胱出口梗阻、尿路刺激及其他相关症状评分有不同程度的改善，都能明显地减轻下尿路症状，提高生活质量。α-受体阻滞剂能够快速地缓解尿路症状，通常在服药后数小时至数天起效，是急需改善症状患者的首选药。然而因其抑制α-受体的作用会使合并心血管疾病或同时服用血管活性药物的患者易发低血压，睡前服药能够有效避免体位性低血压。此外，服用α_1-受体阻滞剂的前列腺增生伴有白内障的患者在接受白内障手术前应先停药，否则会有可能在术中出现虹膜松弛综合征。一般不良反应还有头晕、头痛、乏力、困倦、异常射精等。

（二）5α-还原酶抑制剂

5α-还原酶有两种类型同工酶，分别为Ⅰ型5α-还原酶和Ⅱ型5α-还原酶，睾酮在Ⅱ型5α-还原酶的作用下可转变为双氢睾酮。5α-还原酶抑制剂阻断睾酮至双氢睾酮这一过程，减少前列腺组织中双氢睾酮的含量，从而抑制前列腺增生，以改善患者的下尿路症状，提高生活质量，甚至降低尿潴留等术后并发症。非那雄胺、度他雄胺以及爱普列特等5α-还原酶抑制剂均具有较好的疗效。与α-受体阻滞剂快速起效不同，5α-还原酶抑制剂的作用经常在服药4周以后才可以显现出治疗效果，其药物作用更体现在影响疾病的进程方面。在长期的随访研究中发现5α-还原酶抑制剂可降低急性尿潴留以及手术干预的风险。此类药物的不良反应主要是性欲下降、勃起功能障碍、射精减少以及男性乳腺炎等。α-受体阻滞剂迅速减轻症状，5α-还原酶抑制剂抑制疾病发展进程，两者结合可获得更好的远期疗效，是目前预防疾病进展最为有效的治疗方法。

（三）M受体拮抗剂

M受体有5种亚型，分布于膀胱逼尿肌的亚型主要是M_2受体和M_3受体。M受体拮抗剂是通过降低良性前列腺增生患者的膀胱敏感性来发挥药理作用的，同时避免或缓解膀胱逼尿肌的过度收缩。索利那新、托特罗定、奥昔布宁等在改善患者排尿症状方面皆有着不错的表现。

（四）β_3-肾上腺受体激动剂

β_3-肾上腺受体在人前列腺平滑肌中含量丰富，β_3-肾上腺受体激动剂刺激可介导膀胱逼尿肌上的平滑肌松弛，降低膀胱敏感性。米拉贝隆是国内上市的新的抑制膀胱过度活动的药物，通过选择性地激活膀胱逼尿肌β_3-肾上腺受体，从而提高膀胱的充盈以及储尿能力，改善增生前列腺组织对膀胱刺激引起的排尿紧迫感、尿频等不适症状。

（五）5型-磷酸二酯酶抑制剂

5型-磷酸二酯酶抑制剂通过增加细胞内环鸟苷酸含量，从而使膀胱逼尿肌、前列腺和尿道平滑肌松弛而达到缓解下尿路症状。目前临床上用于治疗下尿路症状的5型-磷酸二酯酶抑制剂主要是他达拉非，常用剂量为5 mg/d，用于治疗伴有或不伴有勃起功能障碍的良性前列腺增生。

（六）植物制剂及中药方剂

用于治疗良性前列腺增生的植物制剂包括番茄红素、锯叶棕的果实、非洲臀果木提取物、荨麻提取物等。一般推荐应用于轻中度症状的前列腺增生患者。此外，中成药如前列康片、前列通瘀胶囊等也在缓解下尿路症状方面取得了一定的疗效。

三、手术治疗

急性尿潴留患者，或残余尿量增多伴有肾功能损害者应先留置导尿管缓解症状，并给予对症治疗，待患者病情稳定后择期手术治疗。下尿路症状严重影响患者生活且药物治疗无效，或梗阻引起肾衰竭以及前列腺增生伴有其他并发症需手术解除下尿路梗阻时，需考虑行手术治疗，由于患者的症状及前列腺体积、各地医疗水平以及医师的经验等方面的差异，手术方式也有不同的选择，包括开放手术、经尿道手术以及其他微创治疗等。前列腺增生患者多为高龄男性，因此在术前要全面评估患者身体状况，了解是否有高血压、糖尿病、心脑血管及肺部疾病等，判断是否手术耐受、术后是否能顺利恢复，对手术后易发生的并发症早做预防，同时积极地进行术前准备。

（一）开放手术

由于腔内技术及微创治疗的迅速发展，开放前列腺手术已经显著减少为4‰～5‰，目前对于大体积的前列腺（>80 mL），一般认为采用开放手术更为安全有效，但国内已有多项关于超大体积前列腺经尿道剜除成功报道。开放术后可有出血、包膜损伤、尿路感染、尿失禁、排尿困难以及勃起功能障碍等并发症。

（二）经尿道手术

相比于开放手术，经尿道手术创伤更小、术中出血更少，手术后患者恢复更快，因此在前列腺增生的治疗中具有极其重要的地位。经尿道前列腺电切术（TURP）逐步成为良性前列腺增生手术治疗的金标准，但仍有着不能在术中彻底切除增生的前列腺腺体、术后并发症较多等缺点。随着科技的进步以及术者经验的积累，更多的新技术在前列腺手术中得到更多的应用，特别是激光技术在前列腺增生的手术治疗中的应用越来越多。近年来，经尿道前列腺等离子剜除术以及经尿道激光手术（经尿道前列腺激光切除/汽化/剜除手术）也已成为良性前列腺增生的重要治疗方式。

1.经尿道前列腺电切术（TURP）

TURP主要适用于治疗前列腺体积80 mL以下的BPH，技术熟练者可适当放宽对前列腺体积的限制。

（1）手术准备

①体位：截石位，臀部超出床沿5 cm，便于操作。

②麻醉：一般采用腰麻，优点是麻醉作用快，剂量小，效果满意。

③冲洗液：多为甘露醇、葡萄糖注射液等，冲洗袋高度距患者身体平面70～80 cm为妥。

（2）手术步骤

①切除中叶及切出标志性沟　如果前列腺以中叶增生明显，先切除中叶。预先确认双侧输尿管口位置与中叶关系，避免切除时损伤。切除时可采用定点法切割，电切环全长推出，弧形切除前列腺组织。采用“犁地法”，逐层切除前列腺增生组织至外科包膜并后退至精阜前，形成膀胱颈口至尖部6点的宽敞水循环通道（5～7点），注意出血点及时止血。对于≥80 mL的前列腺，熟练者可采用延伸切割法，即将电切环伸出切入组织后固定，将电切镜同时向外拉，可获得比固定法更长、更厚的组织条，有利于提高切割速度，缩短手术时间。

②切除侧叶组织及前叶组织　对于≥80 mL的前列腺增生侧叶，可沿着5点逆时针方向从膀胱颈口顺序弧形切割前列腺组织，显露膀胱颈白色的环状纤维，向远侧推移切割，直至尖部及精阜近侧缘水平。同法从7点顺时针切除左侧叶。对≥80 mL前列腺侧叶切除会出现组织坍塌和向切除局域挤压情况，导致术野不清。这就要求术者一定要注意术中切割面及对侧腺体由于镜鞘摩擦出血点止血；层面切除；必要时推至精阜明确解剖关系后再行切除。当两侧叶腺体组织切除完毕后，在精阜前将切除镜旋转180°，固定镜鞘不向后移位切除12点位置的前列腺组织，远端不超过精阜界限。12点位置组织深层有丰富的静脉窦（丛），电切时注意，宜做浅层切割，避免切破静脉窦（丛）。

③切除前列腺尖部　尖部修整是TURP手术效果的关键。切割过度，易损伤尿道外括约肌；切割过少，易造成术后排尿不畅。为避免伤及尿道外括约肌，应强调保持精阜的完整。修整尖部时，需将切除镜后退至精阜远端，观察无残存腺体突入尿道腔内，使膜部尿道呈圆形张开。前列腺体积较大时，尖部腺体常常超过精阜较多，切割尖部时更需谨慎；切勿追求尖部膜尿道完全呈圆形张开，致使两侧切割过深，伤及尿道外括约肌。膀胱充盈后拔出电切镜，可见冲洗液呈线状喷射而出，表明尖部腺体切除彻底。

（3）TURP术后标准

①退镜至球部时，膜部尿道呈放射状闭合，尖部腺体切除彻底，圆形张开；

②整个前列腺窝平整，可见外科被膜；

③膀胱颈背侧3～9点部位应见到白色的环形纤维；

④减少或关闭进水，创面无活动性出血。

（4）术中注意事项

①尿道损伤　多为操作者不熟练，强行进镜所致假道形成，一般无须特殊处理。可在直视下进镜或置入导丝引导进镜，术后可在导丝引导下插入导尿管。

②前列腺组织切面为灰白色或黄白色海绵状，外科包膜呈环形纤维。被膜切破穿孔后，可见到较粗、稀疏的纤维束和黄色的脂肪组织。

③前列腺结石为棕色或黄色小颗粒，为前列腺慢性炎症、前列腺小管梗阻钙盐沉积形成，一般位于增生前列腺与外科包膜之间。术中见到结石提示切除层面已到达外科包膜。

④出血　动脉出血多为喷射状，可对准出血点电凝止血。如视野不清，原因多为出血喷向镜头，可轻微移动镜头避开喷血方向即刻电凝止血。静脉出血一般术中不明显，当水压减低时可出现渗血，可电凝止血。静脉窦出血可见切面有较大的静脉腔隙或海绵状，电凝止血效果不明显，减少进水再次出血。应尽快结束手术，气囊尿管牵拉至前列腺窝中压迫止血，多可化险为夷。

（5）并发症及处理

TURP术后并发症发生率：尿道狭窄约为3.8%、经尿道电切综合征（TURS）为2%、尿失禁为1%～2.2%、逆行射精约为65%～70%、膀胱颈挛缩约为4%。随着各种微创技术的发展，近年来TURP的比例也有所下降。

1）尿道狭窄

尿道狭窄多发生于尿道外口和膜部，术后表现为排尿困难，可给予尿道扩张处理。预防在于尿道外口进境困难，可行切开后再行进镜，不可强行进入造成尿道外口损伤致术后尿道狭窄。全程尿道内径较细，无法进境可行OTIS刀切开后，再行操作。

2）出血

出血多见于术后24 h内，全速冲洗下，冲洗液呈间断或持续暗红色。可牵拉尿管气囊中前列腺窝内尿道口系纱布条抽紧尿管压迫止血，并根据冲洗液颜色每次5 mL，注水至气囊增大压迫面积，一般均可见效。也可将气囊注水80 mL置于膀胱牵引封闭膀胱颈口止血。如上述方法无效，患者有反复膀胱血块堵管或失血性休克表现，可二次麻醉手术镜下清除血块并止血处理。

迟发性出血多发生于术后1～4周，便秘或骑自行车均可诱发。轻度出血可少活动、多饮水观察。中重度出血可插入三腔导尿管冲洗，如超声示膀胱内较多血凝块形成可手术清除血凝块并止血。

3）经尿道电切综合征（TURS）

病因：术中冲洗液通过外科包膜的穿孔和静脉被快速、大量吸收。液体吸收量过多、吸收过快，可引起以血容量过多和稀释性低钠血症为主要特征的临床综合征。

病理生理：

①血容量过多：冲洗液大量、快速进入血循环，使血容量猛增，心脏负荷超载，容易发生左心衰竭及肺水肿。

②血钠降低：由于冲洗液中不含电解质，进入机体后导致血钠降低。

③血浆渗透压降低：由于血液稀释、组织液外渗引起细胞肿胀，临床出现脑、肺和肾等多器官水肿症状。

④血钾变化：细胞内钾离子大量释出，可致血钾水平一过性升高。

临床表现：

①血压变化：血容量增加，早期血压升高，心率加快及中心静脉压（CVP）升高，后期血压下降并伴有心动过缓。

②肺水肿：出现呼吸困难、喘息、呼吸急促、发绀和缺氧等表现。

③脑水肿：头疼、烦躁不安、视力模糊、意识障碍、行为混乱、恶心、呕吐、呼吸表浅等。

④肾水肿：可引起少尿或无尿。

⑤实验室检查：发生TURS时，实验室检查的重要指标是血钠降低及血浆渗透压下降。

当出现上述任何临床表现时，应急查血钠，如血清钠水平显著降低则有助于诊断。

处理：TURS关键在于早发现、早处理。术中、术后出现不明原因的烦躁、头痛、恶心、呕吐、呼吸困难、血压升高和心跳缓慢等；手术时长超过90 min；包膜穿孔或静脉窦开放以怀疑有TURS可能。立即检查血清离子，并给予以下治疗措施：①静脉注射利尿剂20 mg，利尿减低血容量。②10%高渗氯化钠溶液100～200 mL，缓慢输入，根据血清钠离子复查结果和肺水肿改善情况再调整剂量。③吸氧，应用面罩加压给氧，改善肺水肿及缺氧状态。④抗心力衰竭，血容量增加引起心脏负荷过大，如发生充血性心力衰竭，可酌情应用洋地黄类药物，增加心肌收缩力。⑤有脑水肿征象时，应进行脱水治疗并静脉注射地塞米松10 mg，有助于降低颅内压及减轻脑水肿。⑥下腹部肿胀渗液明显，可行腹腔切开引流，减少液体吸收。

4）尿失禁

暂时性尿失禁：拔除导尿管后出现控尿问题一般数天到数周逐渐自行缓解，恢复正常排尿。一般无须特殊处理，括约肌功能锻炼有助于恢复正常排尿。

永久性尿失禁：多因前列腺尖部切割过深损伤外括约肌引起，表现为术后不能控制排尿，尿液不自主流出。保守疗法为阴茎夹或外部集尿袋。近年来，植入人工括约肌是另一种可行方法。

5）膀胱颈口挛缩

膀胱颈口挛缩多见于小体积前列腺，膀胱颈口切除后环状瘢痕形成。临床表现为排尿困难，尿道镜可明确诊断。可行尿道镜冷刀切开或钬激光切除，但术后易复发，也可术后颈口注射曲安奈德减少复发。

6）下肢深静脉血栓形成与肺栓塞

对于下肢深静脉血栓，预防是关键。老年人血液黏稠度高，术中截石位血液回流受阻、术后卧床均是高危因素。术前穿防血栓弹力袜至下床活动后脱下；术中使用可调节截石位腿架；避免使用止血药物；术后护理气压腿部按摩及早下床活动均可有效地减少血栓发生。有血栓病史患者可监测出凝血时间+D二聚体，必要时给予低分子肝素钠预防性治疗。术后下肢出现肿胀、疼痛，应行血管彩超进一步确诊，并请相关专科协助诊治。血栓脱落引起肺栓塞是TURP术后患者死亡的重要原因之一。出现呼吸困难和胸痛，应立即ICU等相关科室对症救治，同时CT肺动脉成像明确诊断。

7）性功能障碍

可出现逆行射精、不射精、性欲低下等。

8）附睾炎

术后1～4周可出现附睾肿胀疼痛症状。主要由于尿道细菌经输精管逆行感染所致，给予抗感染及对症治疗。

2.经尿道前列腺等离子双极电切术（PKRP）/剜除术（PKEP）

PKRP是使用等离子双极电切系统，并以与单极TURP相似的方式进行经尿道前列腺切除手术，疗效与TURP无明显差异。PKRP的主要特点：①采用生理盐水为术中冲洗液，无TURS。②等离子属于低温（40～70 ℃）状态下切割，出血点较单极多，减缓切除速度可获得较好的止血效果。③自行清刀，空踩电切可激发电切环做功，清除附在其上的组织。④电凝属于组织蛋白凝固止血，无焦痂脱落、迟发出血。⑤可精准汽化组织，利于前列腺尖部修整和切面修平。⑥组织穿透浅，热损伤小，对勃起功能影响小。⑦组织切除率和获取率高于TURP，可增加前列腺偶发癌的检出率。

PKEP是利用镜鞘杠杆原理在外科包膜和前列腺增生腺体之间似“剥橘式”分离，进而收获性切除或推至膀胱粉碎。根据腺体增生情况有“二叶法”“三叶法”“整叶法”，现以三叶法为例介绍：

（1）手术方法

1）寻找并建立外科包膜　在精阜位置镜鞘向侧方挤压侧叶，形成侧叶与外科包膜层面，一般为有平铺血管黏膜面。沿此平面左右扩大层面，出血点可电凝止血。

2）剜除中叶　在精阜前切断黏膜扩大层面向膀胱颈口位置前进，至阻力较大时可退镜至精阜处，切除颈口中叶增生组织至近平三角区。再次进入中叶下向颈口逆推可与颈口切除层面汇合。完整切除中叶，6点形成通畅水循环通道，为后续手术奠定良好层面和清晰视野。

3）剜除侧叶　逆时针在精阜位置划弧向12点方向做推剥分离，边推边止血至1点位置。再次从6点位置向上划弧，层层向颈口方向推进，至颈口约2/3时退镜。于12点位置切除膀胱颈口至精阜上方前叶组织，形成一条近包膜沟分开左、右叶。进入左侧叶和外科包膜层面继续向颈口方向前进至汇合，沿此层面彻底推切分离膀胱颈口6～12点组织粘连。悬挂于12点侧叶组织可行收获性切除。另可退镜至精阜转镜180°，浅层推切12点尿道瓣，彻底游离侧叶并推入膀胱，彻底止血创面。以同法剜除右侧叶。

4）剜切法以艾力克冲出组织碎块，组织粉碎需彻底创面止血，更换粉碎镜鞘，粉碎吸除组织。

（2）术中注意事项：

1）术中注意保持层面，潜在间隙用轻微撬力即可分开，层面可见血管网，切不可暴力撬剥腺体造成层面丢失，损伤尿道外括约肌。

2）推切粘连组织，宜浅不宜深，层面整体推进。

3）组织粉碎保证灌水充足，创面止血彻底；先踩吸住组织，确认后再踩粉碎组织，可避免膀胱损伤。如吸入膀胱组织，拔除负压吸引管即可。

3.经尿道钬激光前列腺剜除术（HOLEP）

钬激光（Ho：YAG激光）是通过激发连接于钇-铝-石榴石晶体上的稀有元素钬产生波长为2100 nm脉冲激光，其瞬间释放强大的能量，可以对组织进行切割与凝固，同时由于其能量的水吸收特征，故能量主要为表浅组织吸收并达到较高温度而汽化组织，热损伤深度仅为0.4 mm，术后勃起功能障碍尚未见报道。目前，钬激光是能够达到解剖性经尿道前列腺剜除的最佳选择激光。

手术方式基本等同等离子前列腺剜除，功率80 W：2 J，40 Hz，由于激光特点又有所区别：①在精阜旁5点和7点寻找外科包膜，以此扩大层面。镜鞘轻顶组织使前列腺与外科包膜之间形成张力，利用激光脉冲形成的爆破力推开层面。②钬激光对于出血点止血不及等离子，预先血管处理避免出血，可提高手术效率。③可调整光纤指示光斑对准出血点及周围组织，由远及近止血。

4.经尿道绿激光前列腺汽化术（PVP）

钕激ATP激光（绿激光）穿过碳酸钛的原理是N：Y氧钾（KTP）晶体产生波长于可见光谱（绿光区域）的脉冲激光，故称绿激光。波长为532 nm。其能量优先被氧合血红蛋白吸收，其次为水吸收，因此有利于血管的凝固和组织的汽化，热损伤深度为1～2 mm。目前主要采用组织汽化，达到切除增生组织目的。特点：①采用逐层汽化组织，出血少。②适合高龄、高危患者。③主要缺陷是组织汽化术后无法获得病理组织。

5.经尿道铥激光剜切术（TmLEP）

铥激光是微量元素钇-铝-石榴石激发产生的连续激光，波长分别为1.91 nm和2 μm。由于其波长接近水的能量吸收峰值，因而产生有效的组织汽化、切割及凝固作用。采用前列腺剥橘式铥激光汽化切除术，近期手术有效率（最大尿流率、术后IPSS的改善）与TURP相似。

6.超选择性前列腺动脉栓塞术（PAE）

PAE适用于无手术指征或手术高风险患者，优势在于：①无痛苦，创伤小；②无须麻醉；③无传统治疗的不良反应和并发症；④可反复治疗。目前研究发现，前列腺动脉起源于髂内动脉前干，后又分为前列腺前外侧支供应中央腺体和增生结节，后外侧支供应前列腺外围和尾部腺体。手术疗效与术中前列腺动脉的辨认和选择密切相关，对于具有介入技术医院的单位，根据患者意愿选择性治疗。通过介入手段栓塞前列腺动脉使其前列腺组织萎缩达到治疗目的。研究表明，前列腺动脉栓塞术后患者症状的改善水平与手术治疗相似，同时，对勃起功能没有影响，并发症发生率相对较低，有逐步成为前列腺增生手术治疗的替代方案。

四、其他治疗

对于身体功能较差、不能耐受手术或者不能接受性功能受损的患者，可采用其他微创治疗，包括经尿道微波治疗、前列腺支架植入术、经尿道前列腺球囊扩张术、经尿道前列腺针刺消融治疗、射频治疗、聚焦超声治疗、放射治疗等。前列腺增生微波治疗根据治疗时微波探头放置的位置不同，可分为经尿道、经直肠和体外照射三种方式，治疗前列腺增生时主要采用经尿道途径。记忆镍钛合金网状支架管置入具有操作简单、损伤小且上皮组织易于覆盖等优点，正在被越来越多的专家、学者认识和接受，成为一种新的、重要的前列腺增生症的微创治疗方法。

第八节 预防及健康管理

一、预防及生活健康管理

近年来，随着生活水平的提高，高热量、高脂肪、高蛋白类饮食摄入显著增加，代谢综合征的患病率逐年上升，中东部地区患病率为23.6%，中部地区患病率为22.4%，西部地区患病率为19.3%。国内研究发现，伴有高血压、高血糖及血脂异常的人群更容易患前列腺增生，且BMI、腰围及体脂肪率高的人群前列腺体积更大。因此，健康促进行为和健康的生活方式是预防和改善前列腺增生症状的主要策略。

（一）增强个人体质

中老年群体坚持健身不但可以增强体质和免疫力，而且适当的体育锻炼可以促进机体组织的血液循环。Mondul等人的一项前瞻性研究表明，中老年人通过体育活动可有效地改善下尿路症状，而每周运动≥3 h的男性获益最大，相反体育活动（负向）和久坐时间（正向）都与下尿路症状发病率独立相关，在对体育活动和久坐行为的生物机制研究中显示，尽管二者具有相似的生物途径，但它们的活动是互补的，这意味着增加体育活动或减少久坐时间都可能对下尿路症状发生风险有好处，尤其是两种措施并行效果最佳。因此，中老年人群如果每天能坚持慢跑、打羽毛球或者打太极拳等运动，同时减少看电视、下棋时间，既可以改善心肺功能、增强体质，提高人体免疫力、抗病毒能力，减轻对前列腺组织的压迫，又对前列腺有良好的保健作用。

（二）维持健康的体重指数

体重指数又称身体质量指数（body mass index，BMI），是目前国际上常用衡量人体胖瘦程度以及是否健康的一个标准，规定健康成年人体重的BMI范围为18.5～23.9［BMI = 体重（kg)/身高(cm)^2］，小于18.5为过轻，24～27.9为过重，而大于等于28为肥胖。相关研究表明肥胖体质患者前列腺的总年增长率中位数和移行区年增长率中位数更高，Gacci等人研究也表明肥胖、血脂异常均为前列腺增生的独立危险因素。另外，根据《2017年中国糖尿病防治指南》提出BMI超标者糖尿病患病率为39.4%，而高血糖可通过促进神经元凋亡与抑制副交感神经活动，导致交感神经与副交感神经调解失去平衡造成膀胱颈部阻塞以及膀胱动力下降。因此，维持健康的体重指数有利于预防前列腺增生及改善下尿路症状。

（三）注意饮食嗜好

国内一项关于不同地理区域前列腺增生横断面研究提示，前列腺增生不仅与患者年龄、肥胖程度、教育水平明显相关，华南地区前列腺肿大最多，西北地区则以男性性功能障碍（MSD）为主，这可能与中国南方的老年男性比一些北方城市消费更多的肉类食品和更少的绿色蔬菜有关。研究表明，每天喝1500～2000 mL的白开水，可以充分冲洗泌尿道，及时排除有害代谢物质，降低细菌感染风险。但是需要注意饮水时候要做到循序渐进，勿短时间内大量饮水造成胃部不适。饮水和稀食可安排在早餐和午餐。日常生活饮食中要少吃辛辣、刺激性食物，少喝或不喝酒，严格戒烟，少吃高脂、高蛋白食品，多吃深绿色及红黄色水果以及蔬菜，如西瓜、西红柿和胡萝卜，这些水果、蔬菜中富含抗氧化的维生素——番茄红素及胡萝卜素，可减小前列腺增生的概率。另外，可适当食用含锌丰富的食物，如花生仁、南瓜子仁、杏仁和芝麻等。

（四）严格戒烟

长期吸烟者和重度吸烟者的交感神经活动增加和儿茶酚胺分泌水平异常高，这不仅导致心率加快和血压升高，还可能导致包括前列腺在内的许多全身部位的异常。这种交感神经活动的增加被认为是前列腺细胞功能障碍的众多病因之一，是BPH发生和发展的一个因素。在相关的研究中，随着烟龄的增加，吸烟持续时间与膀胱排空欲（Strong Desire to Void，SDV）、最大膀胱容量（maximum cystic capacity，MCC）呈负相关，而持续戒烟可降低慢性前列腺炎发生的风险。

（五）减少对前列腺的压迫

长期的坐姿会压迫前列腺组织，引起前列腺过度充血，诱发前列腺增生。避免久坐是预防慢性前列腺炎及前列腺增生的主要措施之一，作为长期多以坐姿为主中老年团体，需要定时起身活动，以缓解对前列腺组织的压迫。同时，在排便方式选择中应尽量以坐便代替蹲便，有便秘症状的患者应积极治疗便秘，以减轻对前列腺的压迫。另外，中老年群体应避免长时间骑行，因车座可以使臀部及会阴部血流循环减慢，长时间骑行可造成前列腺的慢性充血而加重病情。

（六）定期体格检查

怀疑有下尿路症状及前列腺增生的患者，应及时就诊，行直肠指诊（DRE）及重点神经系统检查，通过直肠指诊确定前列腺的体积是否增大、表面是否光滑、腺叶是否对称等，如不对称、存在坚硬区域或离散结节，应提高对前列腺癌的怀疑。此外，DRE也可检查肛门括约肌张力，排除潜在的神经系统疾病。对于症状不明显患者，可定期行前列腺经直肠彩超检查，进一步评估前列腺体积以及残余尿量，对前列腺增生疾病做到早发现、早诊断、早治疗。

在日常生活中，除了加强锻炼，注意饮食，规律排尿，避免疲劳、熬夜及久坐等，也要重视心理保健。国外相关研究表明焦虑以及抑郁水平的程度与下尿路症状显著相关，平时应多参加文体活动，保持心情舒畅、情绪稳定，消除精神压力。部分老人因尿频、溢尿等症状扰乱了生活规律，经常尿湿裤子、床单，造成心理压抑、自卑感严重。有些患者年龄大，行动不便，既怕麻烦家人又担心花钱治不了病，给子女增加负担，进而延误了疾病诊治的最佳时期。对前列腺增生疾病相关知识的了解，消除“恐病心理”也是预防前列腺增生的措施之一。正确认识前列腺增生症是一种正常的生理老化过程，应以乐观、积极的态度配合治疗，进而争取早日康复。

二、术后并发症预防及健康管理

（一）术后血尿管理

前列腺增生患者术后过早下床、体位不适均可导致导尿管受牵拉挤压膀胱颈口，引起颈口黏膜电凝焦痂脱落，或患者用力排便排尿、剧烈咳嗽等增加腹内压，进而诱发出血。此外，相关研究表明，术后低温度的盐水冲洗液刺激膀胱痉挛可加重出血。术后尽量避免因过早、过频繁活动、剧烈咳嗽是预防术后出血的有效措施。术前可补充适量富含纤维素食品有利于大便通畅，避免便秘导致腹压增加从而增加出血风险。

（二）术后排尿疼痛管理

前列腺增生患者由于术中对前列腺组织的创伤、术后导尿管对尿道的刺激、膀胱持续冲洗以及术后护理不当给患者带来不同程度的疼痛，给患者带来一定程度的困扰，从而延缓排尿功能的恢复。

1.组织创伤

术后疼痛是机体对术中组织创伤的应激反应，可在术后的1～2日逐渐减轻，医护人员在术前应积极帮助患者了解手术路径、不同术式的优缺点、科室设备以及医护人员技术力量，并告知患者术后可能出现的症状及其原因和相应处理措施，从而消除患者思想顾虑，以提高患者对不利因素的耐受力。

2.导尿管刺激

前列腺电切及剜除术后因尿道创面水肿及预防尿失禁，患者多行留置导尿管导尿，导尿管刺激尿道黏膜从而引起患者疼痛与不适，且随留置时间延长症状加重。术中应选择适宜的导尿管，导尿时应充分润滑，导尿管气囊注水量可根据前列腺大小适当调整。术后停冲洗后观察24 h，若尿液清亮，且患者无特殊不适，可拔除导尿管。

3.持续膀胱冲洗

术后为防止手术创面渗血形成血块堵塞导尿管，多行持续膀胱冲洗，冲洗液与体温之间的温度差会导致膀胱痉挛引发患者疼痛。研究表明，35～37 ℃冲洗液对TURP术后BPH患者行膀胱冲洗，可有效预防膀胱痉挛及出血等并发症。此外，术后24 h若冲洗液清亮，可停冲洗后逐步下床活动。

（三）术后排尿康复管理

在前列腺体积较大BPH患者中，约10%～20%伴有逼尿肌无力。相关研究表明，3个阶段膀胱功能恢复法在前列腺剜除术后排尿功能恢复中具有良好效果，第1阶段为了解患者排尿模式并制订饮水计划和排尿计划，建立夹管时间间隔表，定时协助并提示患者排尿；第2阶段为排尿意识训练与反射性排尿训练；第3阶段为对膀胱功能不满意者行2～4周Crede按压法、Valsalva屏气法训练。（Crede按压法：用拳头于脐下3 cm深按压，向耻骨方向移动，动作缓慢轻柔，同时嘱患者做增加腹压动作帮助尿液排出。Valsalva屏气法：患者坐位，屏气呼吸并且身体前倾，做用力排便动作来协助尿液排出。）

（四）术后性功能康复管理

经尿道前列腺切除术中为充分解除膀胱出口梗阻，会切除过多的膀胱颈部组织，可能损伤位于颈部的括约肌，导致逆行射精的发生。另外，术中电切环、电凝刀、激光的热穿透损伤海绵体及支配勃起的血管、神经丛最终导致性功能障碍。国外一项回顾性研究表明，蔬菜、水果、坚果、豆类、鱼类或其他长链（n-3）脂肪来源的饮食，加上减少红肉的含量，可能对勃起功能恢复有好处。另外，术后应用PDE5抑制剂可促进阴茎内皮功能康复，而对PDE5抑制剂效果不佳者可采取阴茎负压吸引治疗，有效率可达77.1%。

（五）其他注意事项

卧床期间患者应穿弹力袜或家属协助患者按摩双下肢，避免形成下肢静脉血栓；术后6 h，可进少量水及流质饮食促进胃肠道恢复蠕动；拔除导尿管后患者会出现排尿次数增多，伴有排尿疼痛，会随时间在48 h内逐渐好转；还可出现初始血尿和终末血尿，而中段尿液清亮为前列腺窝面有少量渗血所致；急迫性尿失禁，即感到尿意尚未到卫生间出现不能自我控制的溢尿现象，为膀胱压力直接作用于尿道外括约肌和前列腺窝创面尚未愈合引起；暂时性尿失禁，即不能自我控制的尿液溢出，与术中电切镜挤压和撕扯尿道外括约肌引起的功能障碍有关。可穿一次性纸尿裤，通过提肛功能锻炼一般多在数天至数月内恢复。偶发不能康复者可行张力性尿道球部悬吊术或人工尿道外括约肌植入术。

三、出院后健康管理

（一）运动管理

适当运动，劳逸结合，避免久站、久坐、臀部受凉。术后6～8周内禁止骑行，1～3个月避免重体力劳动，以免结痂脱落出血，严重血尿时需要及时复诊。

（二）饮食管理

加强营养，应以清淡、易消化饮食为佳，多吃蔬菜，适量补充优质蛋白质（鸡蛋、牛奶、鱼肉、大豆等），并少食辛辣、刺激、油腻食物，忌烟酒，以减少前列腺组织充血发生的风险。多饮水，保证每日足够的尿量，多饮水能起到内冲洗的作用，尤其对于导尿和造瘘的患者，可以有效预防尿路感染。

（三）生活管理

节制性生活，保持大便通畅，避免便秘，同时提倡坐便，禁忌蹲便。由于手术后期有延迟出血和感染可能，因此患者要随时注意有无异常情况发生，如尿急、尿痛、血尿、夜尿增多、尿线粗细等，若有上述情况则需要及时复诊。

（四）远期并发症管理

1.术后尿道狭窄

术后尿道狭窄多发生于尿道外口和尿道球部，为术中电切镜大于尿道内径操作造成机械性黏膜损伤，术后瘢痕形成所致。预防为主，行术前尿道外口切开术或尿道内纵行切开能明显降低尿道狭窄发生率。前列腺增生患者多伴随慢性炎症，术后残余炎症病灶可导致尿道狭窄。国外一项回顾性研究表明，前列腺摘除术后尿道狭窄发生率约为0.6%～8.7%，消融术后尿道狭窄发生率为0.8%～13.2%，M-TURP术后尿道狭窄发生率为0.9%～21.0%，B-TURP术后尿道狭窄发生率为0.8%～11.1%。为预防其发生，术者需严格按照手术标准进行操作，在放置尿道电切镜前应充分润滑镜鞘部位，进镜时动作轻柔，避免反复推拉。发生尿道外口狭窄，可行尿道外口扩张或严重者行成形术；发生尿道球部狭窄，可行定期尿道扩张。

2. 急性附睾炎

急性附睾炎多为大肠埃希菌逆行感染引起附睾部位肿大疼痛，患者难以行走，伴全身高热等症状。年龄、术前尿潴留、糖尿病、术后导尿管拔管时间与急性附睾炎的发生明显相关，其中高龄患者机体免疫力低下，对细菌的防御力较差，急性附睾炎发生率更高。可给予口服抗生素，多饮水，卧床休息，早期局部冷敷、后期局部热敷促进消肿。

3. 暂时性尿失禁

前列腺增生术中前列腺尖部操作影响括约肌关闭机制，最终致使远端尿道括约肌暂时丧失功能，诱发暂时性尿失禁。而术前、术后提肛训练可降低其发生率，术前1周指导患者深吸气，收缩腹部、肛门及会阴，屏住呼吸并保持收缩状态10 s，10 s后缓慢呼气，放松各处肌肉。重复上述流程，持续30～40次（1组），3组/天。术后停膀胱冲洗后，先每日行1组锻炼，逐渐增加训练频率。同时积极鼓励患者，减轻患者心理焦虑情绪，以降低暂时性尿失禁的发生率。

（米军）

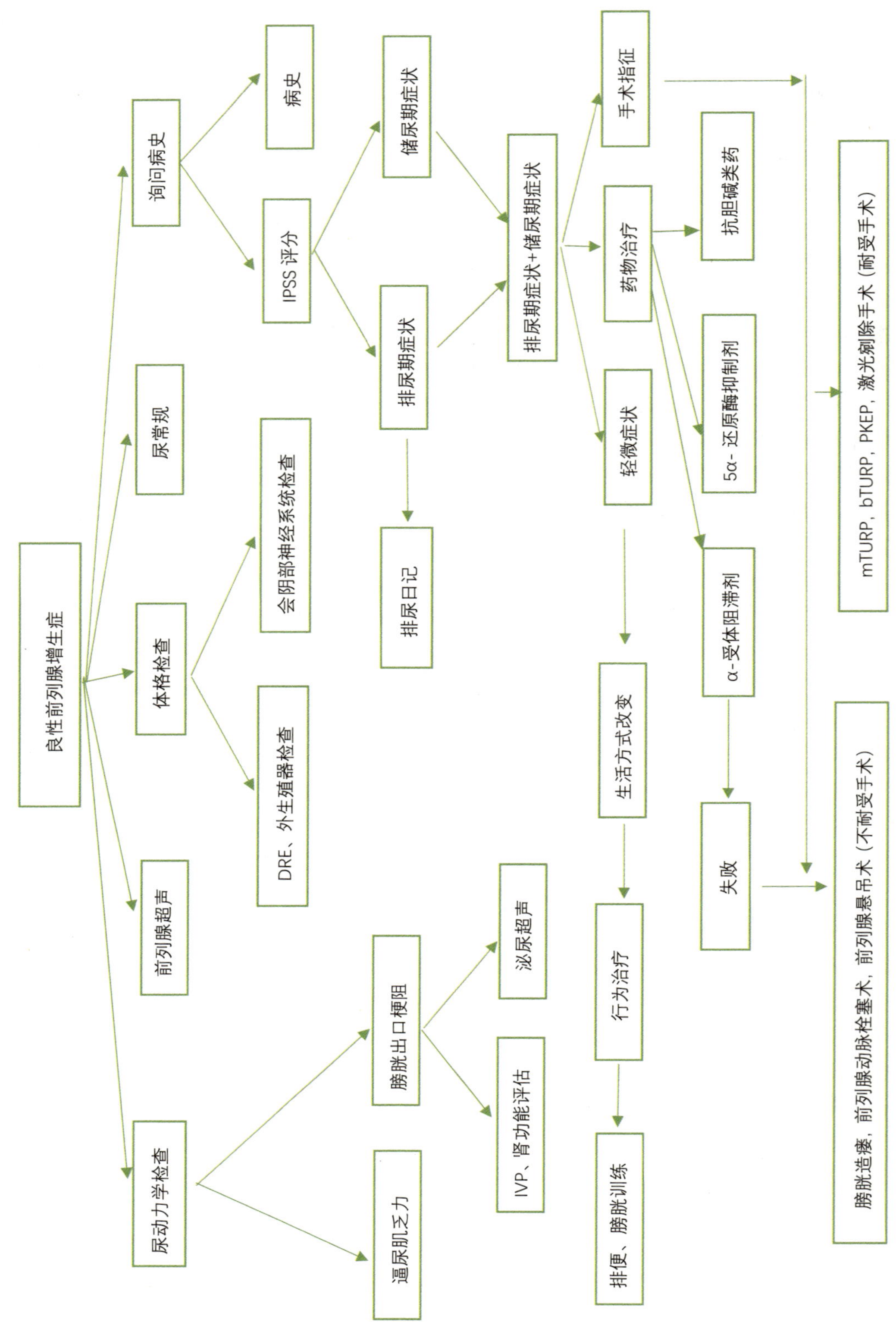

图 3-4　良性前列腺增生的诊治流程图（原创）

参考文献

[1] LAUNER B M, MCVARY K T, RICKE W A, et al. The rising worldwide impact of benign prostatic hyperplasia[J]. BJU International, 2021, 127(6): 722-728.

[2] 杜方明,何杨,张春鹏,等. 甘肃省三甲医院前列腺增生症外科治疗现状调查与分析 [J]. 中国男科学杂志, 2021, 35 (6): 50-54.

[3] ZHANG W, ZHANG X, LI H, et al. Prevalence of lower urinary tract symptoms suggestive of benign prostatic hyperplasia (LUTS/BPH) in China: Results from the China health and retirement longitudinal study[J]. BMJ Open, 2019, 9(6): e022792.

[4] HATA J, MACHIDA T, MATSUOKA K, et al. Complement activation by autoantigen recognition in the growth process of benign prostatic hyperplasia[J]. Scientific Reports, 2019, 9(1): 20357.

[5] 朱自强,康健. 良性前列腺增生最新研究进展 [J]. 临床泌尿外科杂志, 2019, 34 (5): 409-412.

[6] MOSTAFA F, MANTAWY E M, AZAB S S, et al. The angiotensin converting enzyme inhibitor captopril attenuates testosterone-induced benign prostatic hyperplasia in rats; a mechanistic approach[J]. European Journal of Pharmacology, 2019, 865: 172729.

[7] 刘念,刘向云. Androgen/AR信号通路在良性前列腺增生中的研究进展[J]. 中国细胞生物学学报, 2020, 42(9): 1669-1675.

[8] CHANG W H, TSAI Y S, WANG J Y, et al. Sex hormones and oxidative stress mediated phthalate-induced effects in prostatic enlargement[J]. Environment International, 2019, 126: 184-192.

[9] 朱自强,康健. 良性前列腺增生最新研究进展[J]. 临床泌尿外科杂志, 2019, 34(5): 409-412.

[10] 刘克普,张更. FGD4/细胞分裂周期蛋白42通路调控良性前列腺增生-1细胞增殖、凋亡的机制[J]. 中国性科学, 2022, 31(5): 52-56.

[11] 马丁,任瑞民,尚吉文,等. CYR61 和 VEGF-C 表达水平与良性前列腺增生临床进展的相关性分析[J]. 临床泌尿外科杂志, 2019, 34(6): 444-448.

[12] 张厚亮,倪金良,田长秀,等. 前列腺神经内分泌细胞与前列腺疾病的关系[J]. 现代泌尿外科杂志, 2022, 27(1): 75-78+92.

[13] 耿云峰,杜鸿斌,刘琳琳,等. NF-κB 家族成员 RelA 的翻译后修饰及其生理病理作用的研究进展[J]. 生命科学, 2020, 32(5): 431-438.

[14] HUANG R, TAMALUNAS A, WAIDELICH R, et al. Antagonism of α_1-adrenoceptors by β_3-adrenergic agonists: Structure-function relations of different agonists in prostate smooth muscle contraction [J]. Biochemical Pharmacology, 2022, 202: 115148.

[15] HE W, WANG X, ZHAN D, et al. Changes in the expression and functional activities of Myosin II isoforms in human hyperplastic prostate[J]. Clinical Science, 2021, 135(1): 167-183.

[16] WANG W, GUO Y, ZHANG D, et al. The prevalence of benign prostatic hyperplasia in mainland China: evidence from epidemiological surveys[J]. Scientific Reports, 2015, 5(1): 13546.

[17] HATA J, MACHIDA T, MATSUOKA K, et al. Complement activation by autoantigen recognition in the growth process of benign prostatic hyperplasia[J]. Scientific Reports, 2019, 9(1): 20357.

[18] BELLUCCI C, RIBEIRO W O, HEMERLY T S, et al. Increased detrusor collagen is associated with detrusor overactivity and decreased bladder compliance in men with benign prostatic obstruction[J]. Prostate International, 2017, 5(2): 70–74.

[19] TANIMOTO K. Genetics of the hypoxia-inducible factors in human cancers[J]. Experimental Cell Research, 2017, 356(2): 166–172.

第四章
泌尿系结石诊疗及健康管理

尿石症是一种非常古老的疾病，也是被人类认识较早且通过切开取石实施治疗的疾病，早在公元前5世纪—公元前4世纪，当时西方国家的一些巫师，实施经会阴切口的膀胱切开取石，由于感染因素，死亡率极高。为此希波克拉底曾发誓，自己决不从事结石的取石工作。但是，随着时代发展，科学和技术的进步，尿石症的诊断和治疗取得了前所未有的突破。现今，尿石症已成为一种常见病、多发病，也是泌尿外科最常见的急诊疾病。由于饮食结构的改变，其发病率在逐年增高，同时又因诊疗手段和技术普遍改善，尿结石的检出率也明显提高。本章将介绍泌尿系结石及其健康管理相关内容。

第一节　流行病学

尿石症是一种全球性的高发性疾病，2014年第三届国际结石病咨询会议上报道，北美的患病率为7%～13%，亚洲的患病率为1%～5%，欧洲的患病率为5%～9%。

在美国，成年男性结石病的终生患病率为13%，而女性为7%。作为世界上三个主要泌尿系结石的流行地区之一，中国的患病率为1%～5%，南方高达5%～10%，复发率也相当高，结石的复发率约为每年10%，终生的复发风险超过50%。泌尿系结石的高发年龄段为20～50岁。普通人群比家族患病率要低，男、女比例约为3∶1。曾国华等对我国7个省（区、市）的成年人群泌尿系结石患病率进行横断面研究，结果显示我国成年人泌尿系结石患病率约为6.06%，其中广东省最高（11.63%），并且表现出城市低于农村、女性低于男性、北方低于南方的特点。结石患病率的增高与不明原因的尿钙或尿酸增高有关。一些研究也提示糖尿病和肥胖也是明显的危险因素。流行病学提示，具体影响尿结石发病的因素包括社会及经济地位、年龄、饮食成分和结构、水分摄入量、性别、职业、气候季节和环境、代谢紊乱和遗传等多种因素。近年来，我国的发病率有逐年增加的趋势。此外，结石预防工作已经成为医生关注的重点。结石成分和病因对患者影响很大，评估和医疗管理应根据尿石症个体复发风险、结石病的严重程度、合并的相关疾病和患者的预期要求进行个性化干预和管理。研究表明，对尿石症患者的评估、饮食和医疗管理进行选择性代谢评估可能会引导患者进行更合理的管理。

第二节　病因学及危险因素

一、病因学

通过大量的流行病学及临床研究发现结石的形成与许多因素有关。除环境、职业、饮食习惯、相关疾病、代谢异常、性别、年龄的影响外，尿路梗阻、异物、反复的尿路感染以及部分药物的使用均会促进结石的形成尿钙。

（一）性别因素

从结石患者的性别分布来看，女性的发生率较低，绝经前的较高雌激素水平增加肾脏对钙的吸收使女性尿钙低于男性尿钙。

（二）饮食因素

随着饮食结构从严重依赖谷物变化到如今蛋白质、精制碳水化合物、高钠低钾食物和低枸橼酸食物的摄入，结石的产生和成分也随之变化，由尿酸铵组成的膀胱结石转变为由草酸钙或者磷酸盐构成的肾、输尿管结石。富含动物蛋白的食物中含硫氨基酸和嘌呤代谢会升高血液中酸负荷，尤其是尿酸的升高，导致骨骼的重塑，尿中钙盐和尿酸的排泄增加，并且会降低枸橼酸盐的排泄，降低尿pH，这或许与草酸钙、尿酸结石的形成有关。高蛋白摄入的男性比低蛋白摄入者结石的发病风险高33%。

水果、蔬菜是枸橼酸、钾和镁主要的摄入来源，12名健康成人2周未食用果蔬后，尿液中草酸和枸橼酸盐的排泄显著下降、尿钙升高以及草酸钙饱和度下降；相反，26名有着低枸橼酸尿的结石患者摄入足够的果蔬后，尿液中枸橼酸排泄上升，草酸钙相对过饱和度明显升高。这印证了果蔬在食物构成中预防结石的重要地位。高果糖摄入者尿石症风险提高27%～37%，非果糖碳水化合物摄入并未发现有显著影响。适量的钙摄入可以减少胃肠道对草酸的吸收，从而降低草酸的排泄量。

（三）代谢异常

随着研究的进展，代谢性异常已经被认为是结石发生的重要原因。尿石症中80%的结石的主要成分是钙盐，其中草酸钙结石占60%。高钙尿是含钙结石患者中最常见的代谢异常，约占35%～65%，包括原发性甲状旁腺功能亢进、糖皮质激素引起骨骼去矿化的重吸收性高钙尿、吸收性高钙尿以及恶性肿瘤和肾钙渗漏的肾性高钙尿，导致尿液中钙的饱和度增加，促进结晶形成。

1.高草酸尿症（>40 mg/d）

草酸尿除了升高草酸钙饱和度外，也通过脂质过氧化和氧化应激介导肾小管细胞损伤进而使结晶附着生长，并且这使细胞膜破坏的机制也被认为是结石发生的始动步骤。高草酸尿症包括肝脏草酸代谢异常的原发性高草酸尿症，慢性腹泻相关的肠源性高草酸尿症，喜食菠菜和巧克力等富含草酸的饮食性高草酸尿症，以及特发性高草酸尿症。

2. 高尿酸尿症（>600 mg/d）

尿酸结石约占7%，高尿酸尿症患者尿钙水平升高从而在结石的形成中起到促进作用，尿酸结晶也被认为是草酸钙结石的核心。高尿酸尿症最常见于饮食中嘌呤的大量摄入，当然痛风也可能导致。低pH、低尿量、高尿酸尿症是尿酸结石的三个主要决定性因素。

3. 低枸橼酸尿（男性<115 mg/d，女性<200 mg/d）

枸橼酸盐作为一种被证实的重要的结石抑制剂，与钙离子络合可降低其饱和度，可以直接阻止草酸钙的自发成核，抑制其晶体的聚集、沉淀和生长，也可增加其他结石抑制剂（如T-H糖蛋白）的作用。碱性环境是增加枸橼酸盐排泄的主要决定因素，低枸橼酸尿是由各种酸中毒引起的病理状态导致的，如肾小管性酸中毒、慢性腹泻、动物蛋白的过量摄入。临床上常用的预防结石的重要手段是适当补充枸橼酸盐。

4. 低镁尿症（<50 mg/d）

镁盐可以增加枸橼酸盐的含量和尿液的pH，从而使草酸钙饱和度下降。在6%～11%的结石患者中可以发现该代谢异常。

5. 胱氨酸尿症（>250 mg/d）

作为一种常染色体隐形遗传性疾病，尤其在儿童结石中占10%，肾小管的氨基酸转运障碍致尿液中胱氨酸排泄过度。胱氨酸的溶解性较差，且尿液中无结晶抑制剂，继而导致结石的形成。胱氨酸的溶解度在碱性条件下（pH>7.8）升高。

6. 药物性结石

药物可以直接或通过改变泌尿环境间接促进结石的形成。间接促进结石形成的药物包括噻嗪类药物和碳酸酐酶抑制剂（乙酰唑胺）。一些细胞毒性药物促进细胞高速更新，导致尿液中尿酸浓度升高。一些药物本身或其代谢产物可形成结石，如头孢曲松钠、氨苯蝶啶、麻黄碱等。

（四）尿路梗阻

具有尿路梗阻解剖学异常的患者结石发病率显著升高，尿路梗阻的类型包括输尿管肾盂交界处梗阻、马蹄肾、肾盏憩室、髓质海绵肾等。尿液淤滞有助于结晶形成从而导致结石，但部分学者提出有尿路梗阻的患者或许存在某些代谢异常。

（五）尿路感染

感染性结石与反复的尿路感染有很大的关系。磷酸镁铵是感染性结石的主要组成成分，约占结石的5%～15%。感染性结石是鹿角形结石中最常见的成分，占鹿角形结石的45%。由于女性较男性更易发生尿路感染，故女性感染性结石的发生概率几乎是男性的2倍。

（六）其他

还有医源性结石和假结石。女性节育器异位、输尿管肾盂成形术术中为避免打结缝线线尾使用hemo-lock、异物的移位可导致异物性结石。尤其是老年男性因自慰将玻璃球等从尿道挤入膀胱形成膀胱假结石。

二、危险因素

肾石病是已知的最古老疾病之一。然而，结石形成和发展的机制在很大程度上仍不清楚。目前关于肾结石形成有五种完全不同的主要机制，主要包括尿中过饱和结晶是肾内结晶沉淀的驱动力；Randall的斑块是草酸钙结石形成的起源；性激素可能是肾结石发展的关键因素，因此可能成为抑制肾结石形成的新药的潜在靶点；微生物，包括产生脲酶的细菌、纳米细菌和肠道微生物群，由于其代谢产物和其他作用，可能对泌尿系健康产生积极和消极的影响；巨噬细胞的分化在肾草酸钙晶体形成中起关键作用。

（一）尿中过饱和结晶

尿中过饱和结晶是肾内结晶沉淀的驱动力，主要由与肾功能损害相关的遗传或获得性疾病引起。此外，尿液过饱和结晶受尿液 pH 值和物质过量的特定浓度影响，这些因素包括 CaO_x、CaP、尿酸和尿酸盐、鸟粪石、氨基酸（半胱氨酸）、嘌呤（2,8-二羟基腺嘌呤和黄嘌呤）和药物（例如阿扎那韦、磺胺、阿莫西林等）。此外，晶体的形成和发育受多种调节剂分子的影响，这些调节剂分子被称为受体、启动子和抑制剂。

1.结石促进剂的增加

许多受体或受体样特征在晶体细胞相互作用中起着关键作用，被认为是肾脏中晶体保留的最重要过程。如蛋白质和糖胺聚糖，包括 CD44、核仁蛋白、透明质酸（HA）、热休克蛋白 90（HSP90）和骨桥蛋白（OPN）等，可作为结石形成调节剂，一些结构和分子成分也在晶体附着中发挥受体的作用，包括脂质双层的磷脂酰丝氨酸和蛋白质的酸性侧链。钙、草酸盐、尿酸盐和磷酸盐离子是晶体形成的主要促进剂，它们通过多种机制的激活促进结石成分的结晶或聚集。另一个重要促进因素是尿 pH 值。低 pH 和高碱性尿液都可能导致 CaO_x 晶体的沉淀和成核。溶菌酶和乳铁蛋白是最近发现的两种蛋白质，它们通过增加晶体表面层的前进速率来促进 COM 生长。

2.结石形成抑制剂的减少

正常尿液含有多种抑制剂，它们既竞争又合作，从而减少结晶并抑制晶体聚集或黏附到肾小管上皮细胞。这些抑制剂可分为：阴离子、金属阳离子和大分子。枸橼酸盐等阴离子可以有效地抑制晶体生长，大多数肾结石患者的枸橼酸排泄减少。金属阳离子如镁，已报道抑制晶体生长和聚集，这是协同用枸橼酸在酸性环境中的作用。大分子是晶体生长最有效的抑制剂。如 OPN、Tamm-Horsfall 蛋白（THP）、肾钙素（NC）能够抑制晶体生长、聚集和黏附到肾小管细胞。

然而，如上所述，过饱和和结晶抑制剂之间存在竞争，这最终决定了肾结石患者和健康个体的结晶尿模式。

（二）兰德尔氏菌斑和草酸钙形成

RP 由 Alexander Randall 于 1937 年首次提出，是位于乳头尖端的上皮下矿化组织区域，围绕含有 CaP 的 Bellini 导管开口。扫描电子显微镜 （SEM）检查表明，RP 由具有钙化壁的小管和被 CaP 阻塞的小管混合而成。RP 由与富含各种蛋白质和脂质的有机基质混合的 CaP 晶体组成，包括膜结合囊泡或外泌体、胶原纤维以及细胞外基质的其他成分。越来越多的研究表明 RP 是肾结石的起源。

（三）性激素

据目前统计分析，男性比女性的 CaO_x 肾结石发病率更高，比例为 2:1～3:1。以前的研究表明，雄激素增加而雌激素减少尿草酸盐排泄、雄激素提高而雌激素降低血浆草酸盐浓度和雄激素增加而雌激素减少肾脏 CaO_x 晶体沉积。雄激素受体（AR）信号可以直接上调肝乙醇酸氧化酶和肾上皮烟酰胺腺嘌呤二核苷酸磷酸氧化酶（NAPDH）转录水平的亚基 p22-PHOX，从而促进草酸盐生物合成，最终导致肾结石形成。AR 可以通过 miR-185-5p 上调来抑制巨噬细胞的募集并抑制巨噬细胞的 COM 晶体吞噬能力。这些发现表明雄激素受体信号传导可能是肾结石发展的关键因素。

（四）细菌及其代谢产物

1.产脲酶菌

产脲酶菌，如奇异变形杆菌、肺炎克雷伯菌、金黄色葡萄球菌、绿脓杆菌、沙雷氏菌属总是与鸟粪石的形成和复发相关。其机制为细菌脲酶降解尿素并促进氨和二氧化碳的形成，导致尿液碱化和磷酸盐形成。感染所产生的分泌物、脱落细胞和坏死组织等都可为结石的形成提供核心。细菌可通过破坏尿路黏膜使其定居，促进晶体黏附生长，尿素分解产生的铵可破坏上皮的胺聚糖层，进一步加大感染风险。

2.纳米细菌（NB）

NB已从肾结石中分离出来超过30年，它们可以感染磷灰石肾结石患者，因为它们可以在自己的细胞壁产生足够的钙磷灰石引发病理性钙化及结石形成。这一证据强烈支持NB是活生物体的建议。NB也被称为“钙化纳米颗粒（CNPS）”“纳米细菌样颗粒”“Nanobes”。

3.肠道菌群

已报告肠道微生物在肾结石病的发病和预防中均起作用。Oxalobacter formigenes是研究最充分的革兰氏阴性厌氧菌，草酸盐降解细菌使用草酸盐作为碳能源，并在草酸盐阴离子的存在下茁壮成长，降低尿草酸盐水平并抑制肾脏中草酸钙结晶的生长。肠道微生物具有预防CaO_x肾结石形成的益生菌特性。

（五）巨噬细胞

巨噬细胞聚集和巨噬细胞相关炎症或抗炎作用是在肾结石疾病中观察到的主要免疫反应改变。首先，募集的巨噬细胞可以通过CD44与OPN和纤连蛋白（FN）的相互作用促进COM晶体的发育。其次，巨噬细胞已被证明通过经典分泌途径分泌各种介质，导致肾间质炎症，特别是巨噬细胞抑制蛋白1和白细胞介素8（IL-8）。这些趋化因子通过增强各种免疫细胞（包括单核细胞、巨噬细胞）向炎症区域募集。证据显示，M_1/M_2-巨噬细胞分化在肾CaO_x晶体形成中起着重要作用。M_1巨噬细胞可引起急性组织损伤，这与晶体沉积和RP形成有关。M_2抗炎巨噬细胞可通过一个网格蛋白依赖的机制吞噬和劣化CaO_x肾结石片段。

第三节　病理生理

结石的继发性病理改变与结石的形态、大小、活动度和所在部位等关系密切，主要表现为局部损害、梗阻和感染。一般说来，输尿管的管腔较细，输尿管结石对输尿管黏膜的机械性损害以及造成腔内梗阻程度都比肾结石严重。膀胱结石除了引起膀胱局部的损害以外，也可能会造成膀胱和上尿路的梗阻性病变。

一、局部机械性损害

肾盏、肾盂的结石均可引起集合系统黏膜上皮细胞脱落、溃疡形成、中性粒细胞和淋巴细胞浸润以及肾间质纤维化。输尿管的狭窄，结石刺激输尿管平滑肌痉挛，如果结石的表面粗糙不平或者呈尖锐棱角状，将会造成输尿管黏膜较为严重的损伤，出现血尿，并且可以导致局部组织充血水肿、上皮脱落、糜烂或者坏死，甚至引起局部的输尿管炎和输尿管周围炎。时间较长时，疡面出现肉芽组织生长，肉芽组织生长以结石的下方较为多见，结石表面被肉芽组织包绕，大量的炎性细胞浸润后出现纤维组织增生，可使输尿管管壁变厚或者造成输尿管管腔狭窄，从而进一步加重管腔的阻塞。极少数嵌顿的结石还会引起局部组织坏死，甚至穿破输尿管壁，导致尿外渗，结石也因此而移位至腔外。

二、尿路梗阻

泌尿系结石所处的部位不同，引起尿路梗阻的程度不一样。肾结石导致的往往是不完全梗阻。然而，即使是很小的结石进入输尿管内，也可以完全堵塞管腔而导致严重的完全性梗阻。局限于肾盏的结石可以引起肾盏积水，如果结石完全阻塞于肾盂与输尿管的连接部或者输尿管内，则可以引起严重的肾积水。梗阻刚开始发生时，主要表现为肾盏扩张，静脉肾盂造影检查时可见肾杯状穹隆变钝，这种情况是可以完全恢复的。但是，如果梗阻持续时间较长，随着梗阻时间的延长，肾实质会因为不同程度的组织受压缺血缺氧而萎缩。在这种情况下，即使手术取出结石，解除了梗阻，肾实质也不可能完全恢复。因此，梗阻性泌尿系结石要及时治疗，同时也要依据患者的病史向患者及其家属解释清楚取石后的效果及恢复情况。

三、感染

结石可以导致尿液淤积，从而诱发泌尿系感染。泌尿系结石作为异物可以促进尿路感染、病菌侵入和繁殖。感染进一步促进结石的生长并加重肾脏的损伤，在结石梗阻解除之前，感染一般都不容易控制。一般来说，无积水肾结石的感染主要表现为肾盂肾炎，有积水的感染可发展成为脓肾，两者都可以并发肾周围炎症。

四、结石合并息肉或恶性肿瘤

长期嵌顿于输尿管内的结石，对局部黏膜产生慢性机械性刺激和损伤，使输尿管均布产生炎性增生，部分发展成息肉组织。有报道输尿管切开取石术81例中合并息肉者占23.5%。由于病变局部常表现为水肿或炎性肉芽肿样改变，因此，在手术中不容易发现息肉样改变。息肉形成后加大结石对尿路的阻塞程度，同时也加重对肾脏的损害。尿路移行上皮有较强的增生和再生能力，当尿路上皮长期受到结石、炎症和尿源性致癌物质刺激时，除局部上皮组织发生增生性改变外，有时甚至出现鳞状上皮化生，最后引起鳞状上皮癌。泌尿系结石伴上皮癌以鳞癌多见，但是如果合并泌尿系畸形（如马蹄肾等），则有可能产生移行细胞癌。一般来说，肾结石合并尿路上皮性肿瘤以鳞癌为最多见，移行上皮癌次之；膀胱结石合并膀胱恶性肿瘤时则以移行上皮癌为多见，其次为鳞癌，腺癌少见。临床上，泌尿系结石合并上皮癌常易漏诊和误诊。因为尿路平片和造影片上所见肿瘤的占位性病变很容易与结石混淆，同时，有时也会因为结石的遮掩而难以显示原有的肿瘤性改变。此外，结石患者极容易出现尿液脱落细胞检查的假阳性结果。因此，对于病程长、年龄较大、结石偏大、梗阻明显或者术后创口经久不愈的肾结石和膀胱结石的患者，应该警惕是否合并有尿路上皮性肿瘤的可能性。

第四节　上、下尿路结石的分类及临床表现

一、上、下尿路结石的分类

泌尿系结石分为上尿路结石和下尿路结石，前者包括肾结石和输尿管结石，后者包括膀胱结石和尿道结石。尿石症的临床表现有时上、下尿路不能完全割裂，或二者同时存在，所以无论是临床症状还是检查都应看作一个完整的系统对待。为此，我们将上、下尿路结石的临床表现作为一个整体一起陈述。

二、临床表现

尿石症发病率男性多于女性，男性20～40岁发病率最高。肾结石和输尿管结石的主要症状是疼痛和/或血尿。结石的形状、大小、部位、活动性及有无梗阻、是否感染和输尿管的条件等因素都与疼痛的严重程度有关。膀胱结石和尿道结石以疼痛和排尿异常为主，疼痛情况与梗阻程度和是否合并感染有关。

（一）疼痛

疼痛是尿石症较为常见的症状之一，多为绞痛，多见于尿路梗阻与炎症，其产生机制与输尿管平滑肌痉挛、肾脏实质器官包膜的张力增加有关。由于泌尿生殖系统多属自主神经支配，疼痛的定位不够确切。肾结石可能表现为无症状，尤其是较大的鹿角状结石。小结石掉入输尿管时，会引起输尿管剧烈蠕动和肾盂内压力升高，出现绞痛和血尿。

1.肾结石的疼痛多位于腰部，可表现为钝痛和绞痛。将近一半的患者出现过间歇性的疼痛。肾绞痛表现为发作突然，疼痛同时放射至下腹部、腹股沟、大腿内侧，女性则可以放射至阴唇部位。肾绞痛发作可以长达数小时，数分钟后可自行缓解，也可以经对症治疗后缓解。

2.输尿管结石可以引起严重的肾绞痛，输尿管膀胱壁内段的结石可引起下尿路症状，包括尿频、尿急，尿痛，甚至排尿困难。这可能与下段结石刺激导致的膀胱逼尿肌与尿道括约肌的共济失调有关。

3.膀胱疼痛位于耻骨上区，在膀胱充盈时疼痛尤甚，当膀胱结石伴感染、结石位于输尿管膀胱壁内段时常伴有尿频、尿急或排尿困难。

4.前列腺疼痛位于会阴或耻骨上区，多见于前列腺部的尿道结石。

5.阴囊区疼痛多为牵涉痛。

6.阴茎疼痛多见于尿道、膀胱以及前列腺部的结石。

（二）血尿

肾结石的另一症状是血尿，疼痛时常常伴有镜下血尿或肉眼血尿，以前者居多，大量的肉眼血尿少见，血尿可因剧烈活动而加重。

（三）脓尿

部分患者因尿路感染就医。尿道结石嵌顿较久后，可出现尿道口流脓、红肿等急性尿道炎的

症状。

（四）尿砂

少数肾结石患者可随尿多次排出结石或小砂粒，排石时出现尿道的短暂刺痛感。

（五）排尿异常

排尿异常多见于下尿路结石，可有膀胱刺激症状、排尿困难、尿潴留及尿失禁等情况。

（六）尿量异常

尿量异常有少尿、无尿和尿闭。孤立肾或双侧输尿管结石有时会出现尿闭和无尿，一侧肾绞痛也可反射性引起另侧输尿管一过性痉挛而出现突发少尿或无尿。

（七）其他全身症状

如发热多见于结石梗阻合并感染；恶心、呕吐常见于肾绞痛，也有急/慢性梗阻导致肾功能不全等严重情况时出现恶心、呕吐。

三、体格检查

尿石症的特征性体征相对较少，肾、输尿管位于腹膜后，位置相对深在且局部体征不明显。但因其具有对称性，体检时应特别注意左、右对比检查。

（一）肾区

常用叩诊，即左手掌平放于肋脊角，右手握拳叩左手背部。叩诊阳性表明可能存在肾积水或肾周炎症或肾结石。

（二）输尿管

输尿管结石或炎症，沿输尿管走行可出现深触痛，但无反跳痛。需要检查输尿管体表径路的5个压痛点：季肋点、肋腰点、肋脊点、上输尿管压痛点及中段输尿管压痛点，中段输尿管压痛点位于腹直肌外缘与双侧髂前上棘水平连线的交点处，即输尿管的第二个生理狭窄处。

（三）膀胱

检查膀胱时，可取仰卧位或截石位。检查时需排空膀胱，在耻骨上区进行视、触、叩等检查。

首先，察看有无隆起，尿潴留时耻骨上呈隆起。一般不能触及正常的膀胱，有尿潴留、特别大的肿瘤或结石时才能触及。膀胱有炎症时可有触痛。膀胱充盈时下腹部隆起且叩呈浊音。

（四）尿道

观察尿道外口的位置与大小。男性前尿道结石在会阴部或阴茎部可触及结石并有触痛。后尿道结石可在直肠或会阴部触及。位于尿道口或舟状窝的结石甚至可以观察到。

第五节　诊断技术

虽然尿石症的诊断技术现已相当成熟，但临床医生不仅要充分辨别尿石症的特有症状及体征，而且要了解各种检查方法的基本原理及其特异性与敏感性，这样在临床实践中才会有针对性地选择理想的形态学检查手段和功能性检查手段，才有可能以最高的效价比去接近或达到最真实的病理生理学的诊疗水平。

一、病史

要全面询问患者的症状，用药情况，手术史，有无感染、系统性异常、遗传性异常、解剖学异常，饮食和水的摄入等。部分尿石症患者的病因可通过病史确立。药物与其代谢物可能导致结石，或药物诱导的代谢性结石的形成。其中一类药物性结石的形成为药物在尿中溶解度比较低而浓度高，此类药物包括头孢曲松钠、氨苯蝶啶和磺胺类等。另一类可以诱发结石形成的药物包括糖皮质激素、维生素D和维生素C等。通过了解病史并结合CT等影像资料可诊断肾盂输尿管狭窄性结石抑或成形术中使用hemo-lock夹移位继发的异物性结石，以及女性的节育器移位膀胱形成的继发性的异物性结石。原发性甲状旁腺功能亢进、痛风及结节病等均可导致反复复发性结石。

二、实验室检查

常用的实验室检查包括尿液成分的分析、血液的分析等。

（一）尿液分析

除常规检查白细胞、细菌外，若有感染存在需要做尿细菌培养加药敏试验。还可以检测尿中钙、镁等离子水平。

（二）血液检查

需要检查肝功能、肾功能、血离子、血尿酸、血常规、血糖、酸碱度及甲状旁腺功能等。甲状旁腺激素和血清钙的测定有助于判断有无甲状旁腺功能亢进或其他与高钙血症有关疾病的可能性。患者有高尿酸血症，则多为尿酸结石。

三、影像学检查

但凡具有尿结石临床表现的患者均应进行影像学检查，这对于泌尿系结石的诊断、治疗具有重要意义。

（一）超声检查

超声检查是一种安全（无辐射风险）、无创、简便、可重复又经济的检查方法。超声检查在尿石症的诊断方面由于泌尿系有尿液这种可作为天然“声窗”的液体，其对肾结石、输尿管近端结石、输尿管膀胱壁内段结石和膀胱结石非常敏感，可作为尿路结石的常规检查方法，尤其可作为儿童和孕妇尿路结石的首选检查方法。它可以识别不同部位的结石，以及上尿路结石伴有的尿路扩张。超声检查对肾结石的特异性为88%、敏感性为45%；超声检查对输尿管结石的特异性为94%、敏感性为45%。

超声检查特别适合社区医疗机构和广大的农村。超声检查同时能检出透光结石，对于3～4 mm的肾内小结石，可从其伴有声影或多角度探测以及灰阶超声匹配微处理彩色显像而得到确认，颇有实用价值。对于小于5 mm的结石，不是所有的CT都能检出，对于特殊的群体，比如飞行员、体检入伍入职的人员，小肾结石的诊断确立以超声检查结果为准。

（二）尿路平片（KUB）

KUB能发现90%左右的阳性结石，能够大致确定结石的大小、数量、位置及形态，因此，KUB可作为常规检查方法，KUB也是术后常规复查对比的常用检查方法，但对于孕妇和部分患儿不适宜进行KUB检查。在KUB上不同类型的结石显影浓淡程度依次为：草酸钙结石、磷酸钙结石、磷酸镁铵结石、胱氨酸结石、含钙尿酸盐结石，黄嘌呤结石和尿酸结石能够透过X射线（X射线阴性），胱氨酸结石的密度低，在KUB上的显影比较淡。

（三）静脉尿路造影（intravenous urography，IVU）

IVU不仅可进一步诊断结石，更有助于了解尿路的解剖，明确结石的具体位置，发现KUB上的阴性结石，以及了解肾功能的情况和有无尿路梗阻，还可判定肾盂类型、肾盂输尿管连接部狭窄、蹄铁形肾、海绵肾等。但对于肝肾功能不全患者、心血管疾病患者及碘过敏患者禁用该项检查。

（四）非增强CT扫描

在许多国家，螺旋CT检查结果实际上已成为急腹症的诊断标准，且也已经广泛用来指导结石病的治疗抉择及治疗过程。因此，对于肾绞痛患者，可首选平扫CT。平扫CT无论在鉴别诊断其他疾病引起的急腹症中还是在尿路结石的成像中都优于其他的影像技术。一旦确诊结石，螺旋CT能很好地提供关于结石的大小、所在的解剖位置，甚至其组成结构成分的信息，而且非增强CT检查所需时间少，检查快捷，这些都有助于医生更好地掌握患者的病情，并以此很快地确定治疗方案。

多排螺旋CT（MDCT）在结石疾病治疗中的应用范围从最初诊断扩大到治疗计划选择和治疗过程的监测。双能CT（DECT）等CT技术的创新与传统的MDCT相比，已被证明能够增加结石成分的预处理特征，并且正在被越来越多地使用。国内外研究表明结石成分的CT结石值由高到低依次为磷酸钙结石、草酸钙结石、胱氨酸结石、感染性结石和尿酸结石。尽管与CT相关的辐射剂量暴露仍然是一个值得关注的问题，但使用低剂量MDCT协议以及将更新的迭代重建算法集成到常规CT实践中，已导致电离辐射暴露的大幅减少。总之，CT已经为泌尿系结石的诊断、定位和特性等信息提供了最好的成像，而且这种技术的价值和地位可能只会随着时间的推移而增加。然而，CT的可及性、场地要求和辐射剂量的问题将限制其在某些场所的使用。

（五）CT增强+三维重建（MDCTU）

MDCTU是MDCT及静脉注射碘对比剂，主要是在肾脏的排泄期获得最佳影像学检查结果的方法，随着技术的不断改进，MDCTU已成为血尿患者的“一站式”检查技术，MDCTU对泌尿系结石合并肾脏肿瘤或结石合并尿路狭窄具有一定的诊断价值。

（六）逆行或顺行尿路造影

这两种检查属于有创性检查，不应作为常规的检查手段，但在IVU不显影或梗阻需要与狭窄、息肉等进一步鉴别诊断时仍需应用。

（七）磁共振水成像（MRU）

结石在MRU影像上的表现为TW1和TW2双期均呈双低信号，但MRU在诊断泌尿系结石方面应用很少，特殊病例如小儿、孕妇、肝肾功能障碍患者和碘剂过敏者可以选用。

（八）放射性核素检查

以前，通过肾图判断有无结石的梗阻，现已基本弃用。目前放射性核素检查更多地用于尿路结石的特殊患者，做分侧肾功能的评估。

（九）内镜检查

部分患者尿路结石的诊断是靠内镜检查时确立，比如后尿道结石或前列腺梗阻引起的膀胱结石。

第六节 治疗及康复

一、肾绞痛的治疗

肾绞痛需要与其他急腹症仔细鉴别，需要鉴别的疾病有心肌梗死、动脉夹层瘤、胃癌、带状疱疹、阑尾炎等。

（一）药物止痛

肾绞痛一般需急诊处理，诊断明确后可应用药物对症治疗，缓解疼痛。常用的药物有：

1. 非甾体类镇痛抗炎药物

常用的药物包括双氯芬酸钠和吲哚美辛等，它们有中等程度的镇痛作用。前者还可以减轻输尿管水肿，减少轻疼痛的复发，它的禁忌症是心脑血管病，同时对肾小球滤过率有一定的影响。

2. 阿片类镇痛药

常用药物有曲马多、强痛定和地佐辛等，它们可以缓解疼痛，具有较强的镇静和镇痛作用。该类药物一般需要配合解痉类药物一起使用，不应单独使用在治疗肾绞痛时。

3. 解痉药

（1）α-受体阻滞剂：坦索罗辛对治疗肾绞痛有一定的作用，可以缓解输尿管平滑肌痉挛。

（2）钙离子阻滞剂：钙离子阻滞剂对缓解肾绞痛有一定的效果，可口服或舌下含服。

（3）黄体酮：黄体酮对排石和止痛有一定的作用，通过抑制平滑肌的收缩而缓解痉挛。

（4）M型胆碱受体阻断剂：M型胆碱受体阻断剂缓解痉挛，松弛输尿管平滑肌，常用药物有654-2和硫酸阿托品。

（5）间苯三酚：间苯三酚可以直接作用于泌尿生殖道平滑肌，是亲肌性的非阿托品、非罂粟碱类纯平滑肌解痉药。该药的特点是不具有抗胆碱作用，只作用于痉挛平滑肌，对正常平滑肌影响极小，无抗胆碱样副作用。

（二）外科治疗

当处理直径大于6 mm结石或药物缓解疼痛无效时，应考虑外科治疗，措施有：体外冲击波碎石术（extracorporeal shock wave lithotripsy，SWL）；经尿道输尿管镜碎石取石术；输尿管支架引流术；经皮肾造瘘引流术。诊治过程中要特别注意有无双侧梗阻、有无少尿无尿、有无感染、有无发热等，如有上述情况出现则需要积极解除梗阻、控制感染。

上尿路结石梗阻伴感染及梗阻性无尿是泌尿外科的急重症之一，感染严重者因脓毒休克而危及生命，应立即解除梗阻、控制感染，最大限度地避免肾功能进一步损伤。目前最常用的解除梗阻方式是输尿管内放置支架和经皮肾穿刺造瘘，同时应行血和尿的细菌培养及药敏试验，并立即行抗感染治疗，等待感染控制和病情稳定后再选择择期处理结石，即“先救命再治病”的方案。

二、肾结石的治疗

主诊医生应熟知尿石症诊治知识和国内指南，并结合自己的临床经验做出治疗方案选择，对于患者，应根据自身因素和医生所提供的治疗方案选择自己愿意接受的治疗方案。

（一）非手术治疗适应症

1.无症状、无梗阻的肾盏结石、憩室结石、髓质海绵肾；

2.结石导致患侧肾脏无功能、无症状但对侧肾功能正常；

3.存在各种手术禁忌症。

非手术治疗的策略是纠正结石的易发因素，调整饮食结构和养成多饮水习惯，每天至少饮水2000 mL。非手术治疗前，要充分告知患者疾病进展的风险，并需要定期复查。复查以超声和平扫CT为主，如果出现症状，或结石增大造成梗阻，则需采取积极外科治疗措施。

（二）药物治疗

详见第七节预防部分。

（三）肾结石主动治疗的适应症

结石生长；有症状结石（如疼痛或血尿）；易成石的高危患者的结石；不愿意随访的直径<15 mm结石患者；结石导致的梗阻；感染；结石直径>15 mm；有合并症以及患者的社会、经济状况等（如入职体检、飞行员等职业或旅行）。

体外冲击波碎石术、PNL和RIRS是治疗肾盂结石或中上肾盏结石的有效方法。体外冲击波碎石术可对直径<2 cm的结石获得良好SFR，但下极的结石除外，而PNL技术几乎不受结石大小的影响。对于直径>2 cm的结石一开始应进行PNL处理，而SWL通常需要多次治疗，并且伴随着需要辅助治疗输尿管结石梗阻或石街的风险相应地增加。同样，对于直径>2 cm结石使用输尿管软镜下治疗因清石率低或需二次手术等原因也不作为首选治疗手段。然而，对于不愿选择PNL或有相对禁忌症的患者可以作为一线选择，但术后要密切监测石街情况。

（四）体外冲击波碎石术

1.概述

体外冲击波碎石术（extracorporeal shock wave lithotripsy，SWL）是利用体外产生的声波然后

传导并聚焦于体内的结石上，冲击波聚焦于靶点结石上产生足够的能量使之粉碎，继而机体将其排出体外达到治疗目的的方法。

2.适应症、禁忌症及影响疗效的因素

（1）适应症：①肾下盏结石<1 cm可以首选SWL；肾下盏结石直径1～2 cm、排除SWL的不利因素外可首选SWL；②直径<2 cm的肾盂内结石或肾上、中盏结石；③直径>2 cm但<3 cm的部分鹿角形结石，可选择SWL（除外结石主体位于下盏的结石及胱氨酸肾结石）；

碎石的不利因素：肾盂漏斗部夹角IPA（结石所在肾小盏的轴线与上段输尿管中轴线间的夹角<30°），肾下盏盏颈宽度、肾下盏长度、皮肤结石距离过长。

（2）禁忌症：①结石附近存在动脉瘤；②严重糖尿病或心肺疾病不能耐受；③严重尿路感染；④结石远端有梗阻因素；⑤肾功能不全；⑥重度肥胖或严重骨骼畸形；⑦活动期的传染病；⑧凝血功能障碍；⑨妊娠（绝对禁忌症）。

（3）影响疗效的因素：主要与结石的大小、位置、硬度（成分）和皮肤到结石的距离等有关。磷酸镁铵结石及尿酸结石较疏松，密度低，相对容易击碎，而胱氨酸结石和一水草酸钙结石、羟基磷灰石则击碎困难。越大的结石，需要再次SWL的可能性就越大。上盏、中盏的结石或肾盂内结石SWL的效果要比下盏结石好；首选使用内镜手术对下盏结石进行治疗，即使是直径<10 mm结石。SWL对多发结石效果一般。肥胖是影响SWL效果的重要因素之一。同时，异位肾、移植肾、马蹄肾等解剖异常及脊柱畸形也会使碎石时的定位和排石受到一定影响。

3.碎石前、后注意要点

（1）术前检查及准备：超声、CT扫描、KUB是常规检查，IVU等是可选择检查。尿常规和血常规是必需检查项目，碎石前需排除潜在感染以免碎石后并发尿源性脓毒血症。建议碎石前行肠道准备。使用抗凝剂者，治疗前需停药，凝血功能正常后方可碎石。术前不建议常规放置双J管并使用抗菌药物。若患者已留置好导尿管、肾造瘘管或双J管，可以预防性使用抗菌药物。

（2）间隔时间及治疗次数：一般连续2次SWL的间隔为10～14天，推荐治疗次数不超过3次。

（3）术后处理：SWL后肾绞痛一般用解痉镇痛药物治疗均可缓解，必要时可再次行SWL治疗或腔内治疗。适量地多饮水、利尿、止痛、药物和机械排石或适度运动等均可加速碎石后的结石排出。一般推荐SWL后4周行影像学检查判断残石情况。

4.常见并发症及其处理

SWL常见并发症主要包括与碎石、感染、直接损伤相关的并发症。

（1）石街处理：SWL后发生石街约4%～7%，其主要因素是结石的大小。导致输尿管严重梗阻是石街的主要问题，无症状的患者高达23%。当石街无症状时，输尿管镜和SWL对石街的治疗是有效的。如果出现尿路感染或发热，以及肾功能不全，最好也最有效的是通过经皮肾造口行肾脏集合系统的减压，等待感染控制后再行输尿管镜或双镜联合手术。

（2）感染：主要包括泌尿系的感染、感染性休克等。当感染合并梗阻时应予以积极引流。当感染性休克发生时，应立即按照感染性休克处理原则积极处理。

（3）损伤：包括肾损伤、心血管不良事件、消化系统损伤等。若出现血尿，需按一般肾脏损伤的处理原则治疗。大多数可以保守治疗，若严重肾裂伤伴血肿可行外科手术治疗或选择性动脉介入栓塞。如有尿外渗，应在解除梗阻的同时充分引流外渗的尿液。

（五）输尿管软镜碎石取石

多年来，泌尿科医生一直在努力寻找最有效且创伤最小的肾结石治疗方法。随着科技的进步，涌现出多种多样高能量的碎石设备和创新出一批小型化的碎石工具，这些设备和器械的组合不断地扩充着泌尿科医生的治疗手段。

输尿管软镜碎石术：逆行肾内输尿管软镜手术（retrograde intrarenal surgery，RIRS）近年来在我国得到快速开展及应用，具有创伤小、恢复快的特点。随着一次性电子输尿管软镜的量化、国产和上市使用，RIRS得到了很好的推广和普及，现已在县级单位常规开展。

1.适应症

（1）严重脊柱畸形、极度肥胖、异位肾合并肾结石，PNL困难者；

（2）SWL术后残留的肾下盏结石；

（3）肾结石（直径<20 mm）合并肾盂旁囊肿；

（4）SWL定位困难的、X射线阴性肾结石（直径<20 mm）；

（5）部分肾盏憩室内结石；

（6）肾下盏结石（直径<20 mm）SWL治疗效果不佳。

2.禁忌症

（1）髋关节畸形、截石位困难；

（2）无法耐受手术、严重心肺等脏器功能不全；

（3）严重的泌尿系感染；

（4）输尿管狭窄、无法腔内手术；

（5）严重的全身出血性疾病等。

3.术前准备

包括一般情况评估、感染控制、结石定位等。充分评估可能发生的并发症及二次手术的可能性等。术中发现尿路感染需在感染控制和引流后二期手术。

4.操作方法

先用输尿管硬镜放置导丝至肾盂内，沿导丝置入输尿管软镜鞘，并依据硬镜检查的情况判断输尿管鞘留置的深浅，并注意鞘与导丝的同轴性。术中需保证视野清晰，但需要控制肾盂压和灌洗液的出入量。可粉末化或碎块化碎石，套石网篮可提高清石率从而减少排石的风险。

5.输尿管软镜碎石效果的影响因素

输尿管软镜碎石效果的影响因素主要包括输尿管的条件、结石因素（包括成分、大小、位置、数目）、肾下盏的解剖、钬激光碎石参数设置、术者经验等。目前国内江西赣州研发了国产智能控压碎石吸石系统，使用此系统可处理肾内较大的结石，并初步取得了一定的效果，现国内多个中心在尝试，更多的临床资料正在积累。

6.防治并发症

术后的并发症包括残石引起梗阻、感染及输尿管损伤后狭窄等。手术时间长短与并发症发生率成正比，建议将时间控制在1.5 h内。

7.术后的处理及随访

对于完全清石者，术后可不留置输尿管支架；但对术中存在感染、输尿管损伤等情况必须留置支架管。术后需监测生命体征，若出现重症感染，要积极救治。输尿管损伤主要由于置鞘所致，术后应留置输尿管支架管并密切随访。术后复查主要以腹部X射线平片为主，必要时行超声和泌尿系CT平扫检查。

输尿管软镜术后患者一般两三天便可出院，1个月后拔出内支架管完全康复。

（六）经皮肾镜取石术

经皮肾镜取石术（percutaneous nephrolithotomy，PNL）仍然是治疗大负荷肾结石的标准方法。医生可根据自己的喜好选择不同大小的肾镜。肾镜根据直径不同可分为标准通道24F～30F、小通道20F～22F、微通道14F～18F、超微通道10F～13F、针状4.8F。

1.适应症

直径≥20 mm的肾结石、有症状的肾盏或憩室结石、SWL及软镜治疗失败的肾结石等；特殊类型肾结石，包括马蹄肾、孤立肾、小儿肾结石、移植肾合并结石等。

2.禁忌症

合并有严重的尿路感染；一般禁忌症包括服用阿司匹林等抗凝，未纠正的凝血功能不全、未控制的高血压或糖尿病、严重心肺功能不全；同侧肾脏合并肿瘤；妊娠；其他相对禁忌症包括肾后结肠、肝脾大影响经皮肾穿刺通道建立。

3.治疗方案和原则

（1）应在安全的前提下，尽量取净结石，解除梗阻，控制感染，保护肾功能。但应尽量控制手术时间在1.5 h内，同时注意灌洗液的量和温度。

（2）应预防性使用抗生素，尿路感染者应依据尿培养结果选用敏感性抗生素控制感染。术中发现肾积脓，应留置肾造瘘管引流，择期取石。

（3）对于感染性结石、结石负荷大或合并肾功能不全等，应控制手术时间，必要时分期手术。

（4）PNL术后有结石残留，可联合RIRS、SWL等处理，避免一期长时间PNL术引起出血、低体温、感染、灌洗液吸收综合征等严重并发症。

4.手术要点

（1）麻醉：气管插管全身麻醉、椎旁阻滞麻醉、腰硬联合麻醉。

（2）体位：有经典俯卧位、分腿俯卧位、侧卧位、斜侧卧位等。

（3）术中定位：B超、X射线定位，或两者联合定位。术前进行影像学检查评估尤其是肾脏的超声或CT检查可以提供计划经皮穿刺途径、穿刺范围内周围组织的结构和器官的信息。

（4）穿刺：常规逆行输尿管插管灌注形成人工肾积水后再行穿刺，且相对容易穿刺和安全，穿刺要经过目标肾盏的穹隆部。肾盏的穿刺也可在软镜的直接监视下进行。多选用J形导丝。逆行插管除灌注形成人工肾积水便于穿刺外同时具有阻止结石向输尿管内迁移、导管的参照帮助术中肾镜下定位各盏、有助于寻找盂管交界处、顺行放置导丝困难者可逆行引导置管等优点。

（5）通道扩张：一定要记住并遵守宁浅勿深的原则。标准通道的建立一般建议二次扩张，可先扩张至F16或F18，用输尿管镜或小儿肾镜检查确定后再行进一步扩张，以免一步到位造成严重损伤。扩张器及取石通道即鞘的选择，应根据手术取石的需要、目标盏的大小以及结石的分布、负荷、术者经验及单位所具备的碎石设备和条件等因素决定。有文献证明一步扩张同样有效。小通道与标准通道PNL的无石率具有可比性，小通道者失血量显著降低，但手术时间往往显著延长。

（6）腔内碎石取石：腔内碎石可通过气压弹道、激光、超声等多种设备进行。硬性肾镜可用超声和气压弹道，而激光更多地用于软性内窥镜和小镜体。碎石取石时应控制手术时间并保持肾盂内低压，国内专家共识PNL手术时间应控制在90 min之内。

（7）输尿管支架管及肾造瘘管的留置：根据是否存在二次检查的可能以及结石残留、术中出血情况、输尿管梗阻、尿外渗、感染等综合评估决定是否留置输尿管支架管及肾造瘘管。当两者均不留置时，称为完全无管化PNL。在不复杂的情况下，无管化PNL可缩短住院时间，也无不良反应。

5.常见严重并发症及处理

研究表明，PNL并发症为：发热（10.8%）、出血（7%）、胸部并发症（1.5%）、脓毒血症（0.5%）、脏器损伤（0.4%）、栓塞（0.4%）、假性尿囊肿（0.2%）、死亡（0.05%）。常见的严重并发症是感染及出血，术后出血可通过短暂夹闭肾造瘘管进行压迫止血。术后出血较多的情况下，一般需要超选择性栓塞。术中出血较多，应尽快留置肾造瘘管后结束手术。术后尿源性脓毒血症与术前未控制感染、手术时间过长及术中肾盂内压过高有关。术中控制冲洗压力和术后引流管通畅是预防术后脓毒症的重要措施，早期诊治对阻止并发症进展和降低死亡率有关键性作用，应尽早使用高级别抗生素、液体扩容和使用去甲肾上腺素等血管活性药物，必要时行机械辅助通气。

PNL术后康复相对较慢，应按肾挫裂伤对待，恢复一般需要1～2周。1个月后拔出输尿管内支架管。

（七）腹腔镜或开放手术治疗

SWL和腔内泌尿外科（URS和PNL）的进展，显著减少了开放手术或腹腔镜手术。然而，如果URS和PNL，或者多种腔内联合手术方式失败，开放手术或者腹腔镜手术可能是最后的选择。对于肾盂内的直径≥10 mm单个结石，腹腔镜手术的取石率极高。对于直径≥15 mm输尿管近端嵌顿性结石、对SWL或URS治疗失败的输尿管结石、内镜过程中需腔镜或开放处理、同时存在需要开放手术处理的疾病等，这些更具侵入性的手术取得高清石率和相对低的辅助治疗率。另外，机器人手术治疗泌尿系结石也被报道过。

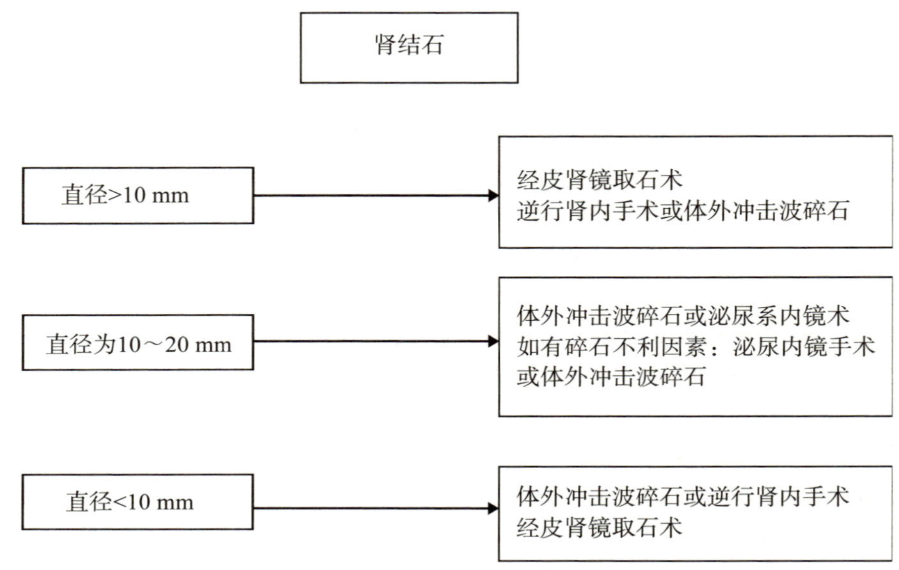

图4-1　肾结石主动取石治疗流程（原创）

三、特殊类型及特殊情况肾结石的治疗

（一）鹿角形肾结石的治疗

鹿角形肾结石是指结石位于肾盂并且分支进入全部或部分肾盏集合系统。结石占据全部集合系统的称为完全性鹿角形肾结石，其余称为部分性鹿角形肾结石。另外，最常见的鹿角形结石是感染性结石，但胱氨酸、草酸钙、磷酸钙、尿酸也会形成鹿角形肾结石。鹿角形肾结石需要积极治疗。

治疗策略：大部分鹿角形肾结石的首选治疗方法是PNL，其次为有软镜的分次多期碎石取石。治疗目标是尽可能去除结石。软镜碎石后应密切监测，有梗阻情况出现需要外科干预，若梗阻合并感染需要肾造瘘引流。术前CT、IVU或者逆行肾盂造影了解结石特点及集合系统解剖结构。碎石通道的选择：多选择标准通道，尽量减少通道数，通道过多会增加出血和损伤肾功能的风险。鹿角形肾结石多为感染性结石或结石合并感染，治疗中要预防尿源性脓毒血症的发生，标准通道及带有负压吸引的碎石清石系统在治疗此类结石中具有明显的优势。多期手术的间隔时间一般为5～7天，手术的次数也不宜过多。

联合治疗：主要为多镜联合，多镜联合可一期手术或二期手术，采用肾镜联合顺行或逆行输尿管软镜或硬镜，近年亦有标准通道取石为主联合针状肾镜治疗，也可联合体外冲击波碎石。

（二）残石的处理

SWL、URS或PNL治疗后可能会残留结石碎片，部分需要进行进一步的干预。大多数研究表明，治疗后第一天或治疗后第一周拍片，结石粉末化或残余碎片导致假阳性，有可能导致过度治疗。因此，治疗后4周拍片似乎最合适。在输尿管或肾脏的结石最终治疗后对小的残留碎片的检测NCCT扫描与US、KUB和IVU相比，NCCT的灵敏度更高。然而，在NCCT图像上有残存碎片的患者中，超过一半的患者可能不会经历与结石有关的临床问题。总的来说，对于各种结石成分，21%～59%的残留结石患者需要在5年内治疗。碎片直径>5 mm的更可能需要进行下一步的干预。

（三）肾盏憩室结石

无症状的肾盏憩室结石一般不需要处理，处理时可根据结石的大小、憩室壁的厚度、憩室口的大小、憩室盏颈的长度等综合判断。手术方式可选择SWL、PNL或RIRS。也可以通过腹腔镜手术切开憩室取出结石并缝合憩室或憩室口。对于憩室壁薄、靠背侧的憩室结石，可选用后腹腔镜下处理，处理也简单易行。图4-2是肾脏憩室结石经后腹腔镜处理的术中图像。SWL对憩室口狭窄患者来讲排石也困难。憩室盏口呈膜性的可行RIRS内切开，腹侧的憩室结石PNL处理相当困难，有时憩室口内镜下也不容易发现，肾脏背侧的憩室结石PNL和后腹腔镜处理都相对比较容易。

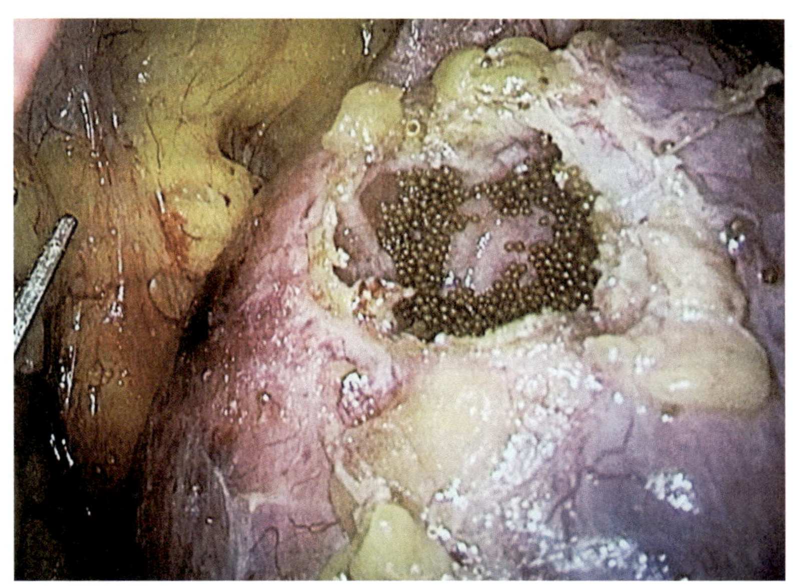

图4-2　肾憩室结石

（资料来源：兰州大学第二医院）

（四）马蹄形肾结石

对马蹄形肾结石可以按肾结石的一般原则处理，SWL后碎石的排石有可能较差。软镜在患者可接受的清石率的情况下可取得一定的效果。当结石合并肾盂输尿管连接部梗阻（ureteropelvic junction obstruction，UPJO）时可通过以下方法清除结石：PNL联合经皮肾盂输尿管内切开术；开放肾盂成形术加取石；腹腔镜或机器人手术重建并联合输尿软镜取石也是一种可行的选择。如有峡部的影响可同时做峡部切开，盂管交界处梗阻核心问题大多是输尿管高入口问题。

（五）妊娠期尿石症

妊娠合并尿石症的临床治疗是相对复杂的，这需要患者、泌尿科医生、放射科医生和产科医生等的密切合作。妊娠合并尿石症的诊断以超声和MRI为主。如果出现并发症（如严重肾积水、顽固性疼痛或早产），留置输尿管支架管或经皮肾穿刺造瘘是必要的。孕妇非急诊输尿管镜手术最好选择在妊娠中期由有丰富经验的泌尿科医生进行操作，腔内碎石的能量工具多以弹道为主。怀孕仍然是SWL的绝对禁忌症。

（六）尿流改道患者结石的管理

尿流改道患者因代谢因素（高钙尿、高草酸尿和低枸橼酸血症）、感染细菌产生尿素酶、异物、黏液分泌和尿潴留等导致结石形成的风险很高。一项研究表明，尿流改道患者反复发生上尿路感染，5年内尿路结石的风险需要PNL治疗的为63%。SWL可有效治疗较小的上尿路结石。对于大多数病例，实现无结石状态需要腔内泌尿外科技术，而逆行内镜手术很难成功。同时，复发风险很高，代谢评估和密切随访是必要的，预防措施包括代谢异常的处理、尿路感染的适当治疗、利尿或规律冲洗储尿囊。

（七）肾移植患者结石的处理

肾移植术后的结石发病率为1%，结石形成有多方面的原因和高危因素：免疫抑制剂的使用会增加感染的风险，导致高滤过及过碱性尿和复发性UTI，肾小管酸中毒（RTA）和血钙离子水平升高和甲状旁腺功能亢进。患者出现尿路梗阻需要立即干预，应仔细经皮穿刺引流，随后进行顺行内镜检查和治疗更便利。较细的软镜使URS成为一种新的技术。

（八）肾霉菌石病的管理

肾霉菌石病是非常少见的感染性肾结石，可见于泌尿系霉菌感染性患者，临床表现多种多样，有血尿、输尿管梗阻甚至脓毒血症。肾霉菌石病发病的危险因素包括糖尿病、神经源性膀胱、长期使用抗生素和长期留置导尿管及免疫力低下。肾霉菌石病的治疗需要药物治疗和手术协同治疗。药物治疗需要两性霉素B或氟尿胞嘧啶治疗，手术以经皮肾镜为主，手术时同时需要灌注治疗。

（九）儿童结石的管理

研究表明，儿童泌尿系结石病的发病率和患病率有所增加。虽然男孩最常见的是在十多岁患病，而青春期的女性发病率明显上升。

儿童尿石症的症状与年龄有关，婴儿可出现哭闹、40%的病例出现易怒和呕吐，年龄较大的儿童则会出现镜下或肉眼血尿、腰痛、呕吐以及反复的尿路感染。

儿童结石的成分也是以草酸钙结石为主。低枸橼酸血症、高钙尿症和低尿量占多数。遗传因素或系统性疾病（如胱氨酸尿）引起的结石在儿童中少见，确定原因的比例不到17%。儿童肾结石患者均需密切随访。

近年来，输尿管镜越来越多地用于治疗儿童输尿管结石。RIRS对小儿肾结石已成为一种有效的治疗方法。儿童PNL的适应症与成人PNL的适应症相似，包括直径>2 cm肾结石或更小的结石其他治疗无效者。儿童肾脏体积小，集合系统空间小，设备的小型化增加了儿童无管化PNL的可能性，这可以缩短住院时间并减轻术后疼痛。儿童在单次PNL治疗后的SFR为71.4%～95%，总并发症发生率为20%。

随着SWL、PNL和RIRS的发展，很少有儿童尿石症的处理需要开放手术。至今关于机器人辅助腹腔镜手术处理小儿结石症的疗效和并发症的数据很有限。

（十）肾结石患者的康复

肾结石患者的总体康复时间在1个月左右，自然排石平均排石时间也是30天左右。个别患者延迟康复，康复时间甚至在3个月左右。大部分患者很快康复，输尿管镜可以做到日间手术，SWL无效后改用输尿管镜或其他治疗手段，康复时间相对延长。一般手术治疗后留置D-J管时间为1～2个月，如果有血尿情况，适当多饮水，减少活动量。输尿管结石行PNL或顺行输尿管镜治疗，康复时间同肾结石PNL后。

四、输尿管结石的治疗

（一）非手术治疗

对于直径<0.5 cm的输尿管结石，98%可自行排出结石；对于直径为0.5～1.0 cm的结石，可以在密切监测下选用保守疗法。治疗措施包括：大量饮水，每天2.5～3.0 L；适当活动；镇痛解痉药物可以缓解肾绞痛；密切监测结石位置及肾积水情况的变化。如出现感染、持续的梗阻或出现无法缓解的肾绞痛，则需要积极外科干预。

（二）输尿管结石的主动治疗方式

输尿管结石的治疗方法有SWL、输尿管镜（前端可弯曲的、可分体的硬镜，即硕通镜）碎石术、顺行输尿管镜碎石术、腹腔镜手术及开放手术。绝大部分输尿管结石可通过SWL和经尿道输尿管镜碎石取石，疗效确定令人满意。

（三）体外冲击波碎石术（SWL）

SWL是治疗输尿管结石的主要方法之一。碎石的成功率与碎石机的类型、结石成分的大小、有无息肉包裹有关。结石部位不同，碎石的难易程度和排石率也有不同。文献资料显示SWL治疗后的远段、中段和近段结石清除率分别为74%、65%和77%。

1.适应症

SWL可用于全段输尿管结石；对于直径<1.0 cm的上段输尿管结石首选SWL，对于直径>1.0 cm的结石可根据情况选择SWL或URS；对于直径>1.5 cm停留时间较长（>2个月）的结石，由于严重肾积水、嵌顿时间长或存在输尿管狭窄等病变，应视不同位置采用输尿管镜碎石或PNL；对于中段输尿管结石，可选择输尿管镜碎石或SWL，直径>1.0 cm的结石首选输尿管镜碎石；对于中下段输尿管结石，可选用输尿管镜碎石或SWL。

2.禁忌症

结石附近存在动脉瘤；严重糖尿病或心、肺疾病不能耐受；严重尿路感染；结石远端有梗阻因素；肾功能不全；重度肥胖或严重骨骼畸形；活动期的传染病；凝血功能障碍及未纠正的出血性疾病；妊娠（绝对禁忌症）。

（四）输尿管镜（顺行、逆行，软镜）碎石取石术

自20世纪80年代输尿管镜应用于临床以来，输尿管结石治疗方法发生了巨大的变化。尤其是软镜的广泛应用，与碎石设备相结合，以及套石网篮、阻石篮的应用，提高了输尿管镜清石率和成功率。多数原位碎石即可获得很好的疗效，上段结石也可以推入肾盂再用输尿管软镜碎石，利于保护输尿管。

1.输尿管硬镜碎石取石术

（1）适应症

①输尿管全程结石；②SWL碎石失败后的上段结石；③输尿管“石街”；④嵌顿性结石。同期行双侧输尿管结石的URS是可以的，但是总体的轻微并发症发生概率略大。

（2）禁忌症

全身性出血性疾病未得到控制；严重心、肺功能不全；泌尿系感染未得到控制；无法摆放截石位。

（3）术前准备

同一般手术原则并排除或控制尿路感染。

（4）操作方法

进镜方法有直接进镜法、上调下压法和旋转进境法。应用旋转进镜法最易获得成功，经输尿管镜窥见输尿管口后增加灌洗液流量，插入导丝或导管，在患侧输尿管口内侧旋转镜体90°，沿导丝或导管回旋镜体同时结合上抬下压和推进动作，进镜后降低灌洗液压并将结石粉碎成直径0.3 cm以下的碎片。直径≤0.5 cm的碎片可用取石钳或网篮取出。为防止输尿管中上段结石进入肾盂或者肾盏，可采取以下措施：碎石前用套石或阻石网篮固定结石后进行碎石；减小冲洗液的压力；体位调整为头高脚低位；长脉宽碎石或降低激光的频率、减少激光的能量；碎石时先从结石边缘进行碎石，逐渐将结石粉末化，最后处理粘连在输尿管壁的结石。

需要特别强调的是遇到进镜困难者，可留置支架管二期手术，不可强行上镜，以免造成严重的输尿管损伤。

2.输尿管软镜碎石取石术

随着技术发展，电子镜输尿管软镜已经普遍应用到临床实践中。一次性使用电子镜做功的改进包括镜体越来越纤细，同时也有良好的可弯曲度、理想的同轴性、可靠的光学质量和令人满意的操控性，使得URS越来越多地应用到治疗肾结石和输尿管结石。RIRS技术取得了重大进展，电子镜清晰的图像也使得手术时间越来越短。

（1）适应症

上段输尿管结石；输尿管扭曲、硬镜不能通过者；极度肥胖者；凝血障碍、轻度出血倾向或不能停用抗凝药物者。

（2）禁忌症、术前准备、麻醉

同输尿管硬镜碎石术。

（3）操作过程

手术室最好配备有C臂机透视设备，但国内大多数单位已熟练开展无X射线监视的RIRS，一般先用硬镜或球囊扩展，然后再留置输尿管引导鞘。如遇输尿管狭窄而进镜困难者，留置D-J管2周左右二期手术。有亲水涂层输尿管鞘的使用便于输尿管软镜的上下出入、连续的冲洗可改善视野、减小肾盂内压并可缩短手术时间。RIRS的目的是完全取石，要求粉末化或套石篮取出

结石，对于大的肾结石并不适用。URS之前不需要常规放置支架管，然而，术前置入支架管有利于输尿管镜碎石，提高清石率，减少并发症的发生。研究表明：输尿管镜完全清除结石且无并发症无须留置支架管，支架管置入可能增加术后并发症和费用。但如有以下情况应留置输尿管支架管：结石残留、输尿管损伤、黏膜明显水肿或有穿孔、出血、感染、妊娠、伴有输尿管狭窄或息肉、较大的嵌顿性结石（>10 mm）等情况。支架留置1～2周，如行输尿管狭窄内切开术，需放置4～6周。

3.经皮顺行输尿管镜（微通道PNL）

（1）适应症

输尿管上段较大或嵌顿性结石；SWL或经尿道输尿管镜失败的输尿管上段结石，结石长径在10 mm以上，或肾积水较重合并下盏的结石；合并肾结石需要经皮穿刺肾造瘘顺行一并处理者。若采用顺行输尿管软镜，可治疗全段输尿管结石尤其是严重的石街、复杂的结石和尿流改道。图4-3是肾结石SWL后严重的右侧输尿管石街的KUB图像。

（2）并发症及其处理

并发症的发生与设备的选择、病人自身输尿管的条件和术者的经验等有较大的关系。常见并发症包括感染及出血、输尿管损伤等，URS总体的并发症率为9%～25%，大多数无须处理。严重的并发症如撕脱和狭窄约占1%，穿孔是最常见的引起并发症的重要危险因素。如穿孔严重，应进行输尿管修补（输尿管端端吻合术等）。输尿管撕脱是最严重的急性并发症之一，应积极手术重建（膀胱瓣输尿管替代、回肠代输尿管术、输尿管膀胱吻合术或自体肾移植等）。输尿管狭窄或闭锁是主要的远期并发症，其发生率约为0.6%～1%。

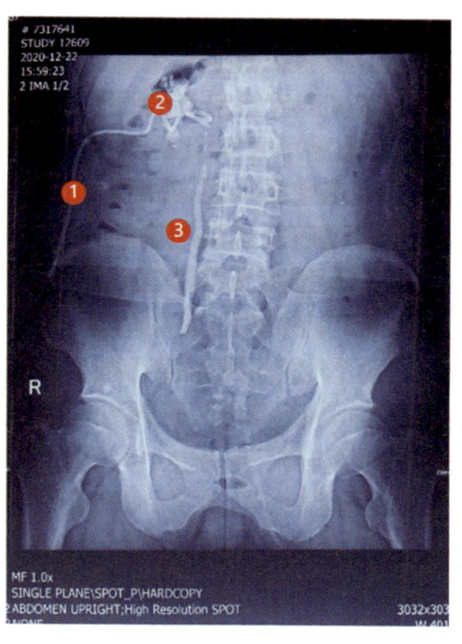

注：1.肾造瘘管；2.肾结石；3.长段输尿管石街

图4-3 右侧输尿管石街的KUB图像

（资料来源：兰州大学第二医院）

（五）腹腔镜手术或开放手术

1.适应症

（1）体外冲击波碎石、URS和经皮肾镜取石失败的输尿管结石；

（2）合并输尿管或邻近组织其他病变需要同时处理；

（3）长径大于15 mm，需行多次体外冲击波碎石、URS和经皮肾镜取石。

2. 手术途径的选择

腹腔镜手术或开放手术，可选择经腹或经腰两种途径进行手术。

3. 合并症及其处理

（1）尿漏

多数引流后尿瘘能自行停止，一般时间较长。

（2）输尿管狭窄闭锁

输尿管球囊扩张术仅适合于膜性狭窄，一般行狭窄段切除+输尿管端端吻合术，狭窄段过长对端吻合困难者行舌颊黏膜补片。

（六）总结

输尿管结石治疗选择的基本流程汇总如下：

1. 近端输尿管结石（直径>10 mm）

（1）输尿管镜碎石（包括硬镜和软镜，顺行或者逆行）

（2）体外冲击波碎石

（3）腹腔镜手术或开放手术，双侧合并梗阻者可以同时一期处理

2. 近端输尿管结石（直径<10 mm）

（1）体外冲击波碎石

（2）输尿管镜碎石

（3）特别患者可用顺行输尿管镜碎石（尿流改道后）

3. 远端输尿管结石（直径>10 mm）

（1）输尿管镜碎石

（2）体外冲击波碎石

（3）腹腔镜或开放手术取石

4. 远端输尿管结石（直径<10 mm）

（1）体外冲击波碎石或者输尿管镜碎石

近些年，随着输尿管镜镜体越来越细、一次性可弯曲输尿管镜和钬激光的普及应用，输尿管镜下碎石取石具有很好的效果。但输尿管镜碎石取石毕竟是有创的和具有一定的并发症。由于输尿管远端结石因腔内碎石效率和早期清石的效果理想，输尿管镜下的碎石取石操作相对简单等原因，输尿管镜碎石可作为治疗输尿管远端结石的一线选择。对于孕3个月以上孕妇也可在局麻下行输尿管镜下弹道碎石，作者单位完成5例，其中一例孕双胎，均安全有效。

在当今微创外科时代，输尿管镜碎石的并发症发生率已显著减小。较大输尿管结石输尿管镜碎石可以达到术后较早的无石状态。同时，临床实践证明输尿管镜碎石是肥胖患者的安全选择。但是，对于输尿管结石的治疗一定要个体化诊疗，提供恰当的方案，比如患者反复性发作肾绞痛疼痛明显，而结石较小，说明输尿管条件差或有狭窄。还有巨输尿管合并结石需要行腹腔镜或开放输尿管切开取石加膀胱栽植，如仅行输尿管镜下碎石取石术后有可能并发肾积脓、肾被膜下出血积液和感染等。除此之外，还要考虑单位的条件、可用的设备器械、医生的个人经验、费用及患者的意愿。

（七）康复

SWL碎石后使用排石药物有助于排石和减轻疼痛，SWL的总体并发症还是很少的，患者很快康复。1个月内需要随访了解排石的情况和有无肾积水。输尿管结石患者的总体康复时间在1

个月左右，自然排石平均排石时间也是30天左右。个别患者延迟康复，康复时间甚至在3个月左右。绝大部分患者很快康复，输尿管镜碎石可做到日间手术，SWL无效后改用输尿管镜碎石或其他治疗手段，康复时间相对延长。一般手术治疗后留置D-J管时间为1～2个月，如果有血尿情况，适当多饮水，减少活动量。输尿管结石行PNL或顺行输尿管镜治疗，康复时间同肾结石PNL。

五、膀胱结石的治疗

膀胱结石约占整个尿路结石的5%，其中60%以上是由前列腺增生引起的继发性结石。治疗原则：清除结石，解决成石原因。

（一）膀胱结石SWL的适应症

存在手术高危因素，或无法行截石体位经尿道碎石；患者拒绝手术而无下尿路梗阻。

（二）手术治疗

在目前的设备及技术条件下，应摒弃膀胱镜下大力碎石钳碎石，因大力碎石钳碎石操作过程中容易出现膀胱尿道损伤甚至机械故障等不可预估的严重并发症。

1.经尿道的腔内手术：经尿道腔内碎石术是治疗膀胱结石的主要方法，碎石工具包括气压弹道、超声、钬激光等。为减少灌洗液的并发症，腔内碎石的时间最好控制在150 min内。

2.对于负荷大的膀胱结石、经尿道途径困难以及膀胱重建术后等患者，经皮膀胱结石碎石术可选择，术后留置引流即膀胱造瘘。

3.经皮膀胱结石碎石术可与经尿道方法联合应用，可处理多发的、较大的结石。

4.开放手术治疗：膀胱切开取石手术不应作为首选治疗方法，但对于尿道狭窄或神经源性膀胱继发的巨大结石，耻骨上膀胱切开取石简单有效，且医疗费用也低。

因前列腺增生梗阻继发的膀胱结石，经尿道膀胱结石碎石要先处理结石后处理前列腺，否则，前列腺创面会形成铺路石样改变，影响尿道愈合。后期出现反复尿频、尿痛和血尿。结石CT值低、小于3 cm且估计在150 min内能处理完结石可先碎石再处理前列腺。否则可内镜下先处理前列腺再经皮途径膀胱结石碎石取石术，或内镜引导下耻骨上小切口卵圆钳取石。图4-4为前列腺增生继发的膀胱结石，图4-5为耻骨上小切口卵圆钳取出的结石。

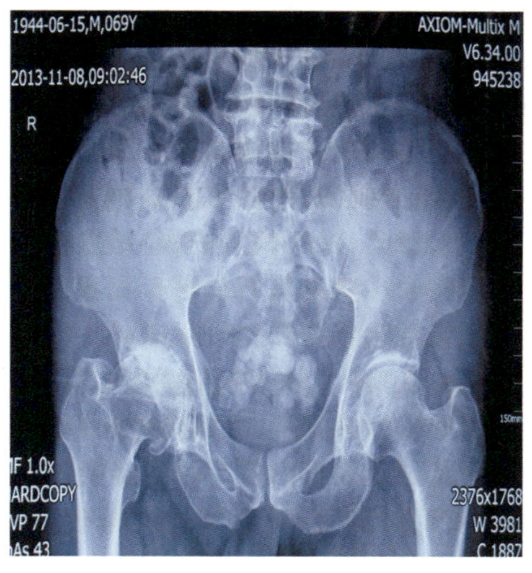

图4-4　前列腺增生继发的膀胱结石

（资料来源：兰州大学第二医院）

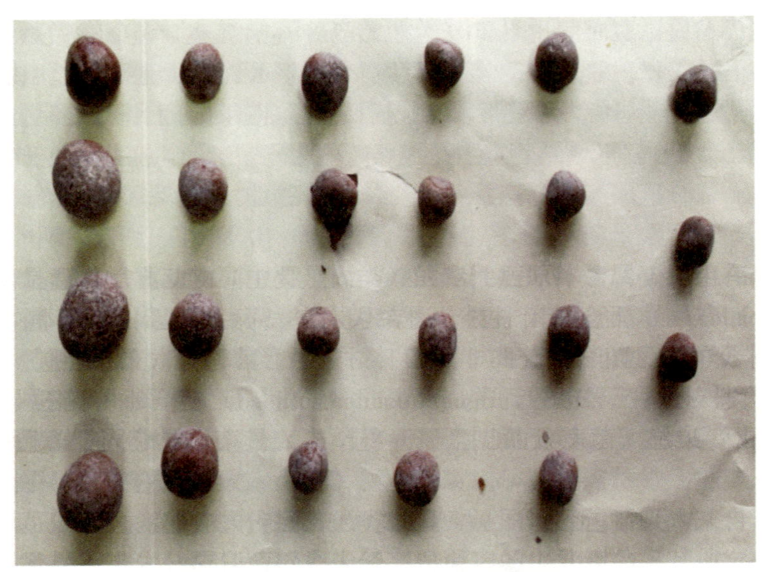

图4-5 耻骨上小切口卵圆钳取出的结石

（资料来源：兰州大学第二医院）

（三）神经源性膀胱结石的处理

神经源性膀胱患者容易发生尿路结石的原因是反复的尿潴留和感染。虽然结石可形成于尿路的任何部位，但最多见的还是膀胱结石，尤其是做了膀胱扩大手术的患者。由于膀胱的感觉和膀胱尿道功能障碍，膀胱结石反而没有临床症状，因此，膀胱结石的诊断可能是困难的。为了对神经源性膀胱结石患者进行长期有效的预防结石复发，需要控制感染，恢复患者的正常储存、排尿功能。

六、尿道结石的治疗

尿道结石治疗遵循易于取出结石、同时尿道损伤最小的原则。对于前尿道直径小、光滑结石，可保守排石；对于较大的结石，输尿管镜下激光或弹道碎石。对于后尿道结石，可将结石内镜下推入膀胱，再按膀胱结石处理。禁止尿道切开取石以免造成大的创伤，尿道切开取石仅适用于伴有尿道憩室且需要同时处理憩室者。

康复：膀胱结石和尿道结石术后康复很快，绝大部分病例可做到日间手术，1周内康复。较大的膀胱结石，经皮手术者康复时间相对较长。一般2周完全康复。耻骨上切开取石如果发生感染和尿漏，康复的时间明显拖长，甚至需要1～2个月。

第七节　预防及健康管理

泌尿系结石因其复发率高，治疗上不仅包括完全清石，还应包括预防结石的复发。尿石症患者应当定期复查，建立基础的健康管理档案。我国尿结石以含钙结石为主，尤其是草酸钙结石最为高发。针对尿石症所有的预防性措施，不仅需要确切的临床疗效，同时还要求简单易行、副反应小；否则患者将难以依从。对于尿石症患者，可靠的结石成分分析（红外光谱法、X射线衍射法）、基础分析（血、尿离子、肾功能等）以及高危患者的特殊代谢评估，都是预防复发的重要评估手段。预防分为一般性预防及针对高危成石患者的特殊预防。

一、一般预防

（一）液体摄入量

液体量：2.5～3.0 L/d；中性pH的饮料；全天尿量：2.0～2.5 L/d；尿相对密度：<1.010。

（二）饮食营养建议

平衡饮食；富含膳食纤维和蔬菜；适当的钙含量：1～1.2 g/d；氯化钠限量：4～5 g/d；动物蛋白限量：0.8～1.0 g/(kg·d)。

（三）生活方式建议

尽量保持正常的BMI水平；充分的体育活动；补充过多的液体损失。

二、特殊预防

（一）草酸钙结石的预防

草酸钙结石的预防应从调整饮食开始，适当运动、控制体重、均衡营养和增加枸橼酸的摄入等。

1.增加饮水

增加饮水能增加尿量，可稀释成石成分，预防结石复发，推荐饮水量为2.5～3.0 L/d，保持每天尿量在2.0 L以上，尿相对密度低于1.010为宜，保持尿液稀释度。

对于液体的补充应尽量避免过多饮用浓茶、葡萄汁和高糖饮料；建议多喝陈醋、柠檬水以及橙汁。研究表明，碳酸氢盐能升高尿液pH并增加枸橼酸盐的排泄，降低尿液中草酸钙的过饱和度，饮用含碳酸氢盐水是预防草酸钙结石的有效措施。

2.饮食调节

避免单一营养成分的过度摄入，营养要均衡。

（1）钙的摄入

低钙饮食虽然能够减少尿钙的排泄，但可导致尿草酸的排泄增加和骨质疏松。吸收性高钙尿症的结石患者推荐低钙饮食。限制钠盐及动物蛋白的摄入比低钙饮食具有更好预防草酸钙结石作用。正常钙饮食对于预防含钙结石有一定的作用。

（2）草酸的摄入

草酸钙结石患者，尤其是合并高草酸尿症的患者应该避免摄入诸如杏仁、菠菜、大黄等富含草酸的食物。

（3）钠盐的摄入

高钠摄入会使肾小管重吸收减少，尿钙排泄增加；尿中枸橼酸盐减少，易形成尿酸钠晶体。建议钠的摄入量应少于2.0 g/d。

（4）动物蛋白摄入

含钙结石的形成与高动物蛋白摄入有关。高动物蛋白摄入可以使尿的枸橼酸排泄减少的同时，引起尿钙、尿酸和尿草酸排泄增多，使尿液的pH降低，是诱发含钙石形成的危险因素。

(5) 控制体重

肥胖是泌尿系结石形成的重要因素。建议草酸钙结石患者将BMI维持在11～18。

(6) 蔬菜和水果的摄入

蔬菜和水果可以稀释尿液中的成石成分，并增加枸橼酸盐的含量。同时，蔬菜和水果的碱性成分能使尿液pH升高。

(7) 控制维生素C的摄入

维生素C最终代谢成草酸，形成草酸钙结石的可能性也大大增加。其摄入应<1.0 g/d。

(8) 高嘌呤饮食

富含嘌呤的食物有家禽皮、凤尾鱼、动物肝脏及肾脏、沙丁鱼等，其最终代谢为尿酸，增加成石风险。

3. 药物预防

(1) 噻嗪类利尿剂

其可降低尿钙水平，降低尿草酸水平，抑制钙在肠道吸收，可以减轻高钙尿症。其与枸橼酸钾联用可降低副反应，起到预防结石的作用。

(2) 碱性枸橼酸盐

其能增加尿枸橼酸，使尿酸盐、磷酸钙和尿草酸钙的过饱和度降低，抑制结晶聚集和生长，枸橼酸盐能降低草酸钙结石的复发。

(3) 别嘌醇

其可以降低尿和血液中尿酸盐的浓度。对于高尿酸尿症的草酸钙结石患者，别嘌醇作为一线药物；对于无法耐受该药物者，可考虑非布索坦。

(4) 维生素B_6

其作为草酸代谢过程中的辅酶之一，缺乏可导致尿草酸增加，大剂量（300～500 mg/d）的维生素B_6可以治疗原发性高草酸尿症。

(5) 中草药

胖大海、芭蕉芯、金钱草及泽泻等目前认为对草酸钙结石有一定的预防作用，但缺乏大量的临床研究和验证资料。

（二）磷酸钙结石的预防

一般预防措施是保持大量的液体摄入，建议24 h尿量>2.5 L，控制钠盐和过量动物蛋白摄入。磷酸钙结石可能的病因有肾小管酸中毒、甲状旁腺功能亢进、泌尿系感染，积极治疗原发病可减少结石复发。如果排除原发病使用噻嗪类药物可降低尿钙水平。

（三）尿酸结石的预防

尿酸结石复发风险高，预防的关键在于减少尿酸的形成和排泄、增加尿量、提高尿pH、治疗基础疾病四个方面。

1. 大量饮水

使每天的尿量保持在2.5 L以上。

2. 碱化尿液

尿pH在6.5～6.8，可以选择枸橼酸钾或枸橼酸氢钾钠。对于高钾血症者，可给予枸橼酸钠或碳酸氢钠。

3. 减少尿酸的产生

严格限制高嘌呤饮食，如菌菇类、鸡皮、海产品、动物内脏，避免饮酒。口服别嘌呤醇

100 mg，3次/日，可降低血和尿中的尿酸水平。叶酸比别嘌醇抑制黄嘌呤氧化酶活性更强。对于纯尿酸结石高尿酸血症者，尿酸排泄量低于4 mmol/24 h。

4.纠正基础病

代谢综合征（Metabolic syndromes，MS）是尿酸结石复发的危险因素。MS的共同特点为胰岛素抵抗，对胰岛素不敏感的人群易出现尿pH降低，产生尿酸结石的风险增高。因此，控制肥胖，防治高血压、高血糖及高血脂亦能有效预防尿酸结石的复发。

此外，尿酸铵结石的形成与尿中尿酸和尿铵的浓度升高及尿路感染相关；高嘌呤、低磷饮食及液体摄入不足、慢性腹泻均可导致尿中尿酸和尿铵的高排泄，解脲酶细菌感染可致患者尿液pH和铵离子浓度明显升高。预防包括调整饮食、增加磷及液体摄入，控制泌尿系感染。尿pH高者尿路感染风险增高，可给予L-蛋氨酸酸化尿液，使尿pH维持在5.6～6.2。对于尿酸铵结石的随访患者，应常规行尿细菌培养检查。

（四）感染性结石的预防

对碳酸磷灰结石及磷酸铵镁结石的预防应尽可能控制感染、取净结石、低磷钙饮食、大量饮水。氢氧化铝可降低肠道对磷的吸收和尿磷的排泄。

根据药敏结果选用敏感抗生素治疗，疗程要足够，1个疗程后可减半并维持3个月。需要定期做尿细菌培养，如又有感染症状或发现细菌，可恢复至治疗量。酸化尿液能够提高磷酸盐浓度。

感染严重的患者，应使用尿酶抑制剂。建议使用乙酰羟肟酸，首剂0.25 g，2～3次/天，服用3～4周。

（五）胱氨酸结石的预防

该类患者保持每天的尿量3 L以上以增加尿胱氨酸排泄。首选柑橘汁和碱性饮料。以植物蛋白、蔬菜水果为主的饮食，少食富含蛋氨酸的食物，低蛋白质饮食可降低胱氨酸的排泄。

可以服枸橼酸氢钾钠碱化尿液，维持尿pH在7.5以上。高钾血症者可选用碳酸氢钠。尿胱氨酸高于3 mmol/24 h时，需要在监测下使用硫普罗宁（α-巯基丙酰甘氨酸）。卡托普利可使胱氨酸的浓度提高200倍，但疗效目前争议较大。

（六）药物性结石的预防

预防含钙药物性结石的方法主要是降低尿液中钙离子和草酸盐的浓度。避免过量摄入维生素C，减少钙/维生素D补充剂使用。预防茚地那韦结石最安全和最有效的措施是增加水的摄入，每天摄入大于1500 mL的水，可饮用酸性饮料，酸化尿有利于结晶溶解。

氨苯蝶啶、磺胺类药物、头孢曲松相关结石的预防方法是避免剂量过高和长期用药，用药期间应增加饮水量及液体量，多运动。碱化尿液增加药物结晶的浓度能有效预防结石的形成。

三、随访和健康管理

（一）随访

尿石症的易复发性要求我们必须加强随访，同时部分患者手术后并发症比如输尿管狭窄也需要加强随访。泌尿系结石治疗的目的是尽可能去除结石、控制尿路感染和保护肾功能。因此，随访的项目是无石率、肾功能和并发症。

1. 无石率

定期（1个月、3个月、6个月）KUB、CT平扫或B超复查，并和术前影像做对比；确认仍应定期随访检查，推荐B超、泌尿系CT序贯检查，B超发现结石复发后进一步行CT评估是否需要进一步处理。

2. 远期并发症

结石治疗后的远期并发症包括残石生长、输尿管狭窄、肾被膜下及周积液、肾积水、复发性尿路感染、结石复发、漏尿和肾萎缩等，定期行B超、肾功能和尿常规检查，必要时行CT评估。

3. 肾功能

术后3～6个月复查IVU来了解肾功能的情况，必要时可行肾核素显像评估分侧肾功能。

对于部分输尿管狭窄患者，我们确实不清楚是输尿管结石导致了输尿管狭窄，还是输尿管狭窄引起了输尿管结石，我们更不清楚输尿管狭窄在整个人群中的发病率，但是输尿管结石以及对结石的相关处理是导致输尿管狭窄的危险因素，任何经输尿管的内镜下操作都有可能导致输尿管狭窄的发生，对于可能会发生输尿管狭窄的高危患者，术后应密切随访。罗伯特对病史大于2个月的嵌顿性输尿管结石患者评估发现发生输尿管狭窄的概率为24%。由于泌尿系结石、梗阻、感染互为因果关系，梗阻和感染都可以导致肾功能损害甚至肾功能不全，尤其是输尿管嵌顿性结石病史过长，大于2个月，日后输尿管发生狭窄的概率大，所以对尿石症患者需要早发现、早诊断和早处理，同时不忘定期随访，避免造成不可逆的损害，甚至危及患者生命。

（二）尿路结石代谢性监测

尿路结石可分为普通结石和复杂结石。前者包括简单的、初发和轻度的复发性结石；后者包括病情病因复杂、结石频发、治疗后仍有残留结石或者有诱发结石复发的危险因素；监测项目有结石成分分析，血尿酸、肌酐、血液血清钙测定，尿液要求空腹晨尿行细菌学检查，白细胞计数和pH测定。复杂性结石必需项目包括：尿酸盐、肌酐、枸橼酸、钙、草酸盐。选择性项目有：尿素、钠、氯、钾、镁、磷酸盐。另需行尿胱氨酸检查排除胱氨酸尿症。

特别需要关注和强调的是当尿石症患者出现结石梗阻同时合并有以下情况人群容易发生尿源性脓毒血症：年龄大于45岁；糖尿病、高血压；使用激素治疗的免疫异常等更应引起高度的重视，应先按急诊和重症处理。

尿石症有时需要与泌尿系结核鉴别，泌尿系结核有时合并有尿路结石。尿石症患者部分并发肿瘤，需要鉴别的是肿瘤钙化或结石长期刺激形成的肿瘤，以免误诊和延误诊断对患者造成不可挽回的损失。

综合以上危险因素，尿石症必须加强健康管理，需要专科医师的指导和健康管理师长期管理。

（包军胜、李笑然）

参考文献

[1] LI K, LUO Y, MO Y, et al. Association between vitamin D receptor gene polymorphisms and idiopathic hypocitraturia in a Chinese Bai population[J]. Urolithiasis, 2019, 47(3): 235-242.

[2] ZHE, M, HANG Z. Nephrolithiasis as a risk factor of chronic kidney disease: A meta-analysis of cohort studies with 4,770,691 participants[J]. Urolithiasis, 2017, 45: 441-448.

[3] WANG L, FENG C, DING G, et al. Association study of reported significant loci at 5q35.3, 7p14.3, 13q14.1 and 16p12.3 with urolithiasis in Chinese han ethnicity[J]. Scientific Reports, 2017, 7: 45766.

[4] VEZZOLI G, MACRINA L, MAGNI G, et al. Calcium - sensing receptor: Evidence and hypothesis for its role in nephrolithiasis[J]. Urolithiasis, 2019, 47(1): 23-33.

[5] YANG T X, LIAO B H, CHEN Y T, et al. A network meta-analysis on the beneficial effect of medical expulsive therapy after extracorporeal shock wave lithotripsy[J]. Scientific Reports, 2017, 7(1): 14429.

[6] LIU M, HUANG J, LU J, et al. Selective tubeless minimally invasive percutaneous nephrolithotomy for upper urinary calculi[J]. Minerva Urologica E Nefrologica, 2017, 69(1): 366-371.

[7] JIANG H, HUANG D, YAO S, et al. Improving drainage after percutaneous nephrolithotomy based on health-related quality of life: A prospective randomized study[J]. Journal of Endourology, 2017, 31(11): 1131-1138.

[8] TABAYOYONG W, LI R, GAO J, et al. Optimal timing of chemotherapy and surgery in patients with muscle-invasive bladder cancer and upper urinary tract urothelial carcinoma[J]. Urologic Clinics of Northamerica, 2018, 45(2): 155-167.

[9] BOWER PE, PEREIRA J, ALALAO O, et al. Indications for stent omission after ureteroscopic lithotripsy defined: A single-institution experience with cost analysis[J]. Arab Journal of Urology, 2019, 17(3): 1-6.

[10] DONG H, PENG Y, LI L, et al. Prevention strategies for ureteral stricture following ureteroscopic lithotripsy[J]. Asian Journal of Urology, 2017, 5(2): 94-100.

[11] 黄健.中国泌尿外科和男科疾病诊断治疗指南[M].北京:科学出版社,2019.

[12] 徐汉江,郝宗耀,曾国华.肾下盏解剖结构对输尿管软镜碎石术疗效影响的研究进展[J].临床泌尿外科杂志,2018,33(2):129-131.

[13]郭瑞祥,李昱卓,何綦琪.代谢综合征参与不同成分肾结石发病机制研究进展[J].临床泌尿外科杂志,2019,34(1):69-73.

[14] 曾国华,麦赞林,夏术阶.中国成年人群尿石症患病率横断面调查[J].中华泌尿外科杂志,2015,36(7):528-532.

[15] PEREIRA-ARIAS J, GAMARRA-QUINTANILLA M, URDANETA-SALEGUI L, et al. Current status of extracorporeal shock wave lithotripsy in urinary lithiasis[J]. Archivos Espanoles De Urologia, 2017, 70(2): 263-287

[16] SEKLEHNER S, SIEVERT K D, LEE R, et al. A cost analysis of stenting in uncomplicated semirigid ureteroscopic stone removal[J]. International Urology and Nephrology, 2017, 49(5): 753-761.

[17] ZHU W, LIU Y, LAN Y, et al. Dietary vinegar prevents kidney stone recurrence via epigenetic regulations[J]. Ebiomedicine, 2019, 45: 231-250.

[18] LIU R, SU W, GONG J, et al. Noncontrast computed tomography factors predictive of extracorporeal shock wave lithotripsy outcomes in patients with pancreatic duct stones[J]. Abdominal Radiology, 2018, 43(12): 3367-3373.

第五章
泌尿、男性生殖系统感染诊疗及健康管理

泌尿、男性生殖系统感染是肾脏、输尿管、膀胱、尿道、睾丸、附睾等泌尿、男性生殖系统各个部位感染的总称。尿路及男性生殖系统感染甚为普遍，并出现在不同阶段的人群中，在感染性病例中，其发生率仅次于肺部感染。按感染发生时的尿路状态可分为：单纯性尿路感染；复杂性尿路感染；尿脓毒血症；男性生殖系统感染。尿路感染通常是尿路中病原菌和宿主相互作用的结果，其发病与否取决于病原菌的毒力因子、病原菌的数量和宿主免疫系统的功能，这些因素决定了病原菌增殖的能力以及对尿路产生的损害程度。尿液检测中发现细菌则为菌尿、发现白细胞则为脓尿。脓尿通常意味着感染的存在，或尿路上皮对细菌、结石或其他外源性物体的炎症反应。如果尿液检测中发现细菌，而没有白细胞，则表明尿路中存在细菌的定植，并未发生感染。而如果发现白细胞却没有细菌，则需要进一步评估结核分枝杆菌、结石或肿瘤存在的可能性。尿路感染通常根据感染的部位进行命名。膀胱炎为一类临床综合征，表现为尿频、尿急、尿痛和偶尔的耻骨上疼痛，一般提示为细菌性膀胱炎。但当发生尿道感染、阴道感染、间质性膀胱炎、膀胱肿瘤、尿路结石等时，也有可能出现此类症状。相反，膀胱或上尿路感染的患者也可能不出现临床症状。急性肾盂肾炎是另一类临床综合征，表现为寒战、发热和腰背部疼痛，伴随着菌尿和脓尿，一般提示为急性肾脏感染，胁腹部及腰背疼痛不适对诊断有提示意义。非复杂性尿路感染患者的尿路没有结构和功能的异常，大部分为女性患者，表现为初发或复发的膀胱炎或急性肾盂肾炎，一般短期口服抗生素治疗即可治愈。复杂性尿路感染患者往往存在感染概率增加和治疗效果降低的因素，如尿路结构和功能异常、宿主抵抗力降低、细菌毒力因子较强和抗生素耐药，大部分为男性患者。早期诊断和治疗有助于降低复杂性尿路感染引起的后遗症和死亡。本章将介绍泌尿、男性生殖系统感染及其健康管理相关内容。

第一节　流行病学

一、无症状菌尿

约1%～5%的健康绝经前女性出现无症状菌尿。在其他方面存在健康问题的老年女性和男性中风险增加至4%～19%，在糖尿病患者中风险增加至0.7%～27%，在孕妇中风险增加至2%～10%，在养老机构中老年人群风险增加至15%～50%，在脊髓损伤的患者中风险增加至23%～89%。

二、单纯性膀胱炎

几乎一半的女性在其一生中至少会经历一次膀胱炎。到24岁时，将近三分之一的女性会至少患过一次膀胱炎。

三、导尿管相关性感染

在泌尿外科及普通外科手术后的患者中，有40%的医院内感染发生在泌尿系统，而其中80%与留置导尿管有关，对于长期留置导尿管的患者，菌尿几乎100%出现。在我国，泌尿系感染占院内感染的9.39%～50%。导尿管相关性尿路感染是继发性医疗保健相关菌血症的主要原因。大约20%的医院获得性菌血症来自泌尿道，与这种情况相关的死亡率约为10%。一项针对183家医院的11282名患者的多中心患病率调查报告称，尿路感染占医院获得性感染的12.9%。留置导尿管的持续时间是发生导尿管相关性感染的最重要风险因素。

四、尿脓毒血症

严重的泌尿系感染会导致尿脓毒血症，据美国和欧洲流行病学调查，脓毒血症发病率逐年上升，每年升高8.7%，其中8.6%～30.6%的脓毒血症为尿源性，死亡率高达20%～40%。尿路感染可以表现为临床症状有限的菌尿到败血症或严重败血症，这取决于局部和潜在的全身性扩展。值得注意的是，患者可以在很短的时间内从几乎无害的状态转变为严重的败血症。

与脓毒症相关的死亡率因器官来源而异，尿路脓毒症的死亡率通常低于其他来源。败血症在男性中比在女性中更常见。近年来，各种来源的脓毒症总发病率每年增加8.7%，但相关死亡率有所下降，这表明患者管理得到改善。尽管革兰阳性菌和真菌引起的败血症发生率有所增加，但革兰阴性菌在尿脓毒症中仍然占主导地位。

五、尿道炎

从治疗和临床的角度来看，由淋球菌引起的淋病性尿道炎（GU）必须与非淋菌性尿道炎（NGU）相鉴别。非淋菌性尿道炎是一种非特异性疾病，可能有许多传染性病因。致病病原体包括沙眼衣原体、生殖支原体、解脲脲原体和阴道毛滴虫。解脲脲原体作为尿道炎的致病病原体存在争议。最近的数据表明，NGU的病原体是解脲脲原体，而不是解脲支原体。分离的致病病原体的概率是：沙眼衣原体11%～50%；生殖器分枝杆菌6%～50%；脲原体5%～26%；阴道毛滴虫1%～20%；腺病毒2%～4%。

六、细菌性前列腺炎

前列腺炎是成年男性的常见疾病，约有50%的男性在一生中会受到前列腺炎的影响，部分前列腺炎可能严重地影响患者的生活质量，并对公共卫生事业造成巨大的经济负担。前列腺炎是一种常见的疾病，但只有不到10%的病例被证实是细菌感染。肠杆菌，尤其是大肠杆菌，是急性细菌性前列腺炎的主要病原体。在慢性前列腺炎中，微生物物种的范围更广，可能包括非典型微生物。在免疫缺陷或人类免疫缺陷病毒（HIV）感染的患者中，前列腺炎可能由特异的病原体引起，例如结核分枝杆菌、念珠菌属和其他罕见的病原体。已确定的细胞内细菌（如沙眼衣原体）的重要性尚不确定；然而，已有研究强调了其作为细菌性前列腺炎致病病原体的可能性。

七、急性附睾炎

附睾炎是一种常见疾病，每年每10000名成年男性的发病率为25～65例，可以是急性、慢性或复发性。

第二节　病因学、危险因素及发病机制

一、病因学

大多数尿路感染是由来源于肠道菌群的兼性厌氧菌引起，所以尿路感染本质上是一种内源性感染。此外，尿路感染也可由来源于阴道菌群和会阴部皮肤的表皮葡萄球菌和白念珠菌等所引起。在所有这些病原菌中，大肠埃希菌导致了85%的社区获得性尿路感染和50%的医院获得性尿路感染。其余的社区获得性尿路感染则主要由革兰阴性变形杆菌和克雷伯菌以及革兰阳性粪肠球菌引起。医院内感染主要由大肠埃希菌、肺炎克雷伯菌、肠球菌、变形杆菌、铜绿假单胞菌、屎肠球菌和粪肠球菌等引起。较罕见的病原菌如阴道加德纳菌、支原体和解脲脲原体则可能会感染间歇或长期留置导尿管的患者。国内尿路感染病原菌的特点为大肠埃希菌比例下降，而产超广谱β内酰胺酶肠杆菌比例增加，另一个特点是肠球菌比例增加。

二、易感因素

（一）性别与年龄

人类从新生儿到老年均可发生尿路感染。男性尿路感染多与畸形、梗阻和前列腺炎有关，故不论年龄大小均应做全面的尿路检查。老年患者则应考虑良性前列腺梗阻。引起尿路感染的病原菌类型也受到患者性别和年龄的影响。比如，腐生葡萄球菌在年轻、性活跃的女性中引起10%的下尿路感染，而很少引起男性和老年人感染。

（二）梗阻

在任何解剖水平阻碍尿流的梗阻都会增加宿主尿路感染的发生率。梗阻导致的尿流停止能促进细菌的生长和其黏附到尿路上皮细胞的能力。在动物血源性尿路感染的模型研究中发现输尿管结扎降低了肾脏对感染的抵抗能力。在临床上，一般的膀胱炎或肾盂肾炎在尿路梗阻时可能会威胁到患者的生命。尽管梗阻会增加感染的严重程度，但其并不作为感染的诱发因素。比如，拥有大量残余尿的男性患者数年不发生尿路感染，而当放入导尿管后，少量的细菌便可能会导致严重的感染。

（三）膀胱输尿管反流

膀胱输尿管反流（vesicoureteral reflux，VUR）和尿路感染的关系在1960年被首次提出。有研究显示VUR有一定的遗传基础，其在双胞胎中的发病率显著高于在健康儿童中的发病率。儿童时期如存在明显的VUR和尿路感染，肾脏会发生进展性的损伤，表现为肾脏瘢痕化、蛋白尿和肾衰竭。反流程度较轻时，肾脏损伤会自主恢复或经过治疗后好转。成人膀胱输尿管反流通常不会引起肾功能下降，除非同时发生尿潴留和尿路感染。

（四）免疫

尿路同时也是分泌性免疫系统的一部分，在肾盂肾炎发生时，尿液中可以检测到IgG和SIgA。在体外实验中，从急性肾盂肾炎患者尿液中提取出的IgG和SIgA可以抑制相同大肠埃希菌对尿路上皮细胞的黏附作用。免疫因素影响尿路感染易感性的研究在动物和人体试验中取得了一定的进展。在HIV阳性人群中，尿路感染的发生率5倍于正常人群，且更易发生复杂性尿路感染以及尿路感染复发，因此，需要更长时间的治疗。

（五）糖尿病

在女性糖尿病患者中，临床有症状或无症状尿路感染的发生率相对健康女性明显更高，然而在男性糖尿病患者中没有出现这样的差异。尽管糖尿病患者发生尿路感染通常是无症状的，但糖尿病是严重感染的危险因素之一。

三、发病机制

尿路感染主要由革兰阴性杆菌引起，致病菌主要是大肠埃希菌等。细菌所致全身感染血行感染致尿路感染，如脓毒血症等，且患者常具有全身感染的高危因素等，如糖尿病控制欠佳，导致急性肾盂肾炎及肾多发脓肿。此外，还有来自下尿路逆行感染的因素，如急性前列腺炎及膀胱炎，细菌可由膀胱逆行经过输尿管进入肾盂。下尿路感染患者常存在高危因素，如导尿管置管、尿路梗阻等。

第三节　诊　断

一、感染途径

尿路感染根据不同原因，感染途径主要分为四种，其中最常见的是上行感染和血行感染。

（一）上行感染

上行感染主要指下尿路梗阻导致细菌经尿道进入膀胱，进一步逆行向上到达肾盂，发生肾盂肾炎及肾脓肿。此类患者多存在下尿路感染的高危因素，免疫力低，身体一般情况较差。如新婚妇女、老年男性、糖尿病控制欠佳患者、前列腺增生患者等。

（二）血行感染

血行感染多发生在全身抵抗力较差的患者，全身其他部位的感染细菌控制欠佳，直接由血行传播至泌尿、生殖系统器官，最多见的为肾脓肿的发生，常见致病菌为金黄色葡萄球菌。

（三）淋巴感染

该类感染方式较为少见，多见于致病菌从邻近器官经淋巴管蔓延至泌尿系。

（四）直接感染

直接感染指单纯邻近器官感染控制欠佳，原始病灶持续扩大感染范围到达泌尿道，如阑尾脓肿、盆腔化脓性炎症等。

二、尿路感染的诊断

（一）症状

下尿路感染的主要常见症状包括尿频、尿急、尿痛，此外还可能出现耻骨上区不适及肉眼血尿。上尿路感染患者不仅有尿频、尿急、尿痛，且多有全身不适感，包括寒战、发热、腰痛、恶心、呕吐等。对于就诊于泌尿外科门诊的患者，此类症状的详细问诊极为重要。

（二）体检

查体主要包括一般查体及专科的详细泌尿系查体，男性患者行外生殖器和直肠指诊检查。女性患者，如复发性及难治性尿路感染必须行盆腔查体。

（三）检查方法

1. 尿常规检查

主要内容包括尿液物理检查、尿生化检查和尿沉渣检查。

2. 尿培养

治疗前的中段尿标本培养是诊断尿路感染最可靠的指标。

3. 影像学检查

在完成尿常规及尿培养后，若有阳性发现，则进一步完善泌尿系超声，超声可以发现泌尿系结构异常、肿瘤、结石等。在超声有阳性发现时，泌尿系平扫CT或增强CT具有更高的分辨率，在孕妇及未成年患者中，可以选择泌尿系MRI检查。

4. 侵入性检查

如患者存在尿道异常及膀胱内病变，可选择行膀胱镜检查。

第四节　治疗及康复

一、一般治疗

一般生活治疗，主要包括对症止痛，加强运动，增强免疫力，多饮水，及生活方式的调整等。

二、观察

对于一些无症状泌尿系感染患者，可以在完善相关检查化验后，定期复查，进一步观察等待。

三、抗菌药物治疗

在微生物培养结果给出之前，积极经验用药，多针对革兰阴性杆菌选用敏感抗生素。在完善细菌培养后，积极调整敏感抗生素。结合患者具体情况，选用恰当的药物。常用抗菌药物包括：β内酰胺类的青霉素、头孢菌素、碳青霉烯类和磷霉素、万古霉素等；多黏菌素B、制霉菌素等；氨基糖苷类、四环素类等；氟喹诺酮类等。

四、手术治疗

在适当时机针对感染病灶或引起感染的病因实施相应的手术治疗。

五、中医治疗

目前应用于临床的中药种类很多，请参照中医或中西医结合学会的推荐意见开展治疗。针灸治疗可以减少膀胱炎的复发。

第五节　上尿路感染

一、急性肾盂肾炎

急性肾盂肾炎患者的感染可以分为：①无须住院治疗的单纯性感染，单纯性肾盂肾炎定义为局限于未怀孕、绝经前且无已知相关泌尿系异常或合并症的女性的肾盂肾炎；②患者尿路正常的单纯性感染，但需要住院采用静脉给药方式治疗；③与住院、导尿、泌尿外科手术或尿路畸形有关的复杂性感染。

（一）诊断

1.临床诊断

发热（>38 ℃）、寒战、侧腹疼痛、恶心、呕吐或肋椎角压痛，伴或不伴膀胱炎的典型症状提示肾盂肾炎。患有急性肾盂肾炎的孕妇需要特别注意，因为这种感染不仅可能对贫血、肾功能和呼吸功能不全的母亲产生不良影响，还可能对早产和分娩更频繁的未出生婴儿产生不良影响。

2.鉴别诊断

尽快区分非复杂性肾盂肾炎和复杂性多数梗阻性肾盂肾炎是至关重要的，因为后者可迅速导致尿毒症。这种鉴别诊断应借助适当的影像学技术。

3.实验室诊断

尿液分析包括白细胞、红细胞和亚硝酸盐的评估，建议作为常规诊断。此外，所有肾盂肾炎病例都应进行尿培养和抗菌药物敏感性试验。

4.影像诊断

对于有尿石症病史、肾功能障碍或尿液pH值高的患者，应进行上尿路超声（US）评估，以排除尿路梗阻或肾结石疾病。如果患者在治疗72 h后仍发热，或临床状态恶化，应考虑进行其他检查，如增强计算机断层扫描或排泄性尿路造影。对于孕妇并发症的诊断，应优先使用US或MRI，以避免对胎儿的辐射风险。

（二）疾病管理

1.门诊治疗药物

氟喹诺酮类药物和头孢菌素类药物是唯一可推荐用于无并发症肾盂肾炎口服经验性治疗的抗菌药物。然而，口服头孢菌素的血和尿浓度明显低于静脉注射头孢菌素的血和尿浓度。其他药物如呋喃妥因、口服磷霉素和匹夫美西林由于疗效数据不足，应避免使用。在氟喹诺酮过敏或已知耐药的情况下，其他可接受的选择包括甲氧苄啶（TMP）-磺胺甲噁唑（SMX）（160/800 mg）或口服β-内酰胺类药物。如果在无抗菌药物敏感性结果的情况下使用这些药物，应给予初始静脉剂量的长效非肠道抗菌药物（例如头孢曲松）。对于急性肾盂肾炎，短期的门诊抗生素疗程已被证明与较长时间的治疗在临床和微生物学方面的成功相当。然而，这与4～6周内较高的感染复发率有关，需要根据当地耐药性模式进行调整。在门诊治疗的患者中，对于在家中感染的患者口服氟喹诺酮单药治疗要比TMP-SMX治疗有效得多。很多医生在开始口服药物治疗之前都会给予单次的静脉注射抗生素（头孢曲松、庆大霉素或氟喹诺酮）治疗。如果怀疑革兰阳性菌感染，推荐使用阿莫西林或阿莫西林/克拉维酸盐。

2.住院治疗

需要住院治疗的无并发症肾盂肾炎患者最初应采用静脉注射抗生素治疗方案，如采用氟喹诺酮、氨基糖苷（含或不含氨苄西林）或广谱头孢菌素或青霉素。对于无并发症的肾盂肾炎患者，头孢托罗烷/他唑巴坦的临床缓解率超过90%。在对左氧氟沙星耐药的病原体中，复合治愈率也明显高于左氧氟沙星。头孢他啶-法硼巴坦联用已被证明对头孢他啶耐药肠杆菌和铜绿假单胞菌UTI有效。

新型抗菌药物包括亚胺培南/西司他丁、头孢地洛、美罗培南-法硼巴坦。亚胺培南/西司他汀已在一项2期随机临床试验中进行了研究，显示了良好的临床缓解率。头孢他啶-法硼巴坦和多力培南对头孢他啶不敏感病原体表现出相似的疗效，可能在这种情况下替代碳青霉烯类。在一项3期随机对照试验中，美罗培南-法硼巴坦的疗效已被证明不逊于哌拉西林-他唑巴坦。与现有的最佳治疗方法相比，它对治疗耐碳青霉烯肠杆菌也有效，治愈率为65%。在一项2期随机对照试验中，头孢地尔在治疗多重耐药革兰氏阴性感染合并UTI方面不劣于亚胺培南/西司他汀。

碳青霉烯类和新型广谱抗菌药物只应在早期培养结果表明存在多药耐药微生物的患者中考虑使用。这些药物的选择应根据当地耐药谱，并根据药敏结果进行优化。在出现尿毒症症状的患者中，有必要采用经验性抗生素覆盖产生ESBLS的微生物。最初接受肠外治疗的患者，如果临床表现有所改善，且对口服药物可以耐受，则可以过渡到口服抗生素治疗。

对于患有肾盂肾炎的孕妇，如果症状较轻且可以进行密切随访，也可以考虑给予适当的非肠道抗生素门诊治疗。在更严重的肾盂肾炎病例中，通常需要住院和支持性护理。临床症状改善后，肠外治疗也可以转换为口服药物治疗，总治疗时间为7～10天。对于发热性尿路感染、肾盂肾炎或复发性感染，或怀疑有并发症因素的男性，建议至少治疗2周，最好使用氟喹诺酮，因为前列腺经常受累。

如果患者是单纯性感染但病情较重（高热、白细胞计数升高、呕吐、脱水、有败血症的表现）需要住院治疗，或者是复杂性肾盂肾炎，又或者在初期的门诊治疗期间症状没有改善，在这种情况下应该给予患者静脉抗生素治疗。推荐使用氟喹诺酮、单用一种氨基糖苷类药物或加用氨苄西林，单独使用广谱的头孢菌素或加用一种氨基糖苷类药物。如果病原菌是革兰阳性球菌，推荐单独使用氨苄西林/舒巴坦或加用一种氨基糖苷类药物。

经过几个小时的抗生素治疗后尿液变为无菌尿，急性单纯性肾盂肾炎的患者在初期抗生素治疗后还是可能会连续几天出现发热、寒战和腰痛等症状，需进行观察。非卧床病人应该用氟喹诺酮治疗7天。氟喹诺酮治疗在细菌学和临床治愈率方面要优于14天的TMP-SMX治疗。是否需要更换抗生素，取决于患者的临床反应和细菌培养及药敏试验的结果。药敏试验也应该用于将具有潜在毒性的药物（如氨基糖苷类药物）替换为毒性较低的药物，如氟喹诺酮、氨曲南和头孢菌素类药物。

血培养阳性的复杂性肾盂肾炎患者应该静脉用药治疗7天。如果血培养阴性，2～3天的静脉治疗即可。这两种情况都应该继续口服10～14天适当的抗生素（氟喹诺酮、TMP、TMP-SMX、阿莫西林或针对革兰阳性菌的阿莫西林/克拉维酸盐）。

二、肾盂积脓

肾盂积脓指的是与肾实质化脓性破坏有关的肾盂积水感染，且出现全部或几乎全部肾功能丧失。临床上很难明确肾盂积水感染到什么时候中止，而肾盂积脓从什么时候开始。肾盂积脓的快速诊断和治疗对于避免肾功能的永久性丧失和败血症是非常关键的。患者临床表现通常比较严重，出现高热、寒战、腰痛和腹部压痛。有的患者也可以仅表现为体温升高和定位不清的胃肠道不适。患者常有尿路结石、感染或手术史。如果输尿管完全梗阻，可以不出现细菌尿。

肾盂积水感染的超声诊断取决于扩张的肾盂肾盏系统相关部分的内部回声。CT检查无特异性，但可见肾盏增厚、肾周脂肪紊乱和肾影呈条纹状。尿路成像可见尿路梗阻，其表现取决于梗阻的程度和持续时间。一般梗阻时间较长，排泄性尿路造影显示积水的肾脏功能很差或无功能。超声显示肾盂扩张，集合系统内有液性分离带，肾实质内可见局部回声降低区，则提示肾盂积脓的诊断。

一旦诊断为肾盂积脓，就应该开始使用合适的抗生素治疗并对感染的肾盂进行引流。可以经尿道膀胱镜下置入输尿管引流，如果引流不通畅或梗阻不允许导管通过，则应该经皮肾造瘘插管进行引流。当患者的血流动力学稳定时，通常需要进行其他操作以明确梗阻的原因并进行治疗。

三、肾皮质多发性脓肿

肾脓肿或疼痛是化脓性物质积聚局限于肾实质形成的。抗生素时代来临之前，80%的肾脓肿是由葡萄球菌血行播散引起。虽然试验和临床数据证明了葡萄球菌血行播散后容易在正常肾形成脓肿，但大概从1950年开始广泛使用抗生素以来，革兰阳性菌形成的脓肿逐渐减少。

约1970年后，大部分成人肾脓肿由革兰阴性菌引起。革兰阴性菌血行播散至肾可以引起肾脓肿，但这似乎不是革兰阴性菌肾脓肿形成的主要途径。临床上没有证据说明大多数肾脓肿形成之前出现革兰阴性菌败血症。而且，在动物体内引起血行性革兰阴性菌肾盂肾炎实际上是不可能的，除非肾有损伤或者完全梗阻。部分梗阻的肾和正常的肾都可以阻止血液中革兰阴性菌的入侵。这样，因前驱感染或结石形成的肾小管阻塞从而导致的上行感染似乎是革兰阴性菌脓肿形成的主要途径。成人患者中三分之二的革兰阴性菌脓肿与肾结石或肾损伤有关。虽然肾盂肾炎与膀胱输尿管反流的关系已经被证实，但肾脓肿与膀胱输尿管反流关系的报道还是较少。但是，最近的研究提示膀胱输尿管反流与肾脓肿有着密切的联系，且在尿路灭菌后膀胱输尿管反流仍长期存在。

四、肾周围炎

肾周围炎一般是由急性肾皮质脓肿溃破入肾周间隙或从其他部位的感染经血行性播散形成。肾盂积脓的患者，特别是伴有肾结石的患者较易并发肾周围炎。肾周围炎的患者有约1/3是糖尿病患者。约1/3的肾周围炎是血源性播散引起的，通常来源于皮肤的感染。肾周血肿由于血源性途径或肾脏感染的直接扩散而继发感染。肾周感染通过Gerota筋膜破入肾旁间隙后，形成肾旁脓肿。肾旁脓肿也可以由肠道、胰腺或胸膜腔的感染性疾病引起。相反，肾周或腰大肌脓肿可以是由肠穿孔、克罗恩病或胸腰椎骨髓炎播散引起。

虽然抗生素治疗能有效地控制败血症和防止感染的扩散，但肾周脓肿的主要治疗是引流；单用抗生素治疗的成功病例报道很少。Thorley等人（1974）对52名肾周脓肿患者详尽的分析也支持这一观点。在这项研究中，一半患者入院时接受了内科治疗，另外一半患者则入院时接受外科治疗；65%入院时接受内科治疗的患者死亡，而只有23%接受外科治疗的患者死亡。这些死亡率反映了患者之间的差异。那些入院时接受内科治疗的患者通常病情较严重，体温较高，有更多的潜在性疾病和症状比较模糊。更重要的是，没有一名患者的入院诊断是肾周脓肿，而73%入院时接受外科治疗的患者入院时已经明确诊断。虽然71%的患者最后还是接受了外科手术治疗，但入院时接受内科治疗的患者诊断滞后，推迟了确切的治疗方法的应用并最终导致较高的死亡率。

虽然对于无功能肾或感染严重的肾，手术切开引流或肾造瘘是肾周脓肿的经典治疗方法，但肾超声和CT引导使经皮穿刺引流小的肾周积脓成为可能。然而，也有研究认为对于脓腔较大并充满浓稠脓液的脓肿经皮穿刺引流是禁忌。肾周脓肿引流后，一些潜在的问题必须处理。有些疾病如肾皮质脓肿或肠道瘘需要引起注意。如果患者情况良好，肾盂积脓行肾切除术和肾周脓肿的引流可以同时进行。在其他病例，最好首先引流肾周脓肿，当患者情况改善后再纠正潜在问题或进行肾切除术。

第六节　下尿路感染

一、急性细菌性膀胱炎

（一）简介

膀胱炎的定义为急性、散发或复发性膀胱炎，局限于没有已知的相关泌尿系解剖和功能异常或合并症的非孕妇。膀胱炎表现出的症状是多种多样的，但通常包括排尿困难、尿频或尿急和耻骨上区疼痛等，也可能出现血尿或尿中带有臭味。女性患者具有其中一种症状或全部症状的可能性分别为50%和90%。既往有过膀胱炎的女性出现提示复发的症状时，出现感染的可能性是大约是90%。

（二）诊断

1.临床表现

基于重点关注的下尿路症状（排尿困难、尿频和尿急）史以及有无阴道分泌物可诊断单纯性膀胱炎。在老年妇女中，泌尿生殖系统症状并不一定与膀胱炎相关。

2.鉴别诊断

单纯性膀胱炎应与ABU鉴别，ABU被认为不是感染，而是共生定植，不应治疗，因此不应筛查，除非在明确定义的情况下，它被认为是一个风险因素。

3.实验室诊断

单纯性膀胱炎患者具有典型症状，尿液分析（如尿培养、尿棒检测等）只能使诊断的准确性得到提高。然而，如果诊断不明确，试纸分析可增加单纯性膀胱炎诊断的可能性。对于症状不典型的患者，以及对适当的抗菌治疗无效的患者，建议进行尿培养。

急性膀胱炎的实验室诊断是根据显微镜下尿液分析做出的，它能发现镜下脓尿、菌尿和血尿。脓尿的敏感性达到95%，特异性达到70%。菌尿的敏感性稍差但特异性更高（取决于发现的细菌数量，分别为40%～85%和85%～95%）。对细菌（亚硝酸盐）或白细胞酯酶的间接浸片试验也能够提供有用的信息并且更加方便，但是敏感性不如尿液的显微镜检查。当出现亚硝酸盐或白细胞酯酶阳性时，浸片检验最准确（敏感性和特异性分别为75%和82%）。通常没有必要常规进行尿液培养。通常对那些有症状、尿液分析发现单纯性膀胱炎的特征，进行尿液培养的成本效益较差，因为在获得培养结果之前，常常已经做出了治疗决定并且完成了治疗。

（三）疾病管理

之所以推荐使用抗生素治疗，是因为与使用安慰剂相比，使用抗生素治疗的女性症状更有可能达到临床缓解。对于症状轻至中度的女性患者，可以对个别患者考虑对症治疗（如使用布洛芬），以替代抗菌治疗。由于世界范围内大肠杆菌耐药性高，氨基青霉素类药物已不再适合用于经验性治疗。由于生态附带损害，氨苄西林与β－内酰胺酶抑制剂（如氨苄西林/舒巴坦或阿莫西林/克拉维酸）和口服头孢菌素联合使用不建议作为经验治疗，但可在特定病例中使用。

1.妊娠期膀胱炎

对于治疗妊娠期膀胱炎，也可考虑采用短期抗菌治疗，但并非所有抗菌药物都适用于妊娠期膀胱炎。一般情况下，可以考虑使用青霉素、头孢菌素、磷霉素、呋喃妥因（在葡萄糖-6-磷酸脱氢酶缺乏症和妊娠末期不使用）、甲氧苄氨嘧啶和磺胺类药物。

2.男性膀胱炎

不涉及前列腺的男性膀胱炎是不常见的，应该归类为一种复杂的感染。因此，有泌尿系感染症状的男性需要使用穿透前列腺组织的抗生素治疗。建议治疗时间至少为7天，如果符合药敏试验，最好使用甲氧苄啶磺胺甲噁唑或氟喹诺酮。

3.肾功能不全

肾功能不全患者抗微生物药物的选择可能受到肾排泄减少的影响；然而，大多数抗生素具有较大的安全范围，除非肾小球滤过率（GFR）<20 mL/min，否则不需要调整剂量，具有肾毒性潜能的抗菌剂（如氨基糖苷类）除外。对估计肾小球滤过率（eGFR）小于30 mL/（min·1.73 m^2）的患者禁用呋喃妥因，因为药物的积累会增加副作用，降低尿路恢复，有治疗失败的风险。

（四）随访

无症状患者的常规治疗后尿分析或尿培养不被建议。对于治疗结束后症状没有缓解的妇女，以及症状缓解但在2周内复发的妇女，应进行尿培养和抗菌药物敏感性试验。在这种情况下进行治疗时，应假定感染的微生物对最初使用的抗生素不敏感，应考虑使用另一种药物进行7天复治。

因此，对于那些近期出现急性膀胱炎的症状和体征，并且不具有与上尿路感染或复杂感染相关危险因素的女性患者，尿液分析提示脓尿、菌尿或血尿中的一个或全部阳性，就已足够证明存在尿路感染，应避免进行尿液培养。患者的症状和尿液检查结果无法明确膀胱炎的诊断时应该进行尿液培养。对近期使用过抗生素或尿路感染的患者在治疗前进行尿培养和敏感性试验是十分必要的。在这些情况下可能出现不同的病原体，抗生素治疗的可预测性较低，必须使用特定的微生物。

二、慢性细菌性膀胱炎

慢性细菌性膀胱炎是指患病时间大于等于1年的细菌性膀胱炎。此类患者长期、反复使用一种或多种抗菌药物治疗，常伴随药物不良反应，并可能产生耐药菌株。反复发生尿路感染的患者可能合并泌尿系疾病、糖尿病及妇科疾病等。泌尿系疾病主要包括解剖异常、发育异常、排尿异常、泌尿系梗阻三个方面。解剖异常常见的疾病包括尿道憩室、膀胱憩室和尿道瘘等；排尿异常包括膀胱输尿管反流、神经源性膀胱、各种疾病引起的膀胱残余尿量增多、尿失禁等；泌尿系统梗阻包括泌尿系统结石、膀胱出口梗阻、肾盂输尿管连接部狭窄等。

合并糖尿病患者多数存在免疫功能下降、自主神经功能障碍等情况，进而导致膀胱内残余尿量增多，甚至慢性尿潴留；尿糖升高有利于革兰阴性菌定植、繁殖。而且此类患者常合并皮肤、呼吸系统等感染性疾病，并长期使用抗菌药物治疗，因而导致耐药菌感染机会增加，所以，糖尿病患者更容易发生慢性细菌性膀胱炎。

绝经后女性雌激素缺乏导致阴道菌群失调，菌群由乳酸菌为主变成大肠埃希菌或B型溶血性链球菌，阴道酸性的改变，这些都导致随年龄增加的菌尿发生率的增加，补充雌激素可以减少阴道上皮和尿道上皮的凋亡，因此理论上有利于减少尿路感染的反复发作。研究结果显示口服雌激素没有减少UTI复发的作用（RR1.08，95%CI 0.88～1.33）。局部应用雌激素对比安慰剂的研究中却取得了很好的结果。关于局部雌激素的副作用报道发生率在6%～20%之间，主要包括乳房触痛、阴道出血、阴道异常分泌物、不适、烧灼和疼痛，而没有我们常担心的子宫内膜癌的报道。

关于低剂量、长疗程抗菌药物治疗，疑问最多的是药物是否会诱导耐药。这里我们要明确，首先推荐的药物都是经尿液排泄的药物，尿药浓度都是远远高于血药浓度的，其次我们要明确“低剂量”的概念：低剂量是相对每日治疗总剂量而言的，以头孢克洛为例，治疗尿路感染的标准剂量是250 mg，口服，每8 h 1次，每日总剂量为750 mg，而在预防复发中使用的剂量是250 mg，口服，每24 h 1次，单次剂量仍然是标准的治疗剂量250 mg，只是每日总剂量低于常规治疗剂量。服用方法上通常建议患者每晚睡前服用，这样经过一夜的尿液蓄积，无论尿中抗菌药物浓度（浓度依赖型抗菌药物）还是和细菌接触的时间（时间依赖型抗菌药物）都足够杀死尿液中污染的细菌；从病原菌角度去考虑，患者并不是一个急性感染的状态，而只是一个少量细菌的污染状态，单次标准浓度的抗菌药物足以清除这些污染病原菌而且不会诱导细菌产生耐药。由于国内尿路病原菌对头孢菌素耐药率过高，所以我们在临床上使用较多的是呋喃妥因和磷霉素氨丁三醇，需要注意的是应用呋喃妥因6个月以上者，有发生弥漫性间质性肺炎或肺纤维化的可能，此外，肾功能不全患者禁用呋喃妥因。但需要注意的是，无论预防性抗菌药物治疗多长时间，一旦预防性抗菌药物停止，感染再次发作的风险是不变的。

三、尿道炎

（一）简介

尿道炎可以是传染性的，也可以是非传染性的。尿道炎症状通常表现为LUTS，必须与其他下尿路感染区分。尿道感染通常通过性接触传播。脓性分泌物、排尿困难和尿道瘙痒是尿道炎的症状。然而，许多尿道感染是无症状的。

（二）流行病学、病因病机

从治疗和临床的角度来看，淋球菌引起的淋病性尿道炎（GU）必须与非淋球菌性尿道炎（NGU）进行鉴别。非淋菌性尿道炎是一种非特异性疾病，可有多种传染性病因。病原菌包括沙眼衣原体、生殖支原体、解脲支原体和阴道毛滴虫。脲原体作为尿道炎病原菌的作用一直存在争议。最近的数据表明NGU的病原体是解脲菌（U. urealyticum），而不是细小菌（U. parvum）。分离致病菌患病率为：沙眼衣原体11%～50%；尿道支原体6%～50%；解脲支原体5%～26%；阴道毛滴虫1%～20%；腺病毒2%～4%。病原体要么停留在上皮细胞外，要么穿透上皮细胞（淋病奈瑟球菌和沙眼奈瑟菌）并引起化脓性感染。衣原体和淋球菌可进一步通过泌尿生殖道传播，导致男性附睾炎或女性宫颈炎、子宫内膜炎和输卵管炎。

（三）诊断

在有症状的患者中，可以根据下列任何一种标准来诊断尿道炎：

1. 尿道分泌物为黏液状的、脓性的或脓性的。

2. 尿道分泌物革兰氏染色或亚甲基蓝染色显示尿道炎。每高倍视野（HPF）有5个多形核白细胞（PMNL）是诊断尿道炎的阈值。最近，基于更好的诊断准确性，提出了>2 PMNL/HPF作为阈值，但这一阈值没有得到其他研究的支持。因此，根据2016年欧洲NGU管理指南，建议使用5 PMNL/HPF为截止水平，直到确认其他阈值水平的优势。

3. 前段尿的沉淀物中存在>10 PMNL/HPF或前段尿液中白细胞酯酶试验阳性的沉淀物。

淋球菌位于细胞内的尿道分泌物革兰氏染色显示尿道炎症，革兰氏阴性双球菌提示淋球菌性尿道炎（CU）。当尿道分泌物染色显示细胞内无双球菌时，证实为非淋菌性尿道炎。如果可以获得尿道炎症的客观证据并指导治疗，临床医生应始终进行即时诊断（如革兰氏染色、尿用显微镜观察、白细胞酯酶检测）。

符合尿道炎诊断标准的男性应采用核酸扩增实验（NAAT）检测沙眼衣原体、生殖支原体和淋病奈瑟球菌——即使淋病检测呈阴性。NAAT的敏感性和特异性优于任何其他衣原体和淋球菌感染的检测方法。首次捕获尿液的检测效能不次于尿道拭子。在延迟治疗的情况下，如果NAAT对淋病呈阳性，应在治疗前进行尿道拭子培养，以评估感染株的抗生素耐药情况。淋病奈瑟球菌和沙眼衣原体培养主要用于评估治疗失败和监测对当前治疗产生的耐药性。毛滴虫通常可以通过显微镜鉴定或NAAT鉴定。当症状在治疗后3～4周内没有消失，非淋菌性尿道炎被归为持续性。当出现这种情况时，应在治疗完成后4周对尿道炎病原体进行NAAT。

（四）疾病管理

对于严重的尿道炎，应在诊断后开始经验性治疗。如果患者症状较轻，建议根据NAAT的结果指导延迟治疗。所有有风险的性伴侣都应该接受评估和治疗，同时保持患者的隐私。

1. 淋球菌性尿道炎

对于淋菌性尿道炎（GU）而言，建议使用两种作用机制不同的抗生素进行联合治疗，以提高治疗效果并降低对头孢菌素耐药性的增加。头孢曲松1 g肌肉注射或静脉注射，阿奇霉素1 g单次口服作为一线治疗。建议使用阿奇霉素，因为与其他抗生素相比，阿奇霉素的敏感性较高，对单剂量治疗的依从性较好。对于阿奇霉素过敏，可改用强力霉素与头孢曲松或头孢克肟联合使用。推荐口服400 mg头孢克肟作为头孢曲松的替代方案；然而，它的药效学较差，可能导致耐药性的出现。

许多治疗GU的替代方案已被研究。在一项随机、开放标签、对照临床研究中，联合肌肉注射庆大霉素240 mg +口服阿奇霉素2 g（n=202）单剂量和联合口服吉米沙星320 mg +口服阿奇霉素2 g（n=199）单剂量的微生物治愈率分别为100%和99.5%。2014年，一项关于单剂量庆大霉素肌肉注射治疗的系统综述认为，没有足够的数据支持或驳斥该方案治疗无并发症淋病的有效性和安全性。在3项纳入GU患者的前瞻性单组研究中，使用阿奇霉素缓释2 g单次口服剂量的微生物治愈率分别为83%（n=36）、93.8%（n=122）和90.9%（n=33）。然而，由于阿奇霉素单药治疗会增加大环内酯类药物耐药率，因此一般不推荐。肌肉注射大观霉素2 g单剂量对泌尿、生殖系统淋病感染的微生物治愈率达96%以上；因此，在可行的情况下，它是一种有效的治疗选择。一项开放标签、随机试验比较了无并发症GU患者第1天、第3天和第5天口服磷霉素曲美醇3 g（n=60）与肌肉注射头孢曲松250 mg +口服阿奇霉素1 g单次剂量（n=61）的疗效，结果显示，临床和微生物治愈率分别为96.8%和95.3%。

2. 非淋菌性尿道炎

对于无明确病原体的非淋菌性尿道炎（NGU），口服强力霉素100 mg，每日2次，连续7天，应作为一线治疗。或者单剂量口服阿奇霉素第1天，500 mg，第2～4天，250 mg。与阿奇霉素单剂量1 g治疗生殖支原体感染相比，该方案疗效更好，阿奇霉素单剂量1 g治疗大环内酯类耐药增加，显著降低总治愈率。然而，一项回顾性队列研究发现，在生殖器支原体尿道炎的治愈率和大环内酯耐药的选择上，延长剂量阿奇霉素方案与1 g单剂量阿奇霉素方案之间没有显著差异。如果检测到大环内酯类耐药生殖支原体，莫西沙星400 mg可使用7～14天。

对于衣原体性尿道炎，阿奇霉素单剂量1 g，强力霉素100 mg，每日2次，连用7天都是有效的选择。对于泌尿生殖道沙眼衣原体感染的男性患者，阿奇霉素治疗在微生物失效方面的效果可能不如多西环素，然而，在临床失效方面可能差异很小或没有差异。氟喹诺酮类药物，如氧氟沙星或左氧氟沙星，只能在不能使用其他药物的特定病例中作为二线治疗。

对于解脲脲原体感染，强力霉素100 mg，每天2次，连续7天，疗效与阿奇霉素1 g单剂量治疗相似。对于阴道毛滴虫引起的尿道炎，建议一线口服甲硝唑或替硝唑，单次剂量2 g。

（五）随访

治疗结束后，只有在治疗依从性较差、症状持续存在或怀疑复发时，才应随访患者，以控制根除病原体。在治疗开始后的7天内，如果患者的症状得到缓解，其性伴侣得到充分治疗，应指导患者避免性交。报告和溯源工作应根据国家指导方针并在必要时与性病专家合作进行。被诊断为新的性传播疾病的人应该接受其他性传播疾病（包括梅毒和艾滋病）的检测。

四、导尿管相关感染

（一）简介

导尿管相关性尿路感染（Catheter-associated UTI，CA-UTI）是指患者的尿道目前正接受导尿管治疗或在过去48 h内已接受导尿管治疗所导致的感染。

（二）病因学、病理生理学

导尿会扰乱宿主的防御机制，使尿液病原体更容易进入膀胱。留置导尿管为细菌黏附素识别的宿主细胞结合受体提供附着表面，从而促进泌尿病原体定植，从而增强微生物黏附。此外，破坏尿路上皮黏膜，暴露出细菌黏附素新的结合位点，膀胱内残余尿通过导尿管球下汇聚增加。导尿管相关性尿路感染通常是多菌性的，由多重耐药泌尿病原体引起。

（三）诊断

1.临床诊断

CA-UTI的体征和全身症状包括：新发或加重的发热、僵硬、精神状态改变、不适或无明细诱因的嗜睡、腰痛、肋椎角压痛、急性血尿、盆腔不适以及已拔除导尿管者排尿困难、尿急或尿频、耻骨上疼痛或压痛。在导尿患者中，不应仅以有无异味或混浊尿液来区分导尿管相关无症状菌尿（CA-ABU）和CA-UTI。

2.实验室诊断

从微生物学角度看，CA-UTI是指在患者留置导尿管后或者拔除导尿管48 h之内出现的尿路感染，一种或多种细菌生长>103 cfu/mL。在插管患者中，脓尿不能诊断CA-UTI。脓尿的存在、不存在或严重程度不应用于区分CA-ABU和CA-UTI。伴随CA-ABU的脓尿不应被解释为抗菌治疗的指征。有症状的患者无脓尿不能诊断为CA-UTI。

（四）疾病管理

1.限制置管和适当地拔除导尿管

留置导尿管应在有临床指征时才行，例如，用于尿潴留的治疗或需要严格监测液体平衡时。导尿管限制方案是降低CA-UTI发生率的多模式干预的重要组成部分。一项针对19种减少UTI的干预措施（包括停管和限制性置管）的系统综述显示，在养老院患者中成功减少了CA-UTI和导尿管使用。另一份针对肿瘤外科病房2800多名患者的报告发现，导尿管约束的增加可显著降低CA-UTI率。

2.尿道清洁及氯己定

一项对33项研究（6490例患者）的Meta分析发现，不同尿道清洁方法与消毒相比，CA-UTI发生率没有差异。氯己定浴（使用2%氯己定浸渍布或4%氯己定皂）降低CA-UTI的有效性是有争议的。在一项对10783名ICU患者的随机对照研究中，氯己定沐浴组和对照组之间的CA-UTI发生率没有差异。然而，一项仅涉及ICU患者的15项研究的系统综述报告显示，每天氯己定浴可显著降低CA-UTI发生率（RR＝0.68）。

3.留置导尿管的替代方案

替代方法包括间歇导尿（IC）或耻骨上造瘘。在一项对接受妇科手术患者的系统综述中，留置导尿管与IC相比，有症状性尿路感染的发生率更高。一项针对产后妇女的Meta分析报告显示，留置导尿管和IC分娩后UTI发生率没有差异。一项针对养老院居民的前瞻性队列研究发现，使用膀胱造瘘的居民CA-UTI较少，住院次数也较少，但更有可能被多重耐药微生物定植。

没有足够的证据来评估长期更换导尿管的频率对患者预后的价值。Cochrane的另一篇综述调查了留置导尿管或间歇导尿与耻骨上造瘘在短期内对尿路感染率的影响，发现没有明确的证据。对于神经源性膀胱患者，一项系统综述发现没有随机对照试验，因此无法得出关于不同类型导尿管使用的结论。因此，根据现有文献，虽然有一些有限的研究表明，在CA-UTI发生率方面，IC或耻骨上造瘘优于留置导尿管，但没有足够的证据推荐常规使用这些方法。

4.浸渍或涂层导尿管

亲水涂层导尿管已被发现有利于降低CA-UTI发生率。Meta分析综合7项比较亲水涂层导管和PVC（标准）导尿管用于IC的RCT的研究，发现亲水导管组UTI发生率的风险比（0.84）较低，具有统计学意义。关于脊柱裂患者预防UTI的系统综述和实践政策声明建议在IC中使用一次性导尿管和亲水导尿管。

银合金浸渍导尿管与降低CA-UTI发生率无关。对54例ICU患者的小型随机对照试验显示，银合金浸染组与标准硅胶foley导尿管组的UTI发生率无显著差异。在一项对盆腔器官脱垂手术时放置耻骨上导尿管患者的队列研究中，发现6周时尿路感染发生率有5%的差异，尽管这并不显著。一项合并26项试验（12422例患者）的系统综述报告称，银合金涂层导尿管未显著降低CA-UTI的发生率，而且价格要高得多。然而，同一研究发现硝基呋喃酮浸渍导尿管可降低症状性CA-UTI的风险。一项随机对照试验（214例患者）评估了肾移植后使用硝基呋喃酮导尿管的情况，发现使用这种导尿管没有任何益处。此外，另一项随机对照试验显示，在489例脊髓损伤患者中使用银合金涂层留置导尿管对减少UTI没有任何益处。从微生物学角度来看，留置导尿管和耻骨上造瘘引起CA-UTI的微生物可能存在差异，因此尿液培养结果对指导治疗很重要。

5.间歇自我导尿的抗生素预防

一项研究抗生素预防对间歇自我导尿（ISC）患者疗效的随机对照试验显示，在404例ISC患者队列中，使用预防治疗的抗生素治疗的UTI发生率降低了48%。然而，在9～12个月时，预防组的尿细菌分离株对UTI治疗使用的抗生素的耐药性比对照组的更频繁。

虽然文献显示使用抗生素对减少CA-UTI有一些好处，但在医疗保健环境中对这种常见情况常规使用抗生素将导致抗生素的使用增加。正如一些随机对照试验所强调的那样，这一策略与抗生素耐药性的增加有关。抗生素的使用是产生抗生素耐药性的主要动力。目前的抗菌药物管理原则不支持对导尿管改变或ISC常规使用抗生素预防，即使在可以预防尿路感染的情况下。

6.对疑似CA-UTI进行抗菌治疗

由于潜在感染微生物的广谱性和抗生素耐药性的增加，在开始对推测为CA-UTI的抗生素治疗之前，应获得尿液标本进行培养。在开始抗菌治疗之前，应从新放置的导尿管中获得尿液进行培养。根据全球泌尿系感染流行率（GPIU）研究，CA-UTI的致病性微生物与其他泌尿系感染的致病性微生物相当。

对于症状迅速缓解的CA-UTI患者，建议7天的抗菌治疗时间，对于反应迟缓的患者，无论患者是否继续留置导尿管，建议14天的治疗时间。对于病情不严重的CA-UTI患者，可以考虑给予5天的左氧氟沙星治疗。随着氟喹诺酮耐药性的增加，应在可能的情况下选择替代抗菌药物，并根据当地微生物信息开始经验性治疗。

对于年龄<65岁的妇女在拔管后发生CA-UTI且无上尿路症状的患者，可考虑采用3天的抗菌治疗方案。如果在CA-UTI发病时留置导尿管已达2周，应更换导尿管以加快症状的缓解，并降低随后菌尿和泌尿系感染的风险。如果导尿管可以停止使用，应在开始抗菌治疗之前对中段尿标本进行培养，以帮助指导治疗。长期留置导尿管不宜经常更换，遵循适当的导尿管插入和护理方法。

第七节　男性生殖系统感染

一、细菌性前列腺炎

（一）简介

细菌性前列腺炎（ABP）是由细菌性病原体引起的一种临床症状。疲劳、感冒、过度饮酒、房事过度、会阴损伤及痔内注射药物均能诱发急性细菌性前列腺炎。建议泌尿科医生将确诊或疑似感染的细菌性前列腺炎与慢性非细菌性前列腺炎进行鉴别诊断。

（二）流行病学、病因学和发病机理

前列腺炎是一种常见的疾病，但只有不到10%的病例被证实为细菌感染。肠杆菌，尤其是大肠杆菌，是ABP中的主要病原体。在免疫缺陷或HIV感染的患者中，前列腺炎可能是由特异的病原体引起的，如结核分枝杆菌、念珠菌和其他罕见的病原体等。已鉴定的胞内细菌，如沙眼衣原体，其意义尚不确定；然而，其可能是慢性前列腺炎的致病病原体。

（三）诊断

1.既往史和症状

急性细菌性前列腺炎通常会突然出现排尿症状和局部疼痛。它通常与不适和发热有关。尽管有抗生素预防和抗菌预防措施，经直肠前列腺活检仍会增加ABP的风险。慢性细菌性前列腺炎的定义是症状持续至少3个月。主要症状是多个部位的疼痛，包括会阴、阴囊、阴茎和腿内侧。

2.症状调查问卷

在慢性前列腺炎中，症状作为分类参数似乎有很强的基础。因此，前列腺炎症状调查问卷被用来评估疾病的严重程度和反应。常用参数为有效的慢性前列腺炎症状指数（CPSI）；然而，其在临床实践中的有效性是不确定的。

3.临床表现

在急性前列腺炎中，前列腺指检可能引起肿胀和压痛。前列腺按摩可引起菌血症和脓毒症，应避免进行。亚硝酸盐和白细胞的阳性预测值为95%，阴性预测值为70%。血液培养和全血细胞计数在ABP中很有用，影像学检查可以发现疑似前列腺脓肿。

如果症状持续时间较长，则必须考虑CPPS以及其他泌尿生殖系统和肛肠疾病。CBP或CPPS的症状可能掩盖前列腺结核。在结核流行地区或有结核病史的男性出现血精和脓精时，应进行泌尿、生殖系统结核的检查。

4.尿液培养及前列腺分泌物

评估ABP患者最重要的检查是中段尿培养。在CBP中，Meares和Stamey所描述的对分段尿液和前列腺分泌物（EPS）的定量细菌学培养和显微镜检查仍然是临床前列腺炎分类的重要研究。Meares和Stamey试验样品的准确微生物分析也可能为沙眼衣原体、阴道毛滴虫和淋病双球菌等非典型病原体的存在提供有用的信息。

5.前列腺活组织检查

前列腺活检不建议作为常规检查，对于未经治疗的细菌性前列腺炎患者不可取，因为会增加脓毒症的风险。

6.其他检查

经直肠超声检查可发现前列腺内脓肿、前列腺钙化和精囊扩张；然而，作为前列腺炎的诊断工具并不可靠。

7.精液分析

进行射精精液培养可提高四杯检测的诊断价值；然而，在非细菌性前列腺炎患者中，精液培养往往比前列腺液培养阳性率更高。应该进行尿流率检测，排除膀胱流出梗阻和尿道梗阻，必要时行逆行尿道造影，或内窥镜检查。

8.前段尿液样本

尿三杯化验中的第一杯尿液是诊断男性泌尿生殖道沙眼衣原体感染的首选标本，因为它是非

侵入性的，但可以检测到感染的上皮细胞和相关细胞沙眼衣原体颗粒。

9. 前列腺特异性抗原（PSA）

在ABP和CBP患者中，前列腺特异性抗原分别增加约60%和20%。经抗生素治疗后PSA水平下降（约40%的患者出现这种情况），并与临床和微生物改善有关。游离PSA和总PSA的测定对前列腺炎没有实际的诊断价值。

（四）疾病管理

1. 使用抗生素

抗菌药物在急性前列腺炎中是明确有效的，且在慢性前列腺炎中也被建议使用。以培养为指导的抗生素治疗是最佳标准；然而，经验性治疗应在所有急性前列腺炎患者中考虑。在急性前列腺炎中，推荐使用大剂量的抗生素，如广谱青霉素、第三代头孢菌素或氟喹诺酮类药物。在初始治疗中，这些抗生素中的任何一种都可与氨基糖苷联合使用。辅助措施包括充足的液体摄入和排尿。在感染参数正常化后，可以口服治疗替代，并继续共2～4周。

尽管尿路病原体耐药率高，但氟喹诺酮类药物仍被推荐作为实验性治疗CBP的一线药物——因为其良好的药代动力学特性、其良好的安全性以及对革兰氏阴性病原体（包括铜绿假单胞菌和沙眼衣原体）的抗菌活性。然而，细菌耐药性的增加是一个问题。阿奇霉素和强力霉素对沙眼衣原体和生殖器支原体等非典型病原体有活性。左氧氟沙星对CBP患者的沙眼衣原体没有明显的清除作用。甲硝唑治疗适用于阴道毛滴虫感染患者。氟喹诺酮治疗的持续时间必须至少为14天，而阿奇霉素和强力霉素的治疗应延长至3～4周。在CBP中，应在初步诊断后4～6周使用抗生素。如果检测到细胞内细菌，应给予大环内酯类药物、四环素类药物。

2. 前列腺内注射抗生素

这种治疗方法尚未在对照试验中进行评估，不应考虑。

3. 联合治疗

联合使用氟喹诺酮类药物与各种草药提取物可减轻临床症状，而不增加不良事件的发生率。然而，与单独使用氟喹诺酮治疗相比，联合使用氟喹诺酮与伐地那非并没有提高微生物清除率或减轻疼痛或排尿症状。

4. 导尿和手术

大约10%的ABP患者会出现尿潴留，这可以通过导尿或耻骨上造瘘来解决。然而，最近的证据表明耻骨上置管可降低发生CBP的风险。对于前列腺脓肿，引流和保守治疗都是可行的；然而，脓肿的大小可能会有影响。在一项研究中，脓肿腔直径<1 cm时保守治疗是成功的，而较大的脓肿采用单次抽吸或持续引流治疗效果更好。

（五）随访

对于治疗后无症状的患者，常规的尿分析和/或尿培养并不是强制性的，因为除了症状停止外，没有有效的治疗细菌性前列腺炎的方法。对于症状持续且性传播感染病原体微生物检测结果反复呈阳性的患者，建议对患者的性伴侣进行微生物筛查。抗生素治疗可以重复，疗程更长，剂量更高和/或更换不同的化合物。

二、附睾炎

（一）概述

1.流行病学、病原学和病理生理学

附睾炎是一种常见疾病，每年每1万名成年男性中有25～65例附睾炎，可为急性、慢性或复发。急性附睾炎临床表现为附睾疼痛、肿胀和体温升高，可累及睾丸和阴囊皮肤。它通常是由病原体从尿道或膀胱迁移引起的，高达90%的患者可以通过适当的诊断方法识别病原体。精索扭转（睾丸扭转）是年轻男性最重要的鉴别诊断。

分离到的主要病原体是肠杆菌（典型的大肠杆菌）、沙眼衣原体和淋球菌。有肛交和泌尿系异常导致细菌性尿症的男性患肠杆菌引起附睾炎的风险更高。如果有病毒性前驱症状和涎腺肿大，应考虑流行性腮腺炎病毒。结核性附睾炎可发生在高危人群中，典型的慢性附睾炎，如具有免疫缺陷的男性和来自高患病率国家的人，它经常导致阴囊窦道形成。布鲁氏菌或念珠菌属于罕见的可能病原体。

附睾与睾丸炎症有时见于单个器官，有时则为二者同时受累。因此，在泌尿外科临床工作中，由于两个器官炎症累及程度的多寡而分为附睾炎、睾丸炎或附睾睾丸炎。有单侧性或双侧性、急性或慢性的分类。文献有众多的讨论涉及致病菌如何进入附睾或睾丸。因此，对附睾及睾丸的基本解剖学、两个器官的连接以及其附件的认识是十分重要的，并有助于鉴别诊断。

睾丸及附睾共有4个附件：①睾丸附件位于睾丸的上端，见于90%男性，这是Miller管的残留组织。②附睾附件一般悬于附睾组织上，是Wolff管的残留组织。③旁睾位于精索下端，为中肾管的残留组织。④附睾壁位于附睾之尾，亦为中肾管的残留组织。上述附件组织均位于附睾附近，可被炎症波及而使鉴别诊断发生困难。

（二）诊断性评价

应对中段尿液标本进行培养，并查阅以往的尿液培养结果。性传播感染细菌（包括沙眼衣原体或淋病奈瑟氏菌）应在初次排泄的尿液或尿道拭子上进行NAAT检测。如有淋病奈瑟球菌，应进行尿道拭子或涂片革兰氏染色和培养。这些病原体的检测应按当地程序报告。应建议所有可能患有性传播感染（STI）的患者进行其他性传播感染的筛查。有肠杆菌感染的男性可能需要检查下尿路是否异常。如果怀疑为附睾结核，应对连续3份清晨尿样进行抗酸杆菌（AFB）培养，并送去NAAT筛查结核分枝杆菌DNA。如果有条件，前列腺分泌物、精液、阴囊瘘分泌物，以及细针穿刺和活检标本应使用显微镜、AFB培养和NAAT进行调查。对于急性附睾炎的诊断，阴囊超声比单纯尿液检查更准确，也有助于排除其他病理。

（三）疾病管理

疑似性传播感染的男性应该被告知传染给他人的风险，并被建议在感染之前不要发生性行为。经验性抗菌疗法的选择必须考虑到最可能的病原体和渗透到炎症附睾的程度，可能需要根据当地病原体的敏感性和指南进行改变。一般情况下，沙眼衣原体和肠杆菌都应首先覆盖，并根据病原体鉴定修改治疗方案。强力霉素和一些特定的氟喹诺酮类药物在疑似沙眼衣原体或生殖支原体感染的患者中具有良好的临床和微生物敏感性，口服给药后两者在炎症男性生殖组织中均达到适当水平。大环内酯类抗生素如阿奇霉素对沙眼衣原体有效，但尚未对附睾炎进行试验；然而，最初的药代动力学研究表明，阿奇霉素在多次给药时可有效穿透附睾组织。氟喹诺酮类药物口服治疗肠杆菌仍然有效，但耐药性正在增加，应寻求当地建议。不应考虑使用氟喹诺酮类药物治疗淋病。单次高剂量注射第三代头孢菌素对淋病奈瑟球菌有效。严重附睾炎对抗生素的临床反应应在3天后进行评估。可能患有或已证实患有性传播感染的男性应在14天内进行评估，以检查是否治愈，并根据当地公共卫生建议确保追踪和治疗接触者。

现有指南和专家组共识的经验抗生素方案：对于患急性附睾炎且淋病风险低（如无分泌物）的男性，应使用一种或两种药物的联合用药，剂量和持续时间足够根除沙眼衣原体和肠杆菌。适当的选项是：一种氟喹诺酮类药物，每天口服一次，持续10～14天或强力霉素200 mg初始剂量口服，然后100 mg，每天2次，10～14天加上对肠杆菌有活性的抗生素，10～14天；对于可能患有淋病急性附睾炎的男性，必须采用对抗淋球菌和沙眼衣原体有效的联合方案，例如：头孢曲松1000 mg肌肉单次注射，加上强力霉素200 mg初始剂量口服，然后100 mg，每日2次，连续10～14天；对于非性活跃的男性急性附睾炎，应使用足够剂量和持续时间的单一药物根除肠杆菌。适当的选择是口服氟喹诺酮，每日1次，持续10～14天；可能需要外科探查引流脓肿或清创组织。一项比较队列研究发现，触诊时无法分清附睾和睾丸以及超声检查中是否有脓肿可预测初始抗生素治疗后是否需要手术。一项队列研究发现，附睾炎期间精液可能受损，但在成功治疗后恢复。

三、男性人乳状头瘤病毒感染

（一）流行病学

人乳头状瘤病毒（HPV）是最常见的性传播病毒之一，包括致癌病毒（低风险变种和高风险变种）和非致癌病毒。HPV16是最常见的致癌变异，在所有HPV病例中感染率达到20%。与女性生殖道中半数的HPV感染类似，男性生殖道中半数的HPV感染是合并感染（>2株HPV株）。

HPV的发病率取决于研究环境。在泌尿科门诊就诊的男性中，在6%的尿液样本中检出HPV。一项Meta分析报告，4.5%～15.2%的患者精浆HPV感染，导致精浆HPV感染与男性生育力下降相关。一项430例接受生育治疗男性的横断面研究在14.9%的精液样本中检出HPV。精液中HPV的存在与精液质量受损无关。然而，另一项系统性综述报告了HPV与精液参数改变之间的可能关联，在女性中，妊娠期间可能发生流产或胎膜早破。HPV6和/或HPV11是肛门生殖器疣观察性研究中检测到的最常见基因型，而HPV16与肛门细胞学检查的严重程度相关。男性非致癌性HPV感染的发生率高于女性。在男性中，约33%的阴茎癌和高达90%的肛门癌归因于高危型HPV感染，基因型主要是HPV16。EAU阴茎癌指南于2022年3月全面更新，主要内容包括关于HPV和阴茎癌的两项系统评价结果。口腔HPV与口咽癌相关，约22.4%、4.4%和3.5%的口腔癌、口咽癌和喉癌分别归因于HPV。系统综述报告口腔HPV的患病率为5.5%～7.7%，1%～1.4%的患者存在HPV16。

（二）风险因素

HPV感染的风险因素包括首次性交年龄早、性滥交、性交频率高、吸烟和免疫功能差。与异性恋者相比，男男性行为者（MSM）的总体HPV发病率和患病率相当高。总体而言，与其他人群组相比，年轻、性活跃成人中不同部位的HPV流行率似乎更高。稳定的性行为习惯、包皮环切术和使用避孕套是HPV的保护因素。口腔HPV感染的额外风险因素为饮酒、口腔卫生差和性行为（口腔和阴道）。在许多研究中，阳性HIV状态、包茎和伴侣的HPV状态也与肛门生殖器HPV状态和清除率降低相关。

（三）传染性

HPV通常通过持续的皮肤-皮肤或黏膜直接接触传播，阴道交、口交和肛交等是最常见的传播途径。此外，在医疗环境和公共环境的表面发现HPV，提高了物体-皮肤/黏膜传播的可能性。需要对非性传播和非穿透性性传播进行进一步研究，以了解HPV传播的复杂性。HPV传播也可能受到基因型的影响，在一般和高危男性人群中，HPV51和HPV52的发生率较高，HPV16和HPV18的流行率较高。

（四）清除率

HPV清除时间范围为1.3～42.1个月。清除率可能受到HPV基因型、患者特征和受累身体部位的影响。HPV16的高危型HPV变异发生率最高，且各研究中心的清除率最低。

（五）诊断

目前尚无获批用于男性HPV的检测方法。不建议对男性进行常规检测以检查HPV或HPV相关疾病。应进行体格检查以识别HPV病变。可进行醋酸试验以诊断亚临床HPV病变。如果诊断不确定或怀疑癌症，应进行活检。尿道内湿疣相对不常见，通常仅限于远端尿道口。尿道膀胱镜检查可用于诊断尿道内或膀胱疣；然而，尚无使用侵入性诊断工具定位尿道内HPV的高水平证据。

（六）HPV相关疾病治疗

大约90%的HPV感染不会引起任何问题，并在2年内被机体清除。然而，当HPV感染表现为肛门生殖器疣时，需要治疗，以防止HPV相关肛门生殖器感染的传播，并将对患者造成的不适降至最低。在可用的治疗选择中，只有手术治疗的主要清除率接近100%。

1.适用药物

患者应用的治疗药物包括鬼臼毒素、水杨酸、咪喹莫特、多芬E、5-氟尿嘧啶和氢氧化钾。5%咪喹莫特乳膏在50%的免疫功能正常患者以及成功接受高效抗逆转录病毒治疗的HIV阳性患者中显示完全清除外生殖器或肛周疣。对已发表RCT的Cochrane综述发现，咪喹莫特在实现疣体完全清除方面优于安慰剂（RR：4.03，95%CI：2.03～7.99）。推荐的治疗方案为5%咪喹莫特乳膏涂抹于所有疣体过夜，每周3次，持续16周。在一项涉及502例生殖器和/或肛周疣患者的RCT中，15%和10%的茶多酚软膏分别在57.2%和56.3%的患者中显示所有基线和新发疣完全清除，而安慰剂组为33.7%。此外，当用作激光CO_2消融治疗后的序贯疗法时，10%的茶多酚软膏显示与较低的短期复发率相关。据报道，鬼臼毒素溶液的清除率为36%～83%，鬼臼毒素乳膏的清除率为43%～70%。一项系统评价和Meta分析证实了0.5%鬼臼毒素溶液相对于安慰剂的有效性（RR：19.86；95%CI：3.88～101.65）。鬼臼毒素自我涂抹于皮损处，每日2次，连用3天，随后休息4天，最长4周或5周。一项RCT也显示使用5%氢氧化钾是男性生殖器疣有效、安全、低成本的治疗方式。

2.医生处理

医生给予的治疗包括冷冻治疗（清除率为79%～88%；复发率为25%～39%）、手术治疗（清除率为61%～94%），包括切除、电外科、电烙术和激光治疗（清除率为75%）。医生给予的治疗与接近100%的清除率相关，但也与高复发率相关，因为它们通常无法消除隐性HPV感染病。在最近的系统综述和网络Meta分析中评价的所有干预措施中，手术切除似乎是降低复发风险的最有效治疗方法。

3. 治疗性疫苗

迄今为止，3种不同的抗HPV疫苗已获得许可，但目前仅在包括澳大利亚、加拿大、美国和奥地利在内的少数国家实施了男性的常规疫苗接种。男性疫苗接种的目的是降低肛门癌和阴茎癌以及头颈癌的发生率。

一项共纳入5294例患者的系统综述报告称，疫苗对持续性（至少6个月）肛门生殖器HPV16感染的有效性为46.9%（28.6%～60.8%），对持续性口腔感染的有效性为88%（2%～98%）。观察到对2级和3级肛门上皮内病变的疫苗效力分别为61.9%（21.4%～82.8%）和46.8%（20%～77.9%）。该系统综述报告，对疫苗预防2级或3级阴茎上皮内瘤变的有效性没有有意义的估计，并且没有发现治疗肛门、阴茎或头颈部鳞状细胞癌的数据。一项包含180例男性患者的3期临床试验评价了MVAE2重组痘苗病毒治疗乳头瘤病毒感染相关上皮内病变的潜力。该研究在免疫系统刺激对抗HPV病变以及上皮内病变消退方面显示了可喜的结果。

4. 预防性疫苗接种

一项系统性综述和Meta分析报告，疫苗接种对生殖器HPV相关疾病中度有效，与个体的HPV状态无关；然而，在HPV初治男性中观察到更高的疫苗有效性。支持男孩早期接种疫苗，目的是在性活动开始前建立最佳的疫苗诱导保护。一项包含1124例患者的RCT证实，四价HPV疫苗与安慰剂相比对HPV6/11/16/18相关持续性感染具有较高的有效性。此外，该疫苗可引起稳健的免疫应答，且耐受性良好，伴有轻度疫苗接种相关不良事件，如注射部位疼痛和肿胀。此外，Cochrane综述证实，四价HPV疫苗似乎可有效预防男性外生殖器病变和生殖器疣。尽管事实上四价HPV疫苗于2010年获批用于年轻成年男性，但疫苗接种率仍然很低，为10%～15%。该患者人群中的接种障碍包括缺乏对HPV疫苗和HPV相关疾病的认识、对疫苗安全性和有效性的担忧、与疫苗接种相关的经济/成本问题、低估HPV感染风险和性活动。医疗保健专业人员应提供关于这些问题的易于理解和访问的沟通资源，以便教育年轻成年男性及其家属HPV疫苗接种对降低晚年某些癌症发病率的重要性。

（吴恭瑾）

参考文献

[1] ÇEK M, STURDZA L, PILATZ A. Acute and chronic epididymitis[J]. European Urology Supplements, 2017, 16(4): 124-131.

[2] ARAKAWA S, KAWAHARA K, KAWAHARA M, et al. The efficacy and safety of tazobactam/ceftolozane in Japanese patients with uncomplicated pyelonephritis and complicated urinary tract infection[J]. Journal of Infection and Chemotherapy, 2019, 25(2): 104-110.

[3] ARMSTRONG E S, MIKULCA J A, CLOUTIER D J, et al. Outcomes of high-dose levofloxacin therapy remain bound to the levofloxacin minimum inhibitory concentration in complicated urinary tract infections[J]. BMC Infectious Diseases, 2016, 16: 1-6.

[4] HUNTINGTON J A, SAKOULAS G, UMEH O, et al. Efficacy of ceftolozane/tazobactam versus levofloxacin in the treatment of complicated urinary tract infections (cUTIs) caused by levofloxacin-resistant pathogens: Results from the ASPECT-cUTI trial[J]. Journal of Antimicrobial Chemotherapy, 2016, 71(7): 2014-2021.

[5] CARMELI Y, ARMSTRONG J, LAUD P J, et al. Ceftazidime-avibactam or best available therapy in patients with ceftazidime-resistant Enterobacteriaceae and Pseudomonas aeruginosa complicated urinary tract infections or complicated intra-abdominal infections (REPRISE): A randomised, pathogen-directed, phase 3 study[J]. The Lancet Infectious Diseases, 2016, 16(6): 661-

673.

[6] SIMS M, MARIYANOVSKI V, MCLEROTH P, et al. Prospective, randomized, double - blind, phase 2 dose - ranging study comparing efficacy and safety of imipenem/cilastatin plus relebactam with imipenem/cilastatin alone in patients with complicated urinary tract infections [J]. Journal of Antimicrobial Chemotherapy, 2017, 72(9): 2616–2626.

[7] WAGENLEHNER F, SOBEL J, NEWELL P, et al. Ceftazidime - avibactam versus doripenem for the treatment of complicated urinary tract infections, including acute pyelonephritis: RECAPTURE, a phase 3 randomized trial program[J]. Clinical Infectious Diseases, 2016, 63(6): 754–762.

[8] KAYE K S, BHOWMICK T, METALLIDIS S, et al. Effect of meropenem - vaborbactam vs piperacillin - tazobactam on clinical cure or improvement and microbial eradication in complicated urinary tract infection: The TANGO I randomized clinical trial[J]. JAMA, 2018, 319(8): 788–799.

[9] PORTSMOUTH S, VAN VEENHUYZEN D, ECHOLS R, et al. Cefiderocol versus imipenem - cilastatin for the treatment of complicated urinary tract infections caused by Gram - negative uropathogens: A phase 2, randomised, double - blind, non–inferiority trial[J]. The Lancet Infectious Diseases, 2018, 18 (12): 1319–1328.

[10] VAN BUUL L W, VREEKEN H L, BRADLEY S F, et al. The development of a decision tool for the empiric treatment of suspected urinary tract infection in frail older adults: A Delphi consensus procedure[J]. Journal of the American Medical Directors Association, 2018, 19(9): 757–764.

[11] KRONENBERG A, BÜTIKOFER L, ODUTAYO A, et al. Symptomatic treatment of uncomplicated lower urinary tract infections in the ambulatory setting: Randomised, double blind trial[J]. British Medical Journal, 2017, 359: j4784.

[12] MOI H, HARTGILL U, SKULLERUD K H, et al. Microscopy of stained urethral smear in male urethritis: which cutoff should be used?[J]. Sexually Transmitted Diseases, 2017, 44(3): 189–194.

[13] MENSFORTH S, THORLEY N, RADCLIFFE K. Auditing the use and assessing the clinical utility of microscopy as a point - of - care test for neisseria gonorrhoeae in a sexual health clinic [J]. International Journal of STD & AIDS, 2018, 29(2): 157–163.

[14] ONG J J, SARUMPAET A, CHOW E P F, et al. Should female partners of men with non - gonococcal urethritis, negative for chlamydia trachomatis and mycoplasma genitalium, be informed and treated? Clinical outcomes from a partner study of heterosexual men with ngu [J]. Sexually Transmitted Diseases, 2017, 44(2): 126–130.

[15] BARTOLETTI R, WAGENLEHNER F M E, JOHANSEN T E B, et al. Management of urethritis: Is it still the time for empirical antibiotic treatments?[J]. European Urology Focus, 2019, 5(1): 29–35.

[16] SODA M, ITO S, MATSUMARU N, et al. Evaluation of the microbiological efficacy of a single 2–gram dose of extended - release azithromycin by population pharmacokinetics and simulation in Japanese patients with gonococcal urethritis [J]. Antimicrobial Agents and Chemotherapy, 2018, 62(1): e01409–17.

[17] YUAN Z, HE C, YAN S, et al. Randomized controlled clinical trial on the efficacy of fosfomycin trometamol for uncomplicated gonococcal urethritis in men[J]. Clinical Microbiology and Infection, 2016, 22(6): 507–512.

[18] READ T R H, FAIRLEY C K, TABRIZI S N, et al. Azithromycin 1.5 g over 5 days compared to 1g single dose in urethral Mycoplasma genitalium: Impact on treatment outcome and resistance [J].

Clinical Infectious Diseases, 2017, 64(3): 250–256.

[19] MEDDINGS J, SAINT S, KREIN S L, et al. Systematic review of interventions to reduce urinary tract infection in nursing home residents[J]. Journal of Hospital Medicine, 2017, 12(5): 356–368.

[20] NOTO M J, DOMENICO H J, BYRNE D W, et al. Chlorhexidine bathing and health care-associated infections: A randomized clinical trial[J]. Jama, 2015, 313(4): 369–378.

[21] GIBSON K E, NEILL S, TUMA E, et al. Indwelling urethral versus suprapubic catheters in nursing home residents: Determining the safest option for long-term use[J]. Journal Of Hospital Infection, 2019, 102(2): 219–225.

[22] SHIGEMURA K, KITAGAWA K, NOMI M, et al. Risk factors for febrile genito-urinary infection in the catheterized patients by with spinal cord injury-associated chronic neurogenic lower urinary tract dysfunction evaluated by urodynamic study and cystography: A retrospective study[J]. World Journal of Urology, 2020, 38: 733–740.

[23] LYU Z, FENG X, LI N, et al. Human papillomavirus in semen and the risk for male infertility: A systematic review and meta-analysis[J]. Bmc Infectious Diseases, 2017, 17: 1–9.

第六章
泌尿、男性生殖系统结核诊疗及健康管理

结核病是一种可防可治的疾病，但它仍然是世界范围内导致死亡的主要传染病之一，我国也是全球结核病高负担国家之一。结核病可以发生在身体的任何部位，泌尿、男性生殖系统结核是继淋巴结结核和胸膜结核之后肺外结核的第三大常见疾病，相当比例的肺外结核为泌尿、男性生殖系统结核。由于起病隐匿，临床表现多样化，部分临床医生的认识不足，泌尿、男性生殖系统结核很容易被忽视、延误诊断或导致疾病进展、不可逆的组织和器官损伤以及慢性肾衰竭。泌尿、男性生殖系统结核可表现为泌尿道或生殖道的急性或慢性炎症、腹痛、腹部肿块、梗阻性尿路疾病和肾功能检查结果异常等。晚期泌尿、男性生殖系统结核可导致肾脏瘢痕形成、肾盏和盆腔扭曲、输尿管狭窄、尿路流出道梗阻、输尿管积水、肾积水、肾衰竭和膀胱挛缩致膀胱容量减少。泌尿、男性生殖系统结核的特异性诊断可通过收集良好的临床样本进行结核分枝杆菌（mycobacterium tuberculosis，MTB）培养或DNA鉴定来实现。影像学检查则有助于明确疾病的部位、范围和影响，对获取可用于诊断的组织样本、诊疗规划或手术管理以及监测疗效有重要作用。在治疗方面，药物敏感性结核病需要世界卫生组织（World Health Organization，WHO）推荐的6～9个月标准治疗方案，而耐药性结核病则需要12～24个月的药物治疗并密切监测。在某些情况下，需要手术干预作为药物治疗的辅助手段。当前泌尿、男性生殖系统结核管理面临的挑战包括疾病的早期诊断、医生临床意识的提高、开发快速灵敏的结核病诊断检测方法及改善患者的治疗效果。本章将介绍泌尿、男性生殖系统结核及其健康管理的相关内容。

第一节　概　述

结核病是一种古老的疾病，有关人体骨骼的研究推测它可能已经影响人类数千年。直到1882年3月24日，罗伯特·科赫博士宣布发现了引起结核病的杆菌，并将其命名为结核分枝杆菌。该病通过已患病者含有致病菌的微滴播散入空气进行传播。结核病通常会影响肺部（肺结核），但也会影响到机体其他部位（肺外结核病）。潜伏性结核感染是结核分枝杆菌抗原刺激的持续免疫反应状态，没有临床表现出活动性结核的证据。潜伏性结核感染者组织中仍有活结核分枝杆菌，因此有重新激活为活动性结核的风险。

泌尿、生殖系统结核的症状、体征和并发症并不总是由解剖部位所定义，可呈现出一系列临床表现，从无症状到亚临床、非特异性症状和体征，再到梗阻性尿路病和肾衰竭。多达50%的患者是在泌尿、生殖系统检查时偶然诊断的。起病隐匿、慢性非特异性症状以及多变的临床表现，加之医生认识不足，泌尿、生殖系统结核临床上经常延误诊治，导致疾病进展、组织和器官损

伤、梗阻性尿路病、肾衰竭和不孕症。有鉴于此，卫生保健工作者必须对潜在可能的泌尿、生殖系统结核保持足够意识，在临床诊疗工作中给予适当检查和及时治疗。

尿频、尿急和排尿困难是肾结核、膀胱结核和前列腺结核的常见表现，尽管肾结核患者常伴有腰痛或肾绞痛，仍有相当数量的病例因其典型的下尿路症状常被误诊为急性细菌性尿路感染。尿液分析通常显示培养阴性、无菌性脓尿和镜下或肉眼血尿。膀胱炎经久不愈或长期反复的血尿和脓尿应进一步评估。非特异性全身症状如发热、体重减轻和盗汗并不常见。如伴有这些症状，需排除有无泌尿、生殖系统外结核，例如肺结核病。少数患者最初表现为肺结核或泌尿生殖道外结核，因此常伴有多种症状。高达50%的泌尿、生殖系统结核患者可继发细菌感染。当对尿路感染行常规抗生素治疗无效或尿液检查存在无菌性脓尿时，应怀疑泌尿、生殖系统结核。标准抗生素无法治愈的慢性附睾炎或慢性前列腺炎也应考虑存在泌尿、生殖系统结核的可能。

由于结核病本身的多部位病变和非特异性临床表现、医师认识不足以及可能同时伴有其他疾病［如人类免疫缺陷病毒（human immunodeficiency virus，HIV）感染、糖尿病］和细菌性尿路感染，难以获得准确的泌尿、生殖系统结核流行病学数据。相当多的患者仍然没有症状或未确诊，泌尿、生殖系统结核可能仍处于亚临床状态，很难得到不同地区和特定群体中的确切患病率，目前的数据只是估计值。泌尿、生殖系统结核可在20%的肺结核患者中同时发生。在5424例尸检研究中，3.1%发现了泌尿、生殖系统结核，其中98%为双侧，85%伴有肺结核。对死于结核病的200名儿童和92名25岁以下人员尸检显示，65%的肾结核病灶为粟粒状，23%为干酪样。另一项墨西哥城87人的尸检研究表明，36名各种类型肾脏感染中，19人为结核，再次表明泌尿系结核的诊断往往被遗漏。

泌尿、生殖系统结核早期诊断对于治疗、预后非常重要，目前还没有单一、特定的诊断方法。由于结核病的少结核分枝杆菌特性，不可能在所有结核病例中检测到结核分枝杆菌，因此，通常需要结合临床病史、影像学检查、微生物学检查、分子学和组织病理学检测来提高结核病的诊断准确率。结核病特异性诊断的金标准是从临床样本（尿液、分泌物、精液、前列腺按摩液、脓、组织活检、切除的组织或器官）中确定结核分枝杆菌的存在。影像学检查可以帮助确定病理部位，并引导脓肿抽吸或组织活检用于微生物和分子学诊断。尿液涂片显微镜检查诊断率低于40%，因此，所有送检样本应同时进行培养和分子学诊断。涂片镜检是指使用Ziehl-Neelsen（ZN）或金胺染色对尿液、脓液、分泌物、前列腺按摩液、组织进行抗酸杆菌显微镜检查。2010年WHO首次认可快速分子测试应用于结核病的诊断。培养法需要几周时间才能得到结果，但仍然是诊断结核病的“金标准”。对一线和二线抗结核药物耐药的结核病，可使用快速检测、培养方法和测序技术进行检测。

任何原因导致的免疫抑制，包括慢性肾病（chronic kidney disease，CKD）、透析和器官移植等，都会增加潜伏性结核重新激活再感染的风险。再次感染结核也有可能迅速发展为活动性疾病。因此，筛选潜伏性结核感染很重要，但目前还没有金标准。WHO推荐了三种检测潜伏性结核感染的试验，分别为结核菌素皮肤试验（tuberculin skin test，TST）和两种干扰素-γ释放试验（interferon gamma release assay，IGRA）。因TST和IGRA不能鉴别潜伏性结核感染和活动性结核，不能作为活动性结核的诊断测试。

如果不进行治疗，结核病的死亡率很高。对结核病自然病程研究发现，在没有抗结核药物治疗情况下，大约70%痰涂片阳性肺结核患者在确诊10年内死亡，约20%培养阳性（但涂片阴性）患者同样如此。有效的药物治疗最早是在1940年研发的，目前推荐的药物治疗是6个月的四联一线方案：异烟肼、利福平、乙胺丁醇和吡嗪酰胺。

泌尿、生殖系统结核管理的主要目标是通过药物治疗根除结核分枝杆菌感染、治疗并发症以及管理合并症和危险因素。泌尿、生殖系统结核的诊断需结合临床、病理和微生物学检查结果，应尽一切努力准确诊断，但在微生物或分子学检测呈阴性且其他常见原因已排除的情况下，基于临床的经验性治疗很常见。治疗期间需要密切监测随访，跟踪医嘱依从性、治疗反应、药物毒副作用、耐药性、肾衰竭患者血液中药物浓度以及与HIV合并感染患者同时服用抗逆转录病毒治疗药物的相互作用。肾衰竭患者中50%出现抗结核药物不良反应，而肾功能者正常只有26%。由于血液透析会导致大多数抗结核药物被排出，因此，应在透析后服用药物。药物治疗虽然是活动性泌尿、生殖系统结核的主要治疗方法，仍有将近50%的患者在结核病药物治疗期间或之后需要手术作为辅助治疗。如：泌尿系梗阻引流（输尿管支架植入或肾穿刺造瘘）、脓肿引流、无功能肾脏切除、输尿管重建（输尿管结肠造口术、输尿管膀胱再植和输尿管回肠置换）和膀胱重建手术，以改善功能性膀胱容量的减少。

第二节　流行病学

结核病是世界范围内引起死亡的常见传染病之一，同样也是世界上单一传染源导致死亡的主要原因，严重危害人类健康。全球约四分之一的人口（相当于大约20亿人）曾感染过结核分枝杆菌，其中5%～10%发展为结核病并伴随终生。大多数结核病患者（约90%）是成年人，男性多于女性。尽管在新冠肺炎（corona virus disease 2019，COVID-19）疫情前，结核病的发病率呈逐年上升趋势，但受疫情影响，目前全球新诊断和报告的结核病患者数有所下降，由2019年的710万下降到2020年的580万，其中大部分（84%）在是东南亚和西太平洋地区。对全球确诊病例数下降贡献最大的国家是印度（41%）、印度尼西亚（14%）、菲律宾（12%）和中国（8%）。以上各国和其他12个国家占全球下降例数130万人的93%，也可能与结核病诊断和治疗服务中断有关。我国结核病患者人数占全球结核病患者数的8.5%，位居世界第二，近年来发病率呈下降趋势，但防治形势依然严峻。据WHO数据估计，2020年我国结核病总发病率为59/10万，总发病人数约为84.2万人。HIV阳性结核病发病率为0.84/10万，HIV阴性结核病死亡率为2.1/10万，HIV阳性结核病死亡率为0.15/10万。2020年我国通报的结核病总新发和复发人数为62.5万人，HIV感染者结核患病率为1.4%。世界范围内，估计有17亿人患有潜伏性结核感染但没有疾病迹象或任何症状。潜伏性结核感染者将有5%～15%重新激活并发展为活动性结核，从而成为传染性人群。初次感染后潜伏期和再次激活之间的时间范围可以从1年到50年。泌尿、生殖系统结核可发生于任何年龄组，但由于潜伏期长，通常影响30～50岁人群，儿童报道较少。

每年1000万例结核病新发病人群中，5%～45%的肺外结核病具有影响身体所有器官的特征。肺外结核常见部位包括淋巴结、胸膜、泌尿生殖系统、骨骼和脑膜等。影响肾脏、输尿管、膀胱、前列腺、尿道、阴茎、阴囊、睾丸、附睾、输精管、卵巢、输卵管、子宫、子宫颈和外阴的结核病最初被归为泌尿、生殖系统结核。结核病的危险因素包括营养不良、艾滋病病毒感染、糖尿病、慢性肾病和肝病、酒精和药物滥用、吸烟、生活卫生条件差、尘肺病、遗传、维生素缺乏、使用免疫抑制药物、器官移植、透析和终末期肾衰竭等导致免疫力低下的情况。临床实践发现泌尿、生殖系统结核的发生率因年龄、性别、地理区域、社区HIV感染率、免疫抑制剂治疗和合并症而异。肾移植状态、终末期肾病和接受腹膜透析的患者中，结核病发病率明显较高。据报道，受泌尿、生殖系统结核影响的女性是男性的2倍，但由于缺乏良好设计的流行病学和临床研究，这一观点尚存在争议。

第三节　病因及发病机制

结核分枝杆菌是温血哺乳动物（主要是人类）的专性病原体，属于一组在遗传和生理上相似的分枝杆菌物种，都可以引起结核病，统称为结核分枝杆菌复合群（mycobacterium tuberculosis complex，MTBC），包括结核分枝杆菌、牛分枝杆菌、非洲分枝杆菌、山羊分枝杆菌、鳍足分枝杆菌、鼠尾草分枝杆菌和卡介苗（bacillus calmette-guérin，BCG，牛分枝杆菌衍生物制成的疫苗）。结核分枝杆菌和非洲分枝杆菌是人类结核病最常见的致病菌，感染者占总病例数的98%，其余的病例是感染了牛分枝杆菌所致。

结核分枝杆菌可以通过多种方式传播给人类，最常见的途径包括吸入来自活动性肺结核患者的飞沫气溶胶，以及摄入被牛分枝杆菌感染未经高温消毒的生乳制品。其他罕见感染方式包括先天性传播、性传播、疫苗接种和治疗性滴注。先天性和新生儿传播的假定模式包括活动性结核病母亲经由血液或淋巴管直接传播或胎儿在出生期间吸入或摄入结核分枝杆菌感染的羊水。一项研究报告了结核分枝杆菌性传播，发现分离自丈夫阴茎皮肤溃疡和子宫内膜结核妻子体内的结核分枝杆菌为相同分子亚型。前列腺结核的患者精液中也分离出了结核分枝杆菌。在HIV感染者和免疫抑制个体中接种BCG活疫苗会导致局部和播散性BCG牛分枝杆菌菌株结核病。膀胱内灌注BCG作为膀胱尿路上皮癌辅助治疗已被临床广泛应用，但有文献报道导致膀胱、附睾、前列腺和肾脏结核，因此，事先应告知患者接受BCG治疗存在此类风险。

由于缺乏未经治疗结核患者的组织样本，限制了对泌尿、生殖系统结核发病机制的准确理解，目前只能通过动物模型推断。人类感染复合群中任何分枝杆菌后，原发感染（先前未接触过个体的第一次感染）后事件的确切顺序仍然未知。有些人天生对结核分枝杆菌感染有抵抗力，并且先天免疫能够根除结核分枝杆菌。在吸入或摄入结核分枝杆菌引起初次感染后，结核分枝杆菌在局部组织中繁殖并引发一系列复杂的免疫反应，从而通过原发性肉芽肿形成导致消除或遏制。

在组织学上，原发性肉芽肿由炎症和免疫细胞（例如中性粒细胞、T淋巴细胞和B淋巴细胞、上皮样细胞、巨噬细胞、朗汉斯巨细胞和成纤维细胞）的局灶性紧凑集合组成，并伴有中央干酪样坏死。如果在此阶段不加以控制，结核分枝杆菌会通过淋巴管（引起淋巴管炎）和区域淋巴结（引起淋巴结炎）传播。淋巴结可能发生干酪样坏死，部分淋巴结可能会随着时间的推移融合在一起。在肺脏或肠道中，原发性Ghon病灶、淋巴管炎和淋巴结炎三联征统称为原发综合征。流行病学和纵向队列研究表明，大多数（约95%）原发性结核分枝杆菌感染，结核分枝杆菌存在被完全消除或受遏制转为潜伏性结核感染两种结局。原发病变5%～10%发生进展，表现为邻近组织局部扩散或通过血流和淋巴管广泛全身播散。随着时间推移，这些器官中的结核分枝杆菌可能会导致进行性原发性结核病，或者可以作为潜伏性结核被控制。部分肺外结核患者没有出现疾病迹象并继续以亚临床结核的形式存在。

结核分枝杆菌增殖速度缓慢，加之其在巨噬细胞内定位和获得性免疫反应意味着在初次感染后需要12个月到2年的时间才会出现疾病症状和体征。结核分枝杆菌与宿主免疫反应之间长期持续的慢性相互作用可导致结核分枝杆菌根除或疾病进展，表现为干酪样坏死、粟粒病、脓肿、囊肿、溃疡、瘘管、纤维化或钙化的形成。免疫抑制会降低细胞介导的免疫反应，并允许结核分枝杆菌增殖，导致严重的疾病进展。任何器官部位原发性结核分枝杆菌感染后，通过直接血行或淋巴导致结核分枝杆菌播散到泌尿、生殖系统各个部位。来自肾脏的结核分枝杆菌可以进入并停留在尿路上皮、输尿管、膀胱、尿道、精囊、输精管、附睾和睾丸中。结核分枝杆菌在尿液的形成过程中从肾脏扩散到集合系统，进入肾盂输尿管并顺流而下，通过射精管扩散至生殖系统。一项5424例16岁以上男性尸体解剖研究发现，153名（2.82%）患有肾结核，50名（0.92%）有生殖系统受累。而11%生殖系统结核病的肾脏中并未观察到结核病变，表明除通过泌尿、生殖道直接延伸扩散外，还存在血行或淋巴管播散机制。随着疾病进展，临床诊断结核病之前很长一段时间，泌尿、生殖系统各个部位就会相继出现并发、继发或进行性的病变。临床和尸检研究表明，单侧受累很常见，但也可能发生双侧病变以及肾脏、前列腺、精囊和附睾等多处受累。大多数泌尿、生殖系统结核可以保持亚临床状态不出现疾病迹象。

尽管结核病是可以治愈的，但2016年药物敏感性结核病的治疗成功率仅为82%，耐多药（multidrug-resistant，MDR）结核病的治疗成功率仅为55%。赋予结核分枝杆菌耐药的主要机制包括：①通过降低生长速度来减缓代谢，因为抗生素通常针对活跃的细胞生长周期；②代谢转移，包括启动新的代谢物通路：在抗生素药物靶向特定途径时，改变代谢物通量作为保持体内平衡的一种方法；③细胞壁增厚，以降低结核分枝杆菌内的药物浓度；④外排泵的上调，增加抗生素从结核分枝杆菌体内的清除。结核分枝杆菌在药物压力应激下，会使用相应机制来适应接触药物，并获得跨药物类别或特定于一种药物的耐药状态，旨在克服或抵消药物作用。结核分枝杆菌与宿主先天免疫系统之间的早期相互作用在很大程度上决定了是否罹患疾病及其进展。感染后，宿主细胞通过先天免疫受体检测到结核分枝杆菌，并启动一系列免疫反应。然而，这些先天防御机制也可被结核分枝杆菌广泛调节以避免免疫清除。

当感染发生后，结核分枝杆菌被宿主先天免疫细胞识别，触发一系列促进杀伤结核分枝杆菌的细胞内过程。然而，结核分枝杆菌已经开发出多种对抗策略，在宿主细胞内持续存在和存活。通过操纵包括吞噬体成熟、液泡逃逸、自噬、抗原呈递和代谢途径等一系列宿主效应机制，致病性结核分枝杆菌能够导致长期感染。可以通过宿主导向治疗策略来抵消这些结核分枝杆菌诱导的宿主修饰机制。与传统抗生素治疗相比，宿主导向治疗具有几个主要优势：①可有效对抗耐药性和药物敏感性细菌，以及潜在的休眠结核分枝杆菌；②低细菌耐药诱发率；③通过针对不同途径与抗生素治疗协同作用，从而达到缩短抗生素治疗时间。充分了解结核分枝杆菌的耐药机制及结核分枝杆菌与宿主先天免疫系统之间的关系有助于未来更好地治疗结核病。

第四节　泌尿系结核

一、病理

泌尿系结核是结核病的一种，经常继发于肺结核，少数则为肠结核以及骨关节结核演变而成。最常见累及的泌尿系器官为肾脏，随尿路向下进一步累及输尿管、膀胱、尿道等部位。肾脏、输尿管、膀胱、尿道结核病理如图6-1。

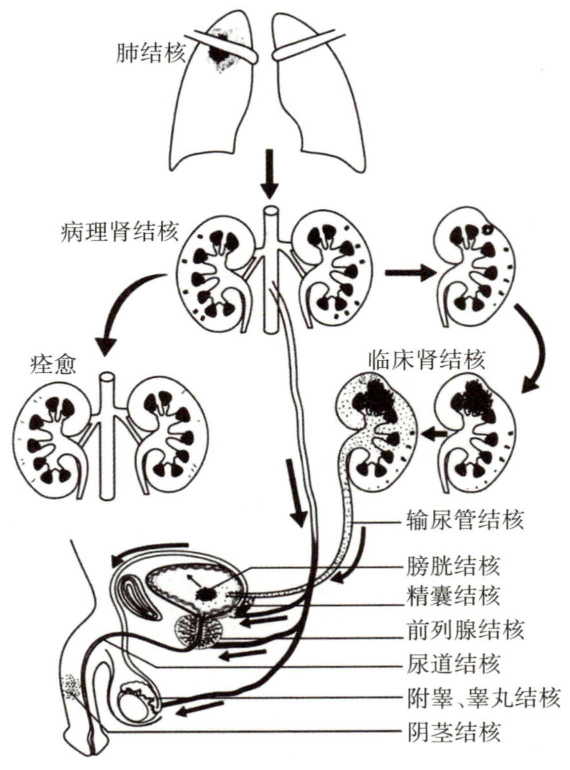

图6-1　泌尿、男性生殖系统结核发病机制示意图（原创）

（一）肾结核

肾结核90%以上是由肺脏原发性感染的结核分枝杆菌经血流到肾脏引起，还有少部分则是由肺脏或其他脏器原发性感染病变进一步蔓延而来。当结核分枝杆菌抵达肾脏后，一般在皮质肾小球和周围毛细血管丛中，感染过程与细菌毒力和宿主的免疫反应有关。如果宿主抵抗力强，菌量小，毒力较弱，则病灶可以局限在肾皮质，并产生许多细小的肉芽肿样病灶，肉芽肿一般由朗汉斯巨细胞和附近的淋巴细胞以及成纤维细胞所组成。这些小的病灶通常可以完全自我愈合，无临床症状，影像学检查结果也无变化，但在尿液中仍可发现大量结核分枝杆菌，称之为“病理性肾结核”。若宿主抵抗力较差，菌量大，毒力强，则肾皮质病灶逐步进展扩大，大量结核分枝杆菌直达肾髓质肾小管袢部，此部位血流缓慢，血液循环不良，易发展成肾髓质结核。结核结节互相融合，形成干酪样病变，在中央处出现坏死，这种坏死多发生在肾乳头处。干酪样物质坏死液化后破溃至肾盏、肾盂形成结核性空洞，并产生典型症状和影像学改变，即为“临床肾结核”，多为单侧。肾脏空洞形成，多无法自我愈合而会慢慢扩大。肾盏或肾盂黏膜结核，可在肾脏内经淋巴、血行或直接蔓延的方式，由肾脏的局部扩散到其他部位，最后形成更多的空洞或整个肾脏积脓，导致全肾功能受到严重损害。

肾结核的另一个典型特征是广泛纤维化，是人体对干酪样病变的病理反应，一种细胞免疫反应的表现。纤维化将肾皮质与髓质区分隔开，而毛细血管周围的纤维化可引起肾脏内动脉狭窄、内膜加厚，从而引起肾皮质的缺血、缺氧、萎缩，即为梗阻性肾皮质萎缩（obstructive atrophy of the cortex）。这是肾结核后皮质的主要病理变化，只有少部分患者在肾皮质内聚合的肉芽肿形成较大的结核球。由肾结核肉芽肿性病变和纤维化所致的梗阻可加快原有结核的进展，肾盏颈部狭窄则可于近端形成闭合性脓肿。当肾结核病灶发展至肾脏周围时，便可出现结核性肾周炎以及肾脏周围寒性脓肿，向外破溃形成经久不愈的结核性窦道。晚期肾结核可产生钙化斑点，通常是重度肾结核的特征。开始时在较大脓腔的周边形成，斑点状，之后逐步扩展至肾脏全部，呈贝壳样钙化，直至肾脏完全萎缩。全肾钙化时，输尿管通常完全闭塞，患肾的尿液无法进入膀胱，而膀胱结核会慢慢好转治愈，膀胱炎症状逐渐减轻甚至消失，称为“肾自截”。

（二）输尿管结核

结核分枝杆菌随尿液流至输尿管，感染输尿管黏膜、固有层和肌层。结核结节在黏膜上形成表浅溃疡，基底为肉芽组织，纤维化反应以溃疡基底部最突出，并使输尿管增粗、硬化，形成一条僵直条索，肌肉的收缩功能逐渐消失。纤维化从肾盂向下逐渐蔓延至输尿管全段，使输尿管管壁增厚，重者甚至导致输尿管的完全闭塞。

膀胱结核由患侧输尿管口开始，逐步蔓延至三角区或另一侧输尿管口，病灶若侵犯肌层，导致纤维组织增生，输尿管口就可能因为疤痕形成而狭窄，进而加重输尿管、肾盂扩张积水。一般输尿管扩张自梗阻部开始逐渐向上延伸，整个输尿管逐渐扩张、延长，盘曲成S形，盘曲的输尿管本身也妨碍尿液引流。

输尿管狭窄常见于膀胱壁内段，其次是输尿管起始段，中段则相对少见。正常输尿管口膀胱壁内段有括约作用，当膀胱收缩时，尿液由内向外经尿道中流出，不会反流至输尿管。输尿管壁内段结核病变可损害括约肌功能，从而产生输尿管口闭合不全。由于膀胱尿液常常反流至输尿管、肾盂，造成输尿管扩张积水。输尿管口闭合不全常伴随输尿管口狭窄和挛缩膀胱，膀胱造影检查时，造影剂可经输尿管口反流至输尿管及肾盂。

（三）膀胱结核

膀胱结核继发于肾结核，患侧输尿管口周边首先形成结核结节，继而向其他部位扩散，蔓延至三角区并逐渐累及整个膀胱。结核结节可互相融合，破溃形成溃疡，溃疡也可侵及膀胱肌层，形成严重的纤维化组织，导致膀胱逼尿肌失去伸缩力，膀胱容量减少，膀胱挛缩。纤维组织可引起输尿管口狭窄，或成洞状，导致输尿管口闭合不全，狭窄和闭合不全往往同时存在。狭窄引起的输尿管梗阻、肾积水，以及闭合不全导致膀胱内含有结核分枝杆菌的尿液反流至对侧肾脏，造成积水进而感染。若膀胱病变严重，溃疡较深时可穿透膀胱壁，形成膀胱阴道瘘或膀胱直肠瘘。

膀胱结核严重时，肌肉组织由大量的纤维组织所代替，失去了正常膀胱排尿过程中的收缩功能以及充盈过程中逐步增大容量以保持正常压力的功能。因此，膀胱内压力往往较高，加之结核溃疡刺激，膀胱内压力会更高，导致对侧肾脏的尿液引流不畅甚至反流引起输尿管扩张、肾积水。肾结核对侧肾积水是由于输尿管口狭窄梗阻、闭合不全以及膀胱内压力增高、尿液引流不畅等诸多因素所致。

（四）尿道结核

尿道结核主要发生于男性，多由前列腺或精囊结核直接蔓延至后尿道，或由肾结核患者排尿时结核分枝杆菌随尿液感染尿道所致。尿路上皮癌术后膀胱灌注卡介苗可导致尿道结核，阴茎结核也可侵及尿道，先于尿道黏膜上形成结核结节，结节扩大并相互融合形成溃疡，溃疡基底部肉芽组织纤维化并导致尿道狭窄、梗阻，进一步使肾结核破坏加重、病情恶化。

二、临床表现

肾结核早期经常没有任何症状，只有在进行尿液化验时发现异常，尿液呈酸性，有少量红细胞和白细胞，蛋白质阳性，尿培养可能查出结核分枝杆菌。多数情况下是在结核病医院定期复查尿液或健康体检尿液化验时被发现，容易漏诊。肾结核疾病进程较慢，大多数患者早期表现为尿频，刚开始时夜尿次数明显增加，在排尿后出现尿道烧灼感。最初是因为携带结核分枝杆菌和脓细胞的尿液刺激膀胱造成的，后期则是因为结核分枝杆菌感染膀胱黏膜，导致结核性膀胱炎所引起。通常尿频由一天3～5次慢慢增加至10～20次。一旦膀胱病变持续进展，黏膜出现广泛溃疡，侵及膀胱肌层引起纤维化，膀胱肌肉逐渐失去伸缩功能，膀胱容量小于50 mL时，临床上称为挛缩膀胱（contracted bladder）。排尿次数可达几十次，甚至百余次，终日离不开卫生间或贮尿器，往往伴有尿急、尿痛，甚至充盈性尿失禁。

肾结核的另一个典型症状为血尿，往往在膀胱刺激症状后出现，大多数来源于膀胱，由结核性膀胱炎引起，表现为终末血尿，由于在排尿后膀胱收缩，引起膀胱结核性溃疡出血所致。少数患者血尿来源于肾结核，表现为全程血尿，在膀胱刺激症状之前出现，且不伴有任何症状。当年轻患者出现无痛性血尿时，也要考虑到肾结核的可能，如果出血较为严重，尿液中出现血凝块，则会出现肾绞痛，这种情况较为少见。肾结核实质破坏严重的患者会出现不同程度的脓尿，尿液混浊如米汤样或豆浆样，伴有絮状或豆渣样干酪样坏死物质，甚至混有血凝块，成脓血样，尿液显微镜检查可见大量脓细胞。

肾结核的局部症状比较少见，当破坏严重的巨大脓肾、肾结核继发感染或病灶蔓延至肾周围时，腰部可触及肿大的肾脏及压痛。输尿管纤维化狭窄、干酪样坏死物质或血凝块堵塞等导致输尿管排尿不畅时，会出现腰部钝痛或绞痛。排尿过程中发生腰部疼痛，则说明伴有膀胱输尿管反流。

当肾结核发生时，机体其他部位结核通常已治愈。而肾结核早期，其他脏器无严重结核病时，全身健康状态往往不受影响。因此，肾结核的全身症状并不常见。晚期肾结核，破坏严重的巨大脓肾或合并有其他脏器严重结核病时，可出现全身症状，如低热、疲乏、消瘦、盗汗、食欲不振、血沉增快等，继发有普通细菌感染时，甚至出现高热症状。当双肾结核或肾结核对侧肾积水导致肾功能不能满足机体需要时，会出现贫血、恶心、呕吐、水肿、少尿甚至无尿等慢性肾功能不全的症状。部分肾结核患者可并发高血压，发病机制与纤维化导致肾小动脉狭窄，激活肾素-血管紧张素-醛固酮系统有关，患肾切除后，大多数患者高血压可痊愈。

膀胱结核晚期，膀胱壁的结核性溃疡向阴道破溃形成膀胱阴道瘘，尿液持续从阴道漏出。破溃到直肠则形成膀胱直肠瘘，排便时同时有尿液随着大便排出，尿液中也会出现粪渣。尿道黏膜感染结核而出现溃疡时，尿道口可溢出脓性或血性分泌物，伴尿频、尿痛及血尿，以初始血尿或终末血尿为主，分泌物涂片抗酸染色往往可找到结核分枝杆菌。纤维化导致尿道狭窄，可引起排尿困难、费力不畅、射程变短、尿线变细。体格检查时，可在会阴部扪及变硬、粗大的索条状尿道。尿道狭窄可导致尿道周围炎、周围脓肿，感染、破溃后形成尿道瘘，偶尔形成尿道直肠瘘。尿道造影可显示狭窄的位置和程度，甚至瘘管。

三、检查及诊断

（一）症状及体格检查

肾结核的主要病变在肾脏，而症状表现在膀胱，诊断主要依靠结核性膀胱炎的相关症状：进行性加重的尿频、尿急、尿痛或伴血尿。在临床工作中，因为发热、盗汗、乏力、消瘦等结核感染症状并不多见，在早期也很易误诊为泌尿系感染。当慢性膀胱炎反复发作或常规抗感染治疗效果不佳，特别是青壮年男性患者，应进一步检查排除结核的可能。我国导致慢性膀胱炎相关症状的最常见病因为肾结核，当尿常规蛋白阳性且红细胞、白细胞增多时，应考虑到肾结核做进一步检查。肾结核出现输尿管纤维化狭窄完全闭塞后，尿频、尿急、尿痛等膀胱刺激症状逐渐消失，尿常规检查阴性，往往需要结合病史及辅助检查来明确诊断。

大肠杆菌感染导致的非特异性膀胱炎多见于女性，发病较急，开始即有显著的尿频、尿急、尿痛等膀胱刺激症状，部分患者伴有血尿，尿中可培养出大肠杆菌，积极治疗后很快痊愈，也有部分患者反复发作，当症状缓解后，尿检可无异常。由肾结核所继发的膀胱炎，尿频、尿急、尿痛等膀胱刺激症状长期存在且呈进行性加重，且积极抗生素治疗不能改善。若合并有大肠杆菌感染，经敏感抗生素治疗后可略有减轻，尿液检测中仍可见大量白细胞、红细胞，且尿液普通培养阴性，这种情况下要考虑到肾结核。20%～60%的肾结核患者合并有非特异性感染，诊治的关键在于明确结核性膀胱炎的特性，达到早诊断，早治疗。

血尿是泌尿系疾病的常见症状，肾结核血尿的特点为终末血尿，常在尿频、尿急、尿痛等膀胱刺激症状存在一段时间后出现。而泌尿系肿瘤血尿常表现为间歇性、无痛性肉眼全程血尿，多见于中老年人。肾结核早期，膀胱炎症状出现之前，则表现为无痛性血尿，因此当年轻患者出现无痛性全程血尿时要考虑到肾结核的可能。非特异性膀胱炎的血尿主要在肾结核急性期出现，常与膀胱刺激症状同时出现。活动后血尿伴绞痛往往由肾输尿管结石引起，而膀胱结石引起的血尿则伴有排尿中断。

泌尿、生殖系统结核患者出现排尿困难、费力、不畅等尿道狭窄症状时，容易与严重膀胱结核症状相混淆，当会阴部触及粗硬的索条状尿道，无淋病及外伤史时，应考虑到尿道结核，尿道造影、尿道镜检查及活检可确诊。

体格检查对于诊断泌尿系结核十分关键，尤其是对于泌尿、男性生殖系统的检查，由于肾结核常合并有生殖系统结核，如前列腺体积变小、质地变硬，附睾触及硬结，输精管增粗呈串珠样改变等。男性生殖系统结核有时比肾结核发病更早，如果尿常规异常，应进一步全面检查明确是否合并有泌尿系结核。

（二）实验室检查

尿液化验检查对肾结核诊断非常关键，尿液呈酸性，能够检查到比较多的红细胞、白细胞，尿蛋白阳性。尿沉渣直接涂片抗酸染色方便易行，41%～48%的患者可发现结核分枝杆菌。

应停用抗结核药物及其他抗菌药物至少1周，以第1次新鲜晨尿的阳性率为最高，因肾结核患者间断性排出结核分枝杆菌，一般需连续检查3～5次以提高检出率。但容易和包皮垢杆菌、枯草杆菌等其他抗酸杆菌相混淆，因此诊断价值有限。嘱咐患者检查前清洗尿道口及外阴避免污染，特别是男性患者应翻开包皮进行清洗。在临床工作中，如果发现尿检和临床及影像学检查结果不一致，应该重复检查或进一步行尿结核分枝杆菌培养。

尿结核分枝杆菌培养对于肾结核的诊断具有决定性作用，并可开展细菌耐药性检测，最有诊断价值。但文献报道阳性检出率差异较大，从13.1%到82.6%不等。且培养时间长，需4～8周，给临床诊疗带来了不少困扰。因尿液中有抑制结核分枝杆菌生长的物质，与尿液接触时间越长，结核分枝杆菌生长的机会越少，因此尿标本取得后，应尽快放入培养基进行培养。

结核菌素试验（tuberculin skin test，TST）属迟发型细胞免疫反应，即Ⅳ型变态反应的皮内试验，对诊断泌尿、生殖系统结核有一定的参考意义。将结核分枝杆菌或卡介苗经培养、杀菌、过滤去除菌体后纯化制成的结核菌素纯化蛋白衍生物（purified protein derivative，PPD）0.1 mL（5IU）前臂屈侧中外1/3交界处皮内注射，48～72 h后测量红晕硬结直径：无红晕硬结为阴性（-）；直径<5 mm为可疑（±）；5～9 mm为弱阳性（+）；10～19 mm为中度阳性（++）；≥20 mm为强阳性（+++）；除硬结外伴有水疱、破溃为极强阳性（++++）。阳性支持结核分枝杆菌感染的诊断，而阴性尚不能完全排除，应结合患者临床症状、体征、病原学及影像学检查结果综合判断。PPD含有200多种抗原成分，部分与卡介苗和非结核分枝杆菌的抗原成分相同，容易发生交

叉反应，有可能出现假阳性。

重组结核分枝杆菌融合蛋白（EC）皮肤试验和原理依然是Ⅳ型迟发型变态反应，因此又称为新型结核菌素皮肤试验（creation tuberculin skin test，C-TST），用来检测机体是否感染过结核分枝杆菌。重组结核分枝杆菌融合蛋白（EC）是由高效表达结核分枝杆菌的ESAT6-CFP10基因的大肠埃希菌经发酵、分离和纯化制成含有针对结核分枝杆菌特异性抗原ESAT6和CFP10，而卡介苗和大多数非结核分枝杆菌不含这些抗原，因此可以鉴别是卡介苗接种还是结核分枝杆菌感染。

尿结核菌DNA检测（PCR-TB-DNA检测）在菌量很少的情况下也可通过DNA扩增进行诊断，24～48 h内出结果，敏感性、特异性分别可达95.6%、98.1%，这些特征使其成为诊断泌尿、生殖系统结核潜在的理想方法。但PCR存在明显的局限性，如果操作过程不规范、DNA污染，易出现假阳性。在病理期以及输尿管狭窄完全梗阻、肾无功能等结核中晚期患者尿液中无结核分枝杆菌，会导致假阴性。因此，PCR-TB-DNA检测可用于筛选诊断，只有与临床表现、尿培养、影像学检查等相结合，才能发挥其应有的诊断价值。

随着现代免疫学进展，通过抗原与抗体之间的特异性反应机制，检测血清和尿液中的抗原、抗体及抗原抗体复合物，可以快速得出检测结果，实现协助诊断结核病，但检测费用较高，仍有假阳性的可能。常用的检测方法有：血清结核抗体（TB-Ab）检测、结核抗原特异性干扰素释放试验（interferon gamma release assays，IGRA）、GeneXpert MTB/RIF、恒温扩增技术、基因芯片技术等。IGRA通过检测结核分枝杆菌特异性抗原刺激T细胞产生的γ-干扰素（interferon-γ，IFN-γ），判断是否存在结核分枝杆菌感染。有两种方法：（1）采用酶联免疫吸附试验（ELISA）检测IFN-γ水平，称之为全血检测或结核感染T细胞免疫检测。（2）采用酶联免疫斑点技术（enzyme-linked，ELISPOT）检测能够释放IFN-γ的效应T细胞数量，称之为细胞检测或外周血结核感染T细胞斑点试验（T-SPOT.TB）。其中T-SPOT.TB试验对活动性结核病的敏感性>96%，对无结核接触史的健康人群，包括卡介苗接种人员及无结核感染人群的特异性>99.9%。GeneXpert MTB/RIF在尿液标本中检测结核分枝杆菌复合群具有独特的优势，对于泌尿系结核的诊断具有快速、灵敏、特异度高的特点。

结核菌耐药性诊断方法、结核分枝杆菌的耐药性问题仍然是目前控制结核病的主要难题，根据药物敏感性结果选择特定的抗结核药物治疗结核病非常重要。传统药敏试验方法如绝对浓度法、比例法、快速液体培养与药敏检测等周期长、敏感性低。目前XpertMTB /RIF、基因芯片和GenoType® MTBDRplus可快速检测利福平和异烟肼的耐药性，因其准确性高成为一线检测方法，但尚不能完全取代药敏试验，结核分枝杆菌不仅存在如主动外排泵等其他耐药机制，而且当结核分枝杆菌含量不足时，XpertMTB /RIF和GenoType® MTBDRplus可能存在假阳性结果，因此应根据其他快速诊断结果综合判断。

（三）影像学检查

超声检查因简便易行、价廉、快速，一般作为初筛的检查方法。肾结核早期，病灶轻微并局限于皮质，超声诊断难度较大，中晚期可初步确定病变部位。肾结核的超声特征为集合系统不规整，肾盏、肾盂扩张积水，甚至合并高回声钙化点灶，或肾盏破裂造成的空洞及肾实质中存在不规则无回声区，输尿管管壁增厚扩张积水甚至节段性串珠样改变，膀胱壁增厚毛糙、体积缩小。

X射线检查，包括泌尿系平片（plain film of kidney-ureter-bladder，KUB）、静脉尿路造影（intravenous urogram，IVU）、肾穿刺造影、逆行肾盂造影以及CT检查等，能够确定肾结核的范围及破坏程度，而X射线检查有助于确定肺部有没有结核病灶。

泌尿系平片可看到肾脏轮廓、大小、腰大肌影和肾、输尿管钙化影，诊断价值有限。局限的钙化灶通常需要与结石、肿瘤钙化点相鉴别。肾结核钙化灶通常为斑点样，而干酪空洞样结核显示围绕空洞的圆形钙化，晚期肾结核可见分叶状钙化病灶，甚至全肾广泛钙化。静脉尿路造影和逆行性肾盂造影检查通常表现为肾盏破坏、轮廓不完整如虫蚀样，甚至形成脓肿空腔，肾盏颈部纤维化狭窄扩张积水，单个或多个肾盏完全变形消失，盂管交界处狭窄致整个肾盏肾盂扩张积水，输尿管增粗僵硬串珠样改变，膀胱容量变小甚至挛缩膀胱。静脉尿路造影不仅可以显示肾盏、肾盂形态变化，而且还可以检测肾功能，当肾脏功能严重受损时，完全不显影。如静脉尿路造影检查无法明确诊断，则可选择行膀胱镜检查和逆行肾盂造影检查。直视下从输尿管口逆行插入输尿管导管23～26 cm至肾盂，采集肾盂尿液进行尿常规、尿沉渣涂片及结核分枝杆菌培养。注射显影剂拍片，可得到比较清晰的肾盂、输尿管影像，如压力过大，可引起造影剂反流，造成肾盏模糊影响诊断，甚至引起结核扩散，因其有创性，临床上应用已大为减少。膀胱挛缩怀疑有反流时，可经导尿管向膀胱内注射造影剂进行反流造影，但此检查可能导致暂时无尿，宜慎用。

静脉尿路造影未显影，膀胱镜下插管失败无法行逆行肾盂造影时，为了确定梗阻部位以上情况，可采用超声引导下经皮肾穿刺造影。抽取肾盂尿液可以行进尿沉渣涂片及培养，通过检测空洞中抗结核药含量评价抗结核药物穿透性，也可向肾盂空洞内注射抗结核药物，同时行经皮肾造瘘置管引流肾盂尿液挽救肾功能。由于穿刺造影技术简便，所得到的肾盂输尿管图像更加清晰，对于病情严重、复杂难以确诊的患者有一定的实用性。穿刺造影属于有创检查，有出血、感染扩散、脓肿和瘘管形成的可能，应谨慎操作。

随着多层螺旋CT的普及，静脉注射造影剂进行尿路三维重建（computer tomography urography，CTU），能准确地获得肾脏、输尿管、膀胱的解剖图像以及肾脏排泄功能信息（图6-2），非常直观地显示纤维化管壁增厚的肾盂、输尿管以及梗阻的部位，肾实质低密度影及萎缩变薄或钙化，对肾功能差者仍能重建出满意的图像，克服了静脉肾盂造影耗时长、强迫体位及肾功能低下时显影慢甚至不显影的缺点，且不受肠道气体干扰，更加安全无创，诊断准确可靠，逐渐作为首选推荐。

磁共振尿路成像（MR urography，MRU）可以观察肾盏、肾盂和输尿管的变形、狭窄、积水的全貌，主要表现与CT相仿，但对肾实质、输尿管壁的改变的诊断方面不如CT，且不能显示钙化。作为无创检查，对于碘过敏、肾功能不全无法行增强CT检查时可以作为一种代替检查手段。

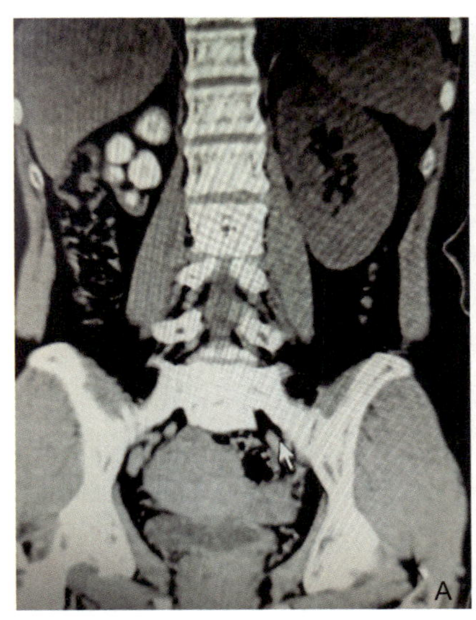

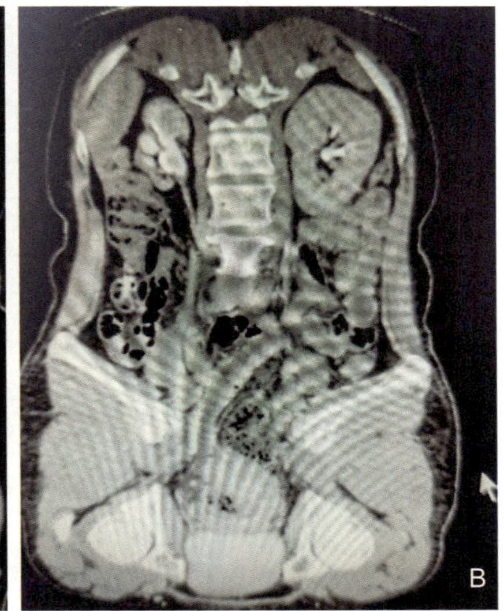

注：CTU三维重建冠状面，平扫（A），增强（B）

图6-2　右肾结核广泛干酪样坏死空洞、钙化

（资料来源：兰州大学第二医院）

膀胱镜检查，肾结核早期可见到浅黄色粟粒样结核结节，多散在于尿道口周围以及三角区，较重型患者则可看到膀胱黏膜水肿、充血、溃烂，输尿管口向上内缩而凹陷呈“洞穴样”。溃疡处的肉芽组织易误诊为膀胱肿瘤，需行活组织检查明确诊断。结核严重时膀胱挛缩，当容积不足100 mL时难以看清膀胱内病变，禁忌膀胱镜检查。

四、治疗及康复

泌尿系结核也是全身结核病的重要组成部分，在治疗时应重视休息、增加营养、劳逸结合，避免劳累。临床肾结核病理进展往往呈进行性加重，不经临床治疗很难痊愈，一旦进展为双肾结核，则预后较差，死亡率非常高。

（一）药物治疗

药物治疗贯穿整个治疗的全过程，是最基本的治疗措施，应遵循“早期、联合、适量、规律、全程”的抗结核化学治疗原则。单一药物治疗主要适用于早期肾结核、病变仅累及1～2个肾盏且无输尿管梗阻的患者。结核分枝杆菌容易产生耐药性，单用某一种药物更易于产生，因此主张联合药物治疗。我国几十年来均使用链霉素、异烟肼、对氨基水杨酸三者联合的方法来治疗泌尿系结核，且治疗时间通常需2年，不足之处在于疗程过长，患者经常无法保持规律全程使用。因副作用多且不易被接受，患者常自行停药或不规律用药，导致耐药菌株的产生，造成大量治疗失败或复发。利福平是缩短疗程的关键性药物，与异烟肼联合应用可达到快速杀灭结核分枝杆菌的效果，利福平或异烟肼与吡嗪酰胺联合应用亦具有强大的杀菌作用。常用的一线抗结核药物有：异烟肼、利福平、吡嗪酰胺、链霉素、乙胺丁醇。

具体方案如下（见表6-1）：短程化疗方案主要由利福平、异烟肼、吡嗪酰胺及乙胺丁醇四种药物构成。前2个月其每日剂量为异烟肼300 mg；利福平：体重<50 kg者，450 mg，>50 kg者，600 mg；吡嗪酰胺25 mg/kg或1.5 g；乙胺丁醇：体重<50 kg者，0.75 g，>50 kg者，1 g。后4个月继续服用异烟肼、利福平，总疗程为6个月。也有后4个月改为每周用药3次的间歇治疗方案，用药日利福平600 mg，异烟肼：体重<50 kg者，500 mg，>50 kg者，600 mg。利福平进食后服用会影响吸收，因此服药前4 h、服药后2 h不能进食，以期达到最佳疗效，可以晨起空腹顿服或临睡前服用，应根据患者进食规律安排。上述其余药物宜将全日用量于饭前30 min一次性口服，可增加体内血液药物浓度，更有利于杀死结核分枝杆菌并避免耐药，比分次服药疗效更好。肾脏实质损坏严重或膀胱内感染广泛者，前2个月可采用链霉素肌肉注射，0.75 g/d，代替乙胺丁醇。服用异烟肼者每日可补充维生素B_6 50～100 mg。

表6-1　抗结核治疗的一线药物及剂量

抗结核药物	体重	剂量/mg·kg^{-1}	每日剂量
异烟肼	—	10～15	300 mg
利福平	<50 kg	10～20	450 mg
	>50 kg		600 mg
吡嗪酰胺	—	20～30	1.5 g
链霉素	—	15～30	0.75 g
乙胺丁醇	<50 kg	15～25	0.75 g
	>50 kg		1.0 g

服药期间应注意定期检查肾脏功能，肌酐清除率是判断给药的重要指标，100 mL/min属于正常，达不到此指标时，按比例降低给药量，若指标降至50 mL/min以下时，则给予半量。终末期肾结核肾功能不全需行血液透析治疗时，利福平和异烟肼可以继续给正常剂量，因为这两个药物主要是经过肝脏代谢，并可经过透析排出。链霉素在肾功能不全时，其半衰期由2～3 h增至60～70 h，且对第Ⅷ对脑神经有毒性反应，最好禁用。吡嗪酰胺主要通过肝脏代谢，但约有4%以原型由肾脏排泄，故认为可以使用，但如果肾功能严重损伤，应减量。乙胺丁醇80%经肾脏代谢，肾功能不全时禁用。

表6-2 短程化疗方案（6个月）

阶段	强化阶段	巩固阶段
药物	异烟肼、利福平、吡嗪酰胺、乙胺丁醇(2个月)	异烟肼、利福平(4个月)

如果对异烟肼、利福平出现耐药或副作用较大患者难以耐受，可根据患者具体情况选择二线抗结核药物和一线抗结核药物联合应用。二线抗结核药物主要有阿米卡星、莫西沙星、左氧氟沙星、乙硫异烟胺、环丝氨酸、对氨基水杨酸等。

针对较严重的结核性膀胱炎，可考虑应用肾上腺皮质激素，强的松龙20 mg，每日3次，与抗结核杀菌类药物联合应用可减轻症状，治疗时间一般不超过4周。因为利福平能促进肾上腺皮质激素代谢，故强的松龙的用量一般较大。

药物治疗期间，要定期行肝肾功能、尿常规、结核分枝杆菌培养、结核分枝杆菌耐药性检测及CT检查，以评估治疗效果。应当注意尿液及泌尿系增强CT检查结果的变化，若经诊治6～9个月仍无法恢复正常，或肾功能已严重破坏，需早期外科手术处理。

（二）药物辅助治疗

泌尿系结核往往是系统性多发疾病，经尿液下传，肾结核经常伴随有输尿管结核、膀胱结核、尿道结核。肾结核药物保守治疗过程中，输尿管结核纤维化、狭窄甚至完全闭塞，致含结核分枝杆菌的尿液难以充分排泄，进一步加重肾实质坏死破溃，导致梗阻侧以上结核病进展。因此，在肾结核药物治疗过程中，需留置支架管预防输尿管梗阻闭塞，早期输尿管病变较轻微，膀胱镜下即可完成。而中晚期因输尿管纤维化狭窄、扭曲等，大多数情况下膀胱镜留置困难，往往需在全麻下经输尿管镜留置。手术过程中因生理盐水冲洗高压等致输尿管肾盂返流，可能加快疾病进展甚至结核扩散，因此，手术前需抗结核治疗至少2周。为预防支架管上形成附壁结石，普通支架管留置3个月以上需更换，目前有预防结石形成的可以留置半年甚至一年以上的高质量支架管。待肾结核病变彻底痊愈无输尿管狭窄梗阻时不再留置，因此，肾结核药物治疗患者定期复查是必要的。

针对部分输尿管支架管置入困难患者，必要时行经皮肾穿刺造瘘术，定期更换造瘘管，待抗结核药物治疗结束，无输尿管狭窄梗阻时可拔除造瘘管，但应注意拔除造瘘管后窦道愈合困难的可能。

（三）手术治疗

当肾实质破坏严重、肾功能严重受损时，为避免病情进一步恶化需行毁损性切除手术，而结核病晚期活动性结核控制以后往往需行重建性手术治疗。为防止围手术期打击加重病情甚至结核扩散，手术前需抗结核治疗至少2周，一般情况好转，血沉、病情稳定后手术，手术后需继续药物治疗。如同时合并有身体其他部位结核，在手术治疗时应更充分地使用抗结核药物。

1. 肾结核

（1）肾切除术

90年前Albaren认为肾结核开始局限于单侧，如果不及时手术，病情将进展到对侧使双侧肾脏全部破坏，所以提倡尽早切除患侧肾脏。随着新的抗结核药物不断应用，过去认为必须手术的患者，通过药物治疗有望达到痊愈。过去认为需行肾切除手术的患者，通过重建性成形手术有可能保留肾脏。肾切除术前应充分评估对侧肾脏的功能，肾结核一般不作为紧急手术，只要全身情况稳定，其他脏器结核并不是肾切除手术的禁忌症，肾结核的治愈也有利于其他部位结核的康复。肾切除的适应症有：①广泛破坏、肾功能完全丧失的肾结核；②肾结核伴有肾盂、输尿管梗阻，继发感染；③肾结核合并大出血；④肾结核合并难以控制的高血压；⑤钙化的无功能肾结核；⑥双侧肾结核一侧广泛破坏，对侧病变较轻时，可将重病侧患肾切除；⑦结核分枝杆菌耐药，药物治疗效果不佳者。

开放手术一般采用暴露充分的经11肋间或切除12肋切口，腹膜后路径可减少对腹腔脏器及肠道的干扰，术后胃肠功能恢复快。直视下充分游离肾蒂，止血钳分别夹闭肾动、静脉后缝扎离断安全可靠，可避免动静脉瘘的形成。如果肾周围粘连严重无法分离，可行包膜下肾切除，肾蒂周围组织粘连严重动、静脉难以分离时可放置肾蒂钳后集束结扎。右肾结核可与十二指肠、下腔静脉粘连，术中应仔细分离，防止误伤。对于肾结核病灶广泛或结核性脓肾致患者高热，药物无法控制时，应尽早行肾切除，术后体温可降至正常。脓肾术中避免挤压肾脏，以防结核扩散。术中尽量切除有病变的肾周脂肪组织和输尿管，残留输尿管可能是结核肾切除术后膀胱结核无法彻底治愈的原因。抗结核药物治疗术前至少2周，术后需继续应用6～9个月。肾结核合并男性生殖系统结核需做肾切除术和附睾切除术时，若患者身体一般情况允许，可同期实施切除术。

由于结核肾周围粘连严重、肾蒂粘连，动、静脉分离困难，在过去一直是腹腔镜肾切除术的相对禁忌症。随着微创技术的不断进步，多个中心证实经腹膜后路径腹腔镜结核肾切除术安全、可行，微创，患者术后恢复快，具备条件的医院已广泛开展。但结核肾周围往往粘连严重，后腹膜间隙空间小，对手术者专业技能要求较高。手术者需要腹腔镜技术经验丰富，手术中能熟练把握解剖，仔细辨认、分离周围组织，避免发生严重并发症。

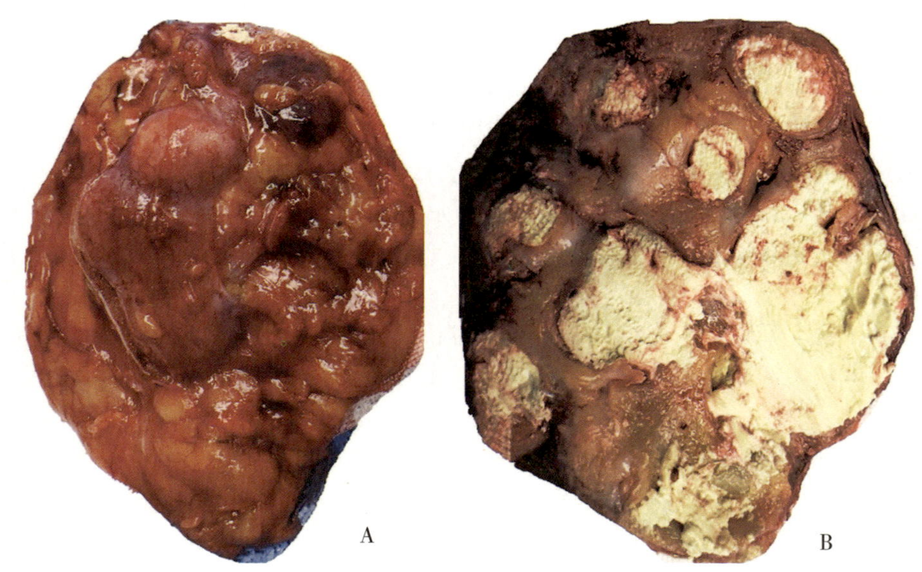

注：A为表面，B为剖面

图6-3 右肾结核、无功能肾切除标本

（资料来源：兰州大学第二医院）

（2）保留肾组织的手术

肾结核局限性病灶，采用短程药物疗法一般会很快得到治愈，因此肾部分切除术临床中应用相对较少。若出现以下情形，应进行肾部分切除术：①经6周的药物治疗仍无显著改善的局限性钙化病灶；② 钙化病灶逐步增大，且有侵袭破坏整个肾脏的风险。如果没有完全钙化的肾结核，不建议行肾部分切除术。肾结核病灶清除手术效果不佳，临床应用很少，仅适合局限于肾实质表面、与集合系统不通的闭合性脓肿。抗结核药物治疗术前不应少于4周，术后需继续治疗6～9个月。

（3）脓肿穿刺引流术

结核性肾脓肿或肾积脓药物治疗效果不佳时，可在X射线或B超引导下行经皮肾结核脓肿穿刺并留置造瘘管引流脓液。对于难以确诊的病例可以达到诊断、治疗双重目的，但有可能导致经久不愈的结核性瘘管，目前临床应用较少。同时抗结核药物脓腔注射，对于全身用药不易到达病灶治疗效果良好。

2.输尿管结核

输尿管狭窄梗阻也是造成肾功能损害的重要因素，最常见的部位为输尿管膀胱连接处，其次为肾盂输尿管交界处，而中段狭窄则相对罕见。全程狭窄纤维化也比较罕见，如全程狭窄肾脏病变往往非常严重无法行成形手术。

（1）肾盂输尿管连接部梗阻

此处梗阻并不常见，因梗阻距离肾脏近，更容易加重肾实质破坏，患者就诊时往往肾脏损害严重。手术前充分抗结核药物治疗4～6周，及时复查泌尿系增强CTU检查明确输尿管狭窄情况，一旦完全梗阻，可即刻手术解除梗阻并引流。一般采用开放手术或者经后腹膜间隙路径腹腔镜下肾盂输尿管离断成形术，输尿管留置支架管，肾盂留置造瘘管引流，手术后可经造瘘管注入5%异烟肼及1%利福平混合液，每日1次，手术时如果炎症较重，可放置支架4～6周。

（2）输尿管中段狭窄

此处狭窄较为少见，如果狭窄段较短，可在输尿管镜下行狭窄段内切开术。如果狭窄段切除后可以完成无张力吻合，则行端端吻合术；如果狭窄段较长无法直接吻合，则选择回肠代输尿管术。根据手术者经验，开放或腹腔镜下均可完成，输尿管内置支架管至少6周。不论选用何种术式，手术后每3个月行一次泌尿系增强CTU或MRU复查，随诊时间最少1年，一旦狭窄复发能获得早期诊断。

（3）输尿管下段梗阻

结核导致的输尿管狭窄梗阻90%位于输尿管下段，多局限于输尿管口附近，处理方法取决于狭窄段长度。手术前膀胱镜可直视下观察到膀胱输尿管口周围及其壁内段情况，通过顺行加逆行输尿管肾盂造影或增强CTU检查明确狭窄段长度。如果狭窄段较短或隔膜样狭窄，可选择膀胱镜下输尿管扩张术或输尿管镜内切开术。如果狭窄段较长，可选择行开放或腹腔镜下输尿管膀胱再吻合术，通过输尿管乳头或膀胱黏膜下3～5 cm隧道防止尿液反流。如果狭窄段较长难以吻合，可将膀胱向上牵拉缝合于腰大肌以减少吻合口张力，或采用膀胱黏膜翻瓣缝合成管状向上延伸与输尿管吻合。

3.膀胱结核

膀胱结核后期会出现膀胱挛缩，尿频严重甚至患者无法控制排尿，推荐留置导尿管缓解症状，往往是长期性的，需每月更换导尿管。抗结核药物治疗待膀胱结核活动期控制以后，选择回肠或乙状结肠膀胱扩大术，开放或腹腔镜下均可。当膀胱挛缩导致膀胱容量过小无法行肠膀胱扩大手术时，可行膀胱切除Bricker回肠膀胱或乙状结肠直肠膀胱（Main Ⅱ术式）等尿流改道手术。当一侧肾无功能、膀胱结核导致对侧的肾积水时，应重点保护对侧肾脏功能，可以考虑行肾穿刺造瘘术。

4.尿道结核

尿道结核后期往往导致尿道狭窄，早期行尿道扩张或者留置导尿管，结核活动期控制后狭窄严重则需要切除狭窄段，行尿道成形手术。

五、预防及健康管理

防治泌尿系结核的最根本措施就是防治肺结核，近年来随着分子生物学进展，根据全球结核病防治策略的战略规划，人们可以利用新型的预防、检查和治疗方式，通过主动发现和预防性治疗来达到终结结核病，主要的防治措施包括以下几个方面。

1.针对结核病易感高危人群、密切接触者以及新生入学体检时进行筛查，主动发现结核分枝杆菌潜伏感染者（Latent Tuberculosis Infection，LTBI）并给予预防性治疗。长期血液透析、器官移植、骨髓移植、尘肺病、艾滋病、长期应用糖皮质激素或其他免疫抑制剂均会不同程度导致获得性免疫功能受损，易于感染结核病。筛查方法包括PPD试验、C-TST试验和结核抗原特异性干扰素释放实验（IGRA）。IGRA包括T细胞免疫检测和T细胞斑点试验（T-SPOT.TB）两种检测方法。未接种BCG人群PPD反应硬结直径>5 mm，接种BCG人群PPD反应硬结直径>10 mm，C-TST阳性以及IGRA检测阳性，说明存在结核分枝杆菌潜伏感染。

2.预防结核分枝杆菌潜伏感染发展为临床结核病，对结核病患者密切接触者、新近感染和免疫力低下结核分枝杆菌潜伏感染者给予化学预防性治疗。治疗方案有单用异烟肼（300 mg，1次/日，6～9个月）、异烟肼（300 mg，1次/日）联合利福平（450～600 mg，1次/日，3个月）、异烟肼（500～600 mg，2次/周）联合利福喷汀（450～600 mg，2次/周，3个月）、单用利福平（45～600 mg，1次/日，4个月）等方案。

3.吸烟和酗酒也是罹患结核病的危险因素之一，长期吸烟可能导致支气管黏膜和肺泡壁局部抵抗力下降，而酒精使得免疫系统抵抗结核分枝杆菌的能力下降，易于感染结核病或激活结核分枝杆菌，使潜伏感染者成为临床结核病患者。因此，戒烟戒酒、适当运动、保持良好生活习惯、作息规律、保持身心健康，有助于提高免疫能力，可有效预防结核病，也有利于结核病患者早日康复。

第五节　男性生殖系统结核

男性生殖系统由生殖腺（睾丸）、附属生殖腺（前列腺、精囊腺、尿道球腺）和生殖管道（附睾、输精管、射精管、阴茎部尿道）组成。因结核分枝杆菌的感染导致上述器官发生结核样病理改变，被称为男性生殖系统结核。

根据病因男性生殖系统结核可分为原发性和继发性两大类。泌尿系结核男性患者50%～70%合并有生殖系统结核，携带结核分枝杆菌的尿液通过前列腺、尿道时，结核分枝杆菌由射精管道和前列腺小管进入生殖系统，是造成继发性结核感染的原因。肺结核等原发感染部位的结核分枝杆菌通过血行播散引起生殖系统的结核样病变，是原发性结核感染的主要原因。经研究发现，附睾尾部拥有丰富的血液供应，部分附睾结核患者的尿结核分枝杆菌培养及泌尿系造影均为阴性，但是在附睾病变及窦道提取物中培养出结核分枝杆菌，为附睾结核原发性感染提供了依据。

一、病理

（一）前列腺结核

前列腺结核大部分由肾结核引起，含结核分枝杆菌的尿液由输尿管、膀胱流至后尿道，再经前列腺管口进入前列腺。少部分也可由含结核分枝杆菌的血液随血液循环到达前列腺部所致。前列腺结核以增生为主，以结节为特点。病变初期，病灶周围可见中性粒细胞，然后逐渐由巨噬细胞替代，在细胞免疫作用的催化下，活化的巨噬细胞将结核分枝杆菌内磷脂分解为结核酸，又促使巨噬细胞转变为上皮细胞。上皮细胞及其周围的淋巴细胞、成纤维细胞还有胶原纤维汇聚形成结核结节。变态反应强烈时，结核结节中央坏死，似干酪样。单个结节不易察觉，当多个结节融合后，呈大片干酪样坏死，色淡黄。

（二）精囊结核

精囊结核与前列腺结核一般同时存在，可继发于泌尿系结核和前列腺结核。典型病理表现为结核结节的形成。

（三）附睾结核

结核分枝杆菌随血液循环到达附睾部，是引起附睾结核的常见原因，部分患者也可由前列腺结核继发引起。病变初期，附睾肿大，无疼痛，病程进展缓慢，光镜下可见结核性肉芽肿。病变加重，坏死范围增大累及邻近组织，伴感染，易形成结核脓肿，脓肿破溃可引起急性炎性表现伴窦道形成。

（四）睾丸结核

大部分患者的睾丸结核继发于附睾结核，部分患者也可由血行播散导致独立发病。睾丸结核时，光镜下可见干酪样坏死。细菌数多，毒力较强时，坏死部位液化，空洞形成。好转后，病变处形成纤维化。

（五）输精管结核

输精管结核一般继发于附睾结核、精囊结核、前列腺结核。结核结节的形成是其典型病理特征，病变累及输精管壁，使其增厚，呈串珠样改变。

（六）阴茎结核

阴茎结核大部分由泌尿、生殖器结核直接或经邻近淋巴管道蔓延而来，也有性接触致病的报道。阴茎头、阴茎系带和尿道外口是病变好发部位。病理改变可分为4型：1.溃疡型，病变处首先出现丘疹，随后疱疹，溃疡形成；2.结节型，阴茎处形成或浅或深的结节，以干酪样坏死为主，部分有软化倾向；3.混合型，肿块与溃疡并存，可先后或同时发生；4.硬变型，出现在严重混合型后期，阴茎全部或部分硬化、变形。

二、临床表现

（一）前列腺结核

前列腺结核因其临床特征缺乏特异性，往往难以早期确诊。首先出现的症状是尿路刺激症状和/或伴有血尿，也有类似慢性前列腺炎的表现。在早期，会有疼痛和坠胀感，疼痛呈现放射状，并且逐渐加剧。当病变累及前列腺和/或精囊腺时，由于结节的形成，腺体增大，尿道受压，导致排尿困难，上尿路扩张积水。当病变累及膀胱颈口时，往往伴有明显的膀胱刺激症状。

（二）精囊结核和输精管结核

患者常无自觉症状，精囊结核和输精管结核常与前列腺结核伴随出现，上述前列腺结核的临床症状在精囊结核也常存在。此外，还可出现射精痛、血精、精液减少、尿频、尿急、尿痛、血尿等症状。结核病变造成双侧输精管梗阻，可导致不育。

（三）附睾结核

附睾结核病变常累及附睾尾部，早期附睾无痛性肿大，部分患者伴有附睾坠胀感，不易被察觉。结核分枝杆菌侵袭性增强时，结核病变向附睾周围的组织器官蔓延。累及输精管可致其管壁增粗，呈串珠样改变；累及睾丸时，睾丸肿大伴疼痛；累及阴囊时，病变可与阴囊皮肤粘连，形成结核脓肿，脓肿破溃伴窦道形成；附睾结核继发感染时，局部可出现急性炎症表现。

（四）睾丸结核

单纯睾丸结核少见，常与附睾结核同时存在。早期无特异性表现，后期可在睾丸触及硬节，疼痛明显，与正常组织无分界，病情进展，睾丸肿胀加剧，与阴囊皮肤粘连，阴囊可破溃流脓形成窦道，迁延不愈。

（五）阴茎结核

阴茎结核较为罕见，发病初期，可在阴茎头、冠状沟、阴茎系带、尿道外口等处见结核性小肉芽肿，随后病变中心破溃并凹陷，形成淡红色形状不规则溃疡，无触痛，经久不愈，溃疡周围组织变硬，表面及周围可附着不易剥离的脓苔。病灶消退时，病变处可形成瘢痕组织，引起组织结构发生萎缩变形。结核种菌累及阴茎海绵体时，康复期可因纤维化和瘢痕的形成导致阴茎弯曲畸形。

三、检查及诊断

（一）前列腺结核

单纯前列腺结核的早期诊断比较困难，往往没有结核感染症状，主要表现为尿路刺激症状和/或伴有血尿，临床上较难确诊。有尿频、尿急、尿痛等膀胱刺激症状的中老年男性同时存在以下情况者，应考虑前列腺结核：1.结核病史；2.结核菌素试验阳性；3.尿液和前列腺液中检出结核分枝杆菌；4.前列腺直肠指诊提示前列腺体积变大，组织结构变坚硬，腺体表面粗糙，可以触摸到不同的结节；5.若有精囊结核，精囊和前列腺的界限不清，此时推荐包括磁共振成像（magnetic resonance imaging，MRI）及超声波在内的前列腺影像学检查。MRI结果显示：结节性病变，T_2加权成像信号强度极低，类似肌肉；弥散性病变，T_2加权像信号强度较低但高于肌肉组织，在扩散加权成像上显示高信号强度，在表观扩散系数图上显示低信号强度。经直肠前列腺超声像图显示：腺体内可见光点增粗，密集，不均匀，边界回声不整齐，局部钙化。必要时可行前列腺穿刺活检以明确诊断。

鉴别诊断：

1. 前列腺癌

直肠指检触及质地坚硬，不易推动肿块，血清前列腺特异抗原（Prostate Specific Antigen，PSA）升高>4 ng/mL，结合前列腺超声检查，必要时可穿刺活检，即可鉴别。

2. 肉芽肿性前列腺炎

具有前列腺增生的表现，伴硬结、尿频、尿痛、血尿及会阴部疼痛。硬结呈山峰样突起、富有弹性，因生长迅速可出现尿路梗阻症状，患者血嗜酸性细胞升高，前列腺液无明显异常，穿刺活检可鉴别诊断。

（二）精囊结核和输精管结核

精囊结核和输精管结核常与前列腺结核同时存在。诊断时需结合临床表现、直肠指诊及影像学检查结果。临床表现：射精疼痛、血精、精液减少、尿频、尿急、尿痛、血尿等症状。直肠指诊：精囊通常增大，表面可触及硬结，无明显触痛，输精管呈串珠样改变。CT检查示精囊和输精管有梗阻、狭窄等结核性改变。

（三）附睾结核

早期可出现单侧或者双侧阴囊肿胀，附睾质硬无触痛，阴囊皮肤炎症反应，呈现出急性或者慢性改变。病情进展，阴囊处肿块增大，阴囊皮肤破溃、流脓，窦道形成，附睾与阴囊皮肤粘连，充血增厚，质硬，输精管触及串珠样改变时即可诊断。阴囊超声造影检查：阴囊皮肤增厚、钙化、积水、窦道形成，附睾肿大，内可见弥漫性增大的异质性或同质性低回声病变。

鉴别诊断：

1. 慢性附睾炎

疼痛症状显著，多急性发作且易反复，炎性肿块小，质地软。极少出现局限性硬结、皮肤粘连、输精管串珠样改变及窦道形成。

2. 淋菌性附睾炎

既往有淋病史，起病急，局部红、肿、热、痛，尿道可有脓性分泌物流出，分泌物中可查有革兰阴性双球菌。

3. 阴囊内丝虫病

在附睾或输精管周围的精索内可触及硬结，硬结变化较快，可伴有象皮病及乳糜性鞘膜积液。

（四）睾丸结核

单侧或双侧发病，睾丸局部发红、肿胀、疼痛，无节奏性低热，伴或不伴有附睾肿块或结节，阴囊破溃，破溃部位有脓性分泌物。分泌物涂片抗酸染色可发现结核分枝杆菌，结合CT、超声、磁共振成像检查多可诊断，必要时行病理检查发现结核性肉芽肿可确诊。

（五）阴茎结核

阴茎结核少见，常被误诊。阴茎结核的主要特征：阴茎头或体部出现结节或慢性溃疡。溃疡边界清晰，周围区域坚硬，基底为肉芽组织或干酪样坏死，尿道外口部位病变可导致溃疡合并狭窄。确诊依赖于病理组织学检查、结核分枝杆菌抗酸染色涂片和结核分枝杆菌培养。

鉴别诊断：

1. 阴茎癌

阴茎头或包皮上皮增厚，阴茎头有丘疹、溃疡，自觉刺痛或灼烧痛，继之溃疡糜烂伴脓性分泌物。包茎或包皮过长患者，可在包皮内触及结节或肿块，逐渐增大，并伴有局部压痛。在病程后期，结节增大或溃疡进展，可露出包皮外口或穿透包皮，形成菜花样肿块或癌性溃疡，常伴有脓性恶臭分泌物，病情严重时会影响到整个阴茎和尿道海绵体，阴茎的远端因血液供应不足而出现坏死、脱落，局部疼痛难忍。累及海绵体时，可出现排尿困难。

2. 梅毒硬下疳

硬下疳是梅毒一期的典型症状，由梅毒螺旋体感染导致，表现为类圆形或圆形溃疡，直径常为1～2 cm，与周围界限清晰，边缘平整，呈堤坝状隆起，触之似软骨样硬度，无疼痛或触痛，基底平坦光滑，呈肉红色，表面有少量浆液渗出，血清梅毒抗体阳性，可进行鉴别。

3. 软下疳

杜克雷嗜血杆菌所致，其特征是一种细小的炎症丘疹，迅速变为脓疱，破裂后可出现浅表溃疡，疼痛显著，底部柔软，边缘不规则，有炎性红晕，溃疡底部覆以灰黄色坏死性脓苔和脓性分泌物，易出血。多数患者的病变可累及腹股沟淋巴结，局部表面红、肿、热、痛，可形成脓肿，易破溃，脓菌培养阳性即可鉴别。

4. 阴茎疱疹

人类单纯疱疹病毒所致，感染4～5天后出现成群的丘疹，继之形成水疱，数日后发展为脓疱，溃破后会出现糜烂或浅表溃疡，疼痛明显，可结痂自愈，常复发，溃疡面单纯疱疹病毒涂拭物检测阳性。

四、治疗及康复

男性生殖系统结核的治疗原则与肾结核相同，异烟肼+利福平+吡嗪酰胺+链霉素（三联或四联疗法）强化治疗2个月，巩固期以异烟肼+利福平治疗6个月，总疗程8个月，男性生殖系统结核药物治疗效果良好，治疗时间可依病情适当延长。

（一）前列腺结核

前列腺结核以药物治疗为主，多数患者确诊后无须手术治疗。经验给药：强化期，异烟肼+吡嗪酰胺+链霉素+利福平，2个月；维持期，异烟肼+利福平，6个月。可取得不错的治疗效果。用药期限根据前列腺液、精液结核分枝杆菌培养及涂片结果适当延长，直至结核分枝杆菌培养转为阴性，前列腺触诊及MRI检查无异常。部分抗结核药物治疗效果不佳，结核空洞、结核脓肿、窦道形成者，可考虑外科手术切除治疗。

（二）精囊结核

精囊结核，规范化抗结核药物治疗效果良好。遵循抗结核治疗原则，异烟肼、利福平、乙胺丁醇、链霉素等为主的三种药物联合应用，大多数可治愈。

（三）附睾结核

附睾结核，规范化抗结核药物治疗多数患者可治愈。附睾结核出现以下情况时需手术切除：脓肿形成、脓肿破溃伴窦道、大范围干酪样坏死累及睾丸。手术前需按医嘱服用抗结核药物，降低结核菌邻近或远处播散的风险。

（四）睾丸结核

睾丸结核治疗同附睾结核。若药物治疗效果不显著，脓肿形成、脓肿形成伴窦道、大范围干酪样坏死者，可行睾丸切除术。

（五）阴茎结核

既往阴茎切除术是治疗阴茎结核的唯一方法，随着抗结核药物的进展，大多数轻症患者经规范化抗结核药物治疗可治愈。若抗结核药物治疗效果不佳，可手术切除病灶，保留部分阴茎。

五、预防及健康管理

血行播散或直接蔓延的方式是感染男性生殖系统结核的主要原因，有效预防结核分枝杆菌的感染是规避男性生殖系统结核的关键一环。

（一）加强卫生教育

加强了解结核病的危害与传染方式。结核病是以结核病患者咳嗽、喷嚏和大声说话时产生的飞沫为传播媒介的呼吸道传播性疾病。因为飞沫中含有致病的结核分枝杆菌，为了避免疾病传播，结核病患者发病之后一定要配合当地卫生防疫部门做好隔离，主动佩戴口罩，不随地吐痰，患者接触过的物品及衣物要专门回收消毒处理。未感染人群要远离结核病患者，要有手、口卫生意识，勤洗手，不要用脏手触摸眼睛、口、鼻。人流聚集处佩戴口罩，居住屋内常通风。接触肺结核患者时也应做好相应的防护措施。

（二）及时诊断和早期治疗

发现有低热、盗汗、干咳、痰中带血丝等症状以及与结核病患者有密切接触史的人群，应尽早到医院检查，若确诊应主动配合卫生防疫部门进行隔离治疗。

（三）健康生活

保持健康生活，合理运动、规律作息、科学饮食、远离烟酒，以乐观的心态面对工作与生活，有助于我们身心健康，提高机体免疫能力，可有效防御结核菌的侵袭。

（四）预防接种

卡介苗是一种牛结核分枝杆菌的减毒活菌株。该疫苗对儿童相当有效，但在成人中保护性较差。建议新生儿和婴幼儿预防性接种卡介苗，接种后可获得对结核病的特异性免疫。

（尚攀峰）

参考文献

[1] MUNEER A, MACRAE B, KRISHNAMOORTHY S, et al. Urogenital tuberculosis—epidemiology, pathogenesis and clinical features [J]. Nature Reviews Urology, 2019, 16(10): 573-598.

[2] FURIN J, COX H, PAI M. Tuberculosis [J]. Lancet, 2019, 393(10181): 1642-1656.

[3] KINSELLA R L, ZHU D X, HARRISON G A, et al. Perspectives and advances in the understanding of tuberculosis [J]. Annual Review of Pathology—Mechanisms of Disease, 2021, 16: 377-408.

[4] GOOSSENS S N, SAMPSON S L, VAN RIE A. Mechanisms of drug-induced tolerance in mycobacterium Tuberculosis [J]. Clinical Microbiology Reviews, 2020, 34(1): e00141-20.

[5] KILINC G, SARIS A, OTTENHOFF T H M, et al. Host-directed therapy to combat mycobacterial infections [J]. Immunological Reviews, 2021, 301(1): 62-83.

[6] 徐彩红，赵雁林. 从《2020年全球结核病报告》看我国结核病防治工作 [J]. 中华传染病杂

志,2021,39(7):392-397.

[7] MIZUNO S, ITO N, KOBAYASHI K I, et al. Urethral tuberculosis: A forgotten cause of urethral stricture [J]. Urology, 2021, 154: e7-e8.

[8] 中国防痨协会. 高危人群结核分枝杆菌潜伏感染检测及预防性治疗专家共识[J]. 中国防痨杂志,2021,43(9):874-878.

[9] KAMRA E, MEHTA P K. Current updates in diagnosis of male urogenital tuberculosis [J]. Expert Review of Anti-infective Therapy, 2021, 19(10): 1175-1190.

[10] 穆成,赵慧,王志锐,等. GeneXpert MTB/RIF在尿液标本中检测结核分枝杆菌复合群的效果评价 [J]. 中国慢性病预防与控制,2022,30(5):388-390.

[11] 李曼,马旭东,范波,等. CT诊断肾结核的应用及影像学表现研究 [J]. 影像研究与医学应用,2021,5(10):89-90.

[12] CAMPBELL J R, AL-JAHDALI H, BAH B, et al. Safety and efficacy of rifampin or isoniazid among people with mycobacterium tuberculosis infection and living with human immunodeficiency virus or other health conditions: Post hoc analysis of 2 randomized trials [J]. Clinical Infectious Diseases, 2021, 73(9): e3545-e3554.

[13] ROUSSET S, LAFAURIE M, GUET-REVILLET H, et al. Safety of pyrazinamide for the treatment of tuberculosis in older patients over 75 years of age: A retrospective monocentric cohort study [J]. Drugs Aging, 2021, 38(1): 43-52.

[14] LI X, LIU Z J, LIU J W, et al. A clinical comparative analysis of retroperitoneal laparoscopic tuberculous nephrectomy and open tuberculous nephrectomy [J]. Journal of Laparoendoscopic & Advanced Surgical Techniques, 2019, 29(7): 909-913.

[15] 范正超,王永军,李崇斌,等. 后腹腔镜肾切除术治疗无功能结核肾48例报告 [J]. 中国微创外科杂志,2020,20(9):826-829.

[16] KUMAR A, GUPTA P, KUMAR S, et al. 3-d laparoscopic ureteric reimplantation with boari flap for long segment ureteric strictures secondary to genito-urinary tuberculosis: Our experience [J]. Central European Journal of Urology, 2019, 72(1): 71.

[17] KHOLTOBIN D P, SHEVCHENKO S Y, KULCHAVENYA E V. Surgical treatment of patients with renal tuberculosis, complicated by ureteral tuberculosis[J]. Urologiia, 2021, (4): 93-96.

[18] MAN J, CAO L, DONG Z, et al. Diagnosis and treatment of epididymal tuberculosis: A review of 47 cases[J]. PeerJ, 2020, 8(8): e8291.

[19] RAMACHANDRAN A, DAS C J, RAZIK A. Male genital tract tuberculosis: A comprehensive review of imaging findings and differential diagnosis [J]. Abdominal Radiology (New York), 2021, 46(4): 1677-1686.

[20] LI S, CHEN B, FANG X, et al. A better understanding of testicular and/or epididymal tuberculosis based on clinical, ultrasonic, computed tomography, and magnetic resonance imaging features at a high-volume institute in the modern era[J]. Quantitative Imaging in Medicine and Surgery, 2021, 11(6): 2465-2476.

第七章 泌尿、男性生殖系统肿瘤诊疗及健康管理

泌尿、男性生殖系统肿瘤主要包括肾肿瘤、肾盂及输尿管肿瘤、膀胱肿瘤、前列腺癌、睾丸癌、阴茎癌等。随着诊断技术的进步以及人口老龄化、气候环境变化等因素影响，泌尿、男性生殖系统肿瘤发病率除阴茎癌之外，整体呈升高趋势。我国每年新增癌症患者220余万，死亡160余万，癌症的发病率呈急剧上升的趋势。过去不到20年的时间内，我国的癌症发病率上升了69%，死亡率增长了29.4%。有的肿瘤，如前列腺癌的发病率升高的趋势还非常迅猛。据估计，全球癌症负担预计在未来20年将增加70%，这为泌尿系肿瘤的健康管理提出了极为迫切的客观需求。健康管理是指一种对个人或人群的健康危险因素进行全面管理的过程，其宗旨是调动个人及集体的积极性，有效地利用有限的资源来达到最大的健康效果，更加注重健康危险因素的全面管理，科学地延续了“上医治未病”的思想。由于泌尿系肿瘤的病因学多数不是很明确，针对性的预防还有很多不足之处，所以，泌尿、男性生殖系统肿瘤的健康管理方兴未艾，很多科学问题亟待解决。因发病率的增加，患者群体的绝对数量也在增加，故用于肿瘤治疗的成本也在逐年增加。建立在健康管理基础上的疾病预防不仅可以减小发病率，而且可以节省医疗成本。近些年来，基于基因检测技术、数据存储、生物信息学的长足进步，预测性医学或现代风险评估被广泛地应用于各种肿瘤治疗中，各种研究层出不穷，非常活跃，为泌尿系肿瘤的健康管理不断地注入活力，新取得的研究成果又为健康管理提供了理论基础。如何将这些研究成果应用于健康管理的实践，最终取得巨大的社会、经济效益也是健康管理的重点和难点。预测性医学可能是确定特定个体最终发展为患者风险的有力工具。如果把预防和筛查的重点放在有风险的个体上，可以预期疾病相关的发病率、死亡率的显著降低以及治病成本的降低。

多项研究表明，癌症和其他慢性疾病具有共同的危险因素，如不健康的生活方式（吸烟、不健康的饮食、不运动、肥胖和酗酒等）。某些非恶性肿瘤性慢性疾病如慢性炎症，可独立于其共同的危险因素而导致易患癌症。然而，目前的癌症预防策略主要关注生活方式的危险因素，并不认为非恶性肿瘤性慢性病是可改变的癌症危险因素。糖尿病一直与逐渐增加的癌症风险相关。越来越多的证据表明，患癌症的风险与心血管疾病的标志物有关，例如血压、心率、总胆固醇水平、慢性肾病和痛风性关节炎标志物（尿酸）。

掌握了关于肿瘤病因及预防和管理肿瘤的干预措施的大量知识，通过实施以证据为基础的肿瘤预防、早期发现以及肿瘤患者管理战略，可使肿瘤得以减少和控制。通过改变或避免主要危险因素，约有70%的肿瘤可以得到预防。因此，泌尿系肿瘤的健康教育是摆在我们面前的重大课题。本章将介绍泌尿、男性生殖系统肿瘤及其健康管理的相关内容。

第一节　肾细胞癌

肾细胞癌（renal cell carcinoma，RCC）是起源于肾小管上皮体系中的一系列癌症，也称为肾腺癌，俗称肾癌。

一、病因学及发病机制研究

肾癌的病因尚不十分清楚，但已知吸烟、肥胖和高血压是主要的危险因素。慢性肾脏病、血液透析、肾脏移植、获得性囊性肾脏病、以前的肾癌病史和糖尿病可能与肾癌的发生有关。研究结果表明，饮酒对肾癌有保护作用，而食用红肉和职业性接触致癌物（如芳香族化合物等）可增加肾癌风险，但结论仍不确定。此外，遗传因素（如VHL肿瘤抑制基因的突变或缺失）也是肾癌的重要危险因素。

二、病理及分期

（一）病理

绝大多数肾癌都发生在单侧肾，且经常是界限明确的单一肿瘤，双侧先后或共同发生者仅占2%左右，多病灶者在5%以下。肿瘤也可见于肾的任何部位，多在肾的上、下极，上极比下极多见。瘤体多为球形实体肿块，瘤体大小不一，4～8 cm多见。有假包膜，横切面黄色、棕褐色和棕色为主，约20%的病例并发囊性变和钙化（图7-1）。2016年，世界卫生组织（World Health Organization，WHO）根据肾脏肿瘤新的病理学、遗传学和流行病学特征，对2004年肾脏肿瘤的组织病理学分类进行了修订，肿瘤重新分类：①根据肿瘤细胞的细胞质结构和细胞结构特点，可分为肾透明细胞癌、嗜铬肾细胞癌和乳头状肾细胞癌等；②根据癌细胞的解剖位置可分为肾集合管癌和肾髓质癌；③根据与肾脏疾病有关的特点，可分为获得性囊性肾病有关的肾癌等；④根据细胞的分子特征，可分为MiT家族性易位肾癌和琥珀酸脱氢酶缺乏症相关的肾癌；⑤根据家族遗传倾向，包括遗传性平滑肌瘤病肾癌综合征相关的肾癌。

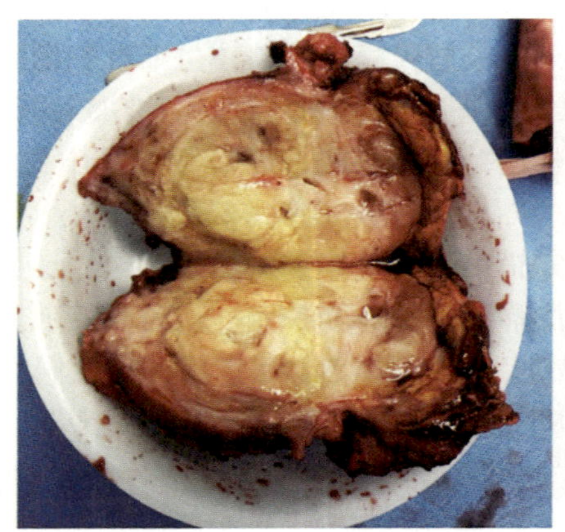
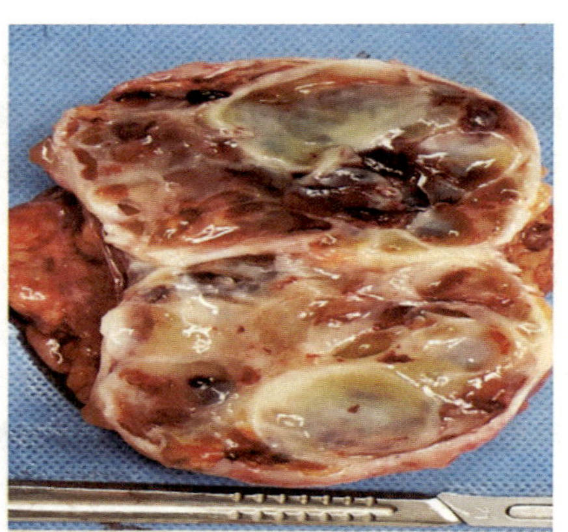

图7-1　两种不同的肾癌大体标本表现

（资料来源：兰州大学第二医院）

（二）分期

2017年美国癌症联合会（American Joint Committee on Cancer，AJCC）对肾癌TNM分期做了改版，和2010年版的内容相比，有2点主要不同：①对T_{3a}期，删除了侵及肾静脉的“grossly”一词，并把“含肌层的肾段静脉分支”改为“肾段静脉分支”；②T_{3a}期增加了一项，把肿瘤侵及肾盂肾盏归为T_{3a}期。2017年，AJCC所界定的肾区淋巴结分为肾门淋巴结、下腔静脉附近淋巴结以及腹主动脉附近淋巴结。目前建议使用2017年AJCC的TNM分期系统和基于TNM分期体系的肾癌临床分期系统（表7-1、7-2）。

表7-1　2017年AJCC肾癌TNM分期标准

分期		标准
T分期原发肿瘤(T)		
T_X		原发肿瘤无法评估
T_0		无原发肿瘤的证据
T_1		肿瘤局限于肾脏，最大径≤7 cm
	T_{1a}	肿瘤最大径≤4 cm
	T_{1b}	4 cm<肿瘤最大径≤7 cm
T_2		肿瘤局限于肾脏，最大径>7 cm
	T_{2a}	7 cm<肿瘤最大径≤10 cm
	T_{2b}	肿瘤局限于肾脏，最大径>10 cm
T_3		肿瘤侵及肾段静脉或肾静脉或下腔静脉，或侵及肾周围组织，但未侵犯同侧肾上腺、未超过肾周筋膜
	T_{3a}	肿瘤侵及肾段静脉分支或肾静脉，或侵犯肾盂、肾盏，或侵犯肾周围脂肪和(或)肾窦脂肪，但未超过肾周筋膜
	T_{3b}	肿瘤侵及横膈膜下的下腔静脉
	T_{3c}	肿瘤侵及横膈膜上的下腔静脉或侵犯下腔静脉壁
T_4		肿瘤侵透肾周筋膜，包括侵犯同侧肾上腺
区域淋巴结(N)		
N_X		区域淋巴结无法评估
N_0		没有区域淋巴结转移
N_1		有区域淋巴结转移
远处转移(M)		
M_0		无远处转移
M_1		有远处转移

表7-2　2017年AJCC肾癌临床分期

分期	肿瘤情况		
Ⅰ期	T_1	N_0	M_0
Ⅱ期	T_2	N_0	M_0
Ⅲ期	T_3	N_0或N_1	M_0
	T_1，T_2	N_1	M_0
Ⅳ期	T_4	任何N	M_0
	任何T	任何N	M_1

三、临床表现

早期肾癌常无显著临床体征，目前，约60%的肾细胞癌患者是由于体检、其他疾病或非特异性症状B超、CT等检查发现的。常见的临床表现有以下几点：

（一）血尿、腰痛和肿块

血尿常为间歇性、无痛、全程的肉眼血尿，表明肿块已侵犯肾盏和肾盂。需要强调的是，血尿的严重程度与肿瘤大小和分期并不一致，生长在肾脏以外的肿瘤即使体积很大，也可能不会引起血尿。腰痛常是腰部钝痛或隐痛，常是因为小肿块牵张肾包膜或损害了邻近脏器而引起；因出血所产生的凝块以及血条堵塞了输尿管也可引起肾绞痛。肉眼血尿、腰痛和腹部肿块常被称作肾癌的“三联征”。由于超声、CT科技的发展，早期肾癌检出率明显提高，早期临床诊断中发现血尿、腰痛、腹部肿块典型“肾癌三联征”现在已经越来越少见，约为6%～10%。

（二）副瘤综合征

副瘤综合征是由癌症患者的肿瘤引起的一系列全身性症状、体征和实验室检查结果异常，与远处转移、感染、营养缺乏和治疗无关。常见于10%～40%的肾癌患者，通常伴有贫血、高血压和慢性发热症状，较少出现代谢综合征（高钙血症、高脂血症、肝功能异常综合征等）、血液综合征（红细胞增加症）和神经肌肉综合征等。其成因与肾癌中产生的不同类型细胞活性激素以及细胞因子样生物活性成分如促红细胞生长素、肾素、前列腺素、甲状旁腺素、胰高血糖素、细胞因子白介素-6等密切相关。

（三）转移特征肿瘤表现

大约30%的患者因转移特征肿瘤表现而初次就医，如在转移部位所发生的剧痛、持续性咳嗽、咯血、神经麻痹等。在男性患者中，同侧阴囊出现精索静脉曲张以及在平卧位时精索静脉曲张不消失，可能表明肾静脉或下腔静脉中存在癌栓。

四、检查及诊断

肾癌的检查分为临床诊断与病理检查。影像学检查对肾癌的临床诊断提供了重要的检查依据，通过临床表现与实验室检查就可以明确诊断并应用于临床分期cTNM。对肾癌的诊断也必须通过病理学检验，并根据术后组织状况和确定的侵袭程度做出病理分期pTNM，一旦pTNM和cTNM的分期结果不一致，以pTNM分期诊断为准。

（一）实验室检查

实验室检查是肾癌诊断的主要辅助方法，多数实验室检查结果并无特异性，也无确诊意义，但能够提示副瘤综合征的存在，并对评估预后具有一定作用。通常情况下，检查应包括尿素氮、肌酐、肝肾功能、人血细胞总数、血红蛋白、血钙、葡萄糖值、红细胞沉降率、碱性磷酸酶和乳酸脱氢酶。碱性磷酸酶与机体癌症细胞的产生、发展和免疫微环境的形成从而与各种恶性肿瘤的不良预后有关。肾肿瘤或发生因肾肿瘤转化而导致的胸腹水时，也常会导致乳酸脱氢酶的增加。

（二）影像学检查

1.超声

超声是一项非侵入的检查，超声检查具备无创、快捷、简易、方便等优点，也可用作肾癌的定期检查，然而，常见的肾癌往往表现为不均匀的中低回声实体肿块。一些囊性肾癌在合并钙化时呈现无回声的囊性肿块，局部回声强烈。彩色多普勒超声能够提供肿块的血供信息，在检测下腔静脉癌栓方面具有一定优势，在某些CT、MRI诊断困难的病例可以提供额外的影像学特征信息。对常规超声检查中有问题或结果不一致的肾囊性或小占位病灶可行超声造影检测，可以进一步提示肿瘤血管、结构和假包膜等的显示特征，对明确诊断有一定帮助，并在确定肾占位性病灶性质方面有较大的敏感度和特异度。

2.CT

CT包括平扫CT和增强CT，对肾癌的诊断率最高，能看到肿瘤最大径0.5 cm以上的病灶，不但能够表明癌症部位、程度、浸润程度，同时能表明健侧肾部的形态、区域淋巴结有无增大和周边脏器有无损伤等，是目前检查肾癌最安全的影像学方式。肾癌的CT扫描显示肾实质内的异质性肿块，CT值多数略低于或接近正常肾脏，但少数超过肾实质；增强水平扫描后，肿瘤呈明显强化。血管造影和三维重建技术可以看到大量的增厚、扩张和紊乱的肿瘤血管，可取代传统的肾脏血管造影。胸部和腹部CT平扫和增强是临床分期的主要依据。近年来多排螺旋CT（multidetector computed tomography，MDCT）被广泛应用于肾癌检查，具有操作简单、检查时间短、无创等特点，为肾癌分期和病理类型的术前诊断提供了有效依据。

3.MRI

MRI肾癌筛查的准确性与CT相似。大多数肾癌的T_1加权图像显示低或相等的信号强度，而T_2加权图像显示高信号强度，在少数肾癌中，情况恰恰相反。MRI在判断其他器官是否受损、下腔静脉是否有肾静脉和癌栓方面高于CT。而非对比的多参数磁共振成像技术（non-contrast multiparametric magnetic resonance imaging，NMMRI）则在对血管平滑肌脂肪瘤与肾细胞癌的鉴别诊断中具有较高的价值。

（三）肾核素显像

它可以用来测量部分和总的肾小球滤过率，这是临床评价双肾和单肾功能的金标准。较大的肿瘤可能表现为空间占位性改变。由于放射性核素成像的分辨率较低，主要用于功能评价，不能为手术提供清晰的肾脏血管图像，也不能用于评价肾脏与周围组织的解剖关系。

（四）肾肿瘤穿刺活检

准备手术治疗的患者不需要对肾脏肿瘤进行针刺活检。在检测小的肾脏肿块期间或在微创治疗（如低温、射频或微波消融）之前，或对转移性肾癌采用靶向和免疫治疗前，对肾脏肿块进行活检可以获得病理诊断、组织学类型和细胞分级等信息，有利于选择合理的治疗方案，达到分化治疗的目的。此外，穿刺活检还可用于影像学诊断不明确的肾脏疾病的诊断，排除一些非手术适应症，如肾脓肿、转移性肾脏肿瘤、淋巴瘤等。

五、治疗及康复

结合影像学检测结果判断肾肿瘤的主要临床分期cTNM，同时通过辅助检测等方法判断患者对治疗的耐受水平，并依据cTNM分期结果和耐受水平提出防治措施。根据术后组织结构和已确认的侵犯程度开展病理分期pTNM评估，若pTNM和cTNM的分期结果有明显差异，则应根据

pTNM的分期结果制定术后处理措施。

（一）局限性肾癌的处理

局限性肾癌：2017年版AJCCTNM分期中的T_1～$2N_0M_0$期肾癌，诊断划分为Ⅰ、Ⅱ期。

1.根治性肾切除术（radical nephrectomy，RN）

根治性肾切除术是目前公认的可以治疗肾癌的有效手段。对于不适宜进行肾脏部分切除的T_{1a}期肾癌患者，还有临床分期T_{1b}期、T_2期的肾癌患者，根治性肾切除术都是首选的处理方法。开放性和微创的根治性肾切除术，都可以采用经腹或经腹膜外（经腰）的入路，但目前没有资料可以说明哪一种的治疗入路更有优越性。

2.保留肾单位手术（nephron sparing surgery，NSS）

按照肿瘤大小、位置、患者情况、医生经验可选择NSS，其疗效同根治性肾切除术。实施NSS的最理想指标是实现三连胜（Trifecta），即完全摘除肿瘤保证切缘阴性、最大限度保存正常肾组织功能的能力和减少近期和远期并发症，而最关键的条件是必须确保肿瘤切缘阴性。NSS绝对适应症：肾癌发生在解剖学上或功能上的单肾、对侧肾功能不全或无功能的肾、双侧肾癌的患者。NSS的相对适应症：它指的是肾癌的对侧肾脏存在一些良性疾病，如肾结石、慢性肾盂肾炎，以及一些能引起肾功能下降的疾病（如高血压、糖尿病、肾动脉狭窄等）。对于NSS绝对适应症与相对适应症之间的相关性，肾脏肿瘤大小没有明确规定。NSS的可选适应症：恶性肿瘤的T_{1a}期（肿瘤最大径≤4 cm），肾周、单发肾癌，以及另一侧肾脏功能正常的患者也可以考虑使用NSS。

3.其他治疗

射频消融（radio-frequency ablation，RFA）、冷冻消融（cryoablation）和高强度聚焦超声是相对较新的技术。适应症：不适合开放性手术，必须尽可能维持肾单位的功能，禁忌全身麻醉，肾功能不全，最大直径小于4 cm的肿块且在肾脏周围的肾癌患者。肾动脉栓塞是针对无法承受术后处理的患者作为减轻症状的一个姑息性处理方式，特别是对于难于控制的血尿患者。术中的肾动脉栓塞，可对降低瘤大小、降低手术中的出血、避免癌瘤在手术中迅速蔓延、提高根治性手术的机会有所帮助。

（二）局部进展性肾癌的治疗

1.局部进展性肾细胞癌的治疗

局部进展性肾细胞癌亦称为局部晚期肾细胞癌，也是2017版AJCC肾癌TNM分期系统的Ⅲ期病变，具体包括：$T_1N_1M_0$期、$T_2N_1M_0$期、$T_3N_0M_0$期和$T_3N_1M_0$期。局部进展型肾癌的主要处理方式是根治性肾切除术，外科医生可以根据自己的经验，采取经腰部或经腹部的入路，用开放、腹腔镜或机器人辅助的腹腔镜手术进行。对于有腔静脉癌栓的肾细胞癌患者，完全切除肾脏和癌栓可获得最佳疗效。

2.对肾癌合并静脉癌栓的外科处理

目前认定TNM分期、瘤栓的大小、瘤栓有无浸润腔静脉壁与预后有直接联系。伴有静脉癌栓的肾癌患者积极接受手术切除肾脏和癌栓能够取得生存获益。开放或根治性肾切除术联合静脉癌栓取出手术是传统而高效的根治方式，目前仍然是常用的术式之一。部分地区已经开展腹腔镜下或机器人辅助RN联合静脉癌栓取出术，探索微创手术下的手术策略。

3.术后支持疗法

局部进展型肾癌根治型肾脏切除后尚无标准辅助疗法方案。既往研究证实肾癌对放、化疗均不敏感，故而术后患者不常规推荐进行放、化疗。

（三）转移性肾癌（临床分期Ⅳ期）

恶性肿瘤已突破肾周筋膜，发生部分淋巴结内移动或发生远距离迁移，而TNM分期为$T_4N_{0\sim1}M_0/T_{1\sim4}N_{0\sim1}M_1$期（临床分期为Ⅳ期）以上者，则称为晚期/转移性肾细胞癌。此阶段的肾细胞癌治疗以全身药物疗法为主，并对原发和转移性病变进行姑息性手术和放疗的辅助性治疗。晚期肾细胞癌的治疗需要通过全面考察原发灶和转移灶的状况、癌症风险因素评估和对患者的身体状态评估，并选用最适宜的综合诊疗方案。对转移性肾细胞癌的全身处理分为化疗、靶向治疗和免疫治疗等。但化学治疗对转移性肾细胞癌的疗效有限，多与免疫药物联合进行试验性治疗。分子靶向药物可以显著提高转移性肾细胞癌患者的客观反应率，并使患者的生存期受益。自2006年以来，NCCN、EAU等采用分子靶向治疗药物（索拉非尼、舒尼替尼、贝伐珠单抗、培唑帕尼、依维莫司、阿昔替尼等）作为转移性肾细胞癌的一线和二线治疗药物。自2015年以来，大量的临床研究证实了免疫检测的重要性。转移性肾细胞癌患者可以从免疫抑制剂的单一或联合治疗中明显受益，因此免疫抑制剂被列入了国外各个指南的一、二线治疗用药。对于首次治疗的转移性肾细胞癌患者，可以根据IMDC风险分层，选择药物。对于中高危患者采用纳武利尤单抗（nivolumab）和伊匹木马单抗（ipilimumab）联合治疗。在无法获得上述药物或对免疫治疗不耐受时可选择舒尼替尼、培唑帕尼和卡博替尼。

六、预防及健康管理

（一）肾癌的预防

食物方面注意营养平衡，发霉、变质的东西不能食用，也尽量少吃某些腌制食品，少食用红肉，不要吸烟，可适当饮酒。体重异常能够增加肾癌发病的风险。所以，在生活方面应经常参加运动锻炼以控制体重，防止肥胖症和高血压，加强身体素质，提高机体对疾病的抵抗力。注重日常生活、工作中的室内空气流动，尽量减少有毒、有害废气的积累。尽量避免与某些致癌化学物质的直接接触，并做好对有害物质接触的预防工作，可降低肾癌的发生率。定期体检，有肾癌家族史的人，更应该定期进行肾癌有关的身体检查，如泌尿系超声、CT等。

（二）肾癌患者的健康管理

1.肾癌手术的围手术期健康管理

患者入院，拟行手术前，常规行尿常规、实验室检查、X射线检查、心电图检查了解心脏、肺及胸部情况。行B超、CT、MRI、血管造影以及影像支持下的三维等影像学检查，帮助医生了解患者的一般情况、疾病特点、肿瘤部位，有助于手术方案的制定。

KUB+IVP检查前的准备：在检查前12 h内必须服用泻药。不应食用高原子序数药物（如含铋和铁的药物）和扩张胃肠道的食物，如豆制品和粗制蔬菜。检查前4 h不要喝水，尽量排空大小便，造影者还须行碘过敏测试。

为了迅速恢复健康，患者可选择术前提高通气功用与正确吐气的方式：

（1）实施通气功能培养的方式：术前就应学习通气功能培养，平躺位学习腹式呼吸，立位学习胸式呼吸，每天2～4次，每次15～20 min，也可采用缩口通气与慢吸快通气法，也可使用通气器具开展通气训练方法，如吹瓶子或吹气球，此外，腹部手术的患者学习腹式呼吸，胸部手术的患者学习胸式呼吸。

（2）有效咳痰的方式：手捂着肚子，先深吸一口气，接着再使劲咳，由胸腔往外咳而不是喉处，每天练习5～10下，或每天2～3次。

心理护理：手术中的焦虑，或思想顾虑，是指手术中患者会产生的一个心态。过分焦虑可干扰患者的身体健康，出现失眠、入睡障碍、易醒、多梦等心理现象，也因此会导致精神差，从而降低了手术前的麻醉疗效。所以，必须搞好患者的心理护理，向他们耐心讲述各种治疗的麻醉方法，先进的治疗仪器和术者熟练的技巧，减少他们的顾虑，并引导他们将自己的某些观点、意见和顾虑告知主任医生，这样才能有效缓解焦虑心情。此外，也应向他们讲解一下手术技术，缓解其焦虑心情，从而顺利手术。若患者仍觉得太紧张，则可进行放松动作：平卧或坐在凳子上，接着闭上眼睛，深吸入空气并先握拳，同样身体松弛，再重复做数次，接着再屈肘→伸展，同样身体松弛，再反复做数次。每周运动约20～30 min，每周1～2次。

2. 肾癌术后的健康管理

加速术后复苏（enhanced recovery after surgery，ERAS）是近年来逐渐发展的外科围术期治疗新概念与医疗康复管理模式，也称为临床医学应用领域的科技革命。基于ERAS理念展开的术后康复和健康管理有助于患者术后的快速康复。全麻药物术后去枕平躺约6～8 h，将头颅倾向一边，但亦可采取侧卧位，以免因腹腔内灌注的麻醉药物引起恶心，或误吸呕吐液而造成死亡。排气后当天可以进一点温水，然后流食，可食用鱼汤、鸡汤、排骨汤、肉汤等。仔细观察有没有腹痛等表现，若有腹胀暂停饮食或按医嘱对症处理。后期则逐步转移为半流食和普食，饮食以清淡、高蛋白质、高热能、多营养素、易消化、无刺激感的食物为宜。术后活动：患者术后平卧约6 h，或在床边翻身、侧卧；术后第一天，可进行半坐卧位，并进行肢体活动；术后第二天，可下地或在床沿坐、在床边立；术后第三天，在床沿进行室内或外行走100 m左右；术后第四天，在室内或楼梯间外行走200 m左右，并逐步加大运动量。

术后多翻身运动可促进咳痰，并避免坠积性肺炎发生；进行下肢运动则可防止深静脉血栓的产生；半坐卧位能提高胸腔透气率，减少腹腔紧张，缓解创伤痛苦，并促进伤口引流，减少污染局限于盆腔。所以要引导和帮助患者多运动，以利于患者尽早康复。

3. 靶向药物

肾癌晚期可应用靶向药物，这些药物包括索拉非尼、舒尼替尼、阿西替尼、培唑帕尼片、依维莫司等。根据不同的病理类型、病情变化、患者健康评分、基因测序分析来选择不同的药物。靶向药物均有一定的副作用，最常见的副作用为高血压、皮肤反应、手足综合征，严重时可能导致过敏，所以，要高度重视。

第二节　肾母细胞瘤

一、病因学及发病机制研究

肾母细胞瘤（又称Wilms瘤）是儿童中最常见的起源于肾脏的恶性肿瘤。肾母细胞瘤是婴幼儿最常见的恶性实体肿瘤之一，由于从胚胎发生上由后肾发展而成，其发病率在小儿腹部肿瘤中占首位。

（一）病因学

肾母细胞瘤的病因目前尚不明确，但已经明确了几种具有密切关联的基因。有两种病因学假说，即“肾源性残留”和“二次突变模型”。前者认为，肿瘤可能起源于肾源性残余，即突变导致异常的胚胎肾细胞在出生后持续存在于肾脏。肾源性残留物被认为是肾母细胞瘤的前体，并可在进一步突变后转变为肾母细胞瘤。后者被用来解释遗传性病例和非遗传性病例的发病机制。第一步突变发生在胚胎细胞阶段，所有体细胞在形成合子后都携带该突变产生的基因，如果第二步突变发生在体细胞阶段，它将导致肿瘤的产生，具有遗传性。如果第一步突变发生在体细胞阶段，第二步突变后形成的肿瘤就不具有遗传性。上述关于肾母细胞瘤病因的假说均有其自身的局限性。

（二）发病机制

1.具有肾母细胞瘤倾向的综合征

全球先天性畸形的总发生率为17.6%，但与肾母细胞肿瘤有关的先天性畸形比率占总人口的8%～17%，还有不少著名的综合征（Bekwin-Wiedemann综合征、Denys-Dras综合征、Fanconi贫血等）也有发展为肾母细胞肿瘤的趋势，发病率约为3.8%～4.7%。故先天性发育畸形和肾母细胞瘤有高度的关联。

2.Wilms' tumor gene 1（WT1）

WT1基因最早发现于1899年，德国科学家Wilms对肾母细胞瘤进行病例描述，从Wilm瘤（Wilm tumor）细胞中分离出一种含锌指状多肽抑癌基因，即WT1基因。WT1基因可以调节细胞的增殖、生长、分化和凋亡。WT1基因既是Wilms瘤的抑制基因，又是多种恶性肿瘤的原癌基因。研究表明，WT1基因在近15%的Wilms瘤中是突变和缺失的。WT1基因框架转换、延伸和终止突变可通过实现性功能突变启动细胞内循环基因，也会促进Wilms肿瘤的生长。

3.WTX

Wilms瘤的突变率约占Wilms瘤总数的1/3。在7%～29%的Wilms瘤中可以发现WTX基因突变，其中2/3的WTX基因全段突变，其余1/3表现为短时突变（包括插入、框移及无义突变）和错义突变。

4.Tumor protein 53（TP53）

TP53基因位于17p13.17，该基因编码了一个包括标音激活、与DNA结合和寡聚等结构域的抑癌蛋白，为抑癌基因。在所有Wilms瘤患者中，在分化良好的患者中，TP53的突变率非常低，而在分化不良的中胚层Wilms瘤患者中，突变率超过75%。因此认为，TP53与肾母细胞瘤组织成分的产生直接相关。

5.表观遗传学机制

表观遗传学机制也在人类肾母细胞肿瘤的形成中起了很大作用，与遗传学机理不同的是这主要指由于非基因序列改变而引起的基因表达状况的改变，特别是由于印迹基因组的表现和异常甲基化状况，从而干扰基因组的正常表现、活性。

二、病理及分期

肾母细胞瘤常压迫周围的肾脏实质而产生假包层，其为切面均匀的灰白色，有大量出血和梗死现象，内有小囊腔的形成。肾母细胞肿瘤由胚芽型肾细胞引起，常见的组织学特点是由胚芽、上皮细胞和间质细胞三个部分构成的恶性混合肿瘤（图7-2为肾母细胞瘤大体标本）。

目前中国国际儿童肿瘤协作组（Children's Oncology Group，COG）采用的肾母细胞瘤分期是以外科手术及组织病理为基础（表7-1）。亚洲儿科肿瘤学国际协会（International Society of Paediatric Oncology，ISOP）则是在术前化疗后对肿瘤进行分期（表7-3、7-4）。

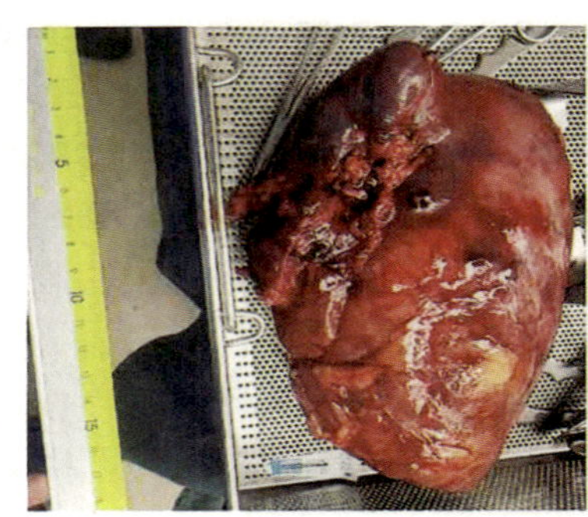
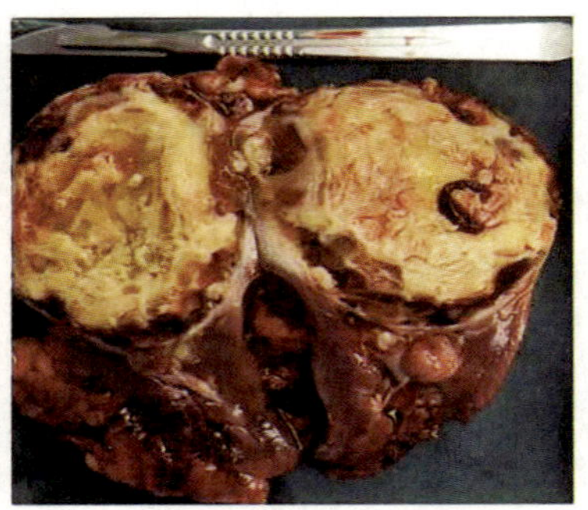

图7-2 肾母细胞瘤大体标本

（资料来源：兰州大学第二医院）

表7-3 COG肾母细胞瘤分期系统

COG肾母细胞瘤分期系统	
Ⅰ期	肿瘤局限于肾脏，肾囊完整，肿瘤被完全切除。肿瘤可能侵入肾静脉，但没有侵入肾窦，切除前没有活检或破裂
Ⅱ期	肿瘤局限于肾脏或侵入肾被膜，但完全切除后无残余。邻近组织被侵犯，或肿瘤血栓进入下腔静脉，但肿瘤和肿瘤血栓可以被切除，切缘干净；没有肿瘤破裂或溢出；没有任何形式的活检
Ⅲ期	有以下一项或多项：肉眼或镜下切除边缘有肿瘤残存；1个或多个局域淋巴结阳性；肿瘤在术前或术中破裂，包括肿瘤溢出导致侧腹膜局限性污染或腹膜广泛污染以及已经存在的腹膜种植；瘤栓分块取出；术前任何形式的肿瘤活检
Ⅳ期	肿瘤有血源性转移，如肺、肝、骨、脑转移；或腹腔、盆腔以外的远处淋巴结转移，如胸腔转移
Ⅴ期	双侧肾母细胞瘤

表7-4 ISOP肾母细胞瘤分期系统

ISOP肾母细胞瘤分期系统	
Ⅰ期	肿瘤限于肾内，如果肿瘤范围超过了肾轮廓，肿瘤有假包膜包绕，并完整切除；肿瘤已侵犯肾静脉，但未侵犯肾窦血管；或瘤体为软组织结构；已进行经皮针吸穿刺活检；如果肿瘤没有到达切缘，即便在肾窦或是肾周脂肪发现存在坏死的肿瘤组织，亦不归入Ⅱ期
Ⅱ期	肿瘤扩展超出肾脏或是肾周假包膜，但完整切除；肿瘤在肾实质外侵犯肾窦、血管、淋巴管，但完整切除；肿瘤侵犯局部毗邻组织或是下腔静脉，但肿瘤及瘤栓整体一并完整切除且切缘干净
Ⅲ期	有以下一项或几项：肿瘤不完整切除，肉眼或镜下残留；腹腔、盆腔淋巴结阳性；术前或术中肿瘤破溃，包括广泛腹膜污染或种植；血管内瘤栓分块取出；术前或化疗前开腹活检
Ⅳ期	血源性转移；腹腔、盆腔外淋巴结转移
Ⅴ期	双侧肾母细胞瘤

三、临床表现

无症状的腹腔肿块是最普遍也是最重要的表现，多见于90%以上的患儿，往往是父母和医务人员偶然发现。肿块常在上腹部的侧面或季肋部，表面光滑，中等硬度，无疼痛，且有一定活动度。个别肿块很大，若超过腹中线则相对稳定。大约1/5的儿童有明显的症状：疼痛、血尿、发热、高血压、尿路感染、便秘和体重减轻是就诊时最常见的主诉。偶有肿瘤破裂出血以急腹症就诊者。此外，少数患者有虹膜脱落、泌尿生殖系统异常和偏侧肥大，虽然罕见，但可能出现与转移有关的症状，包括腹腔静脉曲张和下腔静脉有瘤栓梗阻时的腹水，但在绝大多数情况下没有栓塞的迹象。脑转移患者可出现颅内压增高的症状，如头痛和喷射性呕吐，偶有以此为患者的第一个症状而就诊者。骨转移可能有局部突出和疼痛。

四、检查新技术及诊断

出现小儿上腹肿块，则要考虑肾母细胞瘤的可能性。但医学检查最重要的依据是影像学检查方法，如腹部超声检查、CT、静脉肾盂造影、MRI等。最基本的检测手段是腹部超声检查，它可以区分实质性肿块和囊性肿块，还可以检测下腔静脉是否有肿瘤血栓并发。腹部增强CT扫描是最重要的检查项目，可以发现Wilms瘤，准确率在95%以上。临床上一旦怀疑诊断，应进一步明确局部和远处受累的范围，注意是否有肺、肝等常见转移部位。

（一）超声检查

超声检查可帮助识别病变特性，如囊状结构及实性、病变程度，掌握有无腹膜后的肿大淋巴结，还能检出肾静脉、下腔静脉肿瘤栓，并判断肿瘤栓范围。

（二）X射线检查

泌尿系平片上，患肾区可见软组织密度影，偶见钙化。肺部也是肾母细胞瘤最典型的转移部位，所以常进行X射线检查。当怀疑有骨转移时，骨X射线检查是可行的。

（三）静脉尿路造影

在近2/3的患者中，静脉尿路造影显示骨盆和小腿的压缩、伸长、移位和变形。约1/3的患儿肾脏严重受压，肾盂内充满肿瘤或肾脏血管闭塞而不发育，如静脉尿路造影显示肾脏不发育，必要时可进行膀胱逆行插管造影。

（四）CT扫描

CT扫描可进一步确定肿瘤侵犯的范围、肿瘤与周围器官的关系、有无转移、有无腔静脉血栓等。平扫和增强扫描的CT值的变化有助于区分肾脏错构瘤。

经上述检查基本可与肾脏外伤血肿、肾囊肿、肾周感染及其他腹膜后肿块进行鉴别。

（五）MRI

MRI可以进一步对肿瘤进行成像，明确对侧肾脏、肝脏、腹部和盆腔的情况，排除腹部和盆腔的远处转移。MRI优于其他影像学方法，可以更好地呈现肾母细胞瘤的形态。

（六）PET-CT

并不推荐PET-CT作为常规检查，但如果患儿高度怀疑多发转移或复发，可予以PET-CT

检查。

（七）染色体检查

Wilms瘤患儿合并先天畸形时可行染色体检查。

（八）活检

如果临床上考虑为肾母细胞瘤，不推荐进行常规穿刺活检，可直接手术切除。对于一些临床上难以确定的病变，可以行穿刺活检。

五、治疗及康复

肾母细胞瘤需全面综合的治疗，包括手术、化疗和必要时的放疗。在术后采用化疗与放疗的结合治疗方法，可明显提高术后生存率。

（一）手术治疗

手术切除是肾母细胞瘤最重要的治疗方法。手术治疗不仅可以完全切除肿瘤，还可以对肿瘤进行更准确的分期，为后续的化疗和放疗提供依据。目前的手术方法，主要有最常见的肾脏摘除术、肾单位保留术以及腹腔镜手术（laparoscopic surgery，LS）。肾切除治疗是针对单侧肾母细胞肿瘤（unilateral Wilms tumor， UWT）的标准外科手术，若在癌细胞附近浸润，还需要摘除肾上腺，但此术式仅对术前可疑的转移淋巴结予以摘除并送病理切片检查，不建议常规进行淋巴结清除手术，因为淋巴结清除并没有增加生存率，反而增加手术并发症。NSS是预防和治疗肾母细胞瘤易感性综合征、双侧肾母细胞瘤或孤立的肾母细胞瘤的标准治疗方法。最新的ISOP指南更严格地定义了UWT患者的NSS适应症：局限于肾脏一极的单灶性肿瘤，且肿瘤病变容积必须<300 mL；手术前肿块并无破损，也无沿深静脉蔓延或向任何局部细胞蔓延；有充分的健康肾组织残余，可确保术后肾保持正常功能。常规手术损伤较大、康复速度慢、并发症多，但LS有伤口面积较小、痛苦相对减轻等优点。LS一般使用于肾切除术，但是更多的研究已经转到LS在NSS中的使用。

（二）化疗

化疗又可分为手术前新辅助化疗和术后辅助化疗。目前，肾切除术前是否需要化疗仍在讨论之中。但SIOP建议在手术之前开展新辅助化疗，原因在于能够减小手术过程中肿瘤破裂的可能性，进而减少了复发的机会，它还可以帮助更好地评估化疗方案对个别患者的有效性。治疗肾母细胞瘤的首选药物是长春新碱和放线菌素D，用于肾母细胞瘤的各个阶段，其他可选的药物有多柔比星、顺铂、依托泊苷等。多项医学研究成果证实化疗和其他医疗手段结合应用能够提高肾母细胞肿瘤的治愈成功率。通过这种方式，一方面可以减少化疗药物的用量，另一方面可以减少化学药物的副作用，该疗法与其他医疗方法的结合也可以作为一种新的化疗方法用于肾母细胞瘤的治疗。

（三）放疗

肾母细胞瘤的放疗和化疗一样，也要以癌症分期和病变组织学分类为基础，并选用各种放射组织技术和药物。因为肾母细胞瘤是放疗的高敏感性瘤，放疗就作为对肾母细胞瘤整体疗法中非常重要的一部分，术前放疗并不如术后放疗常用，但目前，医生通常建议的术后放疗在肾脏摘除法术后14天内进行。成人肾母细胞瘤预后一般极差，但早期治疗并行积极的术后管理，以及术后按照疾病类型和分期辅助放疗和化疗等，都能提高治愈率和改变其预后。

六、预防及健康管理

（一）预防

肾母细胞瘤的发病机制仍不完全明确，暂时没有特别有效的预防措施。目前，针对无症状的高危患者，应采用早发现、早检查、早诊断的手段，大部分患者预后较好。若具有家族病史的儿童，应注意肿瘤筛查。

（二）健康管理

检测风险因素，明确高危患者的诊断是健康教育的主要环节。人群中普及定期体检是一项持续的工作，尤其是对于有肾母细胞瘤家族史的群体更是关注的重点。并据此对人群实施高危、中危、低危分类，制定相应干预方案及随访方式，为下一步肿瘤预防和治疗明确方向。

术前生活管理：包含精神状况、生活症状、尿量、尿质、腹部、肿瘤热肾性高血压患者和肿块等自发性破溃的症状。吃高蛋白、高热量以及容易消化的食物。对接受术前化疗的患者进行监测，服药过程监测血常规改变，静脉置管的使用及保存，治疗后期不良反应情况的监测和管理。

术后健康指导：观察小儿大便状态和腹痛现象，观察生命迹象。给予吸氧，保证呼吸管的畅通，并按医嘱予以雾化吸入，同时配合叩背吐气。

进食量及营养：术后禁进食1～2 d，禁进食时间内注意全量补药，并做好口腔保护，待胃肠道蠕动恢复正常后按医嘱慢慢进食。

切口管理：确保切口敷料干燥，观察敷料渗出情况，并包扎好腹带。带导流管的患者要妥善保护，无菌管理，确保导流顺畅，正确记录导流液体的数量、性质和温度。

体位及活动方式：因切口在腰间，全麻清醒后取低倾斜卧位，故鼓励在床上适度运动。

第三节　肾盂癌

一、病因及发病机制

肾盂癌是一种主要发生于肾盂内的尿路上皮的恶性肿瘤。常见报道的各种肾盂尿路癌的病理类型有：肾盂尿路上皮细胞癌、肾盂鳞癌、肾盂腺癌、其他尿路非肾上皮细胞癌来源所致的尿路恶性肿瘤。其中尤以肾盂尿路上皮癌发病较为普遍，约占90%以上。长时间过量应用吗啡、镇痛药等，或是使用环磷酰胺、含有马兜铃酸成分的药物等是肾盂尿路上皮癌的主要病因。引发肾盂癌的元凶也包括一些工业生产原料中芳香伯胺类化合物，如联苯胺等。据调查，色氨酸代谢紊乱、长期吸烟及服用非那西丁类药物的人群肾盂癌发病率较普通人群有明显的上升。感染或长期结石的刺激可以引起肾盂癌中比较少见的腺癌或鳞癌。接触苯胺、砷等化合物可增加上尿路肿瘤的发生风险。男性、70岁以上的患者，肾盂癌的发病率高于女性、70岁以下患者。国际癌症研究机构（International Agency for Research on Cancer，IARC）申明，有充分证据表明人类体内与肾盂恶性肿瘤相关的致癌物质包括含有马兜铃酸、含非那西丁的植物和含有非那西汀的镇痛混合物。上尿路肾盂尿路上皮癌有一定的遗传性，是一些家族性遗传病多系统发病综合征中在肾脏的主要病变。肾盂鳞癌的危险因素有肾结石、慢性肾盂炎症、化学致癌物、镇痛药滥用、放疗和维生素A缺乏。同时，肾盂鳞癌的发生可能与肾功能受损密切相关。肾盂炎是肾盂癌发生的原因和基础。长期慢性炎性刺激可导致尿路移行上皮化生。

二、病理类型及临床分期

（一）病理类型

肾盂和肾盏的壁由纤维结缔组织以及两层平滑肌组成，其内表面覆盖有移行上皮。肾盂和肾盏的上皮层结构与膀胱上皮层非常相似，区别在于肾盂、肾盏的肌层较薄。

肾盂上皮和膀胱上皮同属于尿路上皮组织，因此，肾盂尿路上皮癌的生物学行为与膀胱尿路上皮癌类似，肾盂癌发病率较膀胱癌低，且多为低分化、高分期。肾盂的肌层厚度小于膀胱肌层的厚度，使肾盂癌较膀胱癌更易浸润；而肾实质本身可以作为肿瘤的扩散屏障，所以肾盂癌的预后又好于输尿管癌。肾盂尿路上皮癌的病理组织分型主要分为以下三类：1.乳头状型；2.平坦型；3.结节肿块型。

肾盂鳞癌的病理检查可见肿瘤由巢状鳞状上皮细胞组成，中心部有角化珠，常见坏死的细胞碎片。肾盂黏液腺癌手术切除标本常表现为患肾体积增大，表面伴有不规则瘢痕，皮髓质界限不清，肾盂扩张并充满黏液或胶冻样组织。显微镜下病变显示为核深染、胞浆空泡化的假复层柱状上皮细胞排列组成的腺样、囊状和乳头状组织，黏液池里散在未分化的印戒细胞并可浸润肾皮质（图7-3）。

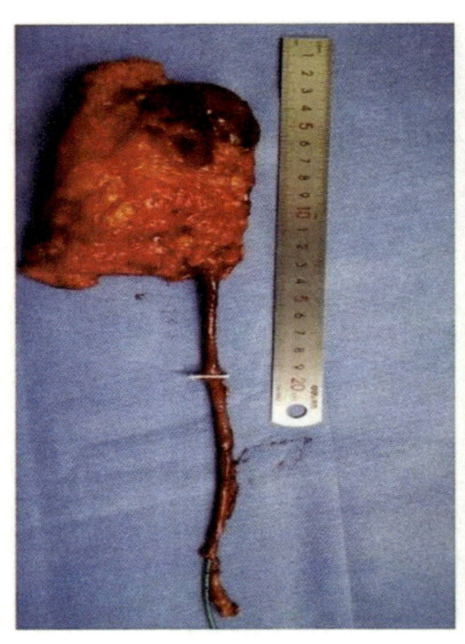
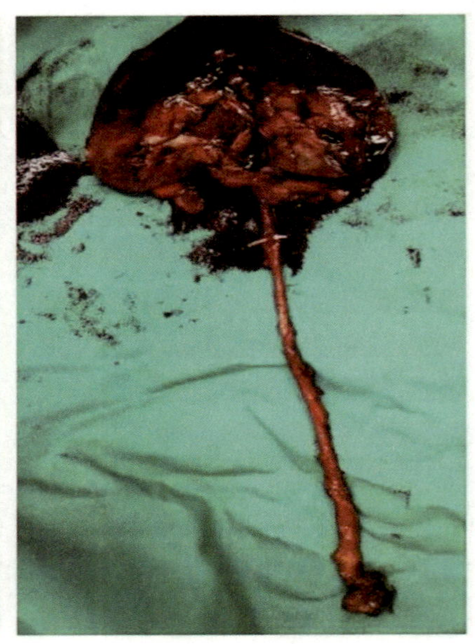

图7-3　肾盂癌大体标本

（资料来源：兰州大学第二医院）

（二）临床分期

目前对肾盂癌最新的病理分期采用的是2017年国际抗癌联盟（Union for International Cancer Control，UICC）发布的第8版TNM分期系统（表7-5）。

表7-5 2017年UICC第8版肾盂癌TNM分期标准

分期	标准
原发肿瘤(T)	
T_x	原发肿瘤无法评估
T_0	无原发肿瘤的证据
T_a	非浸润性乳头状癌
T_{is}	原位癌
T_1	肿瘤浸润至上皮下结缔组织
T_2	肿瘤浸润至肌层
T_3	肿瘤浸润超过肌层至肾旁脂肪组织或肾实质
T_4	肿瘤浸润至邻近脏器,或经肾浸润至肾周脂肪组织
区域淋巴结(N)	
N_x	区域淋巴结无法评估
N_0	没有区域淋巴结转移
N_1	单个淋巴结转移,且最大直径≤2 cm
N_2	单个淋巴结转移,且最大直径>2 cm;或多个淋巴结转移
远处转移(M)	
M_x	远处转移无法评估
M_0	无远处转移
M_1	有远处转移

美国癌症联合会（American Joint Committee on Cancer，AJCC）的分期系统与TNM分期的对照如下（表7-6）。

表7-6 AJCC肾盂肿瘤TNM分期标准

分期	标准
0期	T_0
Ⅰ期	T_a，T_{is}，T_1，N_0，M_0
Ⅱ期	T_2，N_0，M_0
Ⅲ期	T_3，N_0，M_0
Ⅳ期	T_4或任何T分期伴有淋巴结和/或远处转移

三、临床表现

肾盂癌的临床表现中最常见的是血尿，主要是间歇性无痛肉眼血尿或镜下血尿。血尿可见于大多数患者，出血较多时尿中可发现条状凝血块。腰痛是肾盂癌中第二常见的临床表现。根据流行病学统计，将近33%的肾盂癌患者表现出此症状，并且钝痛为主要疼痛性质，主要原因是肿瘤引起上尿路梗阻，使得患侧肾积水，压迫周围组织。偶见急性肾绞痛，可能是肿瘤出血后形成血块，引起尿路梗阻所致。约15%的患者没有自觉症状，一般是在体检时影像学检查意外发现。

四、检查及新进展

中老年人群无痛、间歇性血尿，除应排除膀胱肿瘤外，也应重视肾盂癌、输尿管癌，结合实验室检查、影像学检查，多可明确诊断。

（一）实验室检查

实验室检查中诊断肾盂癌最重要的检查方式是尿脱落细胞学检查。该检查最大的优势是无创，且简单易行，特点是特异性高（100%），但敏感性低（28.6%），其敏感性和肿瘤细胞分化程度有关，并且不能确定具体的病灶位置。输尿管导尿管尿液引流能直接获得病灶处的脱落细胞，从中寻找肿瘤细胞往往诊断准确性更高。然而尿脱落细胞学实验室检查结果明显受病理科医师的读片水平影响，部分疑难病例往往难以准确诊断。

荧光原位杂交（fluorescence in situ hybridization，FISH）是分子遗传学检测中非常重要的部分。根据肾盂上皮与膀胱上皮的解剖相似性，应用于诊断膀胱癌的FISH技术同样可以用于肾盂尿路上皮癌，文献报道该检测总的敏感性为85.7%，根据肾盂癌分期T_a/T_1、T_2和T_3/T_4，其敏感性分别是66.7%、91.7%、100%。

由于目前实验室检查方法的局限性，探索新的肾盂尿路上皮癌分子生物学标志物逐渐成为人们的研究热点。由于肾盂尿路上皮与膀胱尿路上皮的解剖学特性，研究的主要方向是将膀胱癌尿液检测标志物应用于肾盂癌的诊断。而这些标志物的单独或综合检测都能对肾盂尿路上皮癌的诊断有所帮助。FISH检查的灵敏度在上尿路肾盂尿路上皮癌的诊断中是最高的，其次是电子计算机断层扫描（computed tomography，CT）扫描和尿细胞学检查。有研究表明，术前尿β_2微球蛋白（β_2-microglobulin，β_2-MG）水平升高与疾病复发和转移相关。这种生物标志物可能有助于术前危险分层和肾盂癌患者个体预后评估。另一项研究表明，在肾盂癌中存在端粒逆转录酶（telomerase reverse transcriptase，TERT），TERT可作为肾盂癌诊断和疾病监测的潜在生物标志物。

（二）影像学检查

常规超声检查的优点非常明确，如简单易行，无创，廉价，结果明确等，最重要的可以反复进行。因此，肾盂癌的筛查手段中最重要的就是超声检查。肾盂癌在B超下的典型超声表现为在集合系统内部可以探查到形态不规整的实质占位，并且肿瘤侵犯到肾实质时，病变的界限模糊不清。超声在肾盂癌的诊断方面也有明显的缺点。由于肾盂癌属于缺乏血供的恶性肿瘤，在彩色多普勒超声中难以观察到显著的血流信号。

随着超声造影检查技术的发展，肿瘤的血供来源可以被实时显示，并通过肿瘤的血供来划分肿瘤的浸润程度。相比较于常规超声检查，超声造影对肿瘤病灶的血供情况、血供来源探查更加准确、精细。而相比较于增强CT检查，超声造影没有肾的毒副作用，更适用于肾功能受损的患者。目前超声造影技术对比其他传统检查方式的优势，显示出了其在肿瘤的诊断方面广阔的应用前景，再通过结合患者的临床特征等因素有望显著提升肾盂癌的诊断准确率。

静脉尿路造影（intravenous urography，IVU）在诊断肾盂癌方面应用已久。IVU主要是通过造影剂在肾集合系统内形成的充盈缺损来判断病灶情况，同时还能依此对肾的功能状态进行大致的了解。逆行尿路造影（retrograde urography，RGU）同样也是肾盂癌的经典检查方法之一，对上尿路恶性肿瘤诊断的准确性可以达到75%，在IVU检查中，肾盂癌中肾盂、肾盏等集合系统造影剂不显影或显影情况不佳时，RGU可以发挥其独特的作用。但是由于如今CT技术特别是增强CTU（enhanced CT urography）的广泛应用，以及逆行尿路造影检查烦琐的操作、易于引起逆行感染、发热、血尿等不良后果，逆行尿路造影检查临床应用已经较少。

如今肾盂癌的诊断检查中CT的应用正在逐渐增加，它的优势在于一次检查即可清晰地在图像中显示肿瘤整体外观、肿瘤在图像中的密度、肿瘤的侵犯范围以及肿瘤与周围组织、器官的相互位置关系等信息，已经慢慢成为诊断肾盂癌时重要的检查手段。但CT平扫检查同样是有限制的：由于在最后成像中的密度相近，CT图像中的占位性病变只能观测其形态大小及位置，难以明确区别良性的息肉组织和恶性肿瘤病变。CT尿路造影（computed tomography urography，CTU）在目前可用的成像技术中，诊断肿瘤的准确性较高。在CTU检查影像中，肿瘤为腔内充盈缺损病灶，呈息肉或扁平状，表面分叶或不规则。

磁共振成像（magnetic resonance imaging，MRI）检查通过调节磁场可自由选择所需剖面，能得到其他成像技术所不能接近或难以接近部位的图像，并且对软组织分辨力高，具有对人体没有电离辐射损伤等特点，在肾盂癌的诊断中有独特的地位，尤其是在尿路造影和CTU等检查难以做出诊断时。MRI在发现肿瘤对周围组织和淋巴结浸润方面具有独特优势，可以帮助医师明确肿瘤分期。近年来应用的新技术磁共振尿路成像（magnetic resonance urography，MRU）最大的优势就是可以取得完整的泌尿系影像，它可以利用MR水成像的原理，仅通过一次检查就可以获得完整的泌尿系造影图像，适用于不能进行CT尿路造影的患者。在不能耐受辐射或碘造影剂的情况下，注射对比剂后，MR尿路造影对<2 cm的肿瘤的敏感性为75%。然而MR尿路造影具有肾源性系统纤维化的风险，严重肾功能受损（<30 mL/min肌酐清除率）的患者应谨慎使用钆造影剂进行MR尿路造影。

（三）内镜检查

长久以来，输尿管镜（包括硬镜和软镜）在肾盂癌的检查和治疗方面一直扮演着重要的角色，是临床工作中不可或缺的重要部分。输尿管硬镜的最远端可以到达肾盂输尿管的交界处，而输尿管软镜则可以进入每一个肾盏，进行细致、全面的检查，以达到明确诊断、避免漏诊的效果（图7-4）。荧光输尿管镜或内镜窄带成像术（narrow band imaging，NBI）等新兴的泌尿系内镜技术目前也逐步应用于临床工作，主要用于输尿管镜检查的辅助和补充方面，有助于进一步提高肾盂癌的检出率。除了直接观察，输尿管镜还可以通过内置活检钳或套石网篮对可疑部位进行精确的组织取样活检，并能够以此结果为手术提供病理学证据，对后续的治疗方式的选择具有重要意义。由于输尿管镜在器械方面的局限性，每次活检取标本的量较小，依据此标本判断肿瘤分期较为困难。同时，使用输尿管镜检查诊断肾盂癌的缺陷同样非常明确，该检查属于侵入性检查，是一种有创操作，会对患者的尿路上皮黏膜造成损伤，严重的甚至有穿透输尿管壁的风险，而在这种情况下可能会造成肿瘤的腹腔种植性转移。

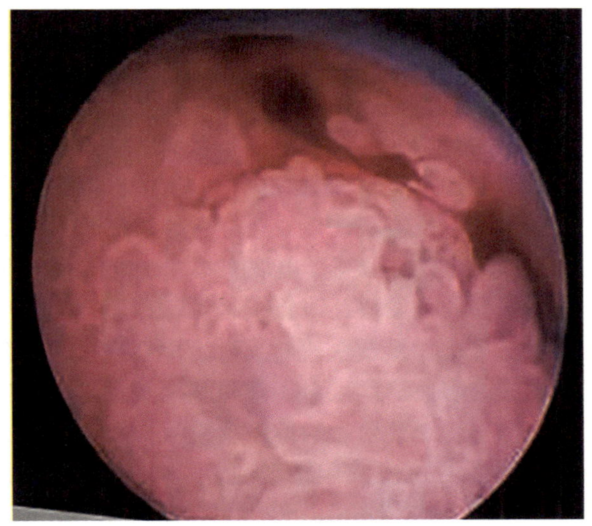

图7-4　输尿管镜下的肾盂肿瘤表现

（资料来源：兰州大学第二医院）

膀胱镜检查是尿路上皮癌中比较常见的有创检查，膀胱镜下取活检是诊断膀胱癌的金标准。而其在肾盂癌的诊断中同样具有一定的价值。在对因血尿症状前来就诊患者的检查中，膀胱镜检查可初步判断病变的大概位置，通过膀胱内输尿管口喷血的情况明确病变在患者的哪一侧，通过与影像学检查结果相结合，可以有效避免漏诊、误诊，并且膀胱镜检查可以明确膀胱内是否同时存在病灶，为制定最佳的治疗方案奠定基础。

五、治疗新进展及康复

（一）手术治疗

目前肾盂癌首选的手术治疗方式是对患侧肾、输尿管根治性切除外加同侧膀胱袖状切除。手术范围较大，包括患侧的肾脏、输尿管全长、输尿管膀胱壁内段以及膀胱内输尿管开口。手术入路可以选择经腹途径，如完全腹腔镜或机器人辅助腹腔镜的方式，或经腰途径后腹腔镜加开放手术完成，也可完全开放手术完成，这取决于术者的手术习惯及患者要求。

部分患者有较强的保肾愿望，在行保留肾单位的手术时应当严格把握手术指征：对于孤立肾、双侧肾均有疾患或双侧肾功能不全等情况的患者，在进行肾输尿管根治性切除术后必须接受肾脏替代治疗的，行保留肾单位的手术有较大的价值；而对于尺寸较小（<1 cm）、单发、分化较好且暂无浸润证据的低危肾盂癌，保留肾单位的手术同样也是患者获利较为明确的选择。目前开展的保留肾单位的手术方式主要有三类，分别是输尿管镜肿瘤电灼术、经皮肾镜肿瘤切除术和肾盂切开肿瘤切除术。保留肾单位的手术都存在一定的缺陷，最严重也最常见的就是术后肿瘤复发。

（二）术后灌注治疗

现如今的主流观点为肾盂癌患者在根治术后，膀胱癌再发的概率与原发性膀胱癌并无差别，至少不会高于原发性膀胱癌，所以在肾盂癌根治术后膀胱化疗药物灌注治疗的价值并不明确。目前尚未有足够的证据表明膀胱药物灌注治疗对于肾盂癌根治术后患者膀胱癌再发具有积极影响。但是在一项纳入了69例肾盂和输尿管上皮肿瘤患者的术后随访中发现，5年后膀胱内肿瘤的发病人数为22例，发病率达到了35%，这项研究的样本量较小，提供的证据等级并不高，有待于进一步的研究，但至少提供了一个思路。对于高级别的肾盂癌根治术后的患者，如果要进行膀胱灌注治疗，其方案应参考膀胱癌的灌注方法。

对于保留肾单位手术术后的患者，尤其是病灶未能完全切除的患者，肿瘤复发率相较于接受了根治性手术的患者是显著升高的。因此，对于接受了保留肾单位手术的患者来说，术后上尿路灌注治疗对于其预后的改善、降低肿瘤复发率具有更大的价值。上尿路灌注治疗途径主要有以下几种：经皮肾通道注入、输尿管支架反流灌注以及输尿管逆行插管至肾盂灌注。常采用的灌注治疗药物有：卡介苗、丝裂霉素C、吡柔比星等。虽然有不少小样本无对照的病例研究结果表示通过上尿路灌注治疗确实降低了肿瘤的复发率，改善了患者的预后，但目前尚无大样本、结果可信的在接受了上尿路灌注后患者生存率和复发率方面具有统计学意义的研究。根据膀胱灌注治疗的经验，选择相应的患者进行合适的灌注治疗，对于预防肿瘤复发是一种较为合理的治疗手段。上尿路灌注治疗过程中最重要的是密切观察患者的不良反应及并发症，尤其是灌注卡介苗治疗时最为需要重视。常见的上尿路灌注治疗并发症包括败血症、肾脏肉芽肿形成和卡介苗的全身感染症状。

（三）辅助化疗

随着对肿瘤研究的深入，对肿瘤的治疗方式层出不穷，而这其中化学药物治疗占据着极其重要的位置。现有的大多数研究认为与单纯肿瘤根治手术相比，肿瘤根治术后联合使用化学药物辅助治疗的患者总体生存率高于仅接受根治手术的患者，术后辅助化疗明显使患者获益。而一些报道表明，若仅接受肿瘤根治手术治疗，患者的5年生存率随着肿瘤分期的升高出现了明显的下降：pT_2期患者的5年生存率为74.7%，pT_3期患者的5年生存率为54%，pT_4期患者的5年生存率仅为12.2%，这组数据可以表明仅行单纯手术根治的肿瘤高分期患者其预后并不理想。因此，对肿瘤高分期患者来说，术后联合辅助化疗对于改善其预后尤为重要。而对肾盂癌患者来说，接受肾盂癌根治术并且术后联合应用辅助化学治疗可以提高其总体生存率和无复发生存率。

（四）非手术治疗

化学治疗对于不能耐受手术或是手术意义不大的晚期患者来说是同样重要的、为数不多的治疗手段。化疗方案主要有MVAC（甲氨蝶呤、长春新碱、多柔比星、顺铂）方案与GC（吉西他滨、顺铂）方案。

相对于化学治疗而言，在一些肿瘤治疗中大放异彩的放射治疗在肾盂癌治疗中应用价值尚未得到广泛认可。虽然已经有研究结果表明，局部放疗联合全身化疗可能会使患者的生存获益，而且对于已经发生了骨转移的患者，放射治疗可以减轻其疼痛，但是这些研究大多纳入的病例数过少，证据等级不足，没有指导意义。所以对于在肾盂癌的治疗中应用放射治疗，目前尚无指导性的实施意见。

免疫检查点抑制剂治疗是目前癌症研究的前沿成果，已经逐步应用于临床实践当中。对于化学治疗耐药的晚期转移性肾盂癌患者，免疫检查点抑制剂治疗可能是目前唯一有效的治疗选择。对膀胱尿路上皮癌患者使用免疫检查点抑制剂已经被证明是有效的、可以使其获益的治疗方式，而在肾盂癌中，程序性死亡受体1（PD-1）抑制剂和程序性死亡受体-配体1（PD-L1）抑制剂的应用研究也正在广泛进行。目前共有5种PD-1/PD-L1抑制性抗体被美国食品药品监督管理局（Food and Drug Administration，FDA）批准用于治疗恶性尿路上皮肿瘤，这5种抗体包括PD-1抗体nivolumab、pembrolizumab和PD-L1抗体atezolizumab、durvalumab、avelumab。一篇针对免疫检查点抑制剂治疗尿路上皮癌研究的报道表明，免疫检查点抑制剂治疗相对于其他靶向药物治疗或是抗肿瘤药物治疗更具持续缓解病情的效能，这说明免疫检查点抑制剂治疗策略在挽救晚期尿路上皮癌患者生命方面有广阔的应用前景。该研究中也纳入了一定数量的包括肾盂癌在内上尿路尿路上皮癌患者。虽然暂时缺乏单独针对免疫检查点抑制剂对肾盂癌患者影响的直接研究结果，但相信在不久的将来，免疫治疗必将给肾盂癌患者，尤其是晚期肾盂癌患者，带来新的希望。

六、预防及健康管理

（一）预防

不同肾盂癌病理分级、分期的患者预后差异极大，并没有特异性的预防措施。可以针对本章前述的危险因素进行预防。从生活方式方面避免接触病因，或增强自身身体素质。目前我国公共卫生方面的重视程度明显提升，社区人群健康教育工作越来越完善、普及，群众的健康意识也在逐步提高。同时，随着我国医保政策逐渐完善，医保覆盖面积显著增大，目前恶性肿瘤患者长期生存者也越来越多，对于此类人群实施规范的健康管理，有利于减少或延缓生存期并发症，促进个体身心健康全面康复。

推荐的日常健康管理措施有以下几点：

1.积极开展防癌宣传、科普活动，普及防癌知识，争取做到对肾盂肿瘤的早期诊断、早期治疗，这是决定肾盂癌的治疗效果及预后的关键。

2.培养良好的个人、群体卫生习惯，不食用变质食物。宜清淡饮食，适当进食鱼、鸡蛋及少量动物瘦肉，培养健康饮食习惯。

3.避免接触放射线，戒烟，严格按照适应症应用激素。加强在接触铅化合物时的防护。减少化学性致癌物质的接触是预防肾盂癌非常重要的措施。

4.加强体育锻炼，增强身体素质。这是生活中预防肾盂癌中非常重要的一点。

5.保持乐观、稳定情绪，提高生活质量。肾盂癌术后康复患者应定期复查，每1～3个月复查一次，情况良好者每半年到1年复查一次，并坚持综合治疗。

（二）健康管理

考虑到肾盂是泌尿系尿路上皮系统的重要组成成分，肾盂癌的健康管理包括但不局限于手术后的多种药物的联合应用以及治疗指导。上尿路上皮癌（Upper tract urothelial carcinoma，UTUC），包括肾盂癌和输尿管癌，是相对罕见的肿瘤，占全部肾脏肿瘤的10%和总尿路上皮恶性肿瘤的5%。在西方国家，每年的发病率估计接近2例/10万居民，单纯的肾盂癌占比就更加低一些。对肾盂癌的健康教育研究相对更少。其中有两个问题是对肾盂癌患者进行健康管理的重要内容。

1.肾盂癌术前采用新辅助治疗

以卡铂为基础的辅助化疗是目前最为常见的新辅助化疗方案，但其有效性仍然存在一定的争议，且基于其他不同治疗策略的临床研究正在多个中心展开，但还需要更长时间的观察、揭盲的报道。综合当前最新的研究进展，新辅助化疗（不同的辅助化疗方案不是一个显著的预后因素）、肿瘤大小、肿瘤分级、肿瘤的多重性、病理分期（包括T期和N期）与总生存期（overall survival，OS）、癌症特异性生存期（cancer-specific survival，CSS）和无瘤生存率（disease-free survival，DFS）显著相关。年龄和淋巴管浸润是OS和CSS的显著预后因素，但不是DFS的显著预后因素。吸烟史与CSS显著相关，但与DFS和OS无关。不同的化疗方案不是OS、CSS和DFS的重要预测因子。在行肾输尿管根治性切除术后，晚期UTUC患者的OS、CSS和DFS在新辅助化疗后均显著改善。这些结果支持新辅助化疗的应用，并可能协助医生进行患者咨询和临床决策。特别是对于晚期UTUC患者，接受新辅助化疗的5年生存率、CSS、DFS方面显著高于未接受辅助化疗的患者，提示新辅助化疗能够使患者获益，具有积极的治疗效果。所以，基于目前的研究成果，肾盂癌健康管理应当包括新辅助化疗的宣教、药物选择和个体化治疗的展开。新辅助化疗在UTUC中的益处与在膀胱癌中的应用价值相似。这些临床研究数据可以作为评价尿路上皮癌患者生存结果的基准，并规划未来新辅助化疗的试验设计。

2.上尿路上皮癌患者行根治性肾输尿管切除术后膀胱内复发（intravesical recurrence，IVR）的危险因素管理

多项研究结果表明，尿液的细胞学异常、肾积水、辅助化疗以及既往膀胱癌史是IVR的独立危险因素。OS膀胱内复发（intravesical recurrence，IVR）和CSS提示IVR患者与无复发患者的生存期（包括总生存OS、癌症特异性生存期CSS）相比存在劣势，也就是说，IVR患者的生存期短于无复发患者的生存期。因此，有必要对这些患者采取更积极的术后监测和治疗策略，这可能有助于改善治疗的结果。而接受辅助化疗的患者仍出现尿脱落细胞异常，其CSS与尿脱落细胞正常没有显示出临床意义。所以，对于那些术前的检测尿液细胞学有异常、伴有肾积水的患者，需要更积极的干预、治疗和随访。需要引起重视的是，研究表明，UTUC术后出现膀胱内复发（IVR）

患者的预后显著劣于原发性膀胱肿瘤的患者，IVR患者的死亡率明显高于原发性膀胱肿瘤患者的死亡率。

综上所述，肾盂癌患者的健康管理非常必要。首次治疗方案的选择，与患者的预后关系密切。通过健康管理，有希望使患者获得更加满意的治疗效果。

第四节　膀胱癌

一、病因及危险因素

目前膀胱癌的病因仍不甚明晰，已经报告的膀胱感染的风险因子包括长期吸烟、相关的职业风险暴露、饮食、长时间连续应用某些特定的药品、性别差异和基因多态性等。

（一）吸烟

吸烟是目前已经确定的膀胱癌发病的风险因子。据估计，约有50%的膀胱癌与吸烟有密切的关系。香烟的烟雾成分存在大量的致癌物质，可使吸烟者罹患膀胱癌的风险率增加至少2～4倍，且该风险率与每天的吸烟量及总的吸烟时间呈正相关。

（二）炎症和感染

慢性炎症性疾病，如细菌、病毒和血吸虫（在北非特别常见）感染，以及长期留置Foley导尿管，都可能导致细胞增殖，进而增加尿路上皮恶性肿瘤的发生风险。血吸虫感染和长期留置导尿管都容易诱发鳞癌。另外，膀胱结石一般会伴有炎症，也会增加患癌概率。

（三）环境及职业化学物质暴露

另一个确定的危险因素是职业暴露与环境。据报道，因环境因素诱发的膀胱癌患病率达到了20%。这些行业包括燃料、橡胶加工、皮革生产、理发等行业。

（四）药物

目前，非甾体类抗炎药与膀胱癌的发病密切相关。除此之外，环磷酰胺是唯一被证实能引起膀胱癌的化疗药物。暴露于环磷酰胺的患者体内会产生磷酰胺芥类物质，这些物质能诱导基因突变，从而增加膀胱癌的发生风险。此外，糖尿病本身即是癌症的风险因素，而那些长期使用吡格列酮治疗的患者则更容易患膀胱癌。

（五）饮食

多喝水能够增加排尿频次，减少致癌物与膀胱壁的接触时间，间接性减少吸收，从而减小患癌概率。然而，摄入水分过多时，膀胱充分膨胀，这也会增加致癌物与膀胱壁的接触面积，导致吸收增多而致癌。因此，饮用含有致癌物质的液体可能会增加患膀胱癌的风险。

（六）个体遗传易感性

N-乙酰基转移酶2发生乙酰化过慢的患者较易患膀胱癌，这在吸烟人群中更为显著。谷胱甘肽巯基转移酶（glutathione S-transferase1，GSTM1）能够与芳香胺类物质和亚硝胺类物质等膀胱肿瘤致癌物质结合。因此，人群中无GSTM1表型者膀胱癌罹患风险是正常人的1.5倍。此外，DNA修复机制能够保持DNA在复制过程中的稳定性，交叉互补基因4（excision repair cross-complementation gene 4，ERCC4）是一种切除修复基因，已被证明与膀胱癌的易感性显著相关。

二、发病机制

目前，关于膀胱癌的具体发病机制仍然不清楚。可以明确的是，基因变异、信号通路异常、遗传学变化和环境因素等在膀胱癌的发生过程中具有很大的作用。下面介绍几种关键的发病机制。

（一）癌基因激活与抑癌基因失活

膀胱癌常见的原癌基因有H-RAS、FGFR3、ERBB2、CCND1、MYC、MDM2、LIVIN、SURVIVIN、IMP3等。例如，当H-RAS基因发生突变后，其编码的H-RAS蛋白会在细胞内被永久激活，导致细胞增殖失控，进而形成肿瘤。而MYC基因编码的产物是一种转录因子，当其增强子序列被错误地放置时，这些转录因子会被过度表达，促进肿瘤的发生。抑癌基因主要存在于正常细胞中，调节细胞发育、分化和成长，当其发生突变后，它们对细胞增殖和凋亡的调控能力减弱甚至消失，从而导致癌症的发生。膀胱癌常见的抑癌基因有P53、P27、P21、P16、PTEN、FHIT、TSC1等。

（二）9号染色体丢失

在非肌层浸润性膀胱癌（non-muscle invasive bladder cancer，NMIBC）中，9号染色体的丢失是最主要的遗传学变化。尿路上皮增生、癌变过程中均可发现9号染色体的普遍缺失，这说明它与膀胱癌的发生密切相关。

（三）多个信号通路参与膀胱癌的演变过程

1.成纤维细胞生长因子受体3（FGFR3）/Ras信号通路在膀胱癌的各个时期均可激活，与超过80%的NMIBC的发展相关。

2.磷脂酰肌醇-3-激酶（PI3K）/蛋白激酶B（Akt）/哺乳动物雷帕霉素靶蛋白（mTOR）信号通路在调控肿瘤进展中起着重要作用。

3.TP53/RB1信号通路在调控细胞周期过程中起着重要作用。TP53发生突变可以导致下游基因转录异常，进而促使细胞周期紊乱。RB1能够作为细胞周期通路的负调节因子发挥作用，在转移性膀胱癌（metastatic bladder cancer，MBC）中较多见。

4.MicroRNA与膀胱癌发生、发展的关系

MicroRNA是一种非编码单链RNA，可调节外显子基因的表达，当其发生变异时可能会诱导肿瘤形成。例如，MiR146a rs2910164C多态性能够降低膀胱癌的发生风险，而GC/CC基因型能够降低膀胱癌复发的风险。此外，尿液中也存在许多MicroRNA分子。Hanke等人的研究明确了MicroRNA的稳定性，并鉴定出miR-126/152具有良好的诊断性能。

5.表观遗传学改变

表观遗传学研究的是基因序列改变引起的基因表达水平变化，其中包括微卫星不稳定等现象、基因甲基化、基因突变、拷贝数变异等。例如，在尿路上皮癌中，启动子甲基化由正常向浸润在尿路上皮癌转变的过程中是显著增加的。所以启动子甲基化可能是一个很好的生物标志物，有助于早期发现膀胱癌。

三、病理及分期

（一）膀胱癌的组织病理学

膀胱癌的主要类型包括移形细胞癌、鳞状细胞癌和腺癌，其他较少见的类型还有混合型癌、未分化癌、小细胞癌及癌肉瘤淋巴瘤等。尿路上皮癌的生长方式多种多样，包括乳头状、结节状、混合性、无蒂、侵袭性和扁平的上皮内生长。膀胱鳞状细胞癌通常分化良好，但由于发现较晚，预后不佳。膀胱腺癌多发于膀胱基底部或膀胱顶部，且在膀胱外翻患者中较为常见。通常具有分化较差、侵袭性更强、预后较差的特点。

目前普遍采用世界卫生组织（World Health Organization WHO）分级法（WHO 1973 和 WHO 2004/2016），如表 7-7 所示。

表 7-7 膀胱癌组织学分级

1973 年 WHO 分级		2004/2016 年 WHO 分级
1 级	分化良好	低度恶性潜能尿路上皮乳头状瘤
2 级	中度分化	低级别乳头状尿路上皮癌
3 级	分化不良	高级别乳头状尿路上皮癌

（二）膀胱癌的分期

膀胱癌的分期指肿瘤的浸润深度及转移程度，目前普遍采用的是国际抗癌联盟（Union for International Cancer Control，UICC）推荐的 TNM 分类的第八版 （2017 年）（表 7-8）。

表 7-8 膀胱癌 TNM 分期

膀胱癌 TNM 分期（UICC/2017）
T（原发肿瘤浸润深度）
T_x 原发肿瘤无法评估
T_0 无原发肿瘤证据
T_a 非浸润性乳头状癌
T_{is} 原位癌（扁平癌）
T_1 肿瘤侵入黏膜下结缔组织
T_2 肿瘤侵犯肌层
T_{2a} 肿瘤侵犯浅肌层（内 1/2）
T_{2b} 肿瘤侵犯深肌层（外 1/2）
T_3 肿瘤侵犯膀胱周围组织
T_{3a} 显微镜下发现肿瘤侵犯膀胱周围组织
T_{3b} 肉眼可见肿瘤侵犯膀胱周围组织（膀胱外肿块）
T_4 肿瘤侵犯以下任一器官或组织，如前列腺、精囊、子宫、阴道、盆壁和腹壁
T_{4a} 肿瘤侵犯前列腺、精囊、子宫或阴道
T_{4b} 肿瘤侵犯盆壁或腹壁

续表7-8

膀胱癌TNM分期(UICC/2017)			
N(区域淋巴结转移)			
N_x　区域淋巴结无法评估			
N_0　无区域淋巴结转移			
N_1　真骨盆区(髂内、闭孔、髂外、骶前)单个淋巴结转移			
N_2　真骨盆区(髂内、闭孔、髂外、骶前)多个淋巴结转移			
N_3　髂总淋巴结转移			
M(远处转移)			
M_x　远处转移无法评估			
M_0　无远处转移			
M_1　远处转移			
M_{1a}　超过髂总动脉的淋巴结转移			
M_{1b}　非淋巴结远处转移			
预后分期			
分期	T	N	M
0_a期	T_a	N_0	M_0
0_{is}期	T_{is}	N_0	M_0
Ⅰ期	T_1	N_0	M_0
Ⅱ期	T_{2a}	N_0	M_0
	T_{2b}	N_0	M_0
$Ⅲ_A$期	T_{3a} / T_{3b} / T_{4a}	N_0	M_0
	T_1～T_{4a}	N_1	M_0
$Ⅲ_B$期	T_1～T_{4a}	N_2, N_3	M_0
$Ⅳ_A$期	T_{4b}	N_0	M_0
	任何T	任何N	M_{1a}
$Ⅳ_B$期	任何T	任何N	M_{1b}

四、临床表现

膀胱癌多发于50～70岁人群，男性发病率比女性高3倍。最常见的症状是无痛性全程肉眼血尿。晚期患者可能出现尿频、尿急和尿痛等膀胱刺激症状，往往会与血尿同时出现。少数患者为浸润性癌或广泛原位癌，开始时可能仅出现膀胱刺激症状。部分患者可因膀胱颈部或三角区的肿瘤出现膀胱出口梗阻的情况，严重时甚至引发排尿困难和急、慢性尿潴留。

膀胱癌累及输尿管口时可发生患侧肾积水；肿瘤转移至腹膜后时可有腰胁部疼痛；盆腔被侵犯后可能出现腰盆腔肿块、骶部疼痛和下肢水肿等症状。部分女性患者发生子宫、阴道转移后会出现阴道出血的表现。骨转移患者可出现骨痛症状。晚期患者可出现贫血、乏力、睡眠差、体重下降等全身恶病质表现。

五、检查方法

中老年患者出现无痛性肉眼血尿时，应首先考虑尿路上皮癌的可能性。

（一）尿液检查

从专业角度来看，这段话可以改写为：如果尿沉渣中红细胞计数超过5个/高倍镜视野，应当警惕尿路上皮癌的可能性。新鲜尿液中可以检测到肿瘤细胞，因此可以作为术后随访的一种方法。近年来，膀胱癌尿液诊断标志物（包括膀胱肿瘤抗原、纤维素和纤维蛋白原降解产物）的出现为膀胱癌的早期诊断提供了新的途径，所用检查方法包括免疫细胞检查法（ImmunoCyt）、尿核基质蛋白（NMP22）检查法及荧光原位杂交（FISH）等。

（二）影像学检查

超声检查具有成本低廉、无创伤、可重复性强等优点，能够发现直径大于0.5 cm的肿物，因此可作为首选的筛查方法。在静脉肾盂造影（IVU）和尿路CT重建（CTU）中，肿物表现为充盈缺损，但其获取的信息有限，临床较少使用。增强CT在诊断膀胱癌方面更有优势。MRI对于淋巴结、周围脂肪等组织敏感性好，相较于CT能够更好地帮助膀胱癌的分期诊断。同时怀疑有骨转移时，应进行胸部CT、骨扫描检查。

（三）膀胱镜检查

经尿道膀胱镜检查和活检是诊断膀胱癌的金标准。膀胱镜检查对肿物的位置、大小、数目、形态等都可以直接进行观察。原位癌黏膜呈弥漫性红点状；低级别乳头状癌多为浅红色，多数有蒂，可伴绒毛样分支；高级别浸润性癌镜下为深红色或褐色的团块状肿物，基底部较宽，多伴有钙化灶及坏死形成（图7-5）。

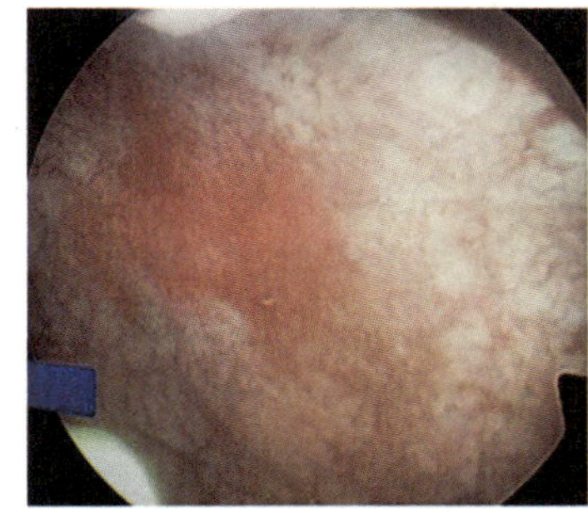

原位癌

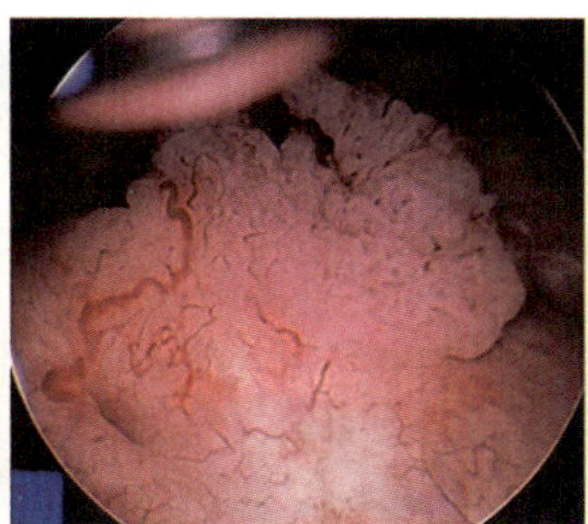

低级别乳头状癌

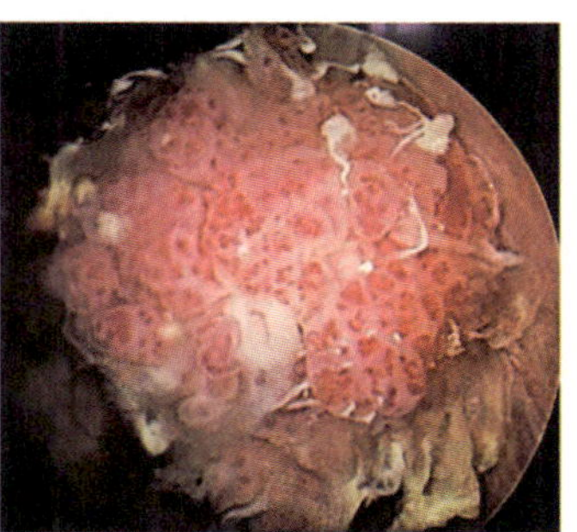

低级别浸润癌

图7-5　膀胱癌在膀胱镜下的表现

（资料来源：兰州大学第二医院）

六、治疗及康复

膀胱癌根据其浸润程度分为肌层浸润膀胱癌（MIBC）和非肌层浸润膀胱癌（NMIBC）两种类型，其治疗手段、策略、临床预后均有很大的不同，故需分别论述。

（一）NMIBC （T_{is}、T_a、T_1）的治疗

表7-9 NMIBC的危险分层

危险分层	定义
低危	同时满足：原发、单发、T_aG_1（低度恶性潜能乳头状尿路上皮癌，低级别），直径<3 cm，无原发癌
中危	所有不包含在相邻类别定义中的肿瘤（介于低危与高危之间）
高危	满足以下任意一项：T_1期肿瘤；高级别肿瘤；CIS；多发、复发、直径>3 cm的$T_aG_1G_2$/低级别肿瘤

1.手术治疗

经尿道膀胱肿瘤电切术（transurethral resection of bladder tumor，TURBT）是非肌层浸润性膀胱癌（NMIBC）的首选治疗方法。TURBT手术的关键在于彻底切除肿瘤本身及其基底部，确保深达膀胱壁肌层。激光的能量可使组织凝固或汽化，主要用于肿瘤直径2.0～2.5 cm大小NMIBC的治疗。经尿道激光手术具有诸多优点，包括汽化效果好、凝固层薄、出血少、不易穿孔等，近年来临床应用增加。膀胱部分切除术适应于那些内镜下不能完全根除的巨大肿瘤及孤立的、低级别的膀胱憩室内肿瘤等。对于无法彻底切除的有蒂乳头状肿瘤或呈弥漫性生长的原位癌，在灌注化疗无效时推荐行根治性膀胱切除术。

二次电切适应症：（1）首次TURBT切除不完整；（2）除T_a期及T_{is}期患者外，手术标本中未发现肌层组织；（3）对于T_1期患者，推荐首次电切后的2～6周行二次电切。

2.术后辅助治疗

膀胱灌注可以消除NMIBC术后残余癌，有助于防止肿瘤复发。膀胱灌注分为术后立即灌注、术后早期灌注和术后维持灌注三大类。其中术后即刻灌注指的是在术后24 h内即灌注药物。虽然术后灌注能够一定程度减少膀胱癌的复发，但这并不能改变其进展的趋势。我国推荐的灌注方案是：术后早期灌注（每周1次，4～8周），维持灌注（每月1次，6～12个月）。根据肿瘤危险分层，对于低危患者，推荐术后即刻单次灌注，可选药物包括丝裂霉素C、表柔比星、吉西他滨或羟基喜树碱等。需要注意的是，若存在膀胱穿孔或明显的血尿则禁忌行膀胱灌注。

对于中危患者，Ⅰ级推荐术后即刻灌注+全剂量卡介苗（bacillus calmette-guerin，BCG）灌注（1年）。可于术后2～4周内开始灌注疗法，推荐首先实行6～8周（每周1次）的灌注方案来诱导免疫应答，再实施BCG维持灌注方案。维持灌注方案包含两种：①在术后第3、6个月分别实施维持灌注疗法（每周1次，共3周），而后每6个月重复1次（每周1次，共3周）；②诱导灌注化疗（术后48周，每周1次）和维持灌注化疗（每个月1次，维持6～12个月）。

对于高危患者，Ⅰ级推荐术后即刻灌注+全剂量BCG灌注（3年）。Ⅱ级推荐术后即刻+化疗+BCG联合灌注或术后即刻灌注+膀胱灌注化疗。Ⅲ级推荐方案包括术后BCG灌注免疫治疗或者术后维持膀胱灌注化疗。由于膀胱原位癌（bladder carcinoma in situ，CIS）术后极易复发、进展，应行根治性膀胱切除术。

（二）MIBC的治疗

近年来，随着新型药物的研发及临床研究进展，MIBC的治疗逐渐综合化，根据具体分期选择不同的治疗方案。MIBC总的治疗原则：新辅助化疗联合根治性全膀胱切除术是MIBC的标准治疗方案。局部进展期MIBC以全身系统治疗联合局部治疗以提高疗效。转移性MIBC以全身系统

治疗联合支持治疗为主。

1.**手术治疗**

手术标准治疗方式包括根治性膀胱切除术（radical cystectomy）联合盆腔淋巴结清扫术。手术入路方式有多种选择，包括开放手术、腹腔镜手术和机器人辅助腹腔镜手术。各种手术方式在肿瘤控制方面没有显著差异。从专业角度来看，术中应完整切除膀胱及其周围脂肪组织、输尿管的远端。对于男性患者，还需切除前列腺、精囊等器官，必要时需切除全尿道；对于女性患者，则需切除子宫、双侧附件、阴道前壁及盆腔淋巴结等。术中还需进行尿流改道和重建术，主要包括原位新膀胱术、输尿管皮肤造口术、回肠通道术、利用肛门控尿的Mainz-Ⅱ术（图7-6）等。需要综合考虑患者意愿、年龄、身体一般情况、心肺功能、认知状态及个人生活期望等因素。我国使用最为广泛的是回肠膀胱术，因其简单，而且术后并发症少。原位新膀胱术更符合人体的正常生理解剖状态，因此，患者在接受该手术后往往能够获得更高的生活质量。年龄较大者我们推荐行双侧输尿管皮肤造口术。

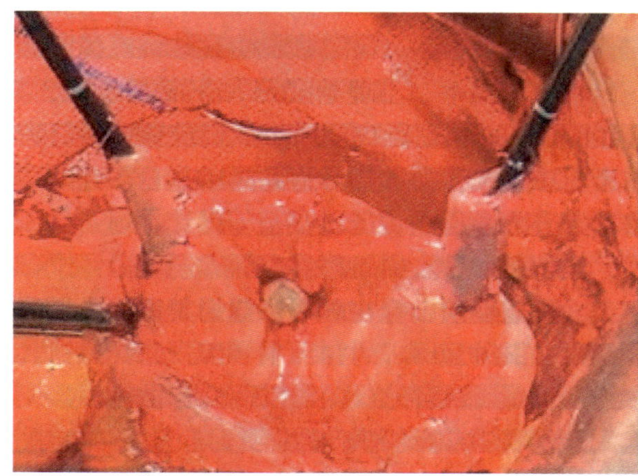
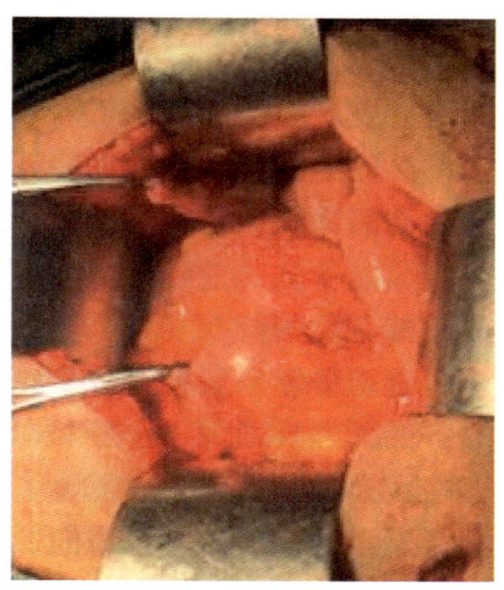

图7-6　Mainz-Ⅱ尿路改道

（资料来源：兰州大学第二医院）

淋巴结状态是影响膀胱癌患者根治术后长期无复发生存率和总体生存率的最重要因素。目前，盆腔淋巴结清扫术（pelvic lymph node dissection，PLND）主要包括局部淋巴结清扫、标准淋巴结清扫和扩大淋巴结清扫三种。不同研究对于这三种清扫方式的具体范围描述不尽相同。关于膀胱癌的淋巴结最低清扫数目尚有争议。临床中，对大部分患者行标准盆腔淋巴清扫。然而，怀疑淋巴结转移时应积极开展扩大淋巴结清扫术。对于晚期转移性膀胱癌，首选方法是全身化疗，对于有排尿困难等患者，可行姑息性膀胱切除。

2.**术后辅助治疗**

目前支持常规术后辅助化疗的临床研究证据有限。对于一般状况较差或者不愿接受根治手术的患者，可以考虑保留膀胱治疗。新辅助治疗和辅助治疗的最主要手段是化疗，化疗药物包括吉西他滨、顺铂、紫杉醇等。

七、预防及健康管理

膀胱癌的发生与基因突变、结石的长期刺激、吸烟、职业暴露等多个因素相关。目前还没有明确的方法来预防膀胱癌的发生，但是我们可以通过避免一些事情来降低风险。

1. 戒烟戒酒，健康饮食

很多疾病，包括膀胱癌，都和吸烟、酗酒及饮食习惯有关。饮食应健康膳食，多吃富含营养的物质、水果蔬菜以及富含维生素的食物。戒烟戒酒也是必不可少的。

2. 限制工作场所接触到的化学物质

某些有机化学品行业工人患膀胱癌的风险较高。在橡胶、皮革、印刷材料、纺织品和油漆工业等行业就职的人群，应积极遵循良好的安全防护。另外，长期使用染发剂也可能诱发各种癌症，应注意防护，减少频次。

3. 多喝水、多排尿

多喝水可以增加排尿频次，进而减少致癌物的吸收。因此，多饮水、勤排尿是一个良好的习惯。

4. 远离致癌性物质

已被证实具有致癌作用的物质有砷、汞以及氰化物。因此，远离污染水源，做好防护及定期体检在膀胱癌的健康管理中十分重要。

5. 加强锻炼、保持良好心态

已有研究发现各类心理因素与癌症有一定程度的关系。心理学家Alia Crum博士说，“癌症不仅仅是一种身体上的疾病，当我们努力用最好的疗法打击恶性细胞时，我们应该同时努力为疾病的心理和社会后果提供同样精准的治疗”。因此，保持乐观向上、健康良好的心态可以守护我们的健康。

6. 早发现、早治疗

这是决定膀胱癌术后患者预后的重要因素，长期吸烟、存在职业暴露的人群应定期体检。发现不明原因的无痛性血尿，应积极就诊。对于膀胱癌电切术后患者，术后需定期行膀胱镜检查，密切监视肿瘤指标的变化。

7. 重视恶性肿瘤长期生存者的健康管理

恶性肿瘤是一种慢性疾病，对个体、家庭及社会都造成了巨大的社会、经济负担。对恶性肿瘤长期生存者实施科学、有效的健康管理有利于减少并发症、延缓肿瘤进展。通过系统化、多形式的健康教育提高患者对肿瘤的警惕性，同时重视患者的心理疏导，使其构建自信心，做好长期随访监测工作能够减轻恶性肿瘤造成的社会负担。

第五节　前列腺癌

一、病因

前列腺癌已知的主要致病因素是年龄、遗传、种族、肥胖、饮食、环境和性激素等。

（一）年龄

年龄是前列腺癌的主要风险因子。在中国，60岁以上的男性前列腺癌的患病风险相比于60岁以下的明显上升。在白人中，前列腺癌的发生率在50岁后明显增加；在黑人中，在40岁以后前列腺癌的发生率就显著上升。

（二）遗传

前列腺癌与遗传因素有较大的关联性，直系亲属中患前列腺癌的数量越多、关系越紧密且患病越早，则本人患前列腺癌的相对危险性也就越高，这一类人群应在40岁以前对其进行前列腺癌的筛查。

（三）人种

前列腺癌的发生率存在显著的人种差别，美国黑人的发生率占全球第一位，达220/10万人，白种人次之。美国黑人年龄在40岁时前列腺癌风险就明显增加。定居在南美洲的亚裔后代其前列腺癌发生率虽然不如南美洲白人，但是高于具有相似背景的亚洲人。

（四）肥胖

体重指数（BMI）可能是前列腺癌的另一种风险因子，与肥胖症所引起的新陈代谢问题，特别是胰岛素抵抗问题可能密切相关。由于BMI的升高，不但患前列腺癌的风险上升，同时患致死性前列腺癌的风险也会上升。

（五）性激素

前列腺内的雄激素主要以二氢睾酮（DHT）的形式存在，由5α还原酶催化睾酮而成。前列腺上皮中的主要表达物5α还原酶Ⅱ型同工酶和DHT在前列腺癌变过程中均具有重要意义。更多的直接证据指出，雌激素可以通过雌激素受体ER-α和ER-β促使前列腺癌变。

（六）饮食、环境

食物因素与前列腺癌的发病、进展也密切相关，可以使隐匿型前列腺癌迅速发展成临床型前列腺癌。和以水稻、大豆制品和果蔬为主要食物的国家相比较，前列腺癌在以肉食和奶制品等饮食为主的国家更加普遍。

二、发病机制

前列腺癌变是由于基因与表观遗传因子的突变产生的累积效应，这种突变可能来自先天遗传或后天获得，包括雄激素受体（AR）转录活性改变、染色质结构变异、癌基因复制、易错修复、细胞分化缺陷等所导致，而这些过程导致转化细胞获得生命优势。基因突变、启动子甲基化以及蛋白修饰等机制都参与了前列腺癌的进展。

三、病理与分期

前列腺癌常发生于前列腺腺体的外周带后、后外侧，肿瘤多呈多灶异质性分布，单独在移行区发生的前列腺癌较为罕见，中央带的前列腺癌多表现为侵犯外周带，发生在中央带的原发癌极为罕见。前列腺癌的主要类型为前列腺腺泡型腺癌，此外，还有其他类型，如前列腺癌前病变、前列腺导管内癌、前列腺尿路上皮癌、前列腺基质细胞癌和前列腺神经内分泌瘤等。前列腺癌可以通过局部浸润侵犯邻近组织器官，或通过淋巴管、血管远处转移。常用的前列腺癌分期及分级系统主要包括AJCC前列腺癌TMN分期系统和Gleason评分系统。

（一）AJCC前列腺癌TMN分期系统（表7-10）

表7-10　第8版AJCC前列腺TNM分期

TMN分期	临床	病理	
原发肿瘤(T)			
T_X	原发肿瘤无法评价		
T_1			
T_{1a}	不能被扪及和影像学检查发现的临床隐匿性肿瘤		
	≤5%的切除前列腺组织内偶然发现的肿瘤		
T_{1b}	>5%的切除前列腺组织内偶然发现的肿瘤		
	组织学活检证实的不易发现的肿瘤		
T_{1c}	肿瘤可见，局限于前列腺		
	肿瘤累及前列腺一叶的1/2以内		
T_2	肿瘤累及>1/2单叶，但仅累及该单叶	pT_2	
T_{2a}	肿瘤累及双叶	pT_{2a}	局限于前列腺
	肿瘤突破前列腺	pT_{2b}	肿瘤限于单叶的1/2
T_{2b}		pT_{2c}	肿瘤累及>1/2单叶，但仅累及该单叶
T_{2c}			
T_3	侵犯前列腺包膜外	pT_3	肿瘤侵犯双叶
T_{3a}	肿瘤侵及精囊腺	pT_{3a}	肿瘤突破前列腺
T_{3b}	肿瘤侵犯精囊腺以外邻近组织(包括：膀胱、外括	pT_{3b}	肿瘤突破前列腺包膜
T_4	约肌、直肠、肛提肌、骨盆壁等)或与之紧密固定	pT_{3c}	侵及精囊
区域淋巴结(N)	区域淋巴结无法评估	pT_4	肿瘤侵犯精囊腺以外邻近组织
	无区域淋巴结转移		
N_X	区域淋巴结转移		
N_0			
N_1	远处转移无法评估		
远处转移(M)	无远处转移	pN_x	区域淋巴结无法评估
M_X	远处转移		
M_0	非区域淋巴结转移	pN_0	无区域淋巴结转移
M_1	骨转移		
M_{1a}	其他部位转移，伴或不伴骨转移	pN_1	区域淋巴结转移
M_{1b}			
M_{1c}			

（二）Gleason评分系统

Gleason评分系统的评分范围从1到5，其中1代表组织学形态学正常，5代表高度异常（表7-11）。根据前列腺癌组织中不同的形态学特点，病理学家通常将两个最主要的形态学特点加和，形成一个Gleason评分（表7-12）。例如，一个组织学形态学为3的病灶和一个组织学形态学为4的病灶合并在一起，则形成一个Gleason评分为7的前列腺癌。总评分越高，说明前列腺癌的恶性程度越高，生物学行为越具侵袭性。Gleason评分系统对于前列腺癌的分级和预后评估具有重要的临床意义，可以帮助医生确定合适的治疗方案和预测患者的生存预后。在临床实践中，

Gleason评分系统是一种常用的前列腺癌病理学评估方法，被广泛应用于前列腺癌的诊断和治疗决策中。

表7-11 Gleason评分系统

Gleason 分级	病理形态
1	由密集排列但相互分离的腺体构成，肿瘤结节边界清楚
2	肿瘤结节微浸润周围正常组织，腺体排列疏松，异形性较1级更明显
3	肿瘤性腺体大小不等，形态不规则，明显浸润性生长，但每个腺体独立不融合，有清楚的管腔
4	肿瘤性腺体相互融合，形成筛孔状或细胞环形排列，中间无腺腔形成
5	呈低分化癌表现，不形成明显的腺管，排列成实性细胞巢或单排及双排的细胞条索

表7-12 前列腺癌分级分组系统

分级分组系统	
分级分组1	Gleason 评分≤6，仅由单个分离的、形态完好的腺体组成
分级分组2	评分3+4=7，主要由形态完好的腺体组成，伴有较少的形态发育不良腺体/融合腺体/筛状腺体
分级分组3	Gleason 评分4+3=7，主要由发育不良的腺体/融合腺体/筛状腺体组成，伴少量形态完好的腺体
分级分组4	Gleason 评分4+4=8；3+5=8；5+3=8，仅由发育不良的腺体/融合腺体/筛状腺体组成；或者以形态完好的腺体为主，伴少量缺乏腺体分化的成分；或者以缺少腺体分化的成分为主，伴少量形态完好的腺体
分级分组5	缺乏腺体形成结构（或伴坏死），伴或不伴腺体形态发育不良或融合腺体或筛状腺体

四、临床表现

早期的前列腺癌大多没有明显表现，但随着肿瘤发展，前列腺癌会表现出下尿路梗阻表现，如尿频、尿急、尿流缓慢、排便费力，甚至尿潴留或尿失禁等。当出现骨转移后，可能导致骨折、脊髓压迫和病理性骨折的症状。

典型症状：前列腺癌早期，因为患者病情相对隐蔽，发展相对迟缓，导致大部分前列腺癌患者没有明显体征。如果癌症引起了前列腺的肿大，或如果肿瘤扩展到前列腺之外，就可能会发生以下症状：①排尿困难、尿频、尿流弱或中断；②大笑时或咳嗽时漏尿；③无法站立排尿；④排尿或射精时疼痛或灼热感；⑤射精时精液较少、血尿或血精；⑥直肠有压迫感或疼痛；⑦勃起功能障碍等。

前列腺癌在进展至晚期之后，会发生以下症状：骨盆、下背、肋骨以及大腿的上部麻木、酸痛；下肢水肿、无力或麻痹，常伴随便秘；运动减弱、食欲下降、疲倦、厌恶或泄泻等。

五、检查新进展

（一）DRE

直肠指诊（DRE）查看前列腺的大小、形态、有无不规则结节、病灶位置、软硬程度、膨胀程度等。这用于前列腺癌的早期检测，可以发现早期前列腺癌。

（二）前列腺癌的生物标志物

1.前列腺特异性抗体（PSA）

PSA是最典型的前列腺癌生物标志物。PSA是由前列腺上皮细胞所产生的特异性糖蛋白，释放于前列腺导管体系中。一般条件下，前列腺导管系统周围的基底膜产生屏蔽效应，可以防止PSA流入血液循环，导致血中PSA浓度较小。但前列腺的某些病变，如前列腺癌、前列腺炎、前列腺损伤等，均可能打破这层障碍，使大量PSA自前列腺腺泡中弥散入基质，并经由毛细血管和淋巴管等流入正常血流循环，从而导致血清PSA水平的增高。目前在欧美，一般认为PSA在>4 ng/mL或>3 ng/mL时为异常，而国际上则多把PSA位于4～10 ng/mL之间称为PSA灰区，在tPSA>10 ng/mL时，前列腺癌的发生率达到了70%左右。倾向于对PSA>10 ng/mL的患者进行前列腺穿刺活检。但关于PSA，应该还需要同时考虑PSA速率（PSAV）和PSA密度（PSAD）；PSAV值（年PSA增长速度）>0.75 ng/mL可以用作疑似前列腺癌的标准；而PSAD=血清PSA值/前列腺体积，当PSAD>0.15时应行前列腺指诊、经直肠B超进一步检查，甚至实施前列腺穿刺进一步明确诊断。

2.其他前列腺癌的生物标志物

其他前列腺癌的生物标志物包括：前列腺特异性膜抗原（PSMA）、人激肽释放酶2（hK2）、循环肿瘤细胞（CTC）、前列腺癌抗原3（PCA3）、融合基因（TMPRSS-2：ERG融合基因）、α-甲酰辅酶A消旋酶（AMACR）等。

依靠癌症标志物的前列腺癌早期检测可以改善患者的预后，作为前列腺癌经典标志物的PSA及其衍生指标的应用虽然在临床使用中广为接受，但其诊断的特异性仍有待提高。由于在肿瘤分子生物方面的技术革新与学术发展，目前已经找到了不少的新前列腺癌生物标志物，虽然现在许多工作仍然局限于实验室中，但随着科学研究的不断深入，新的癌症标志物质会应用在临床治疗中，这对开展前列腺癌的早期治疗将起到很大的作用。

（三）前列腺癌影像学检查

1.经直肠超声检测（TRUS）

TRUS在以往为前列腺癌常见的影像学检查，但大多数早期的前列腺癌患者常无异常发现。

2.核磁共振（MRI）

MRI是一种非侵入性的影像学检查方法，通过利用磁场和无害的无线电波来生成详细的图像，可以提供关于前列腺癌的详细信息。在前列腺癌的MRI检查中，通常采用高分辨率的3.0特斯拉（T）MRI设备。患者通常需要躺在一张特定的检查床上，放置在磁共振成像机中。通过将无线电频率传递到人体内，MRI设备会生成高质量的图像，显示前列腺和周围组织的结构和形态。在前列腺癌的MRI图像中，前列腺通常呈现为灰白色的结构，位于骨盆区域，紧邻膀胱和直肠。MRI可以显示前列腺的大小、形态和边界情况，并可以检测到异常的信号特征，如异常信号增强或异常结构。这些异常特征可能提示前列腺癌的存在。此外，MRI还可以通过使用特定的序列和对比剂来评估前列腺癌的恶性程度。例如，动态增强MRI可以显示前列腺癌的血供情况，有助于评估肿瘤的恶性程度和浸润程度。MRI还可以检测前列腺癌是否侵犯了周围的组织和器官，如膀胱、直肠和骨骼。MRI在前列腺癌的诊断和评估中具有较高的敏感性和特异性，并且通常与其他影像学检查（如超声和CT扫描）相结合使用，以更全面地评估前列腺癌的情况。根据MRI的结果，医生可以做出准确的前列腺癌诊断，并制订相应的治疗计划，如手术、放疗、化疗等 。

3.放射性核素骨扫描（ECT）

临床中通常使用ECT检查来检测前列腺癌是否有骨转移。对于PSA<10 ng/mL、Gleason评分≤7分且无骨痛症状的患者，不常规推荐进行ECT检查。然而，对于中高危组的前列腺癌患者，在术前通常推荐进行常规的ECT检查。ECT是目前最敏感的检查方法，对于前列腺癌骨转移尤其是多发性骨转移的患者，可以比普通X射线片提前3～6个月检测到骨转移病灶。

4.分子影像学检查

分子影像学检查在前列腺癌的精准诊断和治疗中具有巨大的应用前景，值得期待分子影像学检查在前列腺癌的诊断和治疗中起重要的作用。一种常用的分子影像学检查方法是正电子发射计算机断层显像（PET-CT）。在PET-CT检查中，患者通常会接受注射放射性示踪剂，如^{18}F-氟脱氧葡萄糖（FDG）或^{18}F-胆固醇，这些示踪剂在体内会富集于前列腺组织中。通过PET-CT的图像，医生可以评估前列腺癌的代谢活性和生物学特性。前列腺癌细胞通常具有高的代谢活性，因此在PET-CT图像上呈现为高代谢灶。此外，PET-CT还可以检测前列腺癌的淋巴结转移、骨转移等，从而帮助医生进行前列腺癌的分期和评估其病情。这些信息对于前列腺癌的治疗决策、手术规划和疗效评估具有重要价值，可帮助医生制定个体化的治疗方案，提高前列腺癌的诊断和治疗水平。

（三）前列腺穿刺活检

目前，在以PSA检测为标准的前列腺癌早期诊断系统中，以经直肠超声引导下的系统性前列腺穿刺活检作为确诊前列腺癌的主要标准路径。

1.前列腺穿刺活检的推荐指征

（1）经直肠指检（DRE）发现前面腺可疑结节，任意PSA值；（2）经直肠前列腺超声（TRUS）及MRI检查发现可疑病灶，任意PSA值；（3）PSA>10 ng/mL；（4）PSA 4～10 ng/mL，PSAD或f/t值可疑。

2.重复穿刺指征

前列腺穿刺活检通常在以下情况下被推荐进行：

前列腺癌筛查阳性：对于PSA（前列腺特异性抗原）筛查结果异常或高于正常范围的男性，尤其是伴有其他危险因素（如家族史、种族、年龄等），前列腺穿刺活检可能被推荐进行。

可疑临床症状：对于出现前列腺癌临床症状的男性，如尿频、尿急、尿痛、尿流弱等，如果其他检查提示可能存在前列腺癌的风险，前列腺穿刺活检可能被推荐进行。

异常影像学检查结果：对于经过超声、MRI等影像学检查发现前列腺异常结节或病变的男性，前列腺穿刺活检可能被推荐进行以明确诊断。

随访前列腺癌患者：对于已经诊断为前列腺癌的患者，前列腺穿刺活检可能被推荐作为随访的一部分，以监测病情进展或评估治疗效果。

前列腺穿刺活检并非对所有男性都适用，因为它可能伴有一定的风险和不适，并且在一些情况下可能存在假阴性或假阳性的结果。因此，在推荐前列腺穿刺活检时，医生应综合考虑患者的临床病史、症状、检查结果等因素，并与患者充分沟通，共同做出决策。

3.禁忌症

（1）正处在急性感染期、高热时期；（2）有高血压危象；（3）处在心肌功能障碍失代偿期；（4）有出血倾向的病变；（5）糖尿病血糖不稳定；（6）有严重的痔疮以及肛周及直肠疾病。

六、治疗及康复

对于早期（肿瘤仅存在于前列腺包膜以内）的前列腺癌患者，采用根治性切除术和根治性放疗等方法，可以取得不错的治疗效果，甚至还可以根治。因为肿块本身的生长、发育速度较慢，因此部分低危、中危、高龄患者也能够依据情况进行自主监测，待疾病进展后再进一步处理。对于局部进展期（肿瘤冲破前列腺包膜但未出现转移）和转移性前列腺癌，通常选用雄激素消除疗法，以求延长患者生存期，改善患者的生活质量；部分患者则可选用手术切除，或者在放射性疗法基础上开展更多手段的综合性治疗。

（一）手术治疗

根治性前列腺切除术是治疗前列腺癌最有效的方式，广泛应用于那些有治愈希望、肿瘤可以通过手术完全清除，且预期寿命大于10年的前列腺癌患者。常用手术入路为经耻骨后与经会阴。重点为摘除前列腺和精囊，而后完成排泄通道的重建，并依据患者危险分层程度和淋巴转移的状况，确定能否对病灶部位淋巴组织和附近的脂肪细胞、神经、肌肉、血管等加以摘除。手术方式如下：

1.开放性手术

医师通常会依据患者情况选择在恰当的切口部位（一般在肚脐下）切开一个20 cm左右的切口，在极少数情形下，切口是在会阴部位（阴囊与肛门连接的地方），这种传统的手术方式现在基本被微创手术代替。

2.腹腔镜下前列腺切除术

在腹部切开几个小口，然后把手术工具和摄像头通过切口置入，在摄像头下监视，并通过体外指导摘除前列腺。相对于传统的开放性手术，该手术有伤害小、较短的住院天数、术后并发症影响低等优势，但尿失禁和勃起功能紊乱的发病率却较高。

3.机器人辅助手术

利用手术器械和设备（机器人）的连接，利用小切口置入腹部，由医生利用操作系统进行手术，机器人手术已历经了十多年的发展，在前列腺癌高发的美国和欧盟等很多发达国家和地区，机器人手术已替代了常规微创手术作为治疗局限性前列腺癌最新的金标准。大量研究都指出，相比于常规的开放手术和腹腔镜前列腺切除术，其辅助手术治疗方法可获得更好的治疗效果，而且在手术中出血较少，对术后控尿能力和阴茎勃起能力的恢复等方面更有优点。

（二）激素疗法

激素疗法亦称为内分泌疗法，是目前对前列腺癌治疗的有效手段。前列腺癌细胞的生长与发育依赖雄激素水平，如果切断了雄激素过多的供给会造成癌细胞生长与发育得更慢，甚至凋亡。激素疗法大致分为如下几类：

1.睾丸切除术

双侧睾丸切除术是去除雄激素治疗中最有效率、副作用最少的方式，不须应用其他辅助药物，便可得到较好的疗效。而远期效果，则取决于癌细胞对雄激素水平的依赖性，癌细胞对雄激素水平的依赖性愈强，则在切除术后对肿瘤细胞的控制效果就愈好。

2.使用抗雄激素药物

抗雄激素药物通过抑制内源性雄激素对前列腺细胞的影响而起作用。使用的药物主要是比卡鲁胺、尼鲁米特和氟他胺等。此外，在某些药物无效后，可选用阿比特龙、恩杂鲁胺等进行治疗。

3.使用促黄体激素释放激素（LH-RH）激动剂或拮抗剂

促黄体激素释放激素（LH-RH）的激动药物治疗初期会导致睾酮水平急速上升，对明确转移和或存在相关病症的患者，初始期需要和正常抗雄激素共同治疗。随后睾酮逐渐减少，可抑制雄激素，从而控制了癌症的进展。现有的药物有亮丙瑞林、戈舍瑞林等。而LH-RH拮抗剂能够通过与LH-RH受体迅速结合，降低黄体生成素与卵泡刺激素的释放，继而降低睾酮的水平，避免因睾酮水平升高导致疾病加重的现象。

（三）化疗

通过用药可以杀灭迅速繁殖的癌细胞，特别适合于已出现转移的或是对激素治疗反应性较低的患者。化疗可以采用手臂静脉内注射方式给药，也可使用药丸或二者一起进行。常见的前列腺癌化疗药有多西他赛、甲氨蝶呤、环磷酰胺、5-氟尿嘧啶等。由于化疗药的非特异性细胞杀伤功能，会对患者自身产生一些副作用，主要症状为骨髓抑制、肌肉疼痛、食欲减退、疲乏等。

1.放射治疗

前列腺癌的放射治疗包括单纯放射治疗、与手术结合的辅助性放疗和姑息性放疗。根治性放射疗法旨在通过使用放射治疗方法，彻底清除前列腺癌的原发病灶和转移病灶，但放射治疗时所用的剂量必须高于根治剂量。适用于早期（T_1～$2N_0M_0$）前列腺癌、局部晚期仅有淋巴结转移且非激素依赖性（T_1～$3N_1M_0$）前列腺癌以及局部晚期未广泛侵犯导致梗阻和穿孔的前列腺癌（T_3～$4NN_1M_0$）。

2.内照射放疗

内照射放疗是一种常用于治疗前列腺癌的放射治疗方式。内照射放疗，也称为高密度放射治疗或种植放疗，是将放射性源直接放置于患者的前列腺内，通过释放高能放射线来杀死癌细胞，从而达到治疗的目的。内照射放疗通常分为两种方式：一种是采用放射性种子植入疗法；另一种是采用高剂量率近距离内照射疗法。在放射性种子植入疗法中，小的放射性种子（如碘-125或钯-103）被植入前列腺组织内，放射线会通过种子释放，直接杀死周围的癌细胞。高剂量率近距离内照射疗法则通过将高能放射线源放置在导丝或导管中，通过导管将放射线源引导到前列腺内，从而杀灭癌细胞。

3.外照射放疗

前列腺癌的外照射放疗通常使用高能X射线或质子束等放射线通过皮肤外照射前列腺区域，对癌细胞进行破坏。这种方法可以通过专业的放疗计划和技术，将放射剂量集中在前列腺癌区域，从而最大限度地减少对周围正常组织的损伤。前列腺癌外照射放疗通常通过多个疗程的方式进行，每个疗程通常持续数周。治疗过程中，患者通常需要定期前往医院接受放射治疗，每次治疗持续时间较短，通常在几分钟到半小时之间。治疗过程中通常不需要住院，患者可以在治疗后返回家中继续日常生活。

（四）新治疗

近年来，针对程序性死亡性受体（PD-1）或程序性死亡配体（PD-L1）通路和CTLA-4的免疫检查点阻断治疗也受到了人们普遍的重视。通过对免疫检查点信号通道的抑制就可以在一定程度上治疗前列腺癌。另外，个体化多肽疫苗是前列腺癌疫苗的最新概念，可以明显降低患者的前列腺特异性抗体（PSA）水平，而个体化多肽疫苗与地塞米松联合后治疗效果，明显优于单用地塞米松的对照组，总体存活期也明显延长。

尽管在采用免疫检查点阻断剂或个性化疫苗的免疫治疗方面获得了非常好的成绩，但是鉴于前列腺癌低反应度、耐药性、成本高昂和毒副作用大等的缺陷，还需要更深入地进行研究。

（五）预后

因为前列腺癌细胞生长、发育速度较慢，对身体造成的伤害也较小，且不易引起远处转移，所以通过较严格的处理，前列腺癌的预后通常较好。对于患有早期局限性前列腺癌的患者，5～10年内生存率可达90%以上；对于局部进展阶段的前列腺癌患者，5～10年内生存率能在70%左右；而对于晚期转移的前列腺癌患者，协调各种治疗手段后，仍能获得很好的生活质量和生存率。

七、预防及健康管理

（一）预防

1.前列腺癌的许多风险因子如遗传、年龄因素都不能回避，但其中的潜在风险因子，如高脂饮食、性早熟、性传播疾史、抽烟、饮酒以及接触过量的镉、橡胶等却是能够规避的。

2.多吃含有丰富植物蛋白的各种豆类食品、喝绿茶、合理增加食物中微量元素硒与维生素E的摄入、坚持运动、提高人体抵抗力等，都有助于防止前列腺癌的产生。

3.经常体检，常规检查血清中前列腺特异性抗体（PSA）的含量，PSA高于正常值后，进行直肠指检以及超声检查等检测，可有效地发现早期局限性前列腺癌并尽早实施手术。

（二）健康管理

1.患者应该保持积极、开朗的情绪，合理膳食、运动以改善身体素质。术后建议3个月复查一次，如连续多次均无异常，则可延长至0.5年内复查一次。

2.患者必须保持乐观心情，主动协助医师诊治，谨遵医嘱，并戒掉不良习惯（例如抽烟、酗酒）。

3.患者必须保持良好的生活作息习惯，科学饮食，重视休养，注意个人卫生；可以进行适当的运动，但避免高强度的身体运动，不要进行骑跨活动。

4.家人应该给予患者精神上的帮助，减少患者焦虑心情；注意根据患者的情况增加营养，促使患者机体恢复受损的组织，避免患者在治疗阶段出现体重下降的情况；引导患者戒除不好的爱好，形成健康的生活习惯。

第六节　睾丸癌

睾丸癌（testicular cancer，TC）较多发生于15～34岁的年轻人群。其中，睾丸生殖细胞癌（testis germ cell tumors，TGCT）占所有睾丸癌的95%，睾丸生殖细胞癌包括精原细胞瘤、胚胎瘤、绒毛膜癌、畸胎瘤和卵黄囊瘤。非生殖细胞睾丸肿瘤包括间质细胞瘤和支持细胞瘤。在过去的20年中，睾丸癌的全球发病率逐年攀升，而死亡率则呈现下降的趋势。

一、病因学

目前，关于睾丸癌的发病原因仍然不清，已知的是其与隐睾、年龄、种族、个人或家族病史等危险因素有关。10%的睾丸生殖细胞癌患者既往有隐睾病史。一侧睾丸癌的患者其对侧睾丸发生癌变的风险是普通人群的12倍。父亲或兄弟患有睾丸癌的患者风险比正常人群分别高出3.8倍和8.6倍。不育的男性患睾丸癌的风险增加，但是机制尚不清楚。此外，损伤、长期激素摄入、细菌病毒等引起睾丸炎进而导致睾丸萎缩及细胞变性等可能引起睾丸癌。

二、发病机制

TGCT的发病机制与基因变异、信号通路异常均有密切的关系。研究证明，睾丸癌患者12号染色体短臂上的基因，比如NANOG、STELLA和GDF3等显著高表达，其上调能促使干细胞增殖，进而调控TGCT的发生。目前12P染色体异常已被用于TGCT分子生物学诊断中。癌症干细胞学说认为睾丸原位癌（CIS）细胞是一群具有分化潜能的特殊干细胞。当胎儿生殖细胞发育出现异常时，生殖母细胞可转化为CIS细胞，进而导致TGCT。总的来说，睾丸癌的发生、发展涉及环境、种族及多个基因与信号通路，其具体机制还有待完善。

三、病理及分期

（一）病理分类

目前推荐的睾丸癌病理分类是2016年世界卫生组织（WHO）病理分类的更新（表7-13）。

表7-13　2016年版WHO睾丸癌分类

2016年版WHO睾丸癌分类		
生殖细胞癌	来源于原位生殖细胞的癌(GCNIS)	精原细胞瘤、胚胎癌、卵黄囊瘤(青春期后型)、滋养细胞肿瘤、畸胎瘤(青春期后型)、具有躯体恶性成分的畸胎瘤、混合生殖细胞肿瘤
	与GCNI无关的生殖细胞癌	精母细胞瘤、卵黄囊瘤(青春期前型)、混合生殖细胞肿瘤(青春期前型)
非生殖细胞癌	性索/间质瘤	纯肿瘤、间质细胞瘤(恶性间质细胞瘤)、支持细胞瘤(恶性支持细胞瘤、大细胞钙化性支持细胞瘤、管内大细胞玻璃样变支持细胞瘤)、粒层细胞肿瘤(成人型/幼年型)、纤维瘤-卵泡膜瘤类肿瘤、混合性和不能分类型性索-间质肿瘤
	其他非特异性间质瘤	卵巢上皮肿瘤、集合管和睾丸网肿瘤、附睾囊腺瘤、乳头状囊腺瘤、附睾腺癌、精索和睾丸附件间充质肿瘤

（二）临床分期

推荐使用国际抗癌联盟（UICC）的2016年TNM分类来评估疾病的浸润范围（表7-14、表7-15）。

表 7-14　睾丸癌 TNM 分期

睾丸癌 TNM 分期(改编自 UICC,2016,第 8 版)			
T 原发性肿瘤			
pT_X	无法评估原发肿瘤		
pT_0	没有原发肿瘤的证据(例如,睾丸组织学瘢痕)		
pT_{is}	管内生殖细胞瘤(原位癌)		
pT_1	肿瘤局限于睾丸和附睾,无血管淋巴侵犯;肿瘤可能会侵入白膜,但不会侵入阴道膜		
pT_2	肿瘤侵犯附睾及血管淋巴,或肿瘤延伸穿过白膜并累及阴道膜		
pT_3	肿瘤侵犯精索,伴有或不伴有血管/淋巴侵犯		
pT_4	肿瘤侵犯阴囊,伴有或不伴有血管/淋巴侵犯		
N 淋巴结转移			
N_0	没有区域淋巴结转移		
N_1	单个转移淋巴结最大径≤2 cm		
N_2	单个转移淋巴结最大径>2 cm,但≤5 cm		
N_3	转移淋巴结最大径>5 cm		
M 远处转移			
M_0	无远处转移		
M_1	有远处转移		
M_{1a}	区域外淋巴结转移或肺转移		
M_{1b}	其他部位转移		
S 血清肿瘤标志物(化疗前)			
S_X	血清标志物研究不可用或未进行		
S_0	正常范围内的血清标志物研究水平		
	LDH (U/I)	HCG(mIU/mL)	AFP(ng/mL)
S_1	<正常上限 1.5 倍和	<5 000 和	<1 000
S_2	正常上限的 1.5～10 倍或	5 000～50 000 或	1 000～10 000
S_3	>超过正常上限 10 倍或	>50 000 或	>10 000

表 7-15　睾丸癌预后分期（UICC，2016，第 8 版）

分期	肿瘤	淋巴结转移	远处转移	血清肿瘤标志物
0	pT_{is}	N_0	M_0	S_0
Ⅰ	pT_1～PT_4	N_0	M_0	S_X
$Ⅰ_A$	pT_1	N_0	M_0	S_0
$Ⅰ_B$	pT_2～pT_4	N_0	M_0	S_0
$Ⅰ_S$	任何 pT/T_X	N_0	M_0	S_1～S_3
Ⅱ	任何 pT/T_X	N_1～N_3	M_0	S_X
$Ⅱ_A$	任何 pT/T_X	N_1	M_0	S_0，S_1
$Ⅱ_B$	任何 pT/T_X	N_2	M_0	S_0，S_1
$Ⅱ_C$	任何 pT/T_X	N_3	M_0	S_0，S_1
Ⅲ	任何 pT/T_X	任何 N	M_1	S_X

续表7-15

分期	肿瘤	淋巴结转移	远处转移	血清肿瘤标志物
$Ⅲ_A$	任何 pT/T_X	任何 N	M_{1a}	S_0，S_1
$Ⅲ_B$	任何 pT/T_X	N_1～N_3	M_0	S_2
	任何 pT/T_X	任何 N	M_{1a}	S_2
$Ⅲ_C$	任何 pT/T_X	N_1～N_3	M_0	S_3
	任何 pT/T_X	任何 N	M_{1a}	S_3
	任何 pT/T_X	任何 N	M_{1b}	任何 S

四、临床表现

睾丸癌的典型表现多为单侧阴囊内无痛性肿块，常偶然发现，一部分患者可出现明显的阴囊部下坠感而就诊。睾丸质地坚硬，弹性消失。肿瘤出血、坏死后可表现为突发的阴囊部剧痛，局部红肿伴发热，易误诊为睾丸扭转或急性炎性。隐睾伴有恶变时多于下腹部、腹股沟等处扪及肿块，但同侧阴囊是空虚的。部分患者因分泌绒毛膜促性腺激素（hCG）可有男性乳房女性化的特征。当肿瘤发生转移时，可有以下表现：背痛（腹膜后转移）、咳嗽、咯血（肺转移）、恶心、呕吐（十二指肠后转移）等。

五、检查

阴囊超声检查为首选检查，其灵敏度为92%～98%，特异性为95%～99.8%。CT有助于睾丸癌的诊断及鉴别诊断，还可以评估转移情况，MRI成本较高，在临床应用方面并无优势。此外，手术前后需查血清肿瘤标志物，如AFP、β-hCG（绒毛膜癌升高）、LDH，有助于了解组织性质、临床分期、术后有无复发及预后。

六、治疗及康复

经腹股沟入路行根治性睾丸切除术，包括将精索切除到腹股沟内环，是主要的治疗方法。单侧睾丸发生的较小肿瘤或双侧肿瘤及患者有保留睾丸意愿时可行保留睾丸手术。睾丸切除术后需根据组织学类型、分期、预后及患者经济水平选择合适的治疗方案。50%的生殖细胞肿瘤是精原细胞瘤，诊断时80%～85%处于Ⅰ期。

精原细胞瘤对放疗敏感，术后可配合放射治疗或以铂类为基础的化学治疗，预后较好。非精原细胞瘤术后可选择基于顺铂的化疗或腹膜后淋巴结清扫术进行治疗等，3年无瘤生存率可达80%以上。

七、预防及健康管理

（一）预防

睾丸癌是男性常见的恶性肿瘤之一。尽管目前关于睾丸癌的发病机制仍然不清，但是我们可以通过以下生活方式达到预防的效果：勤洗澡，保持局部卫生；不要吃过期、霉变的食物，因为霉变的食物含有致癌物（如黄曲霉素）；睾丸病症自查，可在洗澡时检查睾丸是否有异常肿物，是否有触痛，对比双侧睾丸的大小及质地，如有异常及时就诊。此外，在生活中要防止睾丸受伤，如剧烈长时间骑行运动、偶然的外伤等。

（二）健康管理

1. 早发现、早治疗。

2. 隐睾与睾丸癌的发生有密切的联系。对于有新生儿的家庭，一定要密切观察婴儿的睾丸下降程度，一般在出生后3个月内即下降至阴囊，超过6个月还未降至阴囊内应积极就诊。

3. 睾丸癌患者往往需要接受根治性睾丸切除术，对于单侧睾丸切除的患者，保留的睾丸足够健康，一般不会影响男性的生育功能和分泌雄激素的功能，所以生育和性功能一般是不会受影响的。若双侧睾丸切除，会出现声音变化、不育、性欲减退或消失和不长胡子等，对患者的心理及躯体方面均能造成不良影响，进而影响家庭和谐等。因此，对患有睾丸癌群体进行系统的、全方位的、有层次的健康管理是很有必要的。健康管理是通过对社会人群进行全面的信息采集、风险评估、健康促进及行为干预以及动态效果评价这四方面进行全面管理，目的是提高人群健康状况，减少社会、经济负担。

4. 筛查危险因素，确定高危人群或确诊。健康体检是健康管理的首要步骤。有隐睾病史、有睾丸癌家族史或睾丸损伤的群体是筛查的主要对象。通过了解群体的个人史、家族史、职业环境及生活习惯等，对此类人群进行风险分层，并制定相应的干预方案，为下一步肿瘤预防和治疗明确方向。

5. 进行风险评估，制定治疗方案。对于确诊的睾丸癌患者，首先要进行危险程度分层，根据风险不同，选择合适的手术方案及术后康复及随访方式。对于高危人群，制定长期监测方案，必要时选择合适方式干预。

6. 加大健康教育宣传，促进生活方式改变。生活方式是影响肿瘤发生的重要因素。通过宣传手册、电子刊物、社区宣讲等不同方式向广大群众普及相关知识，如保持睾丸卫生、不吃霉变食物、防止睾丸受伤等。

7. 评估管理效果，不断优化方案。对个体的个性化管理进行定期评价。对于健康人群，评估其生活方式是否改变，风险因素是否降低等。对于康复期人群，要评估其生活质量是否有所改善，手术造成的躯体或心理创伤是否痊愈等。根据评估结果进一步优化方案。

第七节　阴茎癌

一、病因学

阴茎癌是一种发生在龟头皮肤或包皮内层的侵袭性鳞状细胞癌，特征是浸润性生长和早期转移到淋巴结，目前尚未明确其发病原因。目前临床上已经确诊阴茎癌的患者大多有包茎或包皮过长的情况，在施行新生儿割礼（包皮环切）的民族中阴茎癌的临床确诊较少，由此推测包皮过长或包茎可能与阴茎癌发病密切相关。阴茎癌的危险因素包括年龄（发病率峰值>60岁）、人乳头瘤病毒（HPV）感染、吸烟、肥胖、卫生条件差、炎症和包茎（无法收回包皮）。约33%的阴茎癌病例与HPV感染有关，还有一种致病途径是慢性炎症，与硬化性苔藓或包茎相关的包皮慢性炎症有关。由于这两种不同的致病途径，新的国际癌症控制联盟将阴茎癌分为HPV相关和非HPV相关两类。儿童期的阴茎包皮环切术被认为是防止发生侵袭性阴茎癌的有力保护因素。在文献中，长期吸烟被描述为另一个危险因素（HR 2.8）。阴茎癌是少数的发病率下降的病种，可能和越来越多的男性及早完成包皮环切的因素有关。

二、发病机制

阴茎癌的发展可以是HPV依赖性或HPV非依赖性的。持续或复发的HPV感染可导致病毒癌蛋白E6和E7的过度表达，通过与p53和pRb的相互作用引起细胞周期失调和宿主基因组不稳定。E6和E7通过p21、p27、细胞周期蛋白、端粒酶、SRC激酶等介导进一步致癌作用包括凋亡抑制、增殖、染色体不稳定、非整倍体、永生化和生长失调。非HPV相关阴茎癌的途径尚不清楚，但似乎涉及慢性炎症和体细胞基因改变的影响。

三、病理及分期

（一）病理类型

阴茎癌的病理类型有两类，即鳞状细胞癌（即鳞癌，95%以上）和非鳞状细胞癌。角化型是阴茎鳞癌最常见的亚型。阴茎鳞癌的其他亚型包括基底样湿疣样混合癌、乳头状癌等。阴茎非鳞状细胞癌包括基底细胞癌、黑色素瘤、肉瘤等。依据其外观差别，阴茎鳞癌可分为乳头状癌和浸润性癌两类。阴茎癌主要通过淋巴途径转移，最早转移至腹股沟淋巴结（即区域淋巴结），然后转移至髂血管旁淋巴结，没有区域淋巴结转移的远处转移较为罕见。腹股沟淋巴结的转移状态直接影响阴茎癌的治疗效果和预后。阴茎癌出现腹股沟淋巴结转移后，如未能获得及时且正确的处理，持续进展可出现淋巴结融合固定，突破局部皮肤形成破溃和坏死，合并感染并产生恶臭，如侵蚀股血管则可发生致命的出血。

（二）分期

目前临床上常用的是美国癌症联合委员会（AJCC）的TNM分期系统。2017年版AJCC阴茎癌TNM分期系统引用了来自我国（中山大学附属肿瘤医院）的研究数据，更新了前一版的pN_1和pN_2范畴，具体的定义如表7-16所示。

表7-16　2017年AJCC阴茎癌TNM分期

原发肿瘤(T)
T_x 原发肿瘤不能评估
T_0 无原发肿瘤证据
T_{is} 原位癌(阴茎上皮内瘤变)
T_a 非侵袭性局部鳞状细胞癌
T_1 阴茎头:肿瘤侵犯固有层
包皮:肿瘤侵犯真皮、固有层或内膜
阴茎体:无论肿瘤位置,肿瘤浸润表皮和海绵体之间的结缔组织
无论有无淋巴血管浸润或周围神经浸润或肿瘤是否为高级别
T_{1a} 无淋巴血管浸润或周围神经侵犯,肿瘤非低分化
T_{1b} 伴有淋巴管、血管和(或)周围神经侵犯,有或无尿道浸润
T_2 肿瘤侵犯尿道海绵体(阴茎头或阴茎体腹侧),有或无尿道侵犯
T_3 肿瘤侵犯阴茎海绵体(包括白膜),有或无尿道侵犯
T_4 肿瘤侵犯其他相邻组织结构(如阴囊、前列腺、耻骨等)

续表7-16

原发肿瘤(T)
区域淋巴结(N)
临床淋巴结分期(cN)
cN_x 局部淋巴结不能评估
cN_0 无可触及或可见的增大的腹股沟淋巴结
cN_1 可触及活动的单侧腹股沟淋巴结
cN2 可触及活动的多个单侧腹股沟淋巴结或双侧腹股沟淋巴结
cN_3 固定的腹股沟淋巴结肿块或盆腔淋巴结病变,单侧或双侧
病理淋巴结分期(pN)
pN_x 淋巴结转移不确定
pN_0 无淋巴结转移
pN_1 ≤2个腹股沟淋巴结转移,无淋巴结包膜外侵犯(extranodal extension,ENE)
pN_2 ≥3个单侧腹股沟淋巴结转移或双侧腹股沟淋巴结转移
pN_3 ENE或者盆腔淋巴结转移
远处转移(M)
M_0 无远处转移
M_1 有远处转移

阴茎癌病理组织学分级（G）定义为：

G_x：分级不能确定；G_1：分化良好；G_2：中等分化；G_3：分化差（或高级别）。

采用TNM分期系统进行分期后的记录方法，如为临床分期则用cTNM表示，如为病理分期则用pTNM表示。由于高分化阴茎鳞状细胞癌同样可以显示浸润性生长和转移性扩散，因此在阴茎癌中G_1和G_2之间没有明确的预后差异。

阴茎癌病理标本的处理应当十分小心，因为区分T_{1a}和T_{1b}至关重要。由于G_3级阴茎癌淋巴、血管浸润或低分化，区别这两种分期可能具有一定的挑战性，而淋巴结评估具有重要的预后意义，因为即使只有1个淋巴结也可能被归类为pN_3的ENE，最终需要辅助化疗。

表7-17　2017年AJCC阴茎癌分期组合

分期	T	N	M
	T_{is}	N_0	M_0
0_{is}期	T_a	N_0	M_0
0_a期	T_{1a}	N_0	M_0
Ⅰ期	T_{1b}	N_0	M_0
ⅡA期	T_2	N_0	M_0
	T_3	N_0	M_0
$Ⅱ_b$期	$T_{1\sim3}$	N_1	M_0
$Ⅲ_a$期	$T_{1\sim3}$	N_2	M_0
$Ⅲ_b$期	T_4	任何N	M_0
Ⅳ期	任何T	N_3	M_0
	任何T	任何N	M_1

四、临床表现

阴茎癌几乎总是表现为阴茎上的皮肤异常或无痛可触及的病变，阴茎癌初期，患者可能没有任何症状，察觉不到任何不适，而包茎或包皮过长的患者往往难以直接观察到包皮下的病变部位，导致病情延误，直至包皮肿大、肿瘤溃烂恶臭、腹股沟淋巴结肿大等较为严重的症状发生，才引起重视，来院就诊。无包茎的早期阴茎癌患者，可在龟头、包皮内板或冠状沟部位发现丘疹、红斑、白斑、疣、溃疡样改变，或呈菜花样（或乳头状）小肿块。随着病情的发展，上述病变范围逐渐增大，并形成明显的肿块，累及龟头和阴茎体部甚至整个阴茎。晚期阴茎癌原发病灶外观一般都污秽不堪，并且还散发难闻的恶臭，侵犯全部阴茎和尿道海绵体，造成排尿困难、尿潴留或尿瘘。查体往往可触及腹股沟肿大、质硬的淋巴结，巨大的腹股沟淋巴结转移病灶可能穿透皮肤，发生坏死溃烂并感染。

五、诊断

当阴茎原发性肿瘤表现为较大的外生性病变时，临床上取标本活检，确定病变的组织学亚型和侵袭程度，评估淋巴结转移情况都是相对容易的。与外生性病变相比，龟头或包皮上的溃疡性病变需要更仔细地鉴别诊断，在组织学上证实之前，不应被诊断为阴茎癌。如果癌症被包皮包裹或起源于远端尿道，诊断是有一定困难的。即使在可见的情况下，小的病变或低度恶性疾病的外观也很难与良性生殖器皮肤病区分。溃疡性病变可能继发于炎症性疾病，如伴有多血管炎的肉芽肿、坏疽性脓皮病、结核或性传播疾病，如梅毒。临床检查应评估病变的大小、位置和形态。影像学检查可以用作辅助手段，影像学检查对于肿瘤分期、手术计划和海绵状体内不连续病变的识别至关重要。CT可以在诊断和识别异常腹股沟或盆腔淋巴结病变以及远处转移性疾病时进行疾病分期。阴茎超声和MRI是诊断原发性病变的首选方法。

当怀疑前来就诊的患者有较高阴茎癌风险时，不仅应仔细检查、寻找是否存在阴茎原发病灶，而且双侧腹股沟区域的淋巴结情况也应做细致的查体。而由于阴茎癌具有早期淋巴转移的趋势，局部（腹股沟和盆腔）淋巴结的治疗对预后至关重要。大约20%的患者在诊断时可触及腹股沟淋巴结。而对存在腹股沟淋巴结肿大或怀疑有腹股沟淋巴结转移的患者应进行盆腔CT检查（包括平扫和增强扫描）或PET-CT扫描检查，这些检查有助于判断有无腹股沟淋巴结转移和盆腔淋巴结转移。问询病史时应记录关键的风险因素，如吸烟、HPV感染史、包皮环切状态、硬化性苔藓和免疫抑制状态。对于可能阻塞尿道口的大型病变，主诉时间和排尿功能障碍也是相关的。发现可疑阴茎癌原发病灶后应及时进行活检，明确是否肿瘤以及判断肿瘤的分化情况。原发性肿瘤活检后的下一步包括根据临床检查、影像学检查、原发性癌症病理评估和诊断性外科淋巴结评估（如有必要）对疾病进行分期。准确评估区域淋巴结对于适当的治疗至关重要，因为切除小体积、病理性受累的区域淋巴结可以治愈阴茎癌，而淋巴结受累较大的患者通常被认为能从新辅助化疗和手术巩固中获益更多。

六、治疗

目前阴茎癌首选的治疗方式是外科手术治疗。一旦外科手术治疗不能控制肿瘤进展，大多数病例在2年内死亡，几乎没有生存5年的情况。对于阴茎癌的治疗，除了应当积极处理原发病灶外，淋巴结转移灶的治疗同样重要。目前的治疗方法包括局部治疗和全身治疗。局部治疗手段有手术切除、激光灼除、放疗和冷冻等，全身治疗有化学药物治疗、靶向药物治疗和免疫检查点抑制剂治疗等。介入治疗包括激光消融、冷冻治疗或放射治疗。这些治疗方式可用于满足适应症的T_{is}、T_1以及T_2和T_3的病例。

阴茎癌的治疗方案主要取决于疾病的部位和程度。由于病变部位的特殊性，需要根据肿瘤原发灶的大小、部位、分化程度、浸润深度、患者的年龄和对性生活的要求等方面综合考虑，慎重选择外科治疗方法，力求做到个体化治疗，兼顾控制肿瘤和保证生存质量两个方面，以求使患者在治疗中获益最大，达到最佳临床效果。

根据目前的指南，阴茎鳞状细胞癌患者可以根据美国癌症联合会（AJCC）预后阶段组系统的疾病分类进行个体化治疗。

0期（T_{is}、N_0、M_0）肿瘤是局限于上皮的非侵袭性病变，可通过切除、消融和（或）局部治疗进行治疗。由于这些肿瘤通常不会转移，腹股沟的临床检查结合明确的病理学足以分期。对于癌前病变（即原位癌）患者，通常保守药物治疗。它通常以局部化疗剂（即5-氟尿嘧啶）或免疫调节剂（即咪喹莫特5%）的形式存在，持续时间为4～6周。

Ⅰ期（T_{1a}、N_0、M_0）肿瘤在间质中具有侵袭性，但不存在转移的危险因素，如淋巴、血管或神经周围浸润或分化程度低。这些病变可以通过保留阴茎的手术、激光消融或放射治疗来治疗。低度恶性病例通过临床腹股沟检查确定分期，而中度恶性病例应进行腹股沟分期手术治疗。

Ⅱ期（T_{1b}～T_3、N_0、M_0）肿瘤是侵袭间质的病变，具有高风险特征，病变位于海绵体或海绵体内，无明显淋巴结转移。这些肿瘤微转移的风险很高。肿瘤原发病灶可采用保留阴茎手术、部分切除术、根治性切除术或放射治疗。

Ⅲ期（$T_{1\sim3}$，$N_{1\sim2}$，M_0）肿瘤以腹股沟淋巴结转移为特征，无囊外延伸，患者生存率低，但仍被认为仍具有治疗意义。这一期肿瘤的治疗通常有多种方式，包括腹股沟和部分病例的盆腔淋巴结的前期手术，以及辅助放射治疗。新辅助化疗是N_2期疾病的一种选择。pN_1期的患者通常单独手术治疗。由于这些患者系统性扩散的风险较高，建议使用CT或PET-CT检查以排除转移性疾病。

Ⅳ期（T_4和/或N_3和/或M_1）肿瘤的特征是晚期肿瘤局部侵犯周围结构（如阴囊或耻骨）、肿瘤体积庞大和/或固定的腹股沟淋巴结或腹股沟外淋巴结，累及盆腔淋巴结或远处转移。部分患者可以通过根治性手术配合其他治疗方式治愈，但大多数患者预后很差。

手术治疗主要包括：

（一）包皮环切术

包皮环切术是最简单的治疗阴茎癌的外科手术，但其使用目标仅限于分化良好并且病变部位在包皮的小肿瘤或非浸润性肿瘤。

（二）阴茎皮肤切除术

若肿瘤病灶位于阴茎体皮肤，分化情况良好，且肿瘤较小或位置表浅，则可采用切除阴茎皮肤和皮下组织的方法来治疗，而缺损的阴茎皮肤部分可以使用阴囊部位的皮瓣修复。这种治疗方式的好处是可以保留阴茎，并且排尿与勃起功能基本不受影响。

（三）阴茎部分切除术

对于阴茎远端发现浸润性肿瘤的患者，应使用阴茎部分切除术进行治疗。术后应对患者进行健康教育，向患者告知自我体检的方法及重要性，以便发生肿瘤复发时可以做到早期发现。

（四）全阴茎切除术

对于阴茎体发现浸润性肿瘤或肿瘤较大已累及大部分阴茎体或肿瘤累及整个阴茎甚至阴囊，应进行全阴茎切除术。

（五）阴茎阴囊切除术

对于阴茎癌累及阴囊的患者，应做阴茎阴囊切除。此类患者中多数有腹股沟淋巴结甚至盆腔淋巴结转移，在手术治疗前应尽可能先行盆腔增强CT及CT平扫或MRI检查，有条件者可行PET-CT检查，力求明确腹股沟及盆腔淋巴结的转移状态，以便在处理阴茎原发病灶的同时争取同期完成对腹股沟淋巴结和盆腔淋巴结的清扫。

（六）保留阴茎的显微外科手术（Mohs显微镜手术，简称MMS）

该术式在术中通过肉眼判断，将可见的阴茎肿瘤完全切除，然后对手术部位的创面进行薄片切除，并将薄片进行快速病理检查，如薄片切缘阳性则需要再次重复以上薄片切除和快速病理检查，如此反复，直至切缘阴性即肿瘤已经全部切除干净。目前研究认为只有肿瘤直径大小在1.0 cm以下的阴茎肿瘤适合MMS手术，该类肿瘤行MMS术治愈率为100%，而肿瘤直径>3 cm的肿瘤行MMS手术的治愈率仅为50%，患者总体5年生存率为74%。

一般来说，鳞癌对放射治疗比较敏感。因此，原则上，阴茎癌可以经皮放射治疗或局部近距离放射治疗。然而，由于缺乏关于各种类型的阴茎鳞状细胞癌的放射敏感性的数据，无法进行放射治疗的差异化治疗。虽然放射治疗具有保留阴茎形态完整性的潜在优势，但同时带来的辐射相关的海绵体功能损害伴尿道下狭窄是比较常见的并发症（10%～35%）。

单独的化学治疗对阴茎癌疗效欠佳，阴茎癌化疗常用的药物有博来霉素、顺铂和甲氨蝶呤。目前化疗主要使用联合用药的方案，常用的方案有甲氨蝶呤+博来霉素+顺铂或VBM（长春新碱+博来霉素+甲氨蝶呤）。

对于阴茎非鳞状上皮癌的治疗方式，主要有以下几种：

1. 基底细胞癌

阴茎部位少见，宜作局部切除。

2. 黑色素瘤

首选外科手术治疗，恶性黑色素瘤可采用放射治疗和化学药物辅助治疗。

3. 肉瘤

该类阴茎癌容易发生局部复发，确诊后应行全阴茎切除术，并且区域淋巴结转移较为少见，如果查体未触及腹股沟淋巴结，则手术不必联合淋巴结清扫清扫。

4. Paget病

手术彻底切除皮肤和皮下组织，如发现肿大的腹股沟淋巴结应行根治性淋巴清扫。

5. 淋巴瘤

该类阴茎癌一般是继发性，应进行详细全身检查寻找原发病灶，治疗以全身化疗为主，或采用低剂量放疗。

七、预防及健康管理

阴茎癌对生活质量有相当大的影响。肿瘤的确诊和对未来的展望以及可能致残的治疗方式使患者感到相当大的精神压力。手术和放疗会影响阴茎的敏感性、外观和长度，并影响泌尿和性功能、身份、个性和人际关系。淋巴结清扫后，淋巴水肿可严重损害正常活动。如今，保留阴茎的手术越来越流行。保留阴茎的方法可以降低这些有害影响，通常可以令人满意地保留阴茎的外观、敏感性以及勃起和性高潮功能。据报道，在阴茎癌患者中已经开展了微创机器人手术和视频内镜淋巴结清扫治疗。对局部晚期或转移性疾病的患者提出了新的系统疗法。所有这些努力都大大提高了阴茎癌患者的生活质量。

虽然目前阴茎癌发病的确切原因尚不明确，但其发病与包茎和个人卫生不良密切相关，在婴幼儿和儿童时代处理包茎和包皮过长，改善个人卫生习惯，可以阻止绝大部分阴茎癌的发生，几乎能达到肿瘤一级预防（病因预防）的效果，这一点是阴茎癌不同于其他恶性肿瘤的地方。有包皮过长的成年男性应特别注意个人卫生，洗澡时应翻开包皮，将包皮内板和龟头清洗干净，或做包皮环切；有包茎的成年男性应尽早做包皮环切，术后应定期体检，如发现任何异常情况均应及时前往医院就诊，以期做到早期发现和早期诊断阴茎癌，进而早期治疗。

健康管理就是对目标个体或人群进行全面的检测、分析、评估，并通过综合结果给受测人群提供健康咨询、指导以及对健康危险因素进行干预的全过程。通过对人群的信息采集、健康风险评估、健康促进及行为干预和动态效果评价这4方面进行全面管理。目的是明确人群的健康状况，降低医疗费用。肿瘤是一个慢性逐步发展的过程，特别是具体到阴茎癌，是可能通过改变生活方式预防的，因此健康管理同样可以贯穿阴茎癌防治的全过程。通过健康管理，心血管病等慢性病的相关指标得到了很好的改善。应用健康管理的理论、措施进行肿瘤防治，是科学的肿瘤治疗之道。健康体检是健康管理的首要步骤，通过健康体检以及生活方式调查进行健康状况信息采集，进而判断生活中是否有引起阴茎癌的危险因素，比如包茎、卫生习惯差、肥胖、吸烟、HPV感染史等，并据此对人群进行高危、中危、低危分类或确诊，制定相应干预方案，为下一步肿瘤预防和治疗明确方向。其次是进行风险评估或疾病分析，制定管理方案，排除阴茎癌风险因素，并且还可以以健康教育为手段，促进生活行为转变，例如注重个人卫生、减肥、戒烟等。

（田俊强）

参考文献

[1] MOTZER R J, JONASCH E, AGARWAL N, et al. Kidney cancer, version 3.2022, NCCN clinical practice guidelines in oncology[J]. Journal of the National Comprehensive Cancer Network, 2022, 20(1): 71-90.

[2] 周莉，盛锡楠. 晚期肾癌的治疗规范——《CSCO 肾癌诊疗指南 2020》解读[J]. 肿瘤综合治疗电子杂志，2020，6(4):1-6.

[3] CONFORTI C, GIUFFRIDA R, DI MEO N, et al. Benign dermatoses of the male genital areas: A review of the literature[J]. Dermatologic Therapy, 2020, 33(3): e13355.

[4] 洪博，董瑞. 肾母细胞瘤治疗研究进展[J]. 临床小儿外科杂志，2021，20(6):569-575.

[5] MICHALEK I M, MARTINSEN J I, WEIDERPASS E, et al. Occupation and risk of cancer of the renal pelvis in nordic countries[J]. BJU International, 2019, 123(2): 233-238.

[6] ROUPRÊT M, BABJUK M, BURGER M, et al. European association of urology guidelines on upper urinary tract urothelial carcinoma: 2020 update[J]. European Urology, 2021, 79(1): 62-79.

[7] LEOW J J, CHONG Y L, CHANG S L, et al. Neoadjuvant and adjuvant chemotherapy for upper tract urothelial carcinoma: A 2020 systematic review and meta-analysis, and future perspectives on systemic therapy[J]. European Urology, 2021, 79(5): 635-654.

[8] LI X, LI H, GAO XS, et al. Effectiveness of adjuvant radiotherapy for high recurrence risk patients with upper tract urothelial carcinoma[J]. Urologic Oncology, 2022, 40(9): 410: e1-e10.

[9] LIN C Y, WENG H Y, TAI T Y, et al. Clinical efficacy of adjuvant chemotherapy in advanced upper tract urothelial carcinoma (pt3-t4): Real-world data from the taiwan upper tract urothelial carcinoma collaboration group[J]. Journal of Personalized Medicine, 2022, 12(2): 226.

[10] MANZANO R G, CATALAN-LATORRE A, BRUGAROLAS A. RB1 and TP53 co-mutations correlate strongly with genomic biomarkers of response to immunity checkpoint inhibitors in urothelial

bladder cancer[J]. BMC Cancer, 2021, 21(1): 432.

[11] MUILWIJK T, AKAND M, GEVAERT T, et al. No survival difference between super extended and standard lymph node dissection at radical cystectomy: What can we learn from the first prospective randomized phase Ⅲ trial[J]. Translational Andrology and Urology, 2019, 8(Suppl 1): s112-s5.

[12] NADAL R, BELLMUNT J. Management of metastatic bladder cancer[J]. Cancer Treatment Reviews, 2019, 76: 10-21.

[13] CHAHOUD J, KOHLI M, SPIESS P E. Management of advanced penile cancer[J]. Mayo Clinic Proceedings, 2021, 96(3): 720-732.

[14] RAWLA P. Epidemiology of prostate cancer[J]. World Journal of Oncology, 2019, 10(2): 63.

[15] DESAI K, MCMANUS JM, SHARIFI N. Hormonal therapy for prostate cancer[J]. Endocrine Review, 2021, 42(3): 354-373.

[16] THOMAS A, NECCHI A, MUNEER A, et al. Penile cancer[J]. Nature Reviews Disease Primers, 2021, 7(1): 11.

第八章
肾上腺疾病诊疗及健康管理

肾上腺（adrenal gland）于16世纪中叶由Bartholomaeus Eustachius进行解剖描绘，因其位于肾上极被Piccolomineus和Baunin等起初命名为“suprarenal glands”。Thomas Addison等于1894年发现肾上腺的重要作用，肾上腺是人体重要的内分泌腺体器官，其分泌的多种激素在人体正常生理活动中发挥重要作用，如盐皮质激素参与调节水电解质平衡，糖皮质激素参与调节糖代谢、脂代谢以及蛋白代谢，肾上腺分泌的雄激素参与青春期性腺和性征发育，儿茶酚胺可以影响血压、心率。因此，肾上腺相关疾病不仅涉及腺体本身和良、恶性鉴别，还可能通过相应的激素水平紊乱导致全身性、系统性的病变。肾上腺疾病比较常见，但种类较多，目前暂无权威机构发布的总发病率、患病率等具体流行病学数据，具体疾病有各自的发病率。本章只介绍肾上腺外科疾病相关内容，包括肾上腺常见嗜铬细胞瘤、副神经节瘤、皮质醇增多症、原发性醛固酮增多症。

第一节　概　述

一、肾上腺外科疾病的分类

肾上腺外科疾病组织学分类主要是肾上腺肿瘤，此外尚有肾上腺增生、囊肿、结核、出血等一些非肿瘤病变。按内分泌机能状态可分为功能性和非功能性。其中多种内分泌器官受累者称之为多发性内分泌肿瘤综合征。2017年，WHO肾上腺组织学分类如下。

表8-1　WHO肾上腺肿瘤组织学分类

肾上腺皮质肿瘤	肾上腺髓质肿瘤和肾上腺外副神经节瘤
肾上腺皮质腺瘤	嗜铬细胞瘤
肾上腺皮质癌	头颈部副神经节瘤
性索间质肿瘤	交感神经节细胞瘤
颗粒细胞瘤	肾上腺神经母细胞肿瘤
间质细胞瘤	神经母细胞瘤
腺瘤样瘤	节细胞神经母细胞瘤，结节型
间充质和间质肿瘤	节细胞神经母细胞瘤，混合型
髓样脂肪瘤	神经节细胞瘤
神经鞘瘤	混合型嗜铬细胞瘤
血液系统肿瘤	混合型副神经节瘤
继发性肿瘤	

二、肾上腺的生理

肾上腺的实质包括皮质和髓质，分别来自中胚层和外胚层。在胎儿发育第5周，间皮细胞增殖后进入间质，从而产生胎儿皮质，并于第8周形成独立的腺体，出生3岁时才完成肾上腺皮质的发育。肾上腺皮质约占腺体的90%，包括3层结构，即最外层球状带（zona glomerulosa），占皮质的15%，中间层为束状带（zona fasciculata），占皮质的75%；最内层为网状带（zona reticularis），占皮质的10%。肾上腺皮质的功能完全发展与成熟需到10～12周岁，各带分泌激素的水平也各有不同，球状带分泌盐皮质激素，以醛固酮为典型代表；束状带分泌糖皮质激素，以皮质醇为典型代表；网状带分泌性激素，即雄激素和雌激素。肾上腺髓质的发育来自神经嵴细胞，在胎儿发育第7周，神经嵴细胞迁移聚集进入皮质，到第20周，发育形成原始肾上腺髓质，待胎儿皮质萎缩后可见到发育形成的髓质，成人髓质占10%。肾上腺髓质主要分泌去甲肾上腺素和肾上腺素。

（一）盐皮质激素：醛固酮

肾上腺球状带分泌的盐皮质激素以醛固酮为代表。醛固酮通过和肾上腺盐皮质激素受体结合而发挥其生物学作用，主要调节Na^+在肾远曲小管和集合管上皮细胞、远端结肠以及唾液腺和汗腺的重吸收。

在正常生理状态下，醛固酮生成和释放主要由血管紧张素Ⅱ通过肾素-血管紧张素-醛固酮系统调节，血管紧张素Ⅱ有较强的血管活性，可以收缩小血管引起血压升高，作用于肾上腺球状带细胞，从而促进了醛固酮的生成与释放。

血清钾水平也可以调节醛固酮的分泌。K^+水平升高刺激醛固酮分泌增加，引起肾脏钾排泄增加；血清K^+浓度降低则抑制醛固酮的分泌，减少钾经过肾脏的排泄，调节血钾代谢平衡。

血清Na^+水平和血容量的改变也能调节醛固酮的产生，重要感受器是肾小球旁器，当肾灌注量降低时，肾小球旁器分泌肾素增加，血管紧张素Ⅱ产生增加，进而促进醛固酮产生并导致钠排泄减少，钠、水潴留，灌注增加。相反，如果发生钠潴留，容量负荷过大，会抑制肾素分泌，减少醛固酮的分泌，增加钠、水排泄，达到新的平衡。因此，钠和醛固酮的分泌调剂呈负相关。

在原发性醛固酮增多症时，肾上腺可自主分泌大量醛固酮，此过程不受正常生理性调节，导致高醛固酮血症，则抑制了肾素的合成和分泌，从而增加了肾小管上皮细胞对Na^+的重吸收率，进而增加水的重吸收，导致容量负荷增大和心排出量增加，进而引起高血压。在醛固酮增强对Na^+重吸收的同时，Na^+-K^+交换增加，导致钾排泄增加，致使血钾水平降低，引起低钾血症。血钾水平降低导致细胞内K^+移出，引起H^+-K^+交换增加，H^+移入细胞内，导致细胞外H^+减少，血pH值上升，引起代谢性碱中毒。

心钠素，又称房钠尿肽（ANP），通过提高肾脏肾小管和集合管对钠和水的排泄，使血钠和血容量减少，进而抑制肾素的分泌，使血管紧张素和醛固酮的释放量减少，也间接发挥了抑制醛固酮分泌的功能。

（二）糖皮质激素：皮质醇

皮质醇是人体最主要的糖皮质激素，对生命和调节复杂的生理通路必不可少，这些生理通路涉及代谢、免疫、血容量的维持、血压的调控以及对中枢神经系统的复杂调控等，对情绪、睡眠以及潜在的记忆都有重要影响，其分泌受到下丘脑-垂体-肾上腺轴的严格控制，与促肾上腺皮质激素ACTH呈负反馈调节关系。ACTH的产生具有昼夜节律性，所以调控皮质醇的分泌也发生昼夜节律的变化。外周血皮质醇的峰值在上午8～9时，谷值在午夜24时左右，这种昼夜节律与睡-

醒模式有关。

（三）肾上腺雄性激素

肾上腺雄激素主要由网状带分泌。网状带是肾上腺皮质最内侧的区域。由于17α-羟化酶和17，20裂解酶的存在，网状带分泌雄激素脱氢表雄酮（DHEA）、硫酸脱氢表雄酮（DHEA-s）和雄烯二酮，其调节机制至今尚不十分清楚，ACTH可能是调节者之一。与睾酮相比，肾上腺雄激素生物活性很弱。成人肾上腺直接分泌或在脂肪和肌肉中间接转化产生的睾酮约为100 μg/24 h，占女性睾酮日分泌量的50%、男性睾酮日分泌量的2%，这些睾酮对青春期的发动有重要意义，可以使男性少年和女性少年出现最早期的阴毛和腋毛，并且可以在正反馈的调节下，促进下丘脑-垂体-肾上腺轴的发育、成熟，促进青春期的正常发育。

（四）肾上腺髓质激素

肾上腺髓质占肾上腺总量不到10%。它的功能和胚胎学都与相邻皮层无关。相反，位于肾上腺中心的这部分肾上腺是自主神经系统的一个组成部分。髓质的嗜铬细胞受T-11到L-2的节前交感纤维支配，使其类似于交感神经节细胞。髓质分泌肾上腺素（80%）、去甲肾上腺素（19%）和多巴胺（1%）。这些化合物统称为儿茶酚胺（CA），由氨基酸、酪氨酸产生，调节全身应激反应。能合成和释放儿茶酚胺的组织有肾上腺髓质、交感神经末梢和中枢神经系统。肾上腺髓质分泌的CA中70%是肾上腺素（E）、30%是去甲肾上腺素（NE），而交感神经末梢主要释放去甲肾上腺素（NE），中枢神经系统分泌的激素以去甲肾上腺素（NE）和多巴胺为主。

这些儿茶酚胺的作用是通过它们与目标器官上的肾上腺素受体结合介导的。这些作用的性质取决于位于和刺激在特定末端器官的肾上腺素受体类型或亚型。催化去甲肾上腺素转化为肾上腺素的苯乙醇胺-n甲基转移酶（PNMT）对于肾上腺髓质来说是相对独特的，糖皮质激素的存在增强了这种酶的功能，从而建立了肾上腺皮质和髓质之间为数不多的生理联系之一。PNMT在肾上腺髓质的定位解释了为什么尽管在交感神经系统的其他地方也存在类似的嗜铬细胞，但该腺体仍然是全身肾上腺素的主要来源。与控制突触神经末梢去甲肾上腺素释放的生理学相似，肾上腺儿茶酚胺的储存和释放涉及细胞内的小泡。这些小泡通过胞外分泌释放，导致肾上腺儿茶酚胺释放到血流中。儿茶酚胺的代谢是复杂的，大部分的肾上腺儿茶酚胺代谢发生在肾上腺髓质细胞本身的生产场所。在临床中，三种代谢物（变肾上腺素、去甲变肾上腺素和香草扁桃酸）和两种酶（儿茶酚-o-甲基转移酶和单胺氧化酶）是重要的。变肾上腺素和去甲变肾上腺素分别由儿茶酚-o-甲基转移酶（COMT）甲基化产生。虽然在肝脏和肾脏中存在大量的这种酶，但大多数肾上腺儿茶酚胺代谢物在肾上腺髓质细胞内被COMT甲基化。事实上，血液中90%以上的肾上腺素（肾上腺素代谢物）和20%以上的去甲肾上腺素（去甲肾上腺素代谢物）来自肾上腺髓质。因此，当诊断潜在的嗜铬细胞瘤时，可测量的这些代谢物水平的上升是非常有用的。

E和NE的功能主要是通过与靶细胞细胞膜上的特异受体结合后发挥。肾上腺素能受体一般包括α和β两种类型，β受体又包括了β_1受体和β_2受体两种。α受体激活的作用主要是导致动脉收缩，β_1受体兴奋则导致心率加快。E与NE的作用不完全一致，有时甚至相反。

第二节　儿茶酚胺增多症

一、流行病学、病因及发病机制

儿茶酚胺增多症是由于人体自主分泌过量的儿茶酚胺（catecholamine，CA），进而导致一系列代谢紊乱的临床疾病的统称。儿茶酚胺增多症主要由三大疾病构成，分别为肾上腺嗜铬细胞瘤（pheochromocytoma，PCC）、肾上腺外的嗜铬细胞瘤（paraganglioma，PGL）以及肾上腺髓质增生，其他少见的疾病包括多发性内分泌瘤病（multiple endocrine adenopathy，MEA），也称多发性内分泌瘤（multiple endocrine neoplasia，MEN）；家族性嗜铬细胞瘤（familial pheochromocytoma）；VHL综合征；Carney-Stratakis综合征等。其中前两者占组成的绝大部分。

由于精准医疗观念的深入人心，医学界对于这类内分泌疾病的认知也获得了进一步提升，人们以往一直对PCC与PGL分开单独进行描述，后来发现它们之间的形态学难以区分，并且肿瘤行为学模式存在很多类似的地方，内分泌学会指南已将它们归为一类，名为嗜铬细胞瘤和副神经节瘤（pheochromocytoma and paraganglioma，PPGL）。

（一）流行病学

嗜铬细胞瘤（PCC）起源于肾上腺髓质，而副神经节瘤（PPGL）则位于肾上腺外，起源于胸、腹或骨盆内的交感神经或副交感神经椎旁神经节，以腹部最常见，其他可见于胸部、骨盆和颈部。PPGL是一种罕见的肿瘤，每年报告发病率为1/30万，其中20%见于儿童和青少年。在这些病例中，PCC比PGL更常见[（80%～85%，发病率为2‰～8‰）vs（15%，发病率为0.5‰）]。在一般门诊的成年高血压病人中，PPGL的患病率在0.2%～0.6%之间，而在高血压患儿中，PPGL的患病率更高，约为1.7%。越来越多的个人和家庭成员检测到已知的PPGL易感基因之一的胚系突变，进行PPGL的常规筛查逐渐增多，这是发病率提升的重要原因。既往PCC被称为“10%肿瘤”，但如今从现代的发病情况来看该数据已经不准确，我国目前尚无PPGL的发病率或患病率的确切数据，这可能与疾病诊断过程复杂及临床工作者对该疾病认识不足有关。

PPGL可见于任何年龄段，可见于新生儿及耄耋老人，但是发病高峰期主要集中于30～50岁，男、女发病率存在争议，以往认为男性占55%，女性占45%，男性患者略多于女性患者，现在认为两者的发病率基本相同，这和近些年来该类疾病得到有效诊断相关。

（二）病因

PPGL是一类具有遗传易感性的肿瘤，遗传性PPGL占35%～40%，是人类肿瘤中已知遗传率最高的肿瘤。其在25个已知易感基因中的一个基因上带有胚系突变，而且这一比例每年都在上升。在另外30%～40%的散发性疾病患者中，可以发现一些相同基因或其他已知启动肿瘤发生的基因的体细胞突变。每三类被诊断为PPGL的患者中就有人报告了胚系突变，对检测到的突变分析（*n*=3694）表明，突变比例由大到小依次为琥珀酸脱氢酶（SDH）复合体（19%，SDHB>SDHD>SDHC）、VHL基因（7.3%）、RET基因（6.3%）和NF1基因（3.3%）。与PPGL相关的遗传种系突变可分为两大类。第一类包括VHL、SDH、EGLN1和HIF2A基因的突变，突变导致缺氧诱导因子（HIF）的产生增加。这些基因突变通常是在组织氧气水平降低时产生的，会导致HIF的活跃产生，这种持续的假缺氧状态通过HIF靶基因的表观遗传变化导致细胞增殖。第二类基因影响信号转导途径（RET原癌基因、NF1失活、TMEM127）。需要注意的是，这些路径不是排他性的，它们之间存在重叠。

嗜铬细胞瘤相关综合征的临床特征从神经纤维瘤病1（NF1）、von Hippel-Lindau病（VHL）和MEN-2开始已经逐渐被医学界所认识。随着包含各种胚系突变的易感基因的鉴定，这些和其他综合征已经被定义和区分。一旦在PCC患者中发现致病的RET突变，临床医生必须意识到，几乎所有突变基因携带者都将患有甲状腺髓样癌，而20%的MEN-2A患者将患有甲状旁腺功能亢进。MEN-2B患者（主要以RET p.M918T突变为特征）首次出现PCC是很少见的。相比之下，在希佩尔-林道综合征（von Hippel-Lindau，VHL）患者中，尤其是2型患者，PPGL是常见的，并且经常与密码子98、161和167的突变有关，VHL错义突变导致了VHL综合征2型，截短VHL突变往往与肾癌有关，VHL综合征1型的极少数病例与PCC有关，VHL综合征的其他特征包括视网膜、中枢神经系统血管母细胞瘤及胰腺神经内分泌肿瘤。

遗传性PPGL患者通常发病年龄轻，肿瘤更常见于双侧（在成对的器官中），具有多灶性特点（肿瘤起源于一个原始肿瘤，并且彼此靠近），以及容易复发。综合征型PPGL的确诊年龄比散发性病例年轻约15岁，VHL综合征最早被诊断出来。PGL发生在不常见的部位，如Zuckerkandl（嗜铬体）器官、胸部或膀胱，这类患者应当考虑可能与综合征型PPGL相关。PCC和PGL的解剖位置在各综合征之间差别很大。PCC几乎只发生在RET的种系突变中。在VHL、NF1、MAX和TME 127基因突变的患者中，PCC也是常见的，但也可以观察到腹膜后PGL。SDHx基因突变通常会出现在头颈部副神经节瘤（head and neck paraganglioma，HNPGL）患者中，但PCC和腹膜后PGL主要见于SDHD、SDHB和SDHA突变基因的携带者。罕见的胸部PGL主要与SDHB、SDHD或VHL的突变有关。多数原发肿瘤常发生在RET、VHL、SDHD或MAX基因发生胚系突变的患者中。虽然大多数遗传性PPGL是良性的，但也有一些可以恶变和转移（SDHB突变增加了恶性潜能）。

鉴于PPGL高遗传易感性特点，所有PPGL患者都应该考虑进行基因检测，然而考虑到不同地区医疗资源及患者个体选择差异造成的影响，基因检测更适用于有可能发生生殖系突变的患者。这些患者可分为以下几类：（1）PPGL阳性家族史或PPGL相关生殖系突变携带者；（2）相关综合征表现；（3）临床特征或双侧、多灶性或转移性PPGL。基因检测不仅有助于诊断，如识别与恶性风险增加相关的SDHB突变，而且对这些患者进行密切随访，可以早期识别和治疗恶性、复发的PPGL。

二、临床表现

儿茶酚胺增多症临床表现复杂多样。事实上，除分泌肾上腺素（adrenaline A，epinephrine，E）、去甲肾上腺素（noradrenaline，NA；norepinephrine，NE）及多巴胺（dopamine，DA）等儿茶酚胺类物质外，PCC还尚可合成其他激素，这些活性物质能够导致人体一系列的病理生理变化，例如舒血管肠肽、P物质可造成面部潮红；鸦片肽与生长抑素可以导致便秘；舒血管肠肽、血清素、胃动素可以引起腹泻；神经肽Y可以引起血管收缩、面色苍白；舒血管肠肽、肾上腺髓质素可以引起低血压、休克等。合并其他内分泌系统肿瘤，引起多种内分泌代谢功能紊乱。另外，肿瘤释放CA的量、比例和持续或间歇性分泌等及个体对CA的敏感性差异也是造成PPGL患者症状与体征变化多端的原因。

PPGL患者最典型的症状是阵发性高血压、头痛、心悸、多汗、面色苍白，符合这些表现者，诊断嗜铬细胞瘤的特异性可达95%以上，但在临床中具备上述全部症状者并不常见，仅占50%～60%。其中头痛、心悸、出汗为PPGL典型的三联征表现，这种表现可以是阵发性的，据报道，在患有PPGL的儿童中，高达54%的患者具有这种三联征。高血压在儿童中最常见（70%），偶尔出现阵发性症状，可能是由于CA间歇性分泌引起的。这些症状可能是自发的，也可能是由其他诱因引起的，诱发因素包括运动、腹压增加、大餐、药物、压力、酒精等。在上述和其他情况下，PPGL可出现危及生命的心血管症状，包括高血压危象、心肌梗死、缓慢性和快速性心律失常、Takotsubo心肌病和急性心力衰竭。最近的研究表明，典型的体征和症状比之前假设的要罕见得多。最近的一项Meta分析显示，60%、59%和52%的患者分别出现头痛、心悸和出汗，而其他症状发生的概率要低得多，高血压，甚至是阵发性高血压也不是PPGL的特殊症状。PPGL也可表现为血压正常，有些患者可能完全没有症状。特别是当PPGL与MEN2或VHL等遗传性疾病有关时，较高比例的患者没有症状，血压可能正常。然而，PPGL患者的动态血压可能表现出较大的血压变化和夜间血压下降的减少，甚至在夜间出现无下降的血压模式和血压升高。与没有PPGL的患者相比，PPGL患者不仅心悸频率更高，而且心率也更高。

由于肾上腺能受体α与β的不同亚型在体内分布广泛，可散布在体内的各种组织和细胞，所以PPGL患者还可能伴发其他系统相关的症状与体征。具体如下：

（一）消化系统

CA使得肠蠕动减弱，胆囊收缩力下降，Oddi括约肌肌张力增高，这些病理生理特点可导致患者恶心、呕吐、腹痛，有时出现肠梗阻症状，也可因肠缺血或发生坏死或诱发急性胆囊炎，表现为急腹症症状。肿瘤分泌的血管活性物质还可造成腹泻、便秘、腹胀等一些非特异性临床表现。

（二）神经精神系统

患者表现为头痛、焦虑、躁狂、失眠等，这些症状需要与精神类疾病如焦虑症、抑郁症、精神分裂症等鉴别，当患者症状严重出现脑血管意外时，需要注意与神经科原发性病变鉴别。

（三）呼吸系统

CA可直接作用于肺部血管，使肺静脉收缩、毛细血管压增高、血管壁的渗透压增强而产生肺水肿。特别是合并儿茶酚胺相关心肌病时，需要特别重视防范肺部并发症的发生。

（四）泌尿系统

可有蛋白尿、血尿、肾功能受损等表现，膀胱副神经节瘤患者的典型表现为可出现与排尿过程相关的高血压波动，部分患者无相关典型表现，容易与膀胱其他类型肿瘤混淆，临床上需要格外重视。

（五）内分泌系统

基础代谢率增高，可表现为耗氧量增加，发作时体温可升高，检查见甲状腺功能多正常；血糖水平增高，主要由于CA为可加快肝糖原的分解，抑制胰岛素分泌，糖异生过程加强，效应为最终可导致糖耐量下降甚至糖尿病；脂质代谢紊乱，脂肪加速分解，游离脂肪酸增加；其他，比如CA可导致K^+向细胞内转移及促进肾素、醛固酮分泌，这些均能造成低钾血症。

（六）血液系统

PCC通过释放红细胞生成素（EPO）样物质刺激骨髓，从而导致红细胞、白细胞增多。

特殊部位PPGL具有独特的临床表现，这和肿瘤的占位效应密切相关，头颈部副神经节瘤

(head and neck paraganglioma，HNPGL）可以是散发性的，也可以作为遗传综合征的一部分出现。大多数HNPGL不分泌CA，更常在影像学检查中被发现，通常表现为无痛性、生长缓慢的肿块，主要表现为颈动脉体瘤和迷走神经节瘤，或由颈静脉鼓室副神经节瘤引起的传导性听力损失和搏动性耳鸣，下颅神经缺陷常见于晚期头颈部副神经节瘤患者。

肾上腺偶发瘤可无任何症状，仅因为在体检或者其他疾病的影像学检查中被偶然发现，有学者建议所有肿瘤密度>10 HU的肾上腺偶发瘤患者，即使在没有高血压的情况下也应该筛查PPGL。

遗传相关PPGL的临床特点各异，差异显著。

1. 神经纤维瘤病1型（NF1）：神经纤维瘤、咖啡色斑点、腋窝雀斑、虹膜错构瘤（利施结节）、骨质异常、中枢神经系统胶质瘤、巨头畸形和认知障碍，但PPGL仅出现在1%～3%的患者中。

2. 多内分泌腺瘤病（MEN）2A型：甲状腺髓样癌，20%的患者伴有甲状旁腺功能亢进。

3. 多内分泌腺瘤病（MEN）2B型：甲状腺髓样癌，典型的累及舌头、嘴唇和眼皮的神经节细胞瘤，骨骼畸形（例如，脊柱后凸和马凡氏样畸形），关节松弛，以及肠道神经节细胞瘤。

4.VHL综合征：中枢神经系统血管母细胞瘤，可波及小脑、脑干及脊髓，视网膜母细胞瘤、肾脏透明细胞癌和肾囊肿，以及胰腺神经内分泌肿瘤等，在VHL综合征2型中，PPGL相对更加常见。

三、实验室检查及其他检查

PPGL的临床表现从无任何症状到症状复杂多样，针对一些特定人群的筛查是诊断的第一步。筛查对象具体如下：

1.PPGL的体征和症状：自发性或激发性；

2. 有PPGL征兆、症状的心血管事件；

3.CT平扫密度>10 HU的肾上腺偶发瘤（伴或不伴高血压）；

4. 年轻（50岁）、消瘦（BMI<25 kg/m^2）的2型糖尿病伴或不伴儿茶酚胺过多的体征、症状；

5.PPGL易感基因之一的胚系突变携带者；

6. 症状、体征提示PPGL是由基因决定的或综合征候群；

7.PPGL既往病史或家族史；

8.PPGL的诊断需要儿茶酚胺过度释放的证据和肿瘤的解剖位置证据。

（一）实验室检查

在实施影像学检查之前，对于怀疑PPGL的患者应先行实验室检查，在过去的20年里，对CA代谢了解的加深导致了实验室检查的重点从CA转向血浆/尿液中的甲氧基肾上腺素(metanephrines，MN）及甲氧基去甲肾上腺素（normetanephrine，NMN)。大量研究表明，测定血浆/尿液中的MN及NMN优于测定血浆/尿液CA或尿液中的香草扁桃酸（vanillylmandelic acid，VMA)。肾上腺嗜铬细胞来源的肿瘤通过膜结合儿茶酚胺O-甲基转移酶产生游离的甲氧基肾上腺素。交感神经缺乏这种酶；因此，儿茶酚胺的甲基化代谢产物被认为是嗜铬细胞肿瘤的特异性标志物。在15项研究中，血浆部分MN及NMN增加的平均敏感性为97%，特异性为93%。相比之下，CA的测定敏感性较低，但明显升高的值（>正常范围上限的2倍）也具有诊断意义。

值得注意的是，血浆游离MN水平低于正常水平的3倍可能代表潜在的假阳性结果。这可能与不适当的采样有关，患者采样体位差异同样影响结果解读，从仰卧位到直立位的血浆CA及MN可升高2～3倍，坐位NMN水平的参考值上限是仰卧位的2倍。针对这种情况，建议患者检查前取仰卧位或者坐位至少休息30 min采血。假阳性结果通常显示MN或NMN水平升高，但不是两者都有。极高的假阳性水平（3倍或更高）是罕见的，在这种情况下应该怀疑PPGL诊断。药物也可能导致PPGL生化检测呈假阳性，应在检测前至少2周停止服用药物。抑制NE和E再摄取的药物，如5-羟色胺-去甲肾上腺素再摄取抑制剂（例如文拉法辛）、选择性5-羟色胺再摄取抑制剂和三环抗抑郁药，会导致突触间隙中NE和E浓度增加。类似交感神经的物质，如咖啡因、尼古丁和减充血剂（麻黄素、伪麻黄碱、苯肾上腺素），会增加NE和E的释放。其他药物，如扑热息痛、α-甲基多巴和左旋多巴，也可能导致实验室检查假阳性。α受体阻滞剂和β受体阻滞剂可以减少儿茶酚胺相关的症状和体征，潜在地掩盖了PPGL的临床表现。对于与无法停止处方药或交感神经活动增加的共存疾病（充血性心力衰竭、心肌缺血、低血糖、疼痛）的重症监护室的衰弱患者，首先进行PPGL相关的影像学检查更值得推荐。由于与实验室检查相关的各种错误来源，据报道，假阳性率高达20%。因此，临床医生在解释和做出进一步评估和管理的决定时，应考虑测试准确性。如果取自仰卧位患者的游离MN超过临界值的4倍，则很有可能发生嗜铬细胞瘤，应进行影像学检查以定位肿瘤，MN轻度升高（<2倍临界水平）的患者，如有相关PPGL怀疑的临床证据支持，必要时可重复相关实验室检查。正常血浆游离肾上腺素一般可以可靠地排除了PPGL的存在，除非存在产生和代谢极少量CA的小肿瘤或存在分泌DA的肿瘤。可乐定抑制试验或胰高血糖素刺激试验可作为补充试验，然而，这些测试并不具有很高的敏感性，而且没有得到证实。

游离的MN可以在血浆或尿液中进行评估。尽管一些研究表明血浆检测具有更高的敏感性和特异性，但24 h尿中MN检测的敏感性高达97%，特异性高达91%，并被接受为血浆检测的替代方法。据报道，如果操作正确，血浆检测的敏感性为97%～100%。由于收集24 h尿液对幼儿来说可能不太容易实现，采取血样检查显得更加合理。无论何时进行24 h尿液采集，都应始终包括肌酐的测量，以验证采集的准确性，尿液标本收集不规范时可通过调整肌酐值使尿MN浓度正常化，最终显示出较高的准确性。血浆检测显示出与低风险患者尿液检测相似的诊断准确率，例如因体征和症状而检测的患者，但优于尿液检测的PPGL高危患者，例如因偶发肿瘤或作为监测筛查的一部分患者。

对于一些遗传性PPGL综合征患者，他们的实验室检查结果具有一定的特点，在患有VHL综合征的患者中，将NE转化为E的酶（苯乙醇胺N甲基转移酶）的表达降低；因此，实验室检查通常显示NE和NMN水平升高，而E和MN水平没有升高，这些被称为去甲肾上腺素能PPGL；肾上腺素能肿瘤分泌E和NE及其代谢物，这些更常见的是散发性的或与MEN2或NF1有关。当肿瘤完全分泌DA时，就会出现第三种生化表型，这些肿瘤不太常见，通常是SDHx介导的PGL，尤其是基因SDHB与SDHD介导的PGL。PPGL疑似肿块、血压正常、E正常的患者应检测DA及其代谢产物高香草酸（homovanillic acid，HVA）和甲氧基酪胺（methoxytyramine）。

MNS与患者年龄有一定的相关性，其中NMN水平随着患者年龄增加而升高，而MN水平不随年龄变化，使用个性化的年龄特定的血浆/尿液MN参考区间可优化诊断性能。对于慢性肾病患者，应采用更高的上限参考值，具体见表8-2。

表8-2 年龄相关MN参考范围

年龄/岁	NMN/nmol·L^{-1}	MN/nmol·L^{-1}
5～17	0.47	0.45
18～29	0.58	0.45
30～39	0.70	0.45
40～49	0.79	0.45
50～59	0.87	0.45
>60	1.05	0.45

表格引自：NEUMANN H P H，YOUNG W F，ENG C. Pheochromocytoma and Paraganglioma ［J］. The New England Journal of Medicine，2019，381（6）：552-65.

常见的生化检测技术有液相色谱串联质谱（LC-MS/MS）、高效液相色谱（HPLC-ECD）和液相色谱电化学检测（LC-ECD），LC-MS/MS因其准确性和再现性被认为是检测方法的金标准，因为它具有最佳的分析准确度、成本效益和最小的药物分析干扰。如果缺乏当地的规范数据，则可采用公布的参考区间。值得注意的是，免疫分析经常低估血浆中的MN，从而对诊断性能产生负面影响。

综上，实验室检查为诊断PPGL提供生化证据，然而其受到多种因素影响，临床工作中应当尽可能识别这些影响因素，对结果的解读应当充分结合患者的病史。

（二）影像学检查

PPGL的定位诊断贯穿患者诊治的全过程。对于PPGL的影像学检查，应结合患者的具体情况进行分类进而选择合适的影像学检查方式。第一类为具有典型症状且合并明显的MN或CA水平升高，选择的成像方式包括对比度增强的计算机断层扫描（CT）或T_2加权磁共振成像（MRI）来定位肿瘤，标准的扫描位置应当包括整个腹膜后腔，因为几乎所有肾上腺外的儿茶酚胺分泌肿瘤都位于腹膜后，而不是骨盆或胸部。第二类为偶然发现肾上腺或腹膜后肿块，没有对比剂的CT是很重要的，因为当CT密度为10 HU或更低时，可见存在富含脂肪的肿块，这排除了PPGL的诊断，并且不需要生化测试。对于CT值>10 HU的肿块，必须进行实验室检查，当实验室检查结果异常时，应进行CT或MRI增强扫描。第三类为分子遗传学检测易感基因的胚系突变及其相关综合征表现，此类疾病比较复杂，因为其涉及的病变区域已经不局限于腹膜后腔，例如，如果RET发生突变，则应怀疑甲状腺髓样癌可能，进行相关影像学检查十分必要；如果VHL发生突变，则应对眼睛和中枢神经系统的血管母细胞瘤以及耳朵、肾脏和胰腺的肿瘤进行影像学检查；如果SDHx、MAX或TMEM127发生突变，则应对其他部位嗜铬细胞瘤或罕见的肾癌、垂体腺瘤或胃肠道间质瘤进行影像学检查。

PPGL在解剖影像上的影像表现是多种多样的。PCC可以是均质性的，也可以是异质性的，包括坏死、出血、囊性改变和钙化。然而，在肿瘤的典型区域，CT平扫的密度几乎总是>10 HU，而与大多数肾上腺腺瘤相异。在MRI上，PCC的典型表现是高信号（明亮）T_2加权信号，但只有1/3的肿瘤会出现这种信号。CT三维重建可显示肿瘤的形态结构、大小及其与周围脏器的毗邻关系，是手术治疗的重要参考。应注意CT增强扫描时注射对比剂可能诱发高血压危象。MRI冠状面图像和矢状面图像除了有利于定位及明确肿瘤与周围组织脏器的关系，在明确肿瘤与周围血管系统以及引流静脉的关系方面有很大优势。由于CT的辐射暴露，MRI是儿童及孕妇的首选检查方式。如果腹部和骨盆的初始成像不能定位肿瘤，则应当考虑颈部和胸部的MRI检查。对于肾上腺外PPGL，CT的敏感性较低，不如MRI。

功能成像用于PPGL高度可疑的偶发病变，生化测试不确定，评估区域扩展或多灶性，排除转移等情况。不同的核医学方法可以用于功能成像，这些方法包括间位碘代苄胍（MIBG）扫描/闪烁成像、^{18}F-FDGPET/CT、^{18}F-FDOPA PET、CT和^{68}Ga-DOTA-SSA PET、CT。^{123}I-MIBG比^{131}I-MIBG更灵敏，图像质量更好，但它的成本更高，而且目前国内无此药。MIBG扫描对发现转移特别有帮助，对PPGL有很高的特异性。有多种药物可能会干扰MIBG的摄取，如减充血剂、钙通道阻滞剂和α受体阻滞剂与β受体阻滞剂，行MIBG检查前应当停药2周。FDOPA PET对PCC具有高度的特异性（95%～100%），由于健康的肾上腺组织不会摄取，它比其他放射性药物具有优势。它还可以发现同个腺体的多个肿瘤。与CT、MRI或MIBG相比，FDGPET的特异性要低得多；然而，它在定位与SDHx相关的PPGL和转移性PPGL方面特别有用。奥曲肽是第一个用于功能成像的生长抑素类似物，考虑到与高辐射暴露、成本和给药后成像的长等待时间等缺点的相关限制，它的使用已经不再受欢迎。最新的PET成像方式使用^{68}Ga标记的生长抑素类似物（^{68}Ga-

DOTA-SSA），根据最新的研究，^{68}Ga-DOTA-SSA被认为是首选的放射性药物。这种方法的优点是它不需要回旋加速器来制造放射性示踪剂，这种成像方式在定位转移性或肾上腺外嗜铬细胞瘤方面也取得了很好的效果。

综上所述，部分PPGL定位诊断困难，普通CT、MRI可能无法发现肾上腺外肿瘤，MIBG显像具有同时定性和定位的价值，反映的是嗜铬细胞数量的多少，并不受肿瘤有无内分泌功能限制，对家族型肿瘤、肾上腺外肿瘤、复发肿瘤或转移性肿瘤尤为适用。其特异度高但是灵敏度低，受患者所服用药物影响，可能存在假阴性。不同的分子影像学的发展提供了新的靶向定位检查，对于采用何种检查方式，应当充分考虑患者的具体情况及当地的医疗资源情况，具体可参考表8-3。

表8-3　对于不同类型PPGL功能性成像选择推荐

肿瘤类型	一线选择	二线选择	三线选择
嗜铬细胞瘤（散发）	^{18}F-FDOPA/ ^{123}I-MIBG	68Ga-DOTA-SSA	^{18}F-FDG
遗传性嗜铬细胞瘤（SDHx除外）：NF1/RET/VHL/MAX	^{18}F-FDOPA	^{123}I-MIBG，^{68}Ga - DOTA - SSA	^{18}F-FDG
肾上腺外交感神经和/或多灶性和/或转移性和/或SDH突变	^{68}Ga-DOTA-SSA	^{18}F-FDG，^{18}F-FDOPA	^{18}F-FDG，^{123}I-MIBG，^{18}F-FDG
头颈部副神经节瘤（散发）	^{68}Ga-DOTA-SSA	^{18}F-FDOPA	^{111}In-SSA，^{99m}Tc-SSA

表格引自：ARONOW M E，WILEY H E，GAUDRIC A，et al. von HIPPEL-LINDAU DISEASE：Update on Pathogenesis and Systemic Aspects［J］. Retina（Philadelphia，Pa），2019，39（12）：2243-53.

外科手术是治疗PPGL的基石。然而PPGL手术风险巨大，手术过程中由于各种原因可能导致释放大量的CA，进而可能引起高血压危象、心律失常、心肌缺血、肺水肿和脑血管意外。此外，PPGL切除后CA的水平迅速下降可能会导致严重的低血压。PPGL患者的治疗需要一个由专科专家组成的多学科团队，这些专家在治疗这些复杂疾病方面具有丰富的经验，这对患者预后十分有利。在20世纪50年代药物治疗出现之前，成人围手术期死亡率接近45%，然而，在适当控制血压的情况下，死亡率降至<2%。治疗过程涉及术前准备、术中管理及术后康复。

四、术前准备

手术前期积极准备是治疗PPGL的关键步骤，其目的是阻断过量CA的作用，有效控制高血压，维持正常的心率和心律，同时纠正因长期过量E、NE作用所致的外周血管收缩及血容量不足，改善心脏功能，预防麻醉和手术诱发的血压剧烈波动、心脑血管意外、急性心肺功能衰竭等严重并发症的出现。目前的指南和回顾性研究支持对CA过量症状患者术前使用选择性α肾上腺能受体阻滞剂（多沙唑嗪、哌唑嗪、特拉唑嗪）或非选择性α肾上腺能受体阻滞剂（酚苄明）进行降压治疗。唯一一项比较术前用酚苄明或多沙唑嗪治疗的随机对照试验揭示了两者均有利于术中血流动力的维持，然而研究发现，酚苄明与术中更好的血流动力学稳定性有关。几项研究表明，血流动力学不稳定与围手术期不良事件的风险较高相关。需要注意的是，血压正常、CA或MN水平正常或升高的PPGL患者，术中血流动力学不稳定的风险也可能增加，因此，也应该接受术前α肾上腺能受体阻滞剂治疗。

选择性α肾上腺能受体阻滞剂与非选择性α肾上腺能受体阻滞剂在PPGL术前准备中的比较

显示，选择性α受体阻滞剂可降低PPGL患者的术前血压、术中心率，降低术后低血压风险和反射性心动过速的概率，β受体阻滞剂用于对抗PPGL患者中与α肾上腺素受体阻滞剂和CA诱导的快速性心律失常相关的反射性心动过速。需要注意的是，β受体阻滞剂应当在肾上腺素能受体阻滞剂后使用。心脏选择性β_1受体阻滞剂（阿替洛尔或美托洛尔）比非选择性β受体阻滞剂（心得安）更受欢迎，因为β_2受体阻滞剂有引起支气管收缩的风险。

二氢吡啶钙通道阻滞剂（CCB）被用作控制血压的二线药物，其可抑制NE介导的钙离子流入血管平滑肌细胞，并对抗CA诱导的高血压、快速性心律失常和冠状动脉血管痉挛。然而与联合使用的α肾上腺素能阻滞剂和β肾上腺素能阻滞剂相比，它们总体上效果不佳。氨氯地平和硝苯地平可在以下情况下使用：（1）α肾上腺素能阻滞剂和β肾上腺素能阻滞剂的血压控制不好；（2）α肾上腺能阻滞剂的副作用使得患者无法耐受。

甲基酪氨酸（metyrosine）是酪氨酸羟化酶的竞争性抑制剂，通过阻断CA的合成发挥作用。甲基酪氨酸与α-肾上腺素能阻滞剂（酚苄明或哌唑嗪）联合使用，可在术前和术中更好地控制血压。在Ludwig等人的一项研究中，甲基酪氨酸有助于术中血流动力学稳定，并且与减少失血有关，同时还减少了对血管加压剂和液体的需求，甲基酪氨酸直接抑制CA的合成，因此，可以通过测量血尿CA来评估药物的反应程度，并可以相应地调整剂量，根据内分泌学会的指南，术前应至少留出7～14天用于优化降压治疗，具体药物选择参考表8-4和表8-5。

表8-4　术前药物准备（肾上腺能受体阻滞剂）

药物种类	药物机制	剂量推荐	副作用
酚苄明	非选择性α_1阻断剂和α_2阻断剂	0.2 mg/kg/d ↑最大量(2～4) mg/(kg·d)	体位性低血压，反动性心动过速，鼻塞
多沙唑嗪	选择性α_1阻滞剂	1～2 mg/d ↑最大量4～16 mg/d	直立性低血压，头晕
哌唑嗪	选择性α_1阻滞剂	0.05～0.1 /(kg·d)，3次/天，最大剂量20 mg/d	直立性低血压，头晕
特拉唑嗪	选择性α_1阻滞剂	1～4 mg/d ↑20 mg/d	直立性低血压，头晕

表8-5　术前药物准备（其他类型）

药物种类	药物机制	剂量推荐	副作用
心得安	非选择性β_1和β_2阻滞剂	1～2 mg/(kg·d)，2～3次/天↑最大量640 mg/d	头晕，哮喘发作
阿替洛尔	选择性β-1阻滞剂	0.5～1 mg/(kg·d)，2次/天↑最大量100 mg/d	头晕，乏力
美托洛尔	选择性β-1阻滞剂	1～2 mg/(kg·d)，2次/天↑最大量200 mg/d	头晕，乏力
拉贝洛尔	α和β联合阻滞剂	1～3 mg/(kg·d)，2～3次/天↑最大量1200 mg/d	头晕，乏力，哮喘发作
氨氯地平	二氢吡啶CCB	0.05～0.1 mg/(kg·d)，2次/天↑最大量10 mg/d	头痛，水肿，心悸
甲基酪氨酸	抑制酪氨酸生成	20 mg/(kg·d)，4次/天↑最大量2500 mg/d	昏睡，锥体束症，腹泻，罕见结晶性尿症

最佳的术前血压和心率目标尚未完全确定，目前尚未进行相关随机比较研究。坐位血压目标低于130/80 mmHg，直立舒张压血压大于90 mmHg是推荐的。研究还发现直立舒张压低于90 mmHg与更多的血流动力学不稳定相关。建议的心率目标分别是坐位60～70次/分和直立70～80次/分。

PPGL分泌过量CA使人体外周小血管紧张性增高，血管床容量下降，血容量绝对不足。肿瘤切除后，CA水平骤减，血管床开放，血容量不足可导致术中休克。因此，术前在控制血压的同时，应适当补充血容量，以减少术中血压剧烈变化，防止术中大量、快速扩容导致的心力衰竭、肺水肿等。建议在使用α肾上腺素能受体阻滞剂控制血压期间采用高钠摄入量，这有助于优化术前血管内容量扩张，血管内容量的充分性可以在临床上通过触摸脉搏波动来初步评估和监测，脉搏充盈或搏动有力表明血管内容量充足，同样由于长期CA暴露和相关的高代谢状态导致的静息能量消耗增加导致体重减轻，手术前几周的高热量摄入可能会进一步减少体重减轻并改善术前的营养状况。

五、术中管理

术前应充分备血，建立快速补液通道（中心静脉置管），可在麻醉开始前根据需要予以输血和补充晶体溶液。术中通过动脉导管持续监测血压非常重要，有助于麻醉师控制血压波动。在气管插管和术中触动肿瘤发现血压骤升时，可立即静脉输注硝普钠、酚妥拉明防止发生高血压危象。静脉注射艾司洛尔或拉贝洛尔可用于治疗快速性心律失常。肿瘤切除后发生严重低血压时，可使用去甲肾上腺素提高血压，同时迅速补充晶体溶液和胶体溶液，直至血容量恢复。对于术中出现的任何严重的心律失常、心力衰竭、心肌受损表现，均应视作CA心肌病，应立即停止手术操作。在CA引起心肌病的情况下，在实施积极的液体管理时需要谨慎，积极救治，这些患者有继发于容量超负荷引起肺水肿的风险，这进一步凸显了术中积极监测的重要性。

微创肾上腺切除术是首选的手术方法。经腹途经腹腔镜手术和经腹膜途径腹腔镜术是最常用的两种手术方法。对于手术入路对术中血流动力学影响不同研究之间仍存在争议。相比开放手术，微创肾上腺切除术术中出血量少，术后住院时间短，具有一定优势。无论何种术式，分离解剖时均应轻柔，避免挤压肿瘤，以免CA骤然分泌，导致血压剧烈升高。与大血管粘连紧密的PPGL，包膜外剥离有困难时，可采用包膜下切除，尽量避免大血管损伤引起的大出血。一般认为先结扎中央静脉有利于减少CA大量释放入血，但是如果游离肿瘤过程中未出现血流动力学波动征象，可优先处理供血动脉，静脉充血减少有利于减少术区渗血。结扎肿瘤供应血管和摘除肿瘤时，应及时通知麻醉医生和手术辅助人员，以备随时抢救可能发生的血压骤降和心律失常。在双侧疾病的患者中，可能需要保留肾上腺皮质的手术来预防术后糖皮质激素及盐皮质激素缺乏。此外，在家族性PPGL（MEN2或VHL综合征）患者中，保留肾上腺皮质可降低终生使用类固醇替代治疗风险。

六、术后监测及康复

术后的监护不容忽视，特别是术后72 h内，应密切观察血压、心电图、中心静脉压、尿量等的变化。术中血压、心律（率）剧烈波动，术前有心脑血管疾病、儿茶酚胺性心肌病等情况的患者应送入ICU监护。术后低血压可以通过液体或适当的血管升压剂来控制。然而，一些患者可能在术后液体复苏后继续高血压，需要静脉或口服降压药物。术后可能存在反跳性高胰岛素血症，导致术后低血糖，应与低血压休克的临床表现鉴别，及时纠正低血糖。对于双侧肾上腺肿瘤手术、术后低血压或血压不稳定应考虑肾上腺功能不全的可能，并适当补充糖皮质激素。对于接受手术治疗的患者，第一个问题是确定肿瘤是否完全切除，在手术恢复后2～6周测量激素水平变化有助于评估。手术后MN水平在正常范围内，证明完全切除，不需要影像学检查。对于术后无功能性PPGL的病例，可在术后3个月和6个月进行影像学检查，以证明切除的完整性。

七、特殊类型PPGL的治疗

对于头颈部副神经节瘤，手术治疗仍为一线方案，因为涉及跨学科领域，在此仅做简单介绍。除了手术治疗，尚有立体定向放射外科、外部放射治疗及等待扫描等，手术切除虽然是唯一有可能治愈的治疗选择，但是对于晚期患者，术后可能会导致潜在的严重并发症。对于这些晚期肿瘤患者，选择非手术治疗可能更加合理。

病理学家认为PPGL的组织学特征，如生长模式、核分裂和异型性与恶性生物学行为有关，只有转移瘤才是恶性PPGL的证据，世界卫生组织对内分泌肿瘤的最新分类已将术语“恶性嗜铬细胞瘤”替换为“转移性嗜铬细胞瘤”。转移通常位于没有发现嗜铬细胞组织的地方（例如，淋巴结、肺、肝脏和骨骼），通常，转移不是在病理组织学上证实的，而是在核素显像中发现的。当PCC是原发肿瘤时，典型的转移部位是骨和淋巴结，而当PGL是原发肿瘤时，肝转移更常见。需要注意的是，术中肿瘤包膜破裂可能会导致复发和远处转移，转移性PPGL的治疗选择包括手术切除、使用靶向放射性标记载体（例如，^{131}I-MIBG或^{90}Y-DOTATE和^{177}LU-DOTATE等）、热消融、化疗和外照射等。手术尽可能切除多的肿瘤组织是最初的选择。转移性PPGL的治疗选择有限，需要制定个体化治疗方案。在开始治疗前，医生必须对疾病进行适当的分期并确定疾病进展情况。例外情况是有大量肝、肺和脑转移灶的患者，应该立即开始治疗。对于病情进展迅速的患者，化疗是更好的选择。经典的CVD（环磷酰胺、长春新碱、达卡巴津）化疗可能是有效的，特别是对携带SDHx基因突变的患者：高达70%的患者会有反应，而明显散发性PPGL的患者只有30%。总体来说，这类患者总体治疗效果不佳。

八、预防及健康管理

由于PPGL具有转移风险，术后随访必不可少，术后6周、6个月至1年进行随访，然后每年进行一次随访，可根据病情变化情况制定个体化随访方案。应详细询问病史、血压变化和检查血清、尿液中MN、CA情况，以监测随访期间的复发情况。对于肿瘤体积大、儿童时期出现症状、多灶性疾病或SDHB突变的患者，肿瘤转移、进展的风险很高，可根据实际情况制定更加严格的随访方案并且告知这部分患者应当终身随访。

PPGL患者的诊断、管理和治疗可以受益于个体化的方案。需要建立由内分泌专家或内科医生、放射科医生、核医学医生、外科医生、病理科医生等组成的多学科临床团队。只有在这样的团队共同努力下，PPGL患者才能在从最初的诊断到手术干预和转移性疾病的随访或治疗的管理过程中的每一步都得到最佳的个性化护理。根据疾病风险的个性化评估和随后的生化测试结果，可以根据测试后的疾病风险对患者进行分层，以便进一步评估或排除肿瘤。基因组学的重大进展揭示了PPGL丰富的遗传背景，这有助于制定生化测试、影像学研究、治疗干预和疾病后续治疗的个体化方案。未来基因组信息深入研究也有助于我们识别特定的致病途径。研究已经开始发现新的靶点、生物标志物、肿瘤代谢物、信号通路，可用于肿瘤的识别、定位和治疗。基因检测、生化分析和影像学研究的进展极大地提高了我们对PPGL的病理生理的认识。临床医生应该意识到这一领域的进展，以期为PPGL患者提供最佳处理的个体化方案。

第三节　皮质醇增多症

一、概述

皮质醇增多症（hypercortisolism）是由各种原因导致的肾上腺皮质持续过度释放皮质醇导致的高皮质醇血症，进而导致的一系列代谢紊乱和体征，是以向心性肥胖、满月脸、皮肤紫纹、骨质疏松、高血压及糖代谢异常为典型表现的一种综合征。本病1912年由美国神经外科医师Harvey Cushing首先报道，故被称为库欣综合征（Cushing's syndrome，CS）。库欣综合征可引起一系列并发症，包括高血压、骨质疏松、糖尿病及代谢综合征，进而提高了心、脑血管疾病的风险，导致库欣综合征的患者大多数因为心、脑血管事件或严重感染而死亡，因此，库欣综合征患者的死亡率比正常人群高4倍。近年来，将仅有实验室检查结果异常而无明显临床表现的类型称为亚临床库欣综合征，尤其在部分特殊人群如2型糖尿病患者、骨质疏松患者和肾上腺偶发肿瘤患者中，亚临床库欣综合征的比例较高。

二、流行病学

肾上腺皮质疾病常见的为库欣综合征，可见于任何年龄，好发于20～45岁，女性多见，男女比例为1∶2～1∶8。国外统计资料显示，库欣综合征的年发病率为$2/10^6$～$5/10^6$，患病率约为$40/10^6$，但国内尚无大规模流行病学数据报道。

三、病因及分类

通常按病因学分型，可将库欣综合征分为促肾上腺皮质激素（ACTH）依赖性库欣综合征和ACTH非依赖性库欣综合征。

ACTH依赖性库欣综合征指来自垂体或垂体之外的肿瘤组织产生过量的ACTH，刺激双侧肾上腺皮质增生而产生过量的皮质醇。最典型者是由垂体微腺瘤释放过量ACTH所致的库欣病（Cushing's disease），约占皮质醇症的70%。其次是由脑垂体以外的（异位）肿瘤分泌大量ACTH所致的异位ACTH综合征，占皮质醇症的1%～10%，而导致异位ACTH综合征最典型的肿瘤是小细胞肺癌，其次是胸腺类癌、胰岛细胞肿瘤、支气管类癌、甲状腺髓样癌等。异位ACTH综合征国外文献报道的发生比例明显高于国内文献报道的发生比例。

ACTH非依赖性库欣综合征是由肾上腺腺瘤和肾上腺皮质腺癌及肾上腺皮质增生长期自主产生的过量皮质醇所引起，占20%～30%。其中约60%是肾上腺皮脂腺瘤，约40%为肾上腺皮脂腺癌，原发性肾上腺皮质增生较为罕见。

另外，长时间使用糖皮质激素以及含有激素的药品可引发医源性库欣综合征。在某些特定状况下，如酒精性依赖、长期控制不佳的血糖、生理应激、妊娠等，致使下丘脑-垂体-肾上腺轴功能过度活跃，出现了生理性的皮质醇水平升高情况，但不一定出现库欣综合征的临床表现或体征，这种情况称为假性库欣综合征。

四、临床表现

皮质醇增多症主要是由于长期糖皮质激素含量增多造成的糖类、蛋白质、脂肪代谢紊乱，从而影响多种内分泌激素的分泌，使机体对感染的抵抗力减弱。三大代谢失常所导致的症状是CS最常见的临床表现："满月脸""水牛背""球形腹"和体重增加；四肢肌肉萎缩、皮肤菲薄、皮肤紫纹；葡萄糖耐量减低、糖尿病。其他的表现还包括高血压、低血钾、生殖腺机能失常、精神状态异常（如失眠、记忆力减退、注意力分散等）、造血功能异常等。儿童库欣综合征以全身性肥胖和生长发育迟缓为特征。

当有典型的临床表现、体征时，CS诊断相对比较容易。但对轻症病例或临床表现不典型的患者早期诊断有一定难度。少数症状和体征具有鉴别诊断价值，如近端肌无力、儿童伴有生长与发育停滞、宽大皮肤紫纹等，而此类表现也多见于病情较重或较典型的CS患者中。由于皮质醇分泌增加而引起的糖尿病、高血压、肥胖、抑郁或月经不规律等表现在普通人群中也是常见的；在一些抑郁症患者及长期饮酒的人中也可出现部分类似皮质醇增多症的临床表现和生化检测结果异常；营养不良及神经性厌食及生理应激状态（如手术、疼痛）等也可导致类似CS的生化检测结果异常。因此，CS与非CS及假性CS的临床表现之间有部分交叉，使得早期识别和诊断CS较困难。

五、实验室检查

（一）内分泌检测

对于高度怀疑库欣综合征的患者，必须同时完成下述至少两种检查。因库欣综合征患者体内皮质醇含量可有波动，建议至少检测2次尿或唾液皮质醇水平以增加检查结论的准确性。

1.24 h尿游离皮质醇（24 h urine free cortisol，24 h UFC）

24 h UFC被广泛用于诊断库欣综合征，但其敏感性低于地塞米松和唾液皮质醇测试。尿液收集很麻烦，经常不完整，如果eGFR<60 mL/min，则有可能出现假阴性结果，而每24 h尿量>4 L则可能出现假阳性结果。由于它是对游离皮质醇的测量，反映了皮质醇结合球蛋白（CBG）饱和后的血清皮质醇水平，超过正常上限判断为阳性，诊断CS的敏感性可达到91%～96%。此外，通常需要3个样本来补偿变异性，变异性通常在50%左右，而且水平与高皮质醇症的临床特征如胰岛素抵抗、血压和BMI没有关联。使用LC-MS/MS可以提高诊断的准确性，因为这种技术排除了其他类固醇的干扰，但这是以降低灵敏度为代价的，因为一些患者可能会排泄出不同的皮质醇代谢物，而这些代谢物是通过免疫测定法检测出来的。所以，在界定库欣综合征时，需要采用特定的检测方法，因此，使用这些检测方法来定义库欣综合征是至关重要的。在最近的一项研究中，尿液中游离皮质醇>170 nmol/24 h的敏感性为97%、特异性为91%，并且与其他检测库欣综合征的一线检测相比，其阳性率较高，阴性率较低。尿液中的游离皮质醇检查可被用作一线检测方法，但它对轻度临床高皮质醇症和肾上腺偶发瘤的筛查敏感性较低。它可用于诊断周期性库欣综合征和妊娠期库欣综合征。

2.深夜唾液/血皮质醇测定

深夜唾液皮质醇>4 nmol/L（145 ng/dL）为阳性升高。甘草或烟草中含有甘草酸，甘草酸能导致唾液皮质醇的假性升高，所以在采集唾液前要避免吸烟。据文献报道，测定深夜唾液皮质醇用于诊断CS的敏感性为92%～100%，特异性为93%～100%；深夜血清皮质醇值≥50 nmol/L（1.8 μg/dL），诊断CS的敏感性达100%，但特异性仅为20%。清醒状态下血清皮质醇值≥207 nmol/L （7.5 μg/dL），诊断CS的敏感性>96%，特异性为87%。

3.血浆皮质醇检测

外周血皮质醇具有昼夜节律性，峰值在上午8～9时，谷值在午夜24时左右。CS患者的血清皮质醇昼夜节律明显变化，应检查8：00、16：00和午夜0：00的血清皮质醇水平。而对于临床高度怀疑CS，而UFC水平正常且可被小剂量地塞米松（DST）抑制的患者，如睡眠状态下0：00血清皮质醇>1.8 μg/dL（50 nmol/L；敏感性为100%，特异性为20%）或清醒状态下血清皮质醇>7.5 μg/dL（207 nmol/L；敏感性>96%，特异性为87%），即提示库欣综合征的风险较大。

4. 1 mg过夜地塞米松抑制试验（dexamethasone suppression test，DST）

库欣综合征患者自主分泌皮质醇，负反馈功能受损，这也是使用该试验的理由。为了提高该试验的敏感性，建议在8：00～9：00将使用地塞米松后的皮质醇截止值定为50 nmol/L，但这要以降低特异性为代价，这取决于被筛查的人群。约有5%的确诊库欣氏病患者的血清皮质醇被抑制在50 nmol/L以下，因此不能完全依赖该试验来确诊。在负反馈功能受损的人群中，如肥胖症患者，可能会有很高的假阳性率，这突出了调查人员在使用这种试验方法时可能遇到的困难。同时需注意的是，患者对地塞米松的吸收率和代谢率差异会干扰DST的结果；肝、肾衰竭患者的地塞米松清除率减少可导致假阴性；但某些药物（如卡马西平、苯巴比妥、利福平等）也能促进或消除地塞米松，而出现假阳性。

5. 经典小剂量DST（low-dose dexamethasone suppression test，LDDST）

服用地塞米松0.5 mg，每6 h 1次，连续2天，服药前和服药后第2天分别留24 h尿检测UFC或尿17-羟类固醇（17-OHCS），也可服药前、后测定血清皮质醇进行比较。若UFC水平未能下降到正常值下限以下或服药后血皮质醇≥50 nmol/L（1.8 μg/dL），为经典小剂量DST不被抑制。两者的敏感性和特异性相差不大，均可达到>95%。

6. 大剂量DST

大剂量DST的方法：（1）口服地塞米松2 mg，每6 h 1次，服药2天，即8 mg/d×2 d的经典大剂量DST，于服药前和服药后第二天测定24 h UFC或尿17-OHCS；（2）单次口服8 mg地塞米松的过夜大剂量DST；（3）静脉注射地塞米松4～7 mg的大剂量DST法。后两种方法于用药前、后测定血清皮质醇水平进行比较。

该检查主要用于鉴别库欣病和异位ACTH综合征，如用药后24 h UFC、24 h尿17-OHCS或血皮质醇水平被抑制超过对照值的50%则提示为库欣病，反之提示为异位ACTH综合征。大剂量DST诊断库欣病的敏感性为60%～80%，特异性较高；如将切点定为抑制率超过80%，则特异性<100%。

7. 血浆促肾上腺皮质激素（adrenocoticotropin，ACTH）浓度测定

测定ACTH可用于库欣综合征患者的病因诊断，即鉴别ACTH依赖性库欣综合征和ACTH非依赖性库欣综合征。

8. 促肾上腺皮质激素释放激素（CRH）兴奋试验

CRH兴奋试验一般用于对库欣病与异位ACTH综合征的鉴别诊断，但结果有重叠。如结果阳性提示为库欣病，而肾上腺性库欣综合征患者则一般对CRH没有反应，其ACTH和皮质醇水平不升高。

（二）影像学检查

1. 鞍区磁共振成像（MRI）

建议对所有ACTH依赖性CS患者进行垂体增强MRI检查或垂体动态增强MRI检查。库欣病主要为垂体微腺瘤（直径<10 mm），占90%以上，常需要进行鞍区动态增强磁共振成像检查，以提高其检出率。

2. 肾上腺影像学检查

推荐对ACTH非依赖性CS患者进行肾上腺影像学检查，包括肾上腺B超、CT、MRI检查。肾上腺彩超可用作肾上腺占位的筛选手段，但敏感度较低，有漏诊危险性。对疑似CS的患者，首选肾上腺CT薄层扫描。

3.胸部影像学检查

有近90%的异位ACTH肿瘤位于胸腔或纵隔内，所以通过胸部X射线、CT扫描等影像学检查有助于找到异位ACTH综合征的胸部原发肿块。

4.奥曲肽显像

奥曲肽显像有助于异位ACTH综合征的诊断。

六、治疗

（一）治疗目的

CS的基本治疗包括：（1）治疗原发病，即原发肿瘤的切除；（2）控制血皮质醇水平在正常水平；（3）改善或控制临床症状及体征，治疗相关并发症；（4）减少长期药物替代治疗，提高生活质量。

（二）ACTH依赖性CS的治疗

1.药物治疗

药物治疗在以下情况作为辅助治疗：

（1）肿瘤行手术切除前的术前准备；

（2）对于有手术禁忌症或者肿瘤病灶行放疗有禁忌症的患者，需药物保守治疗，或者其他治疗手段失败后的药物补偿治疗，或者不愿接受手术治疗的患者；

（3）对不能明确病灶的隐匿性异位ACTH综合征的治疗；

（4）病情严重复杂的或者恶性肿瘤相关的CS的姑息性治疗。

具体的药物的选择如下：

（1）作用于肾上腺的肾上腺受体阻滞剂：美替拉酮、酮康唑、氨基格鲁米特、密妥坦和依托咪酯等。不良反应包括肠胃反应、头痛、头晕、肝功能损害等。

（2）作用于垂体，抑制ACTH合成的神经调解药物：溴隐亭、罗格列酮、奥曲肽、卡麦角林等，卡麦角林可使60%的库欣病患者皮质醇水平下降，40%可降至正常，是最佳的库欣病治疗药物。

（3）阻断糖皮质激素受体直接抑制皮质醇作用的糖皮质激素受体拮抗剂：米非司酮。

2.垂体肿瘤以及异位分泌ACTH肿瘤的手术切除

库欣病多为微腺瘤，依据肿瘤的大小、质地、生长方式等选择经蝶窦入路或经颅入路。随着内镜技术的提高，显微镜下经鼻经蝶窦垂体肿瘤切除术成为库欣病的首选治疗手段。虽然显微技术提高了肿瘤切除率，但仍有手术并发症风险：①垂体前叶功能减退；②尿崩症；③脑脊液漏；④脑膜炎；⑤血栓事件。

3.垂体放疗

垂体放疗是库欣病的二线疗法，主要针对垂体肿瘤术后无效或者肿瘤复发不能再次手术的患者；复发的侵袭性、对垂体癌的辅助治疗，以及不适于和（或）拒绝手术的垂体微腺瘤患者；其有效率达83%，但患者可能出现长期垂体功能低下。

4.ACTH靶腺切除

ACTH靶腺肾上腺切除手术是ACTH依赖性库欣综合征治疗的最终方法，对于下列情形可行肾上腺切除手术：（1）曾行垂体瘤切除术的库欣病患者术后肿瘤复发或者放疗及药物治疗失败者；（2）无法明确原发肿瘤病灶的异位ACTH综合征患者或者肿瘤病灶无法切除的异位ACTH综合征患者；（3）药物治疗效果不佳或者要求妊娠患者。手术切除肾上腺的目的主要是快速控制高皮质醇血症。对于肾上腺组织是否保留，国、内外有不同意见。

（三）ACTH非依赖性CS的治疗

1.肾上腺原发肿瘤治疗

推荐行腹腔镜手术切除分泌皮质醇激素的肾上腺原发肿瘤，可单纯切除肿瘤保留正常肾上腺组织。

推荐对肾上腺皮质癌行根治性切除术。

2.AIMAH和PPNAD治疗

AIMAH和PPNAD均为良性疾病，以减少CS为主要目的，可选择保留肾上腺的治疗方法加以处理。对于UFC水平中等程度升高，两侧肾上腺增生体积相差较大，推荐先行腹腔镜手术切除增生明显一侧的肾上腺。对于CS症状明显、UFC水平明显升高者，推荐行腹腔镜手术切除一侧肾上腺、对侧次全切除术。对于无法耐受手术的AIMAH患者可给予药物治疗。

（四）妊娠合并库欣综合征的治疗

正常妊娠期皮质醇分泌生理性增加，血浆、唾液皮质醇、24 h-UFC升高2～3倍，对LDDST不敏感，但皮质醇分泌节律存在。血CRH、ACTH分娩前可进行性升高3倍以上，产后2 h可降至正常。孕妇的库欣综合征通常到妊娠晚期才被发现，其体征和正常妊娠表现相似，以上原因导致妊娠期CS诊断困难。其病因：肾上腺病变40%～50%，垂体病变33%，异位ACTH综合征及不依赖ACTH的肾上腺增生各占3%。妊娠合并CS的定性诊断推荐行24 h-UFC、午夜唾液皮质醇检测。治疗推荐首选手术治疗，手术时机选择在妊娠12～24周，腹腔镜手术切除肾上腺肿瘤，经鼻蝶窦手术治疗库欣病。手术治疗效果不佳或者不能耐受手术者可选择药物治疗，首选甲吡酮，禁用安鲁米特和密妥坦，酮康唑可能致畸。

七、围手术期管理

（一）糖皮质激素替代治疗

1.给药指征

（1）所有分泌皮质醇的病因肿瘤的切除者；

（2）库欣病、PPNAD行双侧肾上腺全部切除或一侧肾上腺切除、对侧次全切者；

（3）亚临床CS，肾上腺偶发瘤术后肾上腺皮质功能减低者。

2.给药原则

（1）术中、手术当日静脉给予氢化可的松；

（2）术后禁食期间可选择静脉给予氢化可的松、地塞米松或者醋酸可的松，进食后改为泼尼松口服；

（3）皮质激素剂量逐渐递减至停药。

3.给药方案

（1）术中氢化可的松100 mg静脉滴注；

（2）术后当日再静脉滴注氢化可的松200 mg；

（3）术后第一天给予氢化可的松200 mg（上午8时125 mg，下午4时75 mg），次日减量至150 mg（上午8时100 mg，下午4时50 mg），正常进食后改为泼尼松口服，20～30 mg/d，根据病情减量至15～20 mg/d出院。此后每4周减2.5 mg，证实肾上腺皮质分泌功能正常后停药。

（二）肾上腺危象治疗

肾上腺危象是因糖皮质激素不足引起的肾上腺皮质功能不全的一组临床综合征，主要表现有厌食、腹胀、腹泻、恶心、呕吐、精神不振、疲乏嗜睡、肌肉僵硬、心动过速、血压下降和体温上升，处理不及时可危及患者生命。一旦确诊，应严密监护、及时治疗。在最初的1～2 h迅速静脉滴注氢化可的松100～200 mg。5～6 h达500～600 mg，第二天可给予氢化可的松300 mg，然后每日减少100 mg。同时纠正电解质紊乱、升压对症治疗。为避免肾上腺危象的发生，在切除分泌皮质醇的肿瘤后必须给予补充糖皮质激素治疗。

八、随访及健康管理

（一）随访

库欣病患者治疗后需密切随访，主要目的是明确治疗后效果，包括症状改善和生化恢复情况，是否肿瘤残留或者肿瘤复发，内分泌功能是否恢复正常，是否出现激素相关并发症等。对疑似有库欣综合征的患者，应仔细询问病史，明确近期是否使用肾上腺糖皮质激素，包括吸入、外用、口服、直肠用、注射，以排除医源性（药源性）库欣综合征的可能。以下人群建议行库欣综合征的筛查：

1. 年轻患者出现骨质疏松、高血压等与年龄不相称的临床表现；
2. 具有库欣综合征的临床表现，且进行性加重，特别是有典型症状（如肌病、多血质、紫纹、瘀斑和皮肤变薄）的患者；
3. 体重增加而身高百分位下降，生长停滞的肥胖儿童；
4. 肾上腺意外瘤患者。

（二）随访内容

临床表现、生化指标（血常规、血糖、电解质、血脂等）、激素水平（ACTH、午夜血浆或唾液皮质醇、24 h-UFC、LDDST、CRH-刺激试验）、CT、MRI等。

（三）管理方案

1. 推荐术后10～14天复查血、尿生化及激素指标（激素替代者停药24 h），CRH-刺激试验可判断垂体肿瘤是否残留等。术后2周内血浆皮质醇低于50 nmol/L（1.8 μg/dL）可能是库欣病缓解的最佳指标。
2. 每3个月检查激素水平，并结合临床症状判断丘脑-垂体-肾上腺轴分泌功能恢复情况，决定糖皮质激素剂量及停用与否，激素替代一般需大于6个月；此后每6～12个月复查1次。
3. 随访期限：库欣病10年以上；肾上腺腺瘤5年以上；异位ACTH综合征、AIMAH、PPNAD、皮质癌等终身随访。

第四节　原发性醛固酮增多症

原发性醛固酮增多症（primary hyperaldosteronism，PHA），又称Conn综合征，是一类由于肾上腺皮质或异位肿瘤分泌过量的醛固酮激素而导致的以高血压、低血钾、碱中毒和血浆肾素活性抑制为主要表现的临床综合征。

一、流行病学

既往认为PHA是一种罕见病，在高血压患者中约占1%。但是随着PHA的筛查实验——血浆醛固酮/肾素活性比值（aldosterone/renin ration，ARR）测定的开展，PHA的检出率提高了5～15倍。PHA也是继发性高血压最常见的病因。在高血压人群中PHA的患病率约为2.6%～12.7%，PHA的患病率随着高血压的严重程度而上升，高血压Ⅰ级者PHA约占2.0%～6.6%，高血压Ⅱ级者PHA约占8.0%～15.5%，高血压Ⅲ级者PHA约占11.8%～19%，顽固性高血压患者中PHA可达20%。此外，在高血压伴阻塞性睡眠呼吸暂停综合征患者中，PHA的发病率可达34%。在我国，PHA的准确患病率尚不清楚，在高血压人群中至少占4%。PHA可以影响任何年龄段的患者，但研究表明，诊断时的平均年龄约为50岁，男、女患病率无显著差别。

二、发病机制、病理生理学和分型

（一）分型

既往，根据切除肾上腺的基本组织学，并结合影像学检查和肾上腺静脉取样结果，把PHA简单地分为具有自主分泌醛固酮的单侧肾上腺腺瘤（aldosterone-producing adenoma，APA）和双侧肾上腺增生（bilateral adrenal hyperplasia，BAH或idiopathic bilateral hyperplasia，IHA）。最近使用醛固酮合成酶免疫组化染色的研究表明，PHA的亚型还包括单侧肾上腺增生、分泌醛固酮的肾上腺皮质癌、异位醛固酮肿瘤或癌、家族性醛固酮增多症（familial hyperaldosteronism，FHA）。其中BHA为最常见类型，约占65%；APA约占30%。

（二）病因

PHA的病因尚不明确。最近的临床研究对PHA的发病机制提供了更深入的了解，并意外地揭示了参与醛固酮产生的体细胞基因突变的高频率，这有助于解释随着年龄的增长，PHA的患病率随之增加。KCNJ5在APA中的突变率呈现地理差异性，在亚洲人群中高达80%。随着研究的深入，相继发现了与醛固酮产生有因果关系的其他体细胞基因突变，突变的基因包括ATP1A1（编码Na^+/K^+ATP酶）、ATP2B3（编码Ca^{2+} ATP酶）和CACNA1D。此外，有研究发现在怀孕或绝经妇女的APA中存在CTNNB1的激活，这些女性患者表现出黄体生成素、绒毛膜促性腺激素和促性腺激素释放激素受体的显著过表达。这些基因突变促进CYP11B2的表达而影响肾上腺球状带，CYP11B2是醛固酮合成酶的编码基因。

大多数PHA为散发病例，大约6%的病例具有家族遗传倾向。醛固酮产生状态的遗传图谱使我们进一步理解了PHA的分子机制。目前公认的家族性醛固酮增多症（familial hyperaldosteronism，FHA）有4种类型。

FHA-Ⅰ，又叫作糖皮质激素可抑制性醛固酮增多症（glucocorticoid - remediable aldosteronism，GRA），是一种常染色体显性遗传病。1992年，Lifton等阐明了FHA-Ⅰ的分子基础，是由8号染色体的11β-羟化酶基因结构发生嵌合改变、皮质醇合成酶的5-ACTH反应启动子调节区（CYP11B1）与3-醛固酮合成酶（CYP11B2）的编码融合（CYP11B1/CYP11B2）形成两种酶的混合体，表达于球状带和束状带。醛固酮的分泌受ACTH的调节，而非肾素-血管紧张素系统，体内醛固酮分泌量因此明显增加。另外，CYP11B1/CYP11B2也能将皮质醇作为底物合成具有皮质醇-醛固酮混合作用的C-18氧化皮质醇。

FHA-Ⅱ是最常见的FHA类型，在成人原发性醛固酮增多症中患病率为1.2%～6.0%。在临床上与散发性PHA难以区分。病因机制尚不完全清楚，可能具有遗传异质性。在2个FHA-Ⅱ家族中，CLCN2氯通道的突变已被确认。CLCN2突变导致CIC-2通道功能的获得，它们引起通道性质的重大变化，导致氯离子持续流出细胞。这种外流导致质膜去极化，激活钙信号并增加CYP11B2的表达，从而增加醛固酮的产生。

FHA-Ⅲ的临床特征为严重的、难以用药物控制的早发性高血压，同时伴有严重的低血钾与明显的双侧肾上腺增生。主要是由内向整流型钾离子通道亚家族成员5（KCNJ5）变异导致钾、钠通道选择性降低，减少钠内流，促进钙内流，增加醛固酮分泌。

FHA-Ⅳ是由于编码T型钙通道的CACNA1H基因的种系突变引起，突变直接增加钙信号。另外，编码L型钙通道的CACNA1D基因的新生生殖系突变也会导致原发性醛固酮增多症，癫痫发作和神经系统功能异常的复杂综合征（PASNA）的相关症状包括癫痫、自闭症、低血糖和心脏缺陷。

尽管对APA的机制有越来越多的详尽解释，但是对BHA的起源仍然知之甚少。一种可能是，BHA源于肾上腺中醛固酮产生细胞簇（aldosterone-producing cell clusters，APCC）的数量积累。此外，有研究发现，在小鼠中TWIK相关的1型酸敏感钾通道和3型酸敏感钾通道（TASK-1，TASK-3）缺失可以造成双侧PHA。TASK在一些PHA患者的肾上腺结节中表达降低。然而，TASK功能的改变作为BHA的病因因素的意义仍不确定。在临床上，对于单侧PHA，通常采用肾上腺切除术治疗APA，但是对于BHA很少使用手术治疗，这限制了BHA组织样本的获得，因此对BHA发病机理的分子机制研究提出了挑战。

（三）病理和生理

不同于正常生理活动，在PHA中，肾上腺可以自主形式分泌醛固酮。过量的醛固酮作用于肾远曲小管时，钠-钾交换增加，钠、水潴留，低血钾，引起高血压和碱中毒。除肾上腺的病理变化以外，肾脏也可因长期缺钾而导致近曲小管、远曲小管和集合管上皮细胞变性，严重者散在性肾小管坏死，肾小管功能严重障碍。常继发肾盂肾炎，可有肾小球透明变形。长期高血压可致肾小动脉硬化。慢性失钾致肌细胞蜕变，横纹消失。

三、临床表现

PHA的主要临床表现为高血压、醛固酮分泌过多和血浆肾素活性抑制。既往认为低血钾是诊断PHA的必要条件，而现在则普遍认为大部分PHA患者表现为血钾正常。低血钾是PHA疾病发展到一定阶段的表现。

因高血压和低血钾伴碱中毒，患者一般可有下列表现：头痛、肌肉无力和抽搐、乏力、暂时性麻痹、肢体易麻木、针刺感等；烦渴多饮、多尿和尿频、夜尿增多。但如果患者血钾水平正常，这些特征性症状通常较轻或不出现。

PHA患者卒中、心肌梗死、心力衰竭、心房颤动和肾功能恶化的发生率明显高于相同程度的原发性高血压患者。

此外，过量的醛固酮还与低血钙和高尿钙有关，低血钙和高尿钙导致甲状旁腺激素的产生增加，导致骨质疏松症的发病率增加和骨折的风险增加。

四、诊断

PHA的诊断主要是根据临床表现对可疑人群的筛选、定性诊断和亚型鉴定等，同时对可疑家族性遗传倾向者还应开展基因筛查。

（一）筛查对象

2～3级或顽固性高血压患者或患有高血压合并自发性或利尿剂诱导的低钾血症、肾上腺偶发瘤、无结构性心脏病的心房颤动、伴睡眠呼吸暂停综合征者，或有早发性高血压或卒中家族史的年轻者（<40岁），以及PHA一级亲属高血压者，都是筛查对象。考虑到PHA在高血压患者中的高患病率以及经过手术或药物治疗后的巨大收益，推荐所有高血压患者进行筛查。

（二）筛查方法

目前测定血浆ARR是筛查PHA最常用的方法。在清晨起床2 h后以直立姿势（如坐姿）测量，ARR具有更高的敏感性。在进行ARR筛选试验之前，患者应避免低盐饮食，每天至少摄入5 g NaCl。如果存在低钾血症，应予以纠正。同时也需要注意的是一些药物或生理因素可以引起ARR的假阳性和假阴性。β受体阻滞剂、可乐定、α-甲基多巴和非甾体类抗炎药容易造成假阳性。口服避孕药及人工激素替代治疗可能会降低血浆肾素浓度，造成ARR假阳性。利尿剂（包括保钾利尿剂）、ACEI、ARB和选择性5-羟色胺受体抑制剂会导致假阴性。对于疑似PHA的患者，如果高血压无法控制，可以在不停用任何药物治疗的情况下进行筛查。在高血压较轻的病例中，抗高血压药物可能会干扰试验，应在筛查前停药（利尿剂≥4周，其他药物≥2周）。α受体阻滞剂和非二氢吡啶类钙拮抗剂等对ARR的影响较小，在诊断PHA过程中可以短期应用控制血压。

假阳性还可能发生在以下情况：绝经前妇女月经周期的黄体期，老年患者、慢性肾脏疾病、高盐饮食或戈登综合征（即家族性高血钾高血压）。假阴性也可能发生在以下情况：怀孕、限盐饮食、呕吐或腹泻、未纠正的低血钾以及恶性高血压或合并肾血管性高血压。控制这些因素，或者至少将其考虑在内，可以提高在疑似患者进行进一步诊断检查时ARR检测的有用性。在这种情况下，ARR也显示出良好的患者内再现性。

在肾素水平极低的情况下，即使血浆醛固酮水平也很低且明显与PHA不一致，ARR水平也会升高。同时需要注意的是，目前ARR并没有一个精确的临界值。如果醛固酮的免疫测定单位为ng/dL，血浆肾素活性单位为ng/(mL·h)，ARR的临界值主要在20～40 ng/dL之间，其中30 ng/dL是最常用的阈值（如果醛固酮的测定单位为pmol/L，则为55～83 pmol/L）。如果用免疫测定法测定醛固酮浓度单位为pmol/L，直接肾素浓度单位为mU/L，ARR主要在55～100 pmol/L之间。如果采用串联质谱法测量醛固酮，则这些临界值较低。一些研究者建议将血浆醛固酮最低浓度（如416 pmol/L或15ng/dL）与ARR升高纳入筛选标准以克服这一问题，但其他研究者发现这一浓度会使得随后被证实为PHA的患者被排除在外。醛固酮浓度低于抑制试验的临界值（如166 pmol/L或6 ng/dL）时血钾正常的患者几乎没有PHA，而醛固酮浓度低于277 pmol/L或10 ng/dL的患者不太可能出现单侧形式。该值应仅被用于筛查试验，并应在决定是否进行PHA确诊试验之前进行多次测量。由于醛固酮浓度的波动，在ARR处于临界但为阴性结果的情况下，重复ARR检测以确保PHA不会被遗漏是很重要的。

随着ARR在筛查中的广泛应用，PHA的发病率显著增加，其中BHA在新诊断病例中占多数。BHA的检测由确诊试验的临界值来确定的，并没有组织学的诊断证实，因此不能排除假阳性诊断。因此，建议在确诊检测中使用截止线，以最大限度地发现单侧形式。与原发性高血压相比，BHA与更高的心血管风险有关，并且低肾素原发性高血压对低剂量盐皮质激素拮抗剂有反应。

（三）确诊试验适应症

一旦发现ARR水平升高怀疑PHA者，应通过一项或多项确诊试验来诊断或排除PHA。因为即使是在理想条件下进行，ARR用于筛查试验的特异性较低，尤其是在允许使用临界值以确保筛查所需的高敏感性的情况下，确诊试验是必须进行的。

但是我们也要清楚的是ARR测定不仅可以被认为是定性检测，也可以被看作为定量检测，ARR水平越高，患者患PHA的可能性越大。因此，对具有特别严重临床表型的患者，即低钾血症、血浆肾素浓度低于检测值下限及血浆醛固酮浓度高于20 ng/dL（555 pmol/L）的患者可以不进行确诊试验。为了进一步减少确诊试验的负担，已经制定了用于选择患者进行检查的评分。

（四）确诊试验方法

目前对PHA的确诊试验主要包括以下四类：氟氢化可的松抑制试验、口服盐负荷试验、静脉盐负荷试验以及卡托普利抑制试验。确诊试验的科学依据是PHA的过量醛固酮分泌不被钠盐复合或肾素-血管紧张素系统的阻断等因素抑制。因为氟氢化可的松抑制试验需要住院5天，目前在临床上已经极少应用了。最常用的两种试验是口服盐负荷试验和静脉盐负荷试验。在口服盐负荷试验中，补盐3天以获得高于200 mmol/d的尿钠排泄率，如果第三天尿醛固酮浓度仍高于12 μg/d（33 nmol/d），则确诊为PHA。由于盐负荷试验可导致尿钾排泄而加重低钾血症，故必须补足氯化钾。在静脉盐负荷试验中，4 h内输注0.9% NaCl注射液2 L后，测定血浆醛固酮浓度。如果血浆醛固酮浓度低于5 ng/dL则排除PHA，浓度高于10 ng/dL则证实为PHA。如果患者为重度高血压或充血性心力衰竭者，卡托普利实验为首选的确诊试验。在本试验中，服用25～50 mg卡托普利，并在1～2 h后测量醛固酮浓度和血浆肾素活性（或肾素浓度）。在没有PHA的患者中，血浆醛固酮浓度降低>30%，血浆肾素升高，ARR水平降低。

（五）PHA的亚型诊断

划分亚型的目的是确定适合单侧肾上腺切除术的患者，即术后生化缓解、复发风险低的患者。原发性醛固酮增多症的两个亚型，即单侧和双侧，代表了组织形态学和生化表型的两个极端情况，两者并非完全不同。换句话说，双侧PHA的偏侧化在临床是常见的。一些人口学、临床、生化和影像学特征与PHA亚型有关。

（六）肾上腺CT和MRI

肾上腺CT是评估PHA亚型的第一步，每位患者都应该做。PHA患者的肾上腺影像学特征可包括无结构改变的肾上腺、单侧腺瘤、双侧腺瘤、小结节样增生、双侧大结节样增生或单侧肾上腺皮质癌（少见）。

除了罕见的肾上腺皮质癌外，CT为进一步治疗提供了依据。下面提供了几个例子。对于患有单侧腺瘤（>10 mm和对侧肾上腺正常）的年轻人（<35岁），如果表现出明显的临床症状（如PAC>30 ng/dL和自发性低钾血症）可以直接行单侧肾上腺切除术，术前不用进行肾上腺静脉取血（adrenal vein sample，AVS）。在双侧大结节样增生患者中，也可以不用行AVS，因为双侧PHA的可能性很高。对于伴有库欣综合征和单侧肿块的患者，可以绕过AVS直接开始针对皮质醇腺瘤的治疗。

但是，CT对于检测到的结节是否具有分泌功能无法提供相关信息，此外，对于直径<10 mm的微APA的检测敏感性较低。由于肾上腺腺瘤随着年龄的增长发病率升高，在老年患者中，PHA亚型的CT成像准确性较低。总的来说，约40%PHA患者的肾上腺CT成像与AVS结果不一致。相反，由于腺瘤在年轻人中不常见，在PHA患者中发现单侧小腺瘤（通常<2 cm）通常表明单侧疾病。MRI价格昂贵且空间分辨率低于CT，可能出现运动伪像，仅用于CT造影剂过敏者。

（七）肾上腺静脉取血

AVS在技术上具有挑战性，费用昂贵，很大程度上依赖于介入放射科医生的专业知识而无法做到手术程序的标准化，导致各中心的成功率相差很大。对于经验丰富的医师，AVS的成功率可达90%甚至更高。

许多支持AVS使用的研究都是基于低质量的证据，包括回顾性研究、无对照、无临床终点（如生化缓解）。尽管有这些限制，但AVS在世界范围内一直被使用。一项前瞻性随机对照试验（SPARTACUS）对184名患者基于AVS和CT的治疗决策进行了比较，发现在术后血压作为比较指标时没有差异。但是这项研究因其整体设计和潜在动力不足而受到了激烈的讨论和批评。一项采用非随机回顾性方法的多中心国际研究发现235名患者在基于CT的治疗决策后有188名（80%）出现生化缓解，526名患者在基于AVS的治疗决策后有491名（93%）出现生化缓解（P<0.001）。AVS目前仍是分型的金标准，并被所有指南和专家共识推荐。

依据24肽促肾上腺皮质激素给予与否分为两种方法，各有优缺点，促肾上腺皮质激素能够强烈刺激醛固酮分泌，有助于放大双侧肾上腺之间醛固酮水平的差异，准确性高，但操作要求高，容易失败。不给予药物直接取血者准确性稍差，但仍在90%以上，且方法简单可靠。推荐作为AVS的操作方法。

皮质醇校正的醛固酮比值高低两侧之比>2，确定为单侧优势分泌，手术效果将良好。

AVS遇到的技术难题包括较短的右肾上腺静脉套管插入困难，外伤（包括肾上腺出血，可导致急性肾上腺功能低下）、非肾上腺血液对肾上腺血液的稀释，以及偶尔随皮质醇变化而发生的醛固酮分泌量改变，大部分问题可以通过以下操作解决，如仔细进行导管定位，同时测定血浆皮质醇水平以保证导管准确放置，在ACTH输注期间采血等。

（八）类固醇分析

几项研究表明，通过分析AVS样本中18-氧皮质醇和18-羟皮质醇以区分单、双侧PHA，单诊断准确性存在较大的差异。采用液相色谱-质谱分析法对216例PHA患者外周血样中的12种类固醇进行分析，可以正确鉴别出172（80%）名患者的PHA亚型。在一项针对PHA和高血压患者的大型多中心研究中，类固醇分析结合机器学习算法诊断PHA的敏感性为69%，特异性为94%，并确定PHA与KCNJ5基因突变有关，敏感性为85%，特异性为97%。目前只有少数中心提供类固醇分析，这些发现在用于临床诊疗之前仍需要验证。

（九）功能成像

一些功能成像技术已被探索用于PHA亚型诊断中。在几项小型研究中，已将^{11}C-Metomidate PET用于PHA的诊断，对APA的特异性为87%，敏感性为76%。将来^{11}C-Metomidate PET可能在PHA的分型诊断中起重要作用。

五、治疗

根据PHA的病因选择合适的治疗策略——手术治疗或药物治疗。

（一）手术治疗

原则上，所有单侧醛固酮分泌为主的PHA都应该施行肾上腺切除术。手术的目的是完全消除过量醛固酮的来源，使血压正常化，减少醛固酮过高相关的并发症，提高生活质量，降低死亡率。

手术方式包括开放手术、腹腔镜手术及机器人辅助腹腔镜肾上腺切除术。与开放手术相比，腹腔镜肾上腺切除术有住院时间短、并发症少等优点，因此目前首选腹腔镜手术。除了超选AVS识别的特殊病例，应避免行肾上腺部分切除术。因为AVS只能识别哪个腺体（而不是腺体的哪个部分）分泌过多醛固酮。肾上腺部分切除术可能会导致术后持续性高血压。27%被切除的肾上腺中发现含有多个结节。

术前应纠正低钾血症并使血压恢复正常，以尽量减少手术期间的并发症。对于肾功能正常者，可以使用螺内酯术前准备，如果低血钾情况严重，可口服或静脉注射补钾。通常准备时间为2～4周。肾功能不全者，螺内酯酌量减少，以避免高血钾。若血压控制不佳，则可增加其他降压药。

为避免术后高钾血症发生，术后第一天应该停止补钾，停用螺内酯，并酌情减少抗高血压治疗。术后静脉输注不含氯化钾的0.9%NaCl注射液，除非血钾水平非常低（即<3.0 mmol/L）；在术后的最初数周内，医师应建议患者采用钠盐充足的饮食，以减少因对侧肾上腺被长期抑制导致的低醛固酮血症引起的高钾血症。5%的患者术后会发现持续性低醛固酮血症，因此需要盐皮质激素替代疗法（使用氟氢可的松）。

对于单侧PHA患者行单侧肾上腺切除术后，血压通常会在1～6个月内恢复正常或出现最大改善，但有些患者的血压会在术后长达1年内持续下降。一项国际队列研究中，单侧肾上腺切除术使705例PHA患者中37%的病例血压降至正常，并使47%患者的临床症状显著改善。在699名患者中，94%的患者获得了良好的生化缓解（纠正了术前的低血钾，并使ARR水平正常）。

（二）药物治疗

双侧PHA最有效的治疗药物是盐皮质激素受体（mineralocorticoid receptor，MR）拮抗剂，临床常用的为螺内酯。

螺内酯是盐皮质激素受体的竞争性拮抗剂，属于保钾利尿剂。它是非选择性的，对雄激素受体具有拮抗活性，对孕激素受体具有激动活性。螺内酯的非选择性作用可引起相关的不良反应，包括男性乳房发育、勃起功能障碍和女性月经不调，发生率为剂量依赖性，<50 mg/d，6.9%；>150 mg/d，52%。

因副作用而不能耐受螺内酯的患者可选择依普利酮。依普利酮是一种选择性MR拮抗剂，与螺内酯相比，它没有副作用，但疗效较低，花费较高。

MR拮抗剂可由阿米洛利等药物替代或补充，阿米洛利可直接阻断上皮钠通道，因阿米洛利对血压控制的效果较差，因此最好用于轻度PHA患者。阿米洛利与螺内酯在纠正低钾血症方面的相对效力为2.8∶1。噻嗪类利尿剂和钙通道阻滞剂可与MR拮抗剂或阿米洛利协同应用。大多数双侧BHA患者需要一到三种额外的药物来充分控制血压。对于FHA-Ⅰ型患者，需要使用糖皮质激素予以治疗。

六、随访及健康管理

对于肾上腺切除患者和双侧PHA患者，建议定期随访。对于前者，需要定期进行生化复测，因为需要确认APA术后的生化治愈。在这些患者中，PHA的生化指标的持续升高表明存在双侧疾病；更罕见的是，产生醛固酮的癌症复发；或者更常见的情况是，如果手术不是在AVS指导下进行的，有可能切除的是非优势侧的肾上腺。

在肾上腺切除术后纠正由醛固酮增多引起的高滤过后，血清肌酐水平通常会小幅升高。此外，一些患者术后出现低醛固酮血症伴高钾血症。出于这些原因，至少在术后6个月，有必要进行生化复测随访。

对于接受长期治疗的PHA患者，需要进行长期随访，仔细监测血浆肾素、血钾浓度和血压，并评估动脉高血压靶器官损害。

筛查危险因素、确定高危人群是原发性醛固酮增多症健康管理的首要步骤。有高血压家族史的群体更是需要关注的重点。并据此对人群进行分层管理，制定相应干预措施及随访方案。

对于可行手术干预的患者，术前应积极纠正低血钾及高血压，在治疗过程中要特别注意不良反应的发生及处理。术后应该监测生命体征，为防止高血钾发生，术后第一天应该停止补钾。为防止发生坠积性肺炎，预防深静脉血栓形成，应鼓励并协助患者早活动。

（李烨）

参考文献

[1] 李芳，王进京，邓会岩，等. WHO(2017)肾上腺内分泌肿瘤新分类解读[J]. 临床与实验病理学杂志，2018，34(7)：709-713.

[2] JAIN A, BARACCO R, KAPUR G. Pheochromocytoma and paraganglioma—an update on diagnosis, evaluation, and management [J].Pediatric Nephrologyl, 2020, 35(4): 581-594.

[3] 中华医学会内分泌学分会. 嗜铬细胞瘤和副神经节瘤诊断治疗专家共识(2020版)[J]. 中华内分泌代谢杂志，2020，36(9)：737-750.

[4] LENDERS J W M, KERSTENS M N, AMAR L, et al. Genetics, diagnosis, management and future directions of research of phaeochromocytoma and paraganglioma: A position statement and consensus of the working group on endocrine hypertension of the european society of hypertension [J]. Journal of Hypertension ,2020, 38(8): 1443-1456.

[5] NEUMANN H P H, YOUNG JR W F, ENG C. Pheochromocytoma and paraganglioma [J]. The New England Journal of Medicine, 2019, 381(6): 552-565.

[6] ARONOW M E, WILEY H E, GAUDRIC A, et al. Von Hippel - Lindau Disease: Update on pathogenesis and systemic aspects [J]. Retina (Philadelphia, Pa), 2019, 39(12): 2243-2253.

[7] METE O, ASA S L, GILL A J, et al. Overview of the 2022 WHO classification of paragangliomas and pheochromocytomas [J]. Endocrine Pathology, 2022, 33(1): 90-114.

[8] GEROULA A, DEUTSCHBEIN T, LANGTON K, et al. Pheochromocytoma and paraganglioma: Clinical feature-based disease probability in relation to catecholamine biochemistry and reason for disease suspicion [J]. European Journal of Endocrinology, 2019, 181(4): 409-420.

[9] EISENHOFER G, PEITZSCH M, KADEN D, et al. Reference intervals for LC - MS/MS measurements of plasma free, urinary free and urinary acid - hydrolyzed deconjugated normetanephrine, metanephrine and methoxytyramine [J]. Clinica Chimica Acta, 2019, 490: 46-54.

[10] ANTONIO K, VALDEZ M M N, MERCADO-ASIS L, et al. Pheochromocytoma/paraganglioma: Recent updates in genetics, biochemistry, immunohistochemistry, metabolomics, imaging and therapeutic options [J]. Gland Surgery, 2020, 9(1): 105-123.

[11] BUITENWERF E, OSINGA T E, TIMMERS H, et al. Efficacy of α - blockers on hemodynamic control during pheochromocytoma resection: A randomized controlled trial [J]. Journal of Clinical Endocrinology & Metabolism, 2020, 105(7): 2381-2391.

[12] SHAH M H, GOLDNER W S, BENSON A B, et al. Neuroendocrine and adrenal tumors, version 2.2021, NCCN clinical practice guidelines in oncology [J]. Journal of the National Comprehensive Cancer Network, 2021, 19(7): 839-868.

[13] VALASSI E. Clinical presentation and etiology of cushing's syndrome: Data from ercusyn [J].

Journal of Neuroendocrinology ,2022,34(8):e13114.

[14] GALM B P, QIAO N, KLIBANSKI A, et al. Accuracy of laboratory tests for the diagnosis of cushing syndrome [J]. Journal of Clinical Endocrinology & Metabolism,2020,105(6):2081-2094.

[15] CHEN A X, HAAS A V, WILLIAMS G H, et al. Dietary sodium intake and cortisol measurements [J]. Clinical Endocrinology (Oxf),2020,93(5):539-545.

[16] 黄健.中国泌尿外科和男科疾病诊断治疗指南:2019版[M].北京:科学出版社,2020.

[17] Xu Z, Yang J, Hu J, et al. Primary aldosteronism in patients in China with recently detected hypertension[J]. Journal of the American College of Cardiology,2020,75(16):1913-1922.

[18] MONTICONE S, SCONFIENZA E, D' ASCENZO F, et al. Renal damage in primary aldosteronism: A systematic review and meta-analysis[J]. Journal of Hypertension,2020,38(1):3-12.

[19] MULATERO P, MONTICONE S, DEINUM J, et al. Genetics, prevalence, screening and confirmation of primary aldosteronism: A position statement and consensus of the working group on endocrine hypertension of the European society of hypertension[J]. Journal of Hypertension, 2020, 38 (10):1919-1928.

[20] MA D, LIU X, ZENG L, et al. The role of adrenal venous sampling and computed tomography in the management of primary aldosteronism[J]. Journal of Hypertension,2021,39(2):310-317.

[21] EISENHOFER G, DURAN C, CANNISTRACI CV, et al. Use of steroid profiling combined with machine learning for identification and subtype classification in primary aldosteronism [J]. JAMA Network Open,2020,3(9):e2016209 -e2016209.

第九章
男性性功能障碍诊疗及健康管理

男性性功能障碍是个范畴很大的疾病，男性性功能是人类最基本的生物学特征之一，是人生理本能的反映，它综合了思维、语音、情感、意识形态影响在内的社会心理因素与生物学因素的相互作用。男性性功能包含性欲、阴茎勃起、性交、射精、性欲高潮等诸多方面，整个过程受一系列条件反射与非条件反射调节。人体一旦发生某些心理或生理功能紊乱，就会导致男性性功能障碍，上述哪个阶段出现问题就称之为哪个阶段的功能障碍，如影响阴茎正常勃起功能则为勃起功能障碍或异常勃起，影响射精则为早泄、遗精、不射精、逆向射精、射精痛等，其中勃起功能障碍（erectile dysfunction，ED）、早泄（premature ejaculation， PE）是最为常见的性功能障碍，且两者经常共同出现且相互影响。ED和PE不仅影响着男性自身，同时也对其伴侣的身心造成较大的伤害，由此引发的家庭及社会不良影响事件比比皆是。故对男性性功能障碍的健康管理既关乎个人，亦关乎家庭和社会。

男性性功能障碍在男科学中是最为常见的疾病，据国际性咨询委员会资料显示：ED在40岁以下男性患病率为1%～10%；在40～49岁患病率2%～9%；在60～69岁是20%～40%；在>70岁老年男性中患病率达50%～100%，而这其中的原因是多方面的。PE的发生据相关报道全球有近22.7%～39.0%男性受其困扰。更糟糕的是ED与PE有些时候会并存，有报道显示大约50%的早泄患者伴有ED，而约有33.7%的ED患者伴有PE，这给患者带来很大的痛苦，也给医务人员在诊治上带来较大的困难。本章将介绍男性性功能障碍及其健康管理的相关内容。

第一节　勃起功能障碍

一、病因及发病机制

男性勃起功能障碍（erectile dysfunction，ED）的定义是指阴茎难以持续达到或维持足够的勃起硬度以完成满意的性交，且病程超过3个月者。要了解ED的病因和发病机制首先要知道阴茎勃起的生理机制，阴茎的勃起是在诸多相关生物活性因子及激素作用下的一系列神经-血管-组织的复杂生理性活动，它需要有关神经、内分泌、血管、阴茎海绵体平滑肌及心理因素的相互密切协同作用，当某些全身性疾病、营养或药物等诸多因素影响到上述任何一方面而致异常时均可引起ED。

目前认为阴茎勃起过程是男性受视听刺激或者心理臆想后体内支配阴茎海绵体的神经在一氧化氮合酶（NOS）催化下由L-精氨酸转化生成一氧化氮（NO），NO通过作用于阴茎海绵体平滑肌细胞内鸟苷酸环化酶中的铁离子，造成三磷酸鸟苷（GTP）转化为环单磷酸鸟苷（cGMP）而激活依赖cGMP的蛋白激酶G（PKG），进而使得阴茎海绵体平滑肌细胞内钙离子流入肌细胞内质网内而水平降低，引起阴茎海绵体平滑肌舒张可使进入阴茎海绵窦内的血液迅速增加，海绵窦内血流量增加的同时挤压了阴茎白膜而使静脉回流暂停，从而阴茎勃起，故NO-cGMP-PKG途径是已知的主要阴茎勃起信号通路。另外，尚有一种小分子鸟苷酸结合蛋白激酶（属于丝氨酸-苏氨酸蛋白激酶）系统，即RhoA-Rho激酶信号通路也是与阴茎勃起有关的另一生理机制，其与NO-cGMP-PKG通路不同但又联系密切的调控阴茎勃起的原理是RhoA是G蛋白Ras超家族小分子单体在胞质中与GTP结合成活性RhoA-GTP复合体，而该复合体迁移至胞膜后活化Rho激酶，可抑制下游靶分子肌球蛋白轻链磷酸酯酶MLCP活性，造成磷酸化肌球蛋白轻链水平升高，尔后与肌球蛋白结合诱导阴茎海绵体平滑肌收缩，调控阴茎勃起（图9-1）。当然，还有一些人类尚不知的其他引起阴茎勃起的信号通路有待我们去探索和研究。

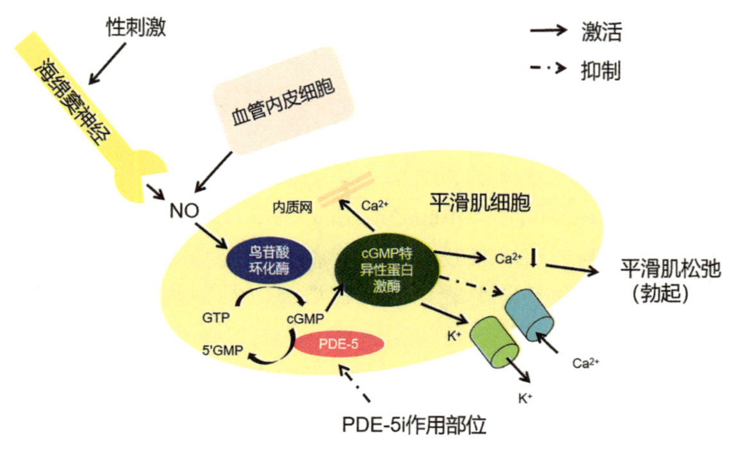

图9-1　阴茎勃起的分子机制简图及药物靶点（原创）

（一）心理性因素

心理压力与ED密切相关，男性自信、自尊对其阴茎勃起功能有极为重要的影响，日常生活中夫妻关系不睦、缺乏相关性知识、有过不良的性经历、工作或生活经济压力较大、对某些媒体的宣传错误理解、对疾病和处方药副作用的夸大认知等导致恐惧、焦虑和抑郁性心理障碍和诸多环境因素等均可造成ED的发生。不良的情感情绪及糟糕的心路历程是男性发生心理性勃起功能障碍的主要原因，当然，心理性ED也可能不是单纯的功能性疾病，有人通过磁共振波谱技术和弥散张量成像技术研究显示脑部实质病变可能与心理性ED的病理生理发生有关，也可能存在尚未被人们认识到的身体潜在病因和病理生理原因而造成器质性ED，但表面上看还是心理性ED而需要人们去研究。

（二）激素因素

有报道不同年龄组勃起功能障碍患者血清性激素异常的ED的发生率为16.1%。男子性腺（睾丸）分泌睾酮是阴茎正常勃起的一个重要因素，对于性腺功能减退患者，先天性因素如克氏综合征及双侧无睾症，后天性因素如性腺损伤和全身性疾病等，均可造成雄激素不足或缺乏而引起ED。另外，甲状腺素异常一方面影响脂类代谢继发高脂血症，引起阴茎海绵体NOS与NO含量减少而造成ED；另一方面可以改变下丘脑-垂体-性腺轴功能，导致如黄体生成素、睾酮分泌异常，也可引起ED。同样，血清泌乳素水平增高亦影响了黄体生成素（LH）的正常分泌、释放，从而使睾酮水平下降诱发ED的发生。

（三）血管因素

男性正常的阴茎生理性勃起需要正常的血管功能。其血管是否有病变影响着ED的发生、发展，约有50%的ED患者其血管或多或少存在问题，且随着男性年龄的增加血管病变性因素有明显上升的趋势。动脉性阴茎勃起功能障碍最常见于40岁以上男性。任何可能导致阴茎海绵体动脉血流减少的疾病都可引起ED，几乎所有能引起高血压的危险因素，诸如肥胖、高脂血症、吸烟、酗酒等均是增加ED发病率的元凶，有报道高血压患者ED的发生率是无高血压群体ED的2倍还要多。高血压患者存在氧化应激增强，氧化应激不但造成血管内皮损坏，而且还使RhoA、Rho激活酶活性上调，造成还原型烟酰胺腺嘌呤二核苷酸磷酸（NADPH）氧化酶催化NADPH产生活性氧与NO发生反应而形成过氧化硝酸盐使得NO减少，便造成NO-cGMP-PKG信号通路被破坏，从而阴茎勃起功能降低。另外，过氧化硝酸盐尚可由抑制超氧化物歧化酶（SOD）活性而加重氧化应激反应诱导内皮细胞发生凋亡，降低内皮型一氧化氮合酶（eNOS）的合成故而减少了NO的含量影响阴茎勃起。RhoA-Rho激活酶活性上调也可使ROCK表达提升诱导阴茎海绵体血管平滑肌收缩而出现ED。高血压病不仅本身造成ED，而且某些降压药物如非/低选择性β受体阻断剂如阿替洛尔等在降血压的同时对阴茎勃起也有损害，反过来选择性的β-1受体阻断剂如奈必洛尔有激活NO-cGMP-PKG通路的作用，增强PDE5抑制剂的活性而改善高血压患者的勃起状况。

静脉性ED的发病率也较高，约占血管性ED的25%～78%，发生的机制是当阴茎要勃起时海绵窦内的血液迅速增加的同时阴茎静脉回流必须暂停而未出现血液回流停止的现象，诸如阴茎白膜病变、海绵窦内平滑肌减少所致的静脉漏、先天性静脉发育不全、各种原因引起的静脉瓣膜功能障碍、异常静脉交通支和阴茎异常勃起手术治疗后造成的异常分流等都是诱发静脉性ED的原因。

（四）代谢因素

糖尿病35%～75%合并有ED，且大约1/2的糖尿病患者在其诊断为糖尿病前10年就有不同程度的ED，这主要是因为高血糖引起氧化应激对阴茎海绵体血管内皮细胞的破坏以及减缓勃起神经传导速度、抑制损伤神经的修复而造成的；糖尿病除上述由于氧化应激对血管内皮细胞造成损害外，还可因导致血管粥样硬化引起阴茎血供受阻，同时，高血糖使体内ROS（高活性反应分子性氧簇）增多，降低NO含量影响阴茎勃起，还可诱导RhoA-Rho激酶信号通路上调，ROCK表达增强，阴茎勃起受到影响。另外，糖尿病尚可使体内精氨酸酶活性增加，其可竞争性与左旋精氨酸结合，造成一氧化氮合成酶催化左旋精氨酸产生NO减少影响阴茎勃起。血脂代谢异常也是ED重要的危险因素，有资料显示高脂血症患者中ED的发生率约占该类患者的50%，且40岁以上男性如有高脂血症者其阴茎发生勃起功障碍的概率更大，血脂异常主要通过下述几种方式影响阴茎动脉血流：一是高血脂可导致髂内动脉、阴部内动脉和阴茎动脉等大血管粥样硬化，减少了阴茎动脉血流量；二是高脂血症使阴茎海绵体组织超微结构改变，血管内皮细胞脂质囊泡沉积，功能受到影响，导致NO合成障碍，影响阴茎勃起过程中的血管平滑肌松弛；三是高脂血症者体内氧化应激反应有所增强，NADPH氧化酶蛋白表达就会增强，这样便使阴茎海绵体血管内皮细胞受到损害而影响阴茎勃起。

（五）神经因素

颅脑疾病诸如脑血管意外、帕金森病、肿瘤、癫痫、早老性痴呆及器质性精神病等均可能引起下丘脑中枢功能紊乱，或脊髓中枢受到损伤而引起男性勃起功能障碍，其实阴茎勃起功能障碍仅是中枢神经系统广泛病变引起的身体多种功能障碍之一。如多发性硬化症引起的慢性中枢神经系统炎性脱髓鞘大约有19%～62%同时伴有ED，其原因主要是免疫反应造成脊髓损伤而引起ED。另外，当某种原因致上段脊髓完全损伤后，大约95%患者的阴茎仍有勃起能力（反射性勃起）；而下段脊髓完全损伤的患者，仅25%的患者因其只有通过交感通路传导而获得阴茎勃起（心理性勃起）；可若为不完全损伤，则两者90%以上的患者阴茎将会有勃起能力。还有诸如糖尿病、慢性肾病、慢性酒精中毒、维生素缺乏等慢性病或者某些手术引起外周神经病变也可导致ED的发生。

（六）解剖结构因素

阴茎自身结构因素如尿道上裂/下裂、先天性阴茎弯曲及佩罗尼氏病（Peyronie's Disease）等疾病除由于严重的阴茎畸形本身引起ED外，还可因阴茎形状与健康男性的不一样使患者心理自卑、担忧、焦虑及阴茎局部不适而发生阴茎勃起障碍。

（七）药物及其他因素

由于药物的不良反应引起阴茎勃起功能障碍的药物主要有一些抗高血压药（如利尿剂和非选择性β-受体阻滞剂）、抗精神病药、抗雄激素药、抗组织胺药以及毒品（海洛因、可卡因及美沙酮）等。这些药物或降低中枢神经信号冲动、抑制阴茎海绵体血管扩张或影响黄体生成素及睾酮水平引起ED，同时该类药物的镇静作用亦降低了性欲而影响阴茎勃起功能。近来有研究显示部分抗高血压药物选择性β-受体阻滞剂可提高NO含量，通过NO-cGMP信号通路改善阴茎勃起功能，血管紧张素Ⅱ受体阻断剂也通过阻断氧化应激提高NO含量而改善阴茎勃起功能。故此，抗高血压药物是改善阴茎勃起功能抑或是抑制阴茎勃起还有争论。

阴茎勃起状态下受外力作用如暴力性交等造成阴茎白膜破裂，不论是保守治疗，还是早期手术都不同程度引起阴茎勃起功能障碍。

（八）某些慢性病

诸如糖尿病、冠心病、甲状腺功能亢进、终末期肾病等慢性病均可导致ED，其发生机制在前述各因素中已阐述，此处不再赘述。这里重点谈谈前列腺疾病与ED，有研究显示慢性前列腺炎患者发生ED的可能性是普通人群的4倍，慢性前列腺炎和前列腺增生症也可引起早泄（PE），前列腺疾病造成ED和PE的原因尚不十分清楚，可能的因素是一氧化氮合酶（NOS）水平降低、自主神经功能亢进、Rho激酶活性增强及盆底动脉粥样硬化，也可能与原发病给患者带来的焦虑、抑郁等不良情绪有关，临床上在积极治疗原发病的同时，辅以磷酸二酯酶-5（PDE-5）抑制剂和α-1受体阻断剂，（伴有PE时）或再加5-羟色胺再摄取抑制剂治疗，效果尚可。

（九）混合因素

多数ED是由多种因素造成的，既有心理性因素又有代谢性因素和激素因素或者血管因素等参与其中。正因为实际临床上多数患者都是混合性的ED，才给诊断与治疗带来一定的困难，时间也较长，效果也不尽如人意，这就要求医患双方都要有信心和耐心，相互配合才能达到满意的疗效。

二、诊断

（一）勃起功能障碍的诊断

需分类诊断，依据病史、发病诱因、发病程度及有无合并其他性功能障碍等用不同方法对ED进行分类。分类有助于搞清楚原因、确定诊断、指导治疗方案及判断预后。

1.按发病时间分类

原发性ED：第一次性交就出现无法正常勃起和/或者维持勃起；有原发心理性ED和原发器质性ED。继发性ED：相对于原发性ED来讲既往有正常勃起或成功的性交经历，尔后又出现了勃起功能障碍。

2.按程度分类

根据国际勃起功能问卷（IIEF-5）评分正常值为各项得分相加≥22分为勃起功能正常；12～21分为轻度ED；8～11分为中度ED；5～7分为重度ED。按阴茎勃起硬度分级：Ⅰ级，阴茎单纯略胀大但不硬为重度ED；Ⅱ级，阴茎勃起但硬度不足以插入阴道为中度ED；Ⅲ级，阴茎勃起勉强能插入阴道但不坚挺为轻度ED；Ⅳ级，阴茎勃起坚挺能自如插入阴道为勃起功能正常。

3.按是否合并其他性功能障碍分类

单纯性ED：不伴有其他性功能障碍而单独发生的ED，一般轻中度ED或者ED病史较短属于此种类型；复合性ED：除有勃起功能障碍外还合并有其他性功能障碍的ED称为复合性ED。常见合并发生其他性功能障碍，诸如射精功能障碍和性欲障碍。临床上ED与PE共病的患者约占ED患者的三分之一。

4.按病因分类

器质性ED：由于身体的某些原因诸如前述的心血管疾病、代谢性疾病或者阴茎海绵体自身病变等引起的勃起功能障碍；精神性ED（心理性）：身体本身无器质性病变，但诱发阴茎勃起的中枢被抑制了，当然现在对其身体是否存在病变有新的见解，通过新设备及技术在ED诊断上的应用，也许心理性ED这个概念就没有的；混合型ED：上述两种因素共有所致的勃起功能障碍。

（二）ED的诊断过程与技术应用

1.病史询问在勃起功能障碍诊断中至关重要，由于受传统观念影响，患者就诊时往往难以启齿，故首先要设法为患者提供一个安静、舒适的就诊环境，树立其对医生的信任，以便患者对其病情客观、详细地阐述是判断患者ED分类的重要手段。患者就诊时最好是夫妻或者性伴侣同来看病，以便较准确地了解患者的性生活状况，往往通过问病史可以了解患者的发病与病程、婚姻及性生活状况、精神、心理、社会及家庭等因素、非性交时阴茎勃起状况、伴随疾病、损伤、手术史、服药史及不良习惯、患者对治疗的预期等。

Rosen等于1998年制定的国际勃起功能问卷表有15个问题由患者及家属回答，可以在门诊初步判断患者是否存在ED、严重程度如何。随着时间的推移及医务人员对其的认识，把该表简化为5类问题，称为国际勃起功能指数表（ILEF-5，表9-1），在门诊让患者仔细阅读并填写，若门诊就诊环境条件不便填写也可以让患者带回家填写，有资料显示其对ED的诊断敏感度为98%，特异性为88%。

由患者根据自己最近6个月内性生活中发生的情况按表9-1中的描述如实填写。各项得分相加，≥22分为勃起功能正常，12～21分为轻度ED，8～11分为中度ED，5～7分为重度ED。

表9-1 国际勃起功能指数表

	0分	1分	2分	3分	4分	5分
对获得勃起和维持勃起的自信程度如何？	无	很低	低	中等	高	很高
受到性刺激而有阴茎勃起时，有多少次能够插入阴道？	无性活动	无性活动	少数几次（远少于一半时候）	有时（约一半时候）	大多数时候（远多于一半时候）	几乎总是或总是
性交时，有多少次能在进入阴道后维持勃起状态？	没有尝试性交	没有尝试性交	少数几次（远少于一半时候）	有时（约一半时候）	大多数时候（远多于一半时候）	几乎总是或总是
性交时，维持阴茎勃起直至性交完成，有多大困难？	没有尝试性交	没有尝试性交	困难很大	困难	有点困难	不困难
性交时，有多少次达到满足？	没有尝试性交	没有尝试性交	少数几次（远少于一半时候）	有时（约一半时候）	大多数时候（远多于一半时候）	几乎总是或总是

2.体格检查

全面的体格检查对勃起功能障碍的诊断也是必需的，主要是为了看患者的生殖器官有无畸形，查看患者的心血管系统、神经系统、内分泌系统有无问题及其与ED有无关系。

仔细观察患者的外观体型发育情况，喉结大小、胡须、体毛、乳腺等第二性征是否明显，发育如何。

生殖系统检查看阴茎发育状况，阴茎有无先天短小和弯曲，阴茎海绵体可否触及硬结节，睾丸大小及质地如何，50岁以上患者须做肛诊以了解前列腺状况和括约肌张力怎样。

局部神经感觉：会阴部感觉、球海绵体反射（当刺激患者阴茎头时，插入肛门内的检查者手指应感到肛门括约肌收缩的紧缩感）等都需检查。

心血管系统检查有上肢血压测量，触摸四肢脉搏；若股动脉、腘动脉搏动消失或减弱则有可能存在腹主动脉、髂动脉栓塞或狭窄的情况，需进一步做相关特殊检查。另外，查体时手指轻压和放松阴茎体看阴茎龟头血液充盈和回流情况也可初步判断是否存在血管栓塞和狭窄。腹部检查看有无肝、脾肿大，有无腹水。

3.实验室检查

血常规、尿常规、空腹血糖、血脂、肝肾功能检查对了解ED患者是否有糖尿病、血脂代谢异常和慢性肝肾疾病是很有意义的。

相关激素检查：

（1）睾酮

睾酮24 h有节律地变化，往往早上高，下午就可下降30%，故一般须测2次方能较准确地反映问题，大约40%的患者第二次测定是正常的。有些因某种疾病已去势者或者小孩在有视听刺激下仍有勃起，另外约57%的低睾酮水平者，其性欲仍正常，所以，目前对做睾酮测定尚有争议，只是有男性更年期症状的ED患者测睾酮才有意义。但对其行睾酮替代治疗的价值尚缺乏循证医学的有力证据。

（2）泌乳素

因患者的精神状态与情绪对检查结果有影响，所以必须在静卧状态一段时间后抽血检测泌乳素结果才准确。高泌乳素会抑制睾酮分泌，青壮年者若性欲与勃起功能同时降低要怀疑有高泌乳素症，这多是垂体瘤所造成的。在服用某些药物如雌激素、甲氰咪胍、克罗咪酚、甲基多巴、酚噻嗪等也可出现血清泌乳素水平升高的现象，要注意鉴别。其实，ED患者中泌乳素增高者仅有1%～16%，真正发现有垂体瘤者约只有0.3%。

（3）甲状腺素

甲状腺功能异常除影响下丘脑-垂体-性腺轴功能引起黄体生成素、睾酮分泌异常而造成ED外，还可因甲状腺功能异常带来的脂类代谢异常引起阴茎海绵体内NOS与NO含量降低而发生ED。

（4）儿茶酚胺及其代谢产物测定

对伴有高血压的ED患者，或者有副神经节瘤症状者做此检查有意义。

总之，男性阴茎勃起功能障碍患者一般不需要将睾酮等相关激素测定作为常规检查，只是当患者伴有性欲减退和相关体征时才进行。

4.特殊检查

（1）视听刺激性阴茎勃起硬度检测（audiovisual sexual stimulation，AVSS）

AVSS通过硬度测试仪（rigiscan）测试患者在有视听性刺激状态下阴茎勃起的次数、胀大程度、持续时间等。AVSS现成为国际勃起功能状况初步检测及判断治疗效果的金标准之一，但该检查受检测室环境、患者的精神心理、性欲状况的影响而出现结果与实际有出入的现象。

（2）夜间阴茎胀大硬度检测（nocturnal penile tumescence and rigidity，NPTR）

NPTR是诊断ED的金标准，正常男性昼、夜生理性阴茎勃起7～11次，绝大部分发生在夜间，很少受人的精神生理及环境的影响，是判断心理性ED与器质性ED较准确的诊断手段，一般正常者，一夜阴茎勃起2次以上，每次持续10 min以上，硬度大于60%，其假阴性较AVSS要少很多，但做检查时要求患者须保持6 h以上的睡眠，检查前不得饮酒与服用镇静药物。

（3）阴茎彩色多普勒超声检查

阴茎彩色多普勒超声检查对血管性ED的诊断很有意义，其可信性高、侵袭性小且可重复性高，判断标准是在阴茎海绵体内注射前列地尔（前列腺素E_1，PGE_1）10 μg后阴茎海绵体动脉直径应大于0.7 mm或增大75%以上，收缩期峰值血流速度（PSV）≥30 cm/s，舒张末期血液速度（EDV）小于5 cm/s，阻力指数（RI）≥0.8为正常；若PSV<30 cm/s，提示动脉供血不足；EDV>5 cm/s，RI<0.8，提示阴茎静脉关闭不全，即静脉漏性ED。

（4）阴茎海绵体内注射血管活性药物试验（intrcavernosal injection，ICI）

用弹力带在阴茎根部阻断静脉回流后向阴茎海绵体内注射血管活性药使阴茎动脉扩张，血流增速、血液增多而勃起，既往血管活性药物常用罂粟碱30 mg，但其易引起阴茎异常勃起，而由于前列地尔pH值略高于罂粟碱，少有致阴茎异常勃起，故现多用前列地尔10 μg，行检查时再结合有性刺激既可判断血管性ED，也可了解阴茎勃起神经有无损伤、有无心理性ED，故此，也称ICI为化学假体试验，但因其对患者侵袭性大，患者的依从性小，现多与CDDU结合用于血管性ED的初筛诊断或者某些ED的治疗。

（5）其他特殊检查

阴茎肱动脉血压指数（PBI）（阴茎动脉压÷肱动脉压）：PBI若>0.75，说明阴茎血流正常、若<0.6，则提示血流异常。

阴茎海绵体注水及造影试验：用弹力带在阴茎根部阻断静脉回流，以80～100 mL/min的流速向阴茎海绵体内注入生理盐水或者30%泛影葡胺，看阴茎勃起所需注水速度是否要增加、阴茎勃起时维持良好勃起硬度的速度，若速度大于100 mL/min阴茎方能勃起，或维持勃起硬度的速度大于40 mL/min，则说明存在静脉漏性ED，或者在注水使阴茎充分勃起后迅速改注30%的泛影葡胺

30～60 mL后取30 s、60 s、90 s、120 s及900 s时于外生殖器及盆腔处分别摄片，如果发现阴茎背浅静脉、深静脉、前列腺周围静脉丛、阴部内外静脉系统、阴茎浅静脉、尿道海绵体显影，则提示有静脉漏性ED存在，由于此检查较复杂，对患者创伤大，加之该项检查仅在指导手术治疗静脉漏性ED时应用，而手术治疗静脉漏性ED远期效果差，现已很少应用，而被CDDU和ICI代替。

选择性阴茎动脉造影是评估动脉性、ED定性定位的主要方法，经股动脉穿刺置入导管至髂内动脉注射造影剂后摄片，显示髂血管、阴部动脉、阴茎背动脉，同时在阴茎海绵体内注射10 μg PGE_1以扩张阴茎海绵体血管，若显示上述血管及阴茎海绵体显影延迟或不显影或有狭窄，即可判断是动脉性ED，由于该检查也是有创的，临床上仅限用于其他检查高度怀疑是动脉性ED，且药物治疗无效拟行血管重建手术的ED患者。

勃起功能障碍的神经检查：由于针对勃起过程中起主要作用的自主神经系统检查方法极少且不确定，故一般仅是通过检查与阴茎勃起有关的躯体神经和涉及自主神经的器官和系统的功能来推断参与阴茎勃起的神经系统状况，所以病史与体检仍是诊断神经性ED的主要手段。

阴茎海绵体活检：通过穿刺活检阴茎海绵体组织可发现海绵体平滑肌细胞数量减少，以及组胞超微结构的改变，对于指导ED患者是继续药物治疗还是行阴茎支撑体置入术有积极意义。

综上所述，阴茎勃起功能障碍的诊断手段近些年主要是以无创或者微创的病史询问、体格检查及AVSS、NPTR、CDDU、ICI为主，其他检查非必需不常规做。

三、治疗及康复

（一）性心理治疗

几乎所有的ED患者都不同程度地存在精神心理因素，在问病史时一定要耐心、细致，尽可能地探寻可能造成ED的精神、心理和社会家庭因素，检查要轻巧全面，以便获得患者的信任，使其更好地配合治疗。

1. 心理疏导

对于因初次性交失败而产生焦虑、背上思想包袱的患者进行相关性知识的讲解、辅导和心理咨询，最好用图文并茂的资料耐心开导，逐步使患者消除顾虑，树立信心，以达到改善病情或治愈的目的。性心理治疗必须夫妻双方均参加，性生活不协调是双方的问题，不能互相责怪，要让患者及其性伴侣明白双方共同参加治疗可使患者减轻心理压力，更好、更快地康复，偶然出现勃起功能障碍是常见的，并不预示着无法治愈，更不能互相产生埋怨、焦虑和不满情绪，不要时常想到的男女性生活除了性交，再无其他，其实性生活过程中还含有夫妻双方的语言交流、爱抚、亲吻、拥抱等性交以外的情感交流，把注意力都集中在阴茎勃起功能上将会使双方对性生活的自然性和乐趣性的认知感变差，反而不利于勃起功能障碍的治疗。

2. 性感集中训练

该治疗方法是20世纪70年代美国性学大师玛斯特斯和约翰逊创立的有良好效果的性行为治疗ED方法，它是目前心理性ED最主要且有效的治疗方法，有资料显示该方法对心理性ED的改善率达20%～81%。其实该治疗措施对所有类型的ED患者在进行特殊治疗的同时也进行性感集中训练治疗也是适用的，对于解除患者的焦虑，加强夫妻间沟通，增进从语言交流到非语言交流方面，逐步改善夫妻关系和性功能是有很大帮助的。其具体是在医务人员的指导下分三个阶段进行：第一阶段是非生殖器官性感集中训练，主要是夫妻双方对除生殖器官以外的身体进行互相抚摸、亲吻，让对方了解自己身体的性敏感区，多交流尤其非语言的交流，以消除紧张与恐惧，从激发性感逐渐过渡到激发性欲。训练持续20～30 min，像这样反复训练，每周训练2～3次。第二阶段是生殖器官性感集中训练，在经过第一阶段的训练后，让患者夫妻进行各自性器官的触摸与爱抚，不过切忌阴茎急于插入阴道，如果阴茎勃起即刻停止爱抚，等阴茎勃起自然消退后再次刺激，以此往复，每次训练2～3次，经过1～2周的训练可使患者进一步打消顾虑唤起性反应，树立正常勃起的信心。第三阶段是阴茎插入训练，在通过1～2周第二阶段的训练后让患者适应阴茎插入，为保证能成功最好是采用女上男下体位，女方用手扶持将阴茎插入阴道，刚开始插入后双方均不做任何抽动，保持阴茎勃起状态，尽量感受插入的快感，待阴茎疲软退出阴道，可稍事活动，如此训练再至有满意勃起，最后过渡到阴茎插入阴道后抽动直至射精达到性高潮，往往经过1～2次成功的性交，心理性ED即可痊愈。但性心理治疗对性欲低下、夫妻关系不好及双方对治疗愿望不强烈者效果不佳。

（二）药物治疗

药物治疗是治疗ED最简单、患者依从性最好的方法，据调查，79%的患者首选口服药物治疗。

1. 磷酸二酯酶抑制剂

阴茎勃起是通过NO-cGMP-PKG的勃起信号通路实现的。磷酸二酯酶（PDE）在细胞内分解cGMP为GMP，减少NO含量从而勃起消失，PDE有7种同工酶，在阴茎海绵体内PDE_5与cGMP亲和性最强，所以当抑制了PGE_5的活性后，NO含量自然增多，在有性刺激时阴茎即勃起。该类药物现在有多种，对PDE不同同工酶的亲和性不同，引起阴茎勃起的效果和副反应也不同，该类药物是目前治疗各型ED都有效的一线药物，资料显示其对心理性ED、器质性ED、混合型ED的有效率分别是81%、84%、79%。具体用法是性活动前30～60 min服用，因其不影响性欲，故服药后需有性刺激阴茎方能勃起，有按时每天小剂量长期服用和按需较大剂量服用之两种用法，从临床观察看每天小剂量服用效果略优于按需服用，就安全性与不良反应来讲，患者在用药后16%头疼，10%潮红，4%鼻塞，7%消化不良，3%视觉异常、恶心、泌尿系感染，2%头晕。对有冠心病服用硝酸酯类药者禁用。

2. 其他类血管活性药物

α肾上腺素能受体拮抗剂如盐酸育亨宾、酚妥拉明等因效果差、副反应大现已很少应用了。

3. 作用于中枢神经的药物

多巴胺激动剂脱水吗啡、5-羟色胺受体拮抗剂氯哌三唑酮作用于与性及勃起有关的中枢神经或者通过骶副交感神经丛扩张阴茎海绵体血管而引起阴茎勃起，但由于有其他类更好的药物治疗ED，故这些药目前很少在临床应用。对垂体瘤等引起的高泌乳素血症所致ED除积极治疗原发病外，可用溴隐亭治疗，初始1.2 mg，每日2次，每3～7天增加1.25 mg，逐渐增加到10 mg/d。

4. 激素类药物

对原发性性腺功能低下者因睾酮水平低，FSH、LH水平增高，首选睾酮替代治疗，可用庚酸睾酮300 mg，每3周1次肌肉注射。对继发性性腺功能低下者，体内睾酮水平、LH水平、FSH水平均低，可用绒毛膜激素（HCG）1000～2000 IU皮下注射，每周3次，也可用GnRH皮下微量泵治疗，使体内LHRH大量增加，尔后LH水平、FSH水平增高，睾酮水平增高，从而提高性欲，改善阴茎勃起。

（三）阴茎海绵体注射（intracavernous injection，ICI）疗法

将血管活性药物如罂粟碱、酚妥拉明、前列腺素E_1、血管肠肽等通过注射器抽取后用30G的TB针头从阴茎海绵体一侧注入，再轻轻刺激阴茎或观看有性刺激的图片，更促进阴茎勃起。由于该方法易引起阴茎异常勃起，且有注射引起的疼痛，长期应用尚有可能造成海绵体纤维化，所以限制了它的应用，患者的依从性差，能坚持此方式治疗3～4年者约占25%～40%。

近些年来有阴茎海绵体内脂肪源性或骨髓间充质等干细胞注射治疗ED的方法。将干细胞与超顺磁性氧化铁纳米颗料整合在一起注射到阴茎海绵体中，再将磁铁放在阴茎两侧增加干细胞在阴茎内停留的时间，其作用机制可能是干细胞抵抗细胞凋亡、促血管生成并可营养神经，最后促进已受损海绵体组织结构的修复，改善阴茎勃起功能，目前此项治疗方法还有许多未搞清楚的难点，具体技术操作也有不小的复杂之处，但它很有希望是未来治愈ED的方法。

（四）经尿道给药（medicated urethral system for erection， MUSE）

MUSE是相较于ICI来讲创伤略小的阴茎勃起血管活性药物应用治疗ED的方法，该技术是患者排完尿后于阴茎根部置弹力带阻断尿道，再将装有PGE_1的特殊工具插入尿道约2 cm，然后把PGE_1药丸挤入尿道中段，拔出该工具捏紧尿道外口以防药液流出，并轻轻按摩阴茎，以利药液吸收，如果有效，阴茎即勃起，可持续30～60 min。不良反应是尿道胀痛，偶有血尿。

（五）真空负压吸引缩窄装置助勃起（vacuum constriction device， VCD）

其原理是在患者阴茎上套一连接有真空泵的真空筒，根部有一缩窄环，按动真空泵使真空筒内产生负压，阴茎动脉血流并不增加，只是阴茎静脉回流渐渐被阻断，当海绵体和阴茎皮肤血液充盈导致阴茎胀大，维持勃起状态后即可去掉真空筒，一般缩窄环最长可放置30 min，该方法无创，并发症少，适用于各型ED的治疗，其有效率约为90%，各种勃起功能障碍的患者对该治疗方法满意度达27%～94%不等，个别人有疼痛、射精困难和皮肤擦伤，对海绵体纤维化、Peyronee病患者效不佳，凝血机制不好或服用抗凝药者慎用此方法。

（六）体外微能量治疗ED

低能量体外冲击波治疗（LIESWT）勃起功能障碍是近年来兴起的一种非损伤性微能量刺激方法，其可修复阴茎海绵体组织的病理改变，包括阴茎海绵体纤维化、内皮功能障碍以及神经病变，以恢复、加强勃起功能，对糖尿病、高血压合并有轻中度的ED更适宜。

（七）ED的外科治疗

在药物和借助一些器械治疗仍不理想时，可用手术方式来解决如血管因素等所导致的各种类型的ED，有血管重建、静脉结扎、阴茎支撑体置入等手术方式。

对于动脉血供不足性ED，经CDDU、选择性血管造影证实后可选择行血管成形、动脉内膜剥脱、血管移植、腹壁下动脉-阴茎海绵体动脉吻合等手术方式治疗，其近期有效率为40%～80%，远期效果差。总的来说，上述手术对盆腔外伤后小动脉阻塞效果较好，对全身性动脉硬化缩窄的ED不适合。

对静脉漏性ED经CDDU、海绵体注水及造影确诊后可行阴茎背深静脉、阴茎海绵体角静脉结扎或者包埋、尿道海绵体与阴茎海绵体间剥脱等手术来增加静脉回流的阻力，改善阴茎勃起。此法也是近期效果好，远期效果差，可能与这些患者除存在静脉漏外，还有动脉血流不足或者阴茎海绵体平滑肌已发生病变有关。

对于药物和其他方式的治疗无效而患者又对性交有较高的期望时可进行阴茎支撑体置入术，主要用以硅橡胶为主的材料制成的半硬性支撑体、可弯性支撑体（非充水）或可膨胀性（充水）支撑体通过手术置入到阴茎海绵体内，平时阴茎是软的、弯的，性交时用手或者充水扶直，术后性交满意度达90%，术后5年、10年机械可靠性分别为86%和72%，并发症有手术中穿孔、放置不合适、感染、机械故障等，再手术率为2%～10%。另外，价格较贵也影响了其应用。

总之，除心理性性行为指导治疗外，针对已知病因口服药物治疗勃起功能障碍是首选的治疗方法，即第一线的措施，次选即第二线的方法是ICI、MUSE、VCD、LIESWT等，当上述办法无效或已明确是如动脉、静脉、神经严重损坏引起的勃起功能障碍时，患者及其配偶又有较高恢复良好的性交愿望的情况下，通过外科手术来解决患者的ED问题是第三线的方法，其尽管有不足之处，但随着诊断与治疗技术的不断改进，质优价廉的新型材料引入应用，有关手术仍是ED患者重新获得性交能力不可或缺的方式、方法，尤其是阴茎支撑体置入术。

（八）中医中药

祖国医学对ED有独特的见解，几千年来总结了许多不朽理论和治疗方式、方法，其通过多靶点、多系统、多部位作用于全身，温和、缓慢而持久，改善全身症状，许多中药具有雄激素样作用，在治疗ED时还可以提高性欲，目前认为临床上应用的中药（金匮肾气丸、右归丸、柴胡疏肝散、左归丸、无比山药丸、疏肝益肾汤、归脾汤、四妙丸等）、针灸等对心理性ED或轻、中度的器质性ED有效，但一定要辨证施治。

四、预防和健康管理

由于目前有关男性勃起功能障碍的原因不是十分确切，也只是了解了较少部分，亦仅仅是针对可能的病因进行治疗，所以从临床效果看也差强人意，即便如此，就已知的病因及治疗情况方面讲，对勃起功能障碍的预防和健康管理还是至关重要的。

（一）合理膳食

保持合理的膳食，少吃高脂、高盐、高糖食品，减小发生高血压等心血管疾病、糖尿病的概率，避免因心血管疾病及糖尿病引起的ED，如果已出现上述疾病，既要保持平常心，又要积极治疗，尽可能地防止发生ED，如果发生减轻症状，或者延后发生ED的时间。

（二）保持乐观

坚持树立乐观、积极向上、正确对待生活和工作中遇到的困难与挫折的人生观，摆正心态，尽量放松心情，不要把工作中的不愉快心情带到家庭生活中去，要熟悉精神因素对性功能的影响；通过正确的途径，充分了解有关性知识，夫妻间不能将性生活看作羞涩难以启齿的事而产生厌烦和恐惧，更不要因偶尔几次的性交失败而产生沮丧、担忧的不良情绪，对性生活丧失信心；夫妻双方一定要多沟通，增加感情交流，消除因夫妻关系不和引起的心理性ED，俗话说得好“男人的一半是女人”，夫妻关系和睦与否与男性性功能好坏有很大的关系，性生活是夫妻关系的纽带，反过来良好的夫妻关系也是促使男性长期保持不错的勃起功能的关键因素之一。

（三）保持运动

要多运动，长期坚持有氧运动不但可以提高机体对疾病的抵抗力，抗衰老，增强大脑皮层的工作效率和心肺功能，增加脂肪消耗，防止动脉硬化，降低心脑血管疾病的发生率，并使动脉管径增大、弹性增加，改善血管内皮功能，从而改善动脉的结构和功能预防ED的发生。除了有氧运动外，这里特别强调一个锻炼骨盆底肌肉、增强盆腔血流、预防ED和改善性功能的运动，即凯格尔运动，不需要任何体育设备，每天坚持训练3 min，将明显改善和增强性功能；其中心运动方式就是收缩、舒张肛门，即提肛训练，收缩与舒张二者交替进行，训练时排空尿液，不要屏气，要保持呼吸顺畅，刚开始可以卧位做，以后坐位或立位均可以做，当然，和其他运动一样该运动贵在长期坚持，持之以恒，方能终身受益。

（四）作息规律

保持良好的作息规律，保证充分的睡眠、休息，杜绝长期熬夜，避免不良的生活习惯，戎烟，不酗酒，避免过度手淫。

（五）鼓励支持

当出现ED时，不要紧张，首先要取得妻子的理解，加强沟通，妻子不但不能流露出任何埋怨和不满，还要安慰丈夫，积极配合丈夫治疗，尤其是按医生的指导早期开展的性感集中训练中妻子的配合对治疗效果尤为重要，只有这样才能使丈夫的ED早日恢复，达到事半功倍的效果。

第二节　早　泄

一、病因及发病机制

早泄（premature ejaculation， PE）也是常见的男性性功能障碍之一，病因目前不是很明了，检测手段的可靠性及客观性还有发病机制还在探索中，在全球其发病率受人们对早泄的认识状况、早泄本身定义的变化及患病率搜集方式不同的影响而各有不同的表述，不同地理、文化环境、宗教信仰、种族和社会地位、政治影响力等背景都可能影响早泄的发病率。有资料显示早泄的发病率大约为20%～40%，甚至有人说50%的男性在其一生某一段时间有早泄，我国目前尚没有大样本早泄患病率的调查研究资料。之所以出现这样的状况是既往人们对早泄的定义不确定，自从阴茎在阴道内射精潜伏时间（intravaginal ejaculation latency time，IELT）概念的引入，国际性医学会将早泄定义确定为：较短的射精潜伏时间，较差的射精控制能力，消极的情绪（如烦恼、挫折感、厌倦或逃避性接触等）结果，即射精总是或者几乎总是在阴茎插入阴道之前或者插入阴道后约1 min内发生，或者IELT显著减少，不足3 min，同时伴发明显的不良情绪和心理困扰，称之为早泄。由于目前IELT测量的手段可靠性与客观性尚不是很充分加之不同人种IELT的长短有差异，所以从上述描述可以看出单纯以IELT的长短来确诊早泄不可靠，还要看患者的射精控制力和性交双方的性满足感如何。另外，临床工作中还常常碰到早泄的患者伴有不同程度的ED，或者以ED就诊的患者又有早泄，不论哪个在先，都有可能互为因果，给患者造成痛苦的同时也给其治疗带来困难。早泄的病因及发病机制至今仍是人们努力研究的内容，其发病原因可能有以下几个方面。

（一）心理性原因

由于小时候不良的性意识、自认为“龌龊”的性行为造成性心理创伤，而由此产生了负罪、恐惧感，对性生活没有了自信心等，在成年后则可能出现早泄。另外，不稳定和紧张的性伴侣关系、多重性伴侣对性交频率的要求，男性心理状况与性欲的膨胀度等对射精也构成严重的影响，在这些状况下也易出现早泄。还有就是男性由于面对社会、工作及生活的较大压力时产生长期的紧张、焦虑情绪，亦可导致阴茎海绵体结构的改变，特别是阴茎海绵体平滑肌数量减少，分布异常，加重潜在的器质性因素而致勃起功能及射精功能双重障碍，既有ED，又发生PE；同时由于PE的频繁发生加之社会、婚姻、经济的矛盾常导致紧张、焦虑不断加重，反过来又促进PE的发生、发展，形成恶性循环。

（二）阴茎皮肤生物感觉敏感性异常

通过阴茎背神经感觉诱发电位和阴茎头感觉诱发电位测定发现PE患者这些部位的感觉诱发电位潜伏期明显缩短，感觉神经兴奋性增高，以致在性交时射精反射易化，而诱发早泄。

（三）神经递质的产生与传递异常

近些年来通过神经解剖学、神经电生理、神经内分泌的研究发现下丘脑的内视前区具有调节雄性机体性活动的重要作用，它的兴奋性与多种诸如多巴胺（dopamine）、5-羟色胺（5-hydroxy tryptamine，5-HT）等中枢神经质之间的平衡与代谢有关，瘦素（leptin）也参与其中。多巴胺受体2和受体3活化后可使输精管的交感神经兴奋，产生节律性收缩，缩短IELT，从而过早出现射精；而5-HT与其受体结合后可产生抑制射精中枢作用，延迟射精；leptin是肥胖基因编码并主要由脂肪细胞分泌的一种蛋白质激素，它影响动物对食物摄取及能量平衡体重的控制，在大脑中缝核5-HT神经元有大量的肥胖基因受体，leptin产生后可加速5-HT的代谢导致中枢5-HT的减少，同时可影响5-HT转运体的表达与功能，另外，leptin可抑制由黄体生成素刺激诱导产生睾酮的作用，尚可激活NO系统促进NO的释放，抵抗平滑肌的收缩而调节射精。之所以出现早泄就是上述神经递质的产生与传递发生了紊乱。

（四）部分雄激素缺乏

当男性出现代谢紊乱性疾病，如高血压、高脂血症、糖尿病、脂肪肝等使得男性部分雄激素减少，脂肪肝使雌激素、雄激素代谢紊乱，雄激素结合蛋白水平升高，游离睾酮减少，导致雄激素靶器官如阴茎海绵体平滑肌数量及结构发生改变，性欲减退，前列腺、后尿道及膀胱颈部平滑肌结构发生改变，使得勃起与射精功能全面减退，早泄的发生也就不可避免。

（五）慢性前列腺炎及后尿道炎症

正常泌精与射精是性交达到一定程度后膀胱颈部平滑肌收缩关闭，同时在高潮平台期前列腺、精囊、射精管继前期持续高度充血后进一步加剧，后尿道压力持续增高，刺激神经反射弧（此时阴茎皮肤神经感受器不断向大脑传递着性刺激）引起前列腺、精囊、射精管、附睾、输精管等强力收缩，从而出现射精。而慢性前列腺炎、精囊炎、射精管炎一是因炎症提前充血在性交过程中使后尿道压力很容易达到射精阈值，引起早泄；二是长期反复炎症导致该部位的平滑肌纤维化，性高潮时收缩乏力，射精无力，性快感缺失，性交满意度降低而产生焦虑，日后易诱发早泄。当然，这也不一定是绝对会发生的。

（六）外生殖器异常

外生殖器畸形或发育异常也可引起早泄。包皮过长手术后似乎阴茎皮肤触角感受器数量少了，减少了PE的发生，但阴茎冠状沟的敏感触角感受器暴露更加充分，短期来说更易发生PE，所以，目前对包皮环切术缓解PE还有争论。

（七）甲状腺功能亢进

甲状腺功能亢进患者由于易发生睾酮水平降低往往会诱发ED和PE。

（八）女性因素

当女性有性欲障碍、性唤起障碍、性交疼痛以及性高潮产生障碍时易诱发男性PE的发生。

二、诊断

（一）分类

早泄的诊断基于患者的病史和性生活史先进行分类，应特别注意射精潜伏期（IELT）、性刺激强弱、对生活质量的影响及有无不当使用药物或者毒品等情况，可有以下几类。

1.原发性早泄

原发性早泄较少见，难以诊断，其特点是：（1）第一次性交即提前射精；（2）提前射精与任何性伴侣性交时都会发生；（3）每次性交都发生过早射精。

2.继发性早泄

继发性早泄最常见，是后天获得性早泄，往往有较为明了的生理或心理性病因，其特点是：（1）提前射精发生在一个较确切的时间段；（2）有过射精时间正常的性交史；（3）有些是缓慢发生，有些是突然出现；（4）某些提前射精继发于泌尿外科、甲状腺疾病或精神性疾病等。

3.境遇性早泄

境遇性早泄国内也称"自然变异性早泄"，此类患者的射精时间有长有短，过早射精时而出现，不一定都是病理生理过程，其特点是：（1）提前射精只是偶尔发生，发生时间没有规律可循，随性交时的精神状况、环境、不同伴侣而不同；（2）在快要射精时控制射精的能力下降，但有时又是正常的。

4.早泄样射精功能障碍

射精潜伏时间通常在正常范围，但患者主观上自认为早泄，此类早泄也并没有真正的病理生理过程，往往预示着有没被发现的心理障碍或者与性伴侣的关系问题，其特点是：（1）自我认为一直有射精过快；（2）有想象中的提前射精或不能控制射精而引起的焦虑情绪；（3）实际插入阴道射精潜伏时间正常甚或很长；（3）在快要射精时控制射精的能力下降；（4）用其他精神障碍病不能解释患者的焦虑情绪。

（二）早泄的评估问卷

在进行了病史及性生活史询问后很重要的一项工作就是教患者及伴侣如实填写早泄评估问卷，因为这样能更客观地判断PE。表9-2即为中国早泄评估指数表。

表9-2　中国早泄评估指数表

射精功能评分表（CIPE）	1	2	3	4	5
1.您平时的性欲望或性兴趣程度如何？	很低	低	一般	较高	很高
2.性生活时，阴茎勃起硬度足以插入阴道的频度如何？	几乎没有	少数几次	约一半左右	多数时候	几乎总是
3.性生活时，能够维持阴茎勃起直到完成性生活的频度如何？	几乎没有	少数几次	约一半左右	多数时候	几乎总是

续表9-2

射精功能评分表(CIPE)	1	2	3	4	5
4.性生活时,从阴茎插入阴道直到射精的时间有多久?(秒表或钟表计时)	极短(<30 s)	很短(1 min)	短(2 min)	比较短(3 min)	不短(>3 min,4～5 min,6～10 min,11～20 min,>21 min)
5.性生活时,您试图延长性交时间的困难程度如何?	很困难	困难	有些困难	一般	没有困难
6.总体而言,您对性生活的满意程度如何?	很不满意	不满意	一般	满意	非常满意
7.总体而言,您的配偶对性生活的满意程度如何?	很不满意	不满意	一般	满意	非常满意
8.性生活时,您的配偶达到性高潮的频度如何?	几乎没有	少数几次	约一半左右	多数时候	几乎总是
9.您对圆满完成性生活的自信程度如何?	很低	低	一般	自信	很自信
10.性生活时,有多少次感到焦虑、紧张或不安?	几乎总是	多数时候	一般	少数几次	几乎没有
CIPE 总分=					

注：上面问卷调查表中包含性欲或性趣、勃起功能、射精潜伏期、控制射精难易程度、患者及其配偶对性生活的满意度、配偶高潮产生的频度、患者对性生活的自信度、对性生活有无焦虑，程度如何等。共有10个问题，每个问题5分制，小于13分为轻度PE，10～13分为中度PE，5～9分为重度PE。

（三）查体

主要目的是检查有无神经系统、内分泌系统异常，有无引起早泄和其他性功能障碍的潜在原因存在，如阴茎硬结症、后尿道炎症、慢性前列腺炎症等。

三、治疗及康复

由于早泄原因的多源性，所以治疗也要多重着想，包括心理、行为治疗和药物治疗。治疗前要充分评估IELT、PE发生持续时间和类型，以利于个体化治疗，同时还要明确是否伴有其他疾病，如ED、慢性前列腺炎、生殖道感染、包皮过长、甲状腺功能亢进等相关疾病，是否需首先或同时治疗，尤其PE与ED共病者更要判断清楚孰先孰后，对于PE导致ED的或者孰先孰后分不清的须二者同时治疗，若是ED造成的PE则可先治疗ED，在ED好转的同时PE往往也就缓解了，若PE未得到缓解则二者也同时治疗。

（一）心理、行为治疗

心理、行为治疗的目的是帮助患者改善射精控制力，包括：（1）学会控制和（或）延迟射精；（2）增强对性生活的自信；（3）减少对性生活的忧虑；（4）改变刻板的性生活程序；（5）消除亲昵行为的有关障碍；（6）解决促发和维持早泄的人际问题；（7）适应干扰性生活的体验和想法；（8）增进与性伴侣的沟通与交流。

心理疏导治疗适合于社会原因明显，是PE的促发因素的患者，最终目的就是缓解患者的焦虑、紧张情绪，有资料显示其对境遇性PE、PE样射精功能障碍有较好的疗效，对原发性PE或继发性PE部分有效，但远期疗效不确切。

行为治疗始于20世纪50年代，有停-动技术及其类似方法（伴侣帮助刺激阴茎，患者感到快要射精时即示意停止，待冲动消失后重新开始）、捏挤技术（在患者将要射精时，伴侣用手轻轻挤压龟头，迫使射精冲动消失或减弱，然后再刺激，重复上述过程）等，通过循序渐进的训练，以建立控制射精能力，另外，还有性交前手淫射精使阴茎脱敏、改变性交体位以降低阴茎敏感性、采用多种手段增加伴侣的性兴奋性使其阴道充分松弛时插入或应用避孕套等手段或借助一些材料设备想法延迟射精的行为治疗。

近来有人采用性功能治疗仪对患者进行脱敏治疗，通过物理方法训练患者射精控制能力，使患者掌握如何达到射精阈值的强度以便日后性交时能延缓射精。

总体上，心理、行为治疗短期有效率为50%～60%，长期疗效不确定，与药物治疗相比，效果要差些。尤其行为治疗时间长、费力，要求伴侣长期合作，许多患者因难以坚持而影响了其效果。行为治疗一般2周左右见效，持续3～6个月可巩固疗效。

（二）药物治疗

1.选择性5-羟色胺（5-HT）再摄取抑制剂（SSRI）

神经生理学研究发现5-HT有抑制射精的作用，而SSRI本身是抗抑郁类精神疾病的药物，其治疗PE的机制是通过抑制突触前膜对5-HT的再摄取，使突触间隙5-HT浓度增高，激活突触后膜上有关5-HT的受体，可增高射精阈值，起到治疗早泄的作用。目前最推崇的是达泊西汀，按需服用30～60 mg/d，可分别增加IELT2.5～3倍，可使IELT分别从基线0.9 min增至1.75 min、2.78 min、3.32 min，同时提高控制射精能力达51%～58%，满意度增加，苦恼减少。对原发性PE与继发性PE均有效，不良反应有恶心、腹泻、头疼、头晕，与剂量有一点的关系，一般都比较轻微，大约2～3周后会缓解，个别患者可有性欲减退、性冷淡、不射精及阴茎勃起困难，突然停药无证据显示会增加因使用抗抑郁药后的自杀企图风险。

其他三环类抗抑郁药也因其5-羟色胺再摄取的抑制作用起到增加IELT而治疗PE作用，常用药物有西酞普兰、帕罗西汀、氟西汀、氯丙咪嗪、舍曲林等，其中帕罗西汀优于氟西汀、氯丙咪嗪、舍曲林，舍曲林优于氟西汀，氯丙咪嗪与氟西汀、舍曲林疗效相近，帕罗西汀剂量为20～40 mg，舍曲林剂量为25～200 mg，氟西汀剂量为10～60 mg，氯丙咪嗪剂量为25～50mg，各种药物之间无明显量效相关性。

目前认为服用SSRI后5天射精延迟，完全起效需2～3周的治疗，因受体脱敏需要时间，故建议服用数月，效果可能保持数年，快速耐受一般发生在6个月后。性交前1～3 h按需服用效果不如每日服用，但不良反应轻；在既要达到好效果又要不良反应轻按需服用联合其他治疗或者每日小剂量服用是个不错的选择。

值得注意的是SSRI停用后，PE有复发可能，故患者及其伴侣有治疗需求时要长期用药，另外，长期大剂量服用者在突然停药后3～4天可发生精神心理和自主神经不适症状，必须逐渐减量。另外，上述SSRI只有达泊西汀是各国食品药品监督机构均批准的用于PE治疗的药物，其他药物有些国家获批，有些尚未批准，临床上应用时要谨慎，密切注意药物的不良反应，及时停服或者更换其他药物。

2.局部麻醉药

局部麻醉药可有效提高阴茎的感觉阈值，降低阴茎的敏感度，提高IELT，改善PE症状，有资料显示IELT是原来的3倍左右。将利多卡因、丙胺卡因、地卡因乳膏或者气雾剂在准备性交前20～30 min涂于或喷于阴茎头及阴茎体皮肤，为防止性伴侣阴道麻木在插入阴道前将阴茎头的药物擦洗干净，或戴避孕套。不良反应是有些患者因阴茎麻醉而发生勃起功能障碍。

3.曲马多

曲马多是中枢性镇痛药，其也有SSRI的作用，故可治疗PE，但曲马多有阿片受体激动的作用，易成瘾，限制了它的应用范围。

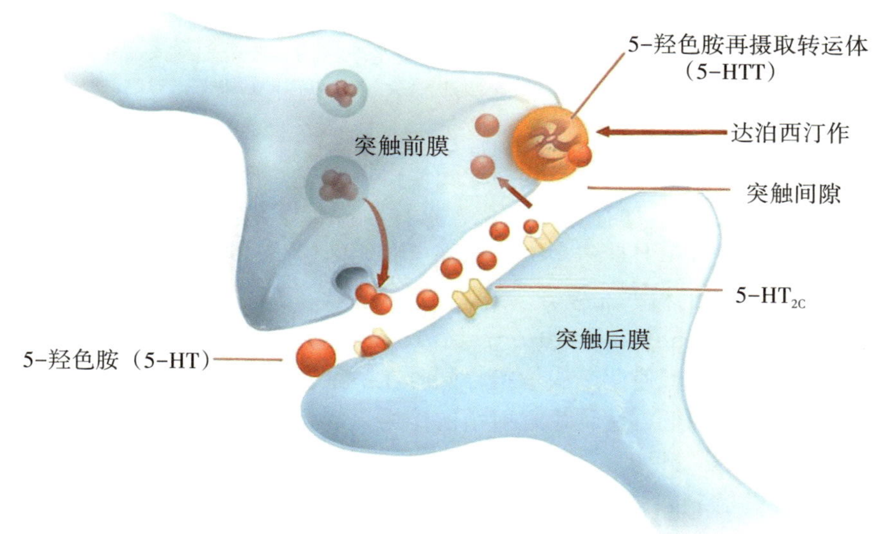

图9-2 SSRI治疗PE的简图（原创）

4.其他药物

磷酸二酯酶5抑制剂（PDE5i）西地那非、他达拉非等用于治疗PE，并无延迟患者IELT的作用，但患者因阴茎勃起加强，自信心、控制力和总体满意度提高，焦虑得到缓解，PE得到缓解；另外，PDE5i可能因降低阴茎勃起兴奋阈值到一个较低水平的作用，从而使要达到射精阈值时需要更大的刺激才行，延长了阴茎在阴道内滑动的时间，起到治疗PE的作用，尤其是PE与ED共病，并先有ED后出现PE者，在使用PDE5i治疗ED的同时PE也得到了缓解。若先有PE后发生ED者，有资料显示西地那非与SSRI联用较SSRI单用对治疗PE效果要好许多。既往还有α-受体拮抗剂的应用，但现在已较少用。

5.新型SSRI药物DA-8031

其通过调节球海绵体肌的活性来抑制射精时其于精液排出阶段的收缩，达到治疗PE的作用，就目前临床试验阶段的结果看，该药明显优于前述任何一类SSRI，值得期望。

6.催产素受体拮抗剂

其通过调节腰骶脊髓的胃泌素释放肽（GRP）系统控制阴茎反射的神经回路——脊髓射精发生器的功能，影响正常性交过程中射精前行为，减弱射精。催产素受体拮抗剂也是治疗PE的希望之星。

（三）外科手术治疗

外科手术治疗PE的疗效目前尚缺乏大样本循证医学的证据支持，国外相关指南对手术治疗PE也不是很推崇，但国内不少学者还在不断探索，尤其是通过显微镜和微创介入技术的发展与应用为该类手术的开展提供了较好的保障，可进一步减少手术创伤和并发症，提高有效率。

1.阴茎背神经选择性切断术（selection dorsal neurectomy，SDN）

取冠状沟下方0.8～1.5 cm切口，分离至阴茎白膜层，找到阴茎背神经。仅保留3～4支，其余分支离断并切除3～4 cm，若保留的分支横径>1.5 mm，还得继续向远端分离至阴茎头切断及其发出的小分支。有资料显示手术后3个月有效率达90.48%，IELT、患者及其性伴侣对性生活满意度（sexual life satisfaction，SLS）有明显提高，但由于该手术目前尚无标准化的操作规程，对术者要求较高，术后可能引起阴茎皮肤麻木甚至感觉丧失而发生ED等较重的不良事件，故国内指南仅推荐保守治疗无效且符合诊断标准的原发性PE，且有稳定的异性伴侣、勃起功能正常对手术意愿较强烈者，同时阴茎神经电生理检查提示阴茎感觉神经兴奋性高、局麻药或避孕套有效者、无泌尿生殖系感染或发育异常者、手术耐受性好者才可做此手术。

2.包皮环切术

手术后可使存留包皮皮肤上的精细触觉神经受体得以减少，神经元回路萎缩并重组，同时暴露的阴茎头皮肤因接触摩擦增多增强更易角化，这样就降低了阴茎的敏感性，造成IELT延长，早泄得以缓解，有资料显示成年时期行包皮环切术后其阴茎敏感性明显降低。但也有研究者发现行包皮环切与未做者发生PE的概率无差异。

3.阴茎头增粗术（glans penis augmentation，GPA）

于阴茎头皮下注射透明质酸使阴茎头增粗，同时在阴茎背神经末梢感受器外形成屏障，使阴茎头皮肤的触觉刺激敏感性降低，达到延迟射精的作用，该方法既不会造成长期阴茎感觉丧失或性功能障碍，又达到治疗PE的目的，资料显示术后半年及5年PE患者的IELT均较术前延长，性生活满意度也是高的，只是5年后略低些。

4.包皮系带埋线术

包皮系带处含有非常丰富的阴茎背神经和会阴神经末梢及其形成的特化神经小体，通过阴茎生物感觉阈值测定，显示其感觉异常灵敏，过高的神经感觉兴奋性就容易造成早泄，这也是出现原发性PE的重要原因。在包皮系带处埋置羊肠线因其慢性免疫性、无菌性炎症也会损害包皮系带处的神经末梢和神经小体，降低了神经敏感性，感觉阈值升高，从而起到延长IELT、治疗PE的作用；同时，羊肠线对系带处长期缓和的兴奋性刺激还可降低射精中枢及交感神经对性刺激的敏感性。资料显示该术式对阴茎皮肤神经具有中度敏感性的PE患者效果达71.4%～93.83%，但有敏感性极高者效果略差些，还需结合其他术式进一步处理。

5.包皮系带切除或延长术

该术式与系带处埋线法有类似的功效。

6.星状神经节阻滞术

注射局麻药阻滞星状神经节可对下丘脑前部的高位神经中枢产生双向调节作用，促使其活动恢复平衡、协调，既可以降低上级射精中枢的兴奋性，又可以减弱骶髓内射精中枢的兴奋性。但目前临床应用不多。

7.脉冲射频阴茎背神经调节术

脉冲射频是通过电场作用调节阴茎背神经的活动性而降低其敏感性起到治疗PE的作用。该术式是微创介入性治疗，不毁损神经，治疗3周后IELT及SLS均提高，可能是外科治疗PE的发展方向。只是目前尚缺乏大样本效果的研判。

8.CT引导下阴茎背神经冷冻消融术

CT虽不能显示背神经，但可显示坐骨下支前端内下缘的一条浅沟样结构，此乃背神经走行之处，在CT导引下，经皮穿刺单侧背神经冷冻消融以降低阴茎敏感性，提高IELT，治疗PE。该术式也是微创介入治疗，较脉冲射频定位更准确，理论上效果也更确定，也是无大样本的效果证据，有待进一步研究。

9.联合术式

上述术式单一应用可能效果略差些，而若干个术式联合操作效果更好。如SDN联合包皮系带坦线法，SDN联合GPA等。

总之，外科手术治疗PE因为创伤性大，不良反应多，多是在保守治疗无效时才进行，许多还是在探索阶段，其长期的疗效与安全性尚无大样本的循证医学证据支持，故不能作为常规治疗手段操作。

（四）中医药

与ED的中医药治疗一样，祖国医学几千年积攒了许多有一定疗效的方药和方法，一般肝经湿热可用龙胆泻肝汤、肝胆双清颗粒；心脾两虚可用归脾汤、生脉散；肾阴虚可用六味地黄丸、左归丸、知柏地黄丸；肾阳虚可用金匮肾气丸、右归丸、金锁固精丸、复方玄驹胶囊等；针灸对PE的治疗也有效；但归根到底要辨证施治。

四、预防与健康管理

（一）心理疏导及戒除不良生活习惯

男、女双方要共同了解相关的性知识，夫妻间要多沟通、多交流，女方要密切配合，不能埋怨男方，要给予男方信心，男方也要避免紧张与焦虑。另外，男性在婚前、后都要避免过度手淫、吸烟、酗酒的不良习惯。

（二）行为疗法

首推性感集中训练，该训练不仅增加男、女双方对性器官的认知，还能消除紧张、焦虑的心情，一定程度降低敏感性。另外，还有在快要射精前通过挤压阴茎头及牵拉阴囊以降低兴奋性，延缓射精的性行为治疗方法。

（三）药物的应用

根据PE的易患因素采用相应的药物，前面药物治疗中已述及，此处不再赘述。

（四）积极治疗有可能导致PE的原发疾病

如治疗前所述的包皮过长、慢性前列腺炎等。

（五）改换性交姿势，注意性生活技巧或戴避孕套

有时变换了性交姿势会起到减少PE发生的作用，在没有生育要求的情况下性交时戴避孕套降低阴茎的敏感性可减少PE的发生。性交时抽动速度不要太快，注意快慢结合、动静结合、深浅结合以降低性刺激强度，起到延缓射精的作用。

（六）多运动

长期坚持有氧运动可以增加过性生活的体格储备；另外，像治疗和预防ED的凯格尔运动对预防PE也有积极意义。

综上所述，由于早泄的根本发病原因与机制不是非常清楚，对其治疗及预防也是基于已知的可能发病因素进行的，所以造成有些患者的治疗效果也不是很确定，故一般都要多维考虑与管理，对每一位患者的诉求要个体化、系统化处理。

（孔祥斌、王家吉）

参考文献

[1] 孙颖浩. 吴阶平泌尿外科学[M]. 北京:人民卫生出版社,2019.

[2] 郭应禄. 男科学[M]. 北京:人民卫生出版社,2019.

[3] LA VIGNERA S, CONDORELLI R A, CANNARELLA R, et al. Arterial erectile dysfunction is an early sign of vascular damage: The importance for the prevention of cardiovascular health[J]. Annals of Translational Medicine, 2019, 7(Suppl 3): S124.

[4] ALEKSEEVA T A, SHARIYA M A, GAMIDOV S I, et al. Interrelation of erectile dysfunction with obesity in patients with arterial hypertension[J].Terapevticheskii Arkhiv, 2018, 90(12): 84-89.

[5] VIIGIMAA M, VLACHOPOULOS C, LAZARIDIS A, et al. Management of erectile dysfunction in hypertension: Tips and tricks[J]. World Journal of Cardiology, 2014, 6(9): 908-915.

[6] SILVA F H, MONICA F Z, BAU F R, et al. Superoxide anion production by NADPH oxidase plays a major role in erectile dysfunction in middle-aged rats: Prevention by antioxidant therapy[J]. The Journal of Sexual Medicine, 2013, 10(4): 960-71.

[7] LI J, SHI Q, WEI Q, et al. Re: Efficacy and safety of mirodenafil for patients with erectile dysfuntion: A meta-analysis of three multicenter , randomized, double-blind, placebo-controlled clinical trials[J]. Aging Male, 2014,17(2): 107-111.

[8] MAIORINO M I, BELLASTELLA G, ESPOSITO K. Diabetes and sexual dysfunction: Current perspectives[J]. Diabetes, Metabolic Syndrome and Obesity: Targets and Therapy, 2014, 7: 95-105.

[9] 中华医学会男科学分会. 早泄与勃起功能障碍共病诊疗中国专家共识[J]. 中华男科学杂志, 2021, 27(5): 461-466.

[10] LEW-STAROWICZ M, ROLA R. Sexual dysfunctions and sexual quality of life in men with multiple sclerosis[J]. The Journal of Sexual Medicine, 2014, 11(5): 1294-1301.

[11] WANG G C, HUNG T R, HU Y Y, et al. Corpus cavernosum smooth muscle cell dysfunction and phenotype transformation are related to erectile dysfunction in prostatitis rats with chronic prostatitis / chronic pelvic pain syndrome[J]. Journal of Inflammation (London), 2020(17): 1-11.

[12] KIRBY E W, VERGES D, MATTHEWS J, et. al. Low testosterone has a similar prevalence among men with sexual dysfunction due to either Peyronie's disease or erectile dysfunction and does not correlate with Peyronie's disease severity [J]. The Journal of Sexual Medicine, 2015, 12(3): 690-696.

[13] LA TORRE A, GIUPPONI G, DUFFY D, et al. Sexual dysfunction related to drugs: A critical review. Part Ⅳ: Cardiovascular drugs[J]. Pharmacopsychiatry, 2015, 48(1): 1-6.

[14] BAUMHKEL M, SCHLIMMER N, KRATZ M, et al. Cardiovascular risk, drugs and erectile function—a systematic analysis [J]. International Journal of Clinical Practice , 2011, 65(3): 289-298.

[15] SWANSON DE, POLACKWICH AS, HELFAND BT, et al. Penile fracture: Outcomes of early surgical intervention[J]. Urology, 2014, 84(5): 1117-1121.

第十章
泌尿、男性生殖系统先天性畸形诊疗及健康管理

泌尿、男性生殖系统的先天性畸形是当今全世界范围内人类疾病谱中最常见的疾病之一。这两个系统的先天性疾病发病率约占所有先天性畸形疾病的35%～40%。泌尿系中以多囊肾、蹄铁形肾、重复肾和重复输尿管畸形、肾盂输尿管连接处梗阻、输尿管和尿道瓣膜、输尿管开口囊肿、膀胱外翻、尿道下裂等较为常见；男性生殖系统中多以染色体相关疾病、隐睾症、输精管、精囊及包皮发育异常等较为常见。大多数泌尿、生殖系统的先天性畸形疾病在新生儿时期可通过器官外观表现或影像学检查发现。本章将对目前常见的泌尿系及男性生殖系统先天性畸形疾病进行具体阐述。

第一节　概　述

泌尿系先天性畸形往往伴随着生殖系统的发育畸形，这是由于此类疾病的产生大多源于胚胎早期的异常发育。

泌尿系及生殖系统发育均来源于胚胎的中胚层，形成于胚胎期第5～12周。人类的肾脏在正常的发育过程中要经过三个连续的阶段，即前肾阶段、中肾阶段及后肾阶段；约到第8～12周，前肾及中肾的大部分均已退化，前肾的短暂停留只是物种进化的一种体现，目前尚未发现其具体的发育意义；一部分中肾管及中肾尾端的中肾小管会发育成为男性生殖系统及女性相关若干附件；后肾则进一步分化成为生肾结构及输尿管芽，生肾结构会形成最早期的肾，包含肾小体、肾小管及肾被膜，输尿管芽则在该进程中逐渐变长、变厚，分化为输尿管、肾盂、肾盏及集合管。大约在胚胎发育的3个月后，后肾出现微弱的泌尿功能，并随着输尿管的延伸逐步从盆腔左、右分离上升并旋转移至腰部。而膀胱和尿道的发育则来源于泄殖腔腹侧的尿道生殖窦。

生殖系统的发育可分为早期的性未分化阶段及晚期的性分化阶段。早期的性未分化阶段会形成生殖腺嵴、初级性索、间充质细胞以及原始生殖细胞。在胚胎发育7周时，生殖腺的发育主要受到原始生殖细胞内Y染色体是否存在而进行不同分化；在进入晚期的性分化阶段时，有Y染色体的细胞会向男性发育，初级性索发育为生精小管（由支持细胞和精原细胞组成），从原始生殖细胞向精原细胞过渡发展，而间充质则向睾丸间质细胞和白膜转化发展；无Y染色体的则于胚胎发育10周前后向女性发展，其初级性索发育为原始卵泡，后原始生殖细胞逐渐转变为卵原细胞，间充质则向卵巢间质细胞和白膜发展。12周前后，女性卵巢下移至盆腔内而停留至此，而睾丸大多在32周时经腹股沟管降至阴囊。

在上述胚胎发育的过程中，因为遗传、环境等因素均有可能会导致泌尿、生殖系统的先天性

畸形，畸形在大多在胎儿出生时已存在，主要表现在数目、大小、形态、结构、位置、旋转和血管畸形等方面。在能够存活并顺利出生的患病新生儿中，大多数泌尿、生殖系统先天性（比如重复肾、重复输尿管、孤立肾或蹄铁形肾等）畸形都可以通过早期的体检发现，且大多不影响其正常生活；而对于后期有症状或潜在影响未来正常生活的先天性畸形疾病，比如隐睾、尿道下裂、输尿管肾盂连接处狭窄、输尿管开口囊肿等，在适合的年龄段也可通过外科重建手术获得较好的预后效果。

第二节　流行病学

在我国，每年有80～120万新生儿存在先天性畸形，约占总出生人口的4%～6%。部分国外流行病学调查显示：在产检诊断过程中，总畸形病例的约35%～40%是泌尿系先天性畸形，在出生后的新生儿及婴儿中，约占0.96%～4.10%。2016年在我国北京进行的一项肾脏先天性畸形筛查研究中，共统计研究了2655名新生儿流行病学特征，其中存在泌尿系先天性畸形的有84例，约占3.1%，男、女患病比率为2.7∶1，其中肾输尿管畸形表现中最常见的是先天性肾盂输尿管连接处下盏导致的肾积水，共计66例，约占2.5%，其中Ⅰ、Ⅱ级肾积水大多可以在一年后自然消退，Ⅲ级以上肾积水可能需要手术干预。此外，还发现6例重复肾（0.3%）、2例多囊肾（0.1%）、1例孤立肾及1例马蹄肾（0.05%）。见图10-1。

隐睾症及尿道下裂是男性生殖器畸形中最常见的两种疾病。据统计，1岁男婴的隐睾发生率约为2%，男婴在出生3个月内睾丸会自行下降，出生6个月后下降概率降低，1岁以后隐睾的发病率降至1%；早产儿的隐睾发病率显著高于正常围产儿，约为1%～45%，与出生体重低具有显著的相关性。尿道下裂也是临床中较为常见的畸形，表现为男性尿道口向阴茎腹侧的异位，严重者可影响排尿及生育。欧美国家的早期流行病学调查提示欧美男性围产儿尿道下裂的发病率约为1‰，部分地区最高可达3‰。一项纳入了1993—2000年我国27个地县的611730例新生男婴的地区性流行病学调查提示，男性围产儿尿道下裂的发病率为0.47‰，其中阴茎部裂口最为常见，发病率为0.18‰，而冠状沟开口和会阴开口的发病率分别为0.16‰及0.08‰。男性尿道上裂及膀胱外翻病例较为罕见，目前尚未有较大样本的流行病学证据。但可以明确的是，所有的男性生殖系统先天性畸形均存在家族性及遗传性表现特征和趋势。

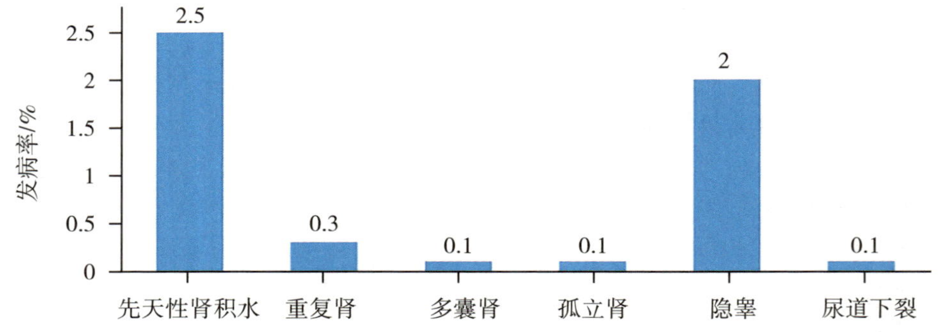

图10-1　泌尿系先天性畸形疾病发病率大致示意图（原创）

第三节　肾和输尿管先天性畸形

一、病因学

肾和输尿管的先天性畸形涉及多种疾病，包括多囊肾疾病、蹄铁形肾病、重复肾和/或输尿管以及先天性肾输尿管连接处狭窄等。这些疾病在婴幼儿期大多无明显症状，多通过B超等影像学检查后明确；这些疾病的病因大多是先天性遗传因素。在胚胎发育过程中，后肾形成的输尿管芽及生肾组织在组织分化、肾的旋转上升、相关组织发育等过程中出现异常形成先天性畸形的表现。

多囊肾疾病（polycystic kidney disease，PKD）是一组常见的单基因遗传病，其主要特征为双肾形成多个进行性增大的囊肿。根据遗传特征不同，PKD可以分为常染色体显性多囊肾（autosomal dominant polycystic kidney disease，ADPKD）以及常染色体隐性多囊肾疾病（autosomal recessive polycystic kidney disease，ARPKD）两种类型。ADPKD主要由多囊肾1型基因（PKD1）和多囊肾2型基因（PKD2）两个基因突变引起，其中90%的ADPKD由PKD1引起，由位于十六号染色体上的基因表达异常所导致，另有报道约有10%以上的病例怀疑为PKD2基因突变所致，其是位于第四号的染色体表达异常所导致的，两者的基因产物分别为polycystin-1（PC1）和polycystin-2（PC2）；ARPKD则由PKHD1基因突变引起，基因产物为fibrocystin/polyductin（FPO）。两者均表现为肾小管上皮细胞在发生基因突变后，导致增殖调控系统出现紊乱，使肾小管上皮细胞产生异常生长能力进而导致该细胞进一步增生并产生增厚的基膜，膨出后产生封闭的孤立囊腔结构，同时会引起管腔间质纤维化，与集合管及其他原始小管的相互交通逐渐缩短而消失；使得这种孤立囊腔逐渐陷入闭合状态，但上皮细胞产生的囊液仍会继续积聚在闭合的囊腔中，进而产生大小不等且数量众多的小囊泡，从而继续挤压邻近正常的肾单位，最终引起肾脏不可逆的功能及结构损伤，继而诱发一系列因肾功能减退而出现的相关疾病（图10-2）。

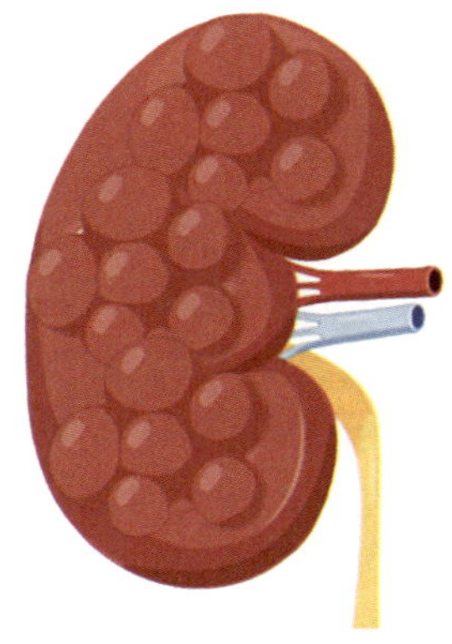

图10-2　多囊肾疾病示意图（原创）

蹄铁形肾，又称马蹄肾（horseshoe kidney，HSK），其发生机制至今尚未完全明确，仍待进一步研究。正常人约在胚胎期的4～5周龄出现肾芽及后肾组织，位于盆腔且双肾芽组织尾端彼此靠近，随着胚胎发育，在7周龄左右后肾升出盆腔，并双肾下极旋转为内“八”字，9周龄左右抵达正常肾区，形成正常肾脏。HSK的发生与肾芽及后肾的发育密切相关，目前大致存在两种理论：

①后肾“机械”融合经典理论：该理论认为马蹄肾的形成与组织间距减小及融合有关，即在肾芽及后肾形成后，由于脊柱及盆腔组织的异常生长使后肾组织间距更近并长期维持近距离甚至黏附状态，导致了无肾包膜的未成熟后肾组织的粘连融合，在HSK肾组织后期发育上升出盆的过程中，其在通过动脉分叉时，肠系膜下动脉会阻挡其峡部顺利上升，继而导致肾移行路径的改变及解剖的异常，如肾脏位置较低、肾盂转向及异常血供等。

②后肾细胞“迁移”理论：有学者认为峡部的特征表现可能是胚胎期间充质组织后肾细胞的异位迁徙，导致肾实质的异常融合而形成，而非“原发性融合”，这种肾原性细胞的异位迁徙也有可能是HSK易感于多种肾肿瘤的原因之一。

近几年随着基因谱研究的深入，有部分关于HSK相关染色体研究，其结果提示SON单倍体不足可能会导致胚胎肾发育相关基因的mRNA剪接前受损和异质表达。此外，CHD7基因突变等染色体异常可能都与HSK的发生具有相关性。但就目前研究而言，HSK的发生机制相关研究仍有限，其基因调控机制也尚未阐清证实。

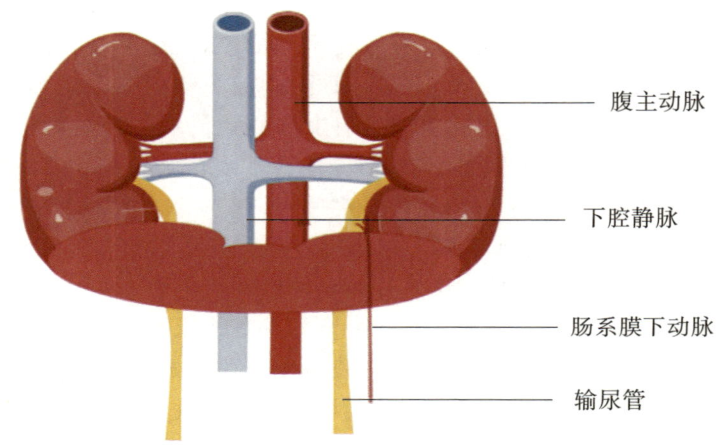

图10-3 马蹄肾的解剖形态（原创）

重复肾及输尿管连接处狭窄的发病机制是胚胎期输尿管芽异常分支。一般在胚胎5周左右形成分支输尿管芽，而在15周左右其可形成分支肾盂，一般表现为一根输尿管主干上存在另一分支，这使得输尿管呈Y形结构，而其分支可继续分为低位输尿管芽以及高位输尿管芽两种结构表现。低位输尿管芽常生长在低于正常肾盂的位置，这可导致输尿管开口偏向头侧，易引发输尿管膀胱反流表现；而高位输尿管芽则常在高于正常位置的地方形成，输尿管开口则会向尾侧偏移，形成异位输尿管开口，这种异位开口关系被称为Weigert-Meyer规则。此外，还存在有双副肾脏以及配套输尿管的情形，这种情形往往是由中肾管分化为双输尿管芽进而发育而成，该双输尿管芽形成独立的重复肾脏及输尿管，其所引发的症状与Y形输尿管病症相似，分为两种：第一种表现为异位开口且管口向头侧偏移，大多出现输尿管膀胱反流；第二种为输尿管口向尾侧偏移，导致输尿管口异位，则表现为排尿不畅、漏尿、尿失禁、泌尿系结石等疾病；除上述外，还存在开口位置正常的重复肾输尿管，一般无明显临床症状。

先天性肾盂输尿管连接部梗阻源于胚胎期12周左右，输尿管芽的发育以及中肾管的萎缩会形成闭塞的输尿管。在正常的情形下，闭塞管腔会逐渐再通，如若出现管腔再通障碍便会诱发该疾病的产生，导致再通梗阻的主要因素可能是外源性的迷走神经、异位血管及组织的持续压迫，或是内源性的输尿管平滑肌的发育不良，胶原纤维化及神经调节输尿管的蠕动异常等。无论源于以上何种原因，一旦出现先天性肾盂输尿管连接部梗阻均会导致输尿管排尿功能的进行性下降、肾脏产生的尿液排出障碍，进而诱发形成肾积水，导致肾实质变薄进而造成更严重的诸如肾功能损害之类的影响。

此外，还存在多种其他类型的先天性肾及输尿管的畸形表现，如先天性孤立肾、异位肾、输尿管囊肿、巨输尿管症等多种疾病，其病因大多为胚胎期的肾输尿管发育异常，临床上大多无明显症状，但出现相关的症状后还是应及时就诊并积极治疗。

二、多囊肾

多囊肾疾病又名Potter（Ⅰ）综合征、Perlmann综合征、先天性肾囊肿瘤病、囊胞肾、双侧肾发育不全综合征、肾脏良性多房性囊瘤、多囊病等。欧美大样本研究报道的发病率约为1/400到1/1000。患者在年幼的时候肾大小、形态一般表现为正常或略大；但随年龄增长，双侧肾脏的囊肿数目及大小会逐渐地增多和增大，到40～50岁，大多数病例会出现临床症状。此时的多囊肾患者的主要临床表现为两侧肾脏肿大、肾区疼痛，伴随或不伴随血尿及高血压等，疾病继续发展，至患者50～60岁时发展为终末性肾病。多囊肾如若发生在婴儿及儿童期间，大多数患者则多在早年便会夭折。除肾脏病变外，多囊肾疾病还会波及其他机体系统脏器，比如多囊肝（约50%）、腹壁疝（30%）、二尖瓣脱垂、颅内血管瘤等组织疾病。

多囊肾疾病是目前导致终末性肾病及肾衰竭的第四大疾病，心血管事件及高血压并发症是多囊肾致死的首要因素，肾衰竭是该疾病发展的最终结果，其最终的主要治疗方式是肾透析及肾移植。然而对于早中期具有明显症状的患者，有学者提议可以采用手术治疗的方法。该疾病的手术方式普遍认为是囊肿去顶术，通过该手术可以减轻遭囊肿增大挤压肾实质所造成的损伤，继而有保护残余肾功能的作用，但该类保护对于晚期患者，手术治疗基本无意义，甚至会加重肾脏负担，加重病情，因此，选择合适的手术时机十分重要。同时，也有部分学者提议在患者出现严重感染或持续疼痛症状下，可使用肾被膜剥除来降低肾内张力，减轻肾脏负担，但缺乏长期疗效随访，总体治疗效果尚不明确。

迄今为止，在临床实践中尚无有效药物可以延缓多囊肾疾病的进展，现在使用药物治疗的目的主要是控制并发症，延缓疾病的进展，抑制囊肿的感染，控制结石形成及预防囊肿张力过大引发的疼痛等。目前也有较多学者开展了关于多囊肾疾病的药物实验研究，但这些实验大多处于临床前期，主要针对细胞增殖调控、细胞分化、细胞凋亡、间质纤维化及抑制囊液分泌等途径，此外还包括抑制细胞信号异常传导的相关药物研究。

三、蹄铁形肾

蹄铁形肾外观酷似马蹄，又称马蹄肾，是一种先天异常的肾脏融合畸形，也是最常见的肾脏解剖异常表现之一，它的发病率范围约为1/400到1/1000，男女发病比例约为2∶1，其表现特征主要体现在三要素异常：较低的肾脏位置、肾脏旋转和复杂变异的血管供应。

在80%的HSK病例中，其峡部具有一定程度的肾过滤及分泌功能，血管变异且血供丰富，甚至有部分包绕腹主动脉等大血管。大约有90%的HSK融合发生在下极。发生在上盏导致“马蹄倒立”的约占5%～10%，或者上、下双极均融合，导致“盘肾”。由于HSK特殊的解剖结构，常常伴随肾脏相关疾病：如肾结石、肾盂输尿管连接处狭窄（ureteropelvic junction obstruction，UPJO）、肾积水及合并肿瘤等。HSK在大多数情况下是无症状的，在无症状时期亦无须特殊治疗。但在其诱发疼痛、恶心及呕吐相关症状或合并症时，通常还需进行外科干预。

HSK相关最常见的合并症为肾积水，其原发病因大多为肾盂输尿管狭窄，约有1/3的HSK均存在UPJO，继发性产生泌尿系感染、梗阻及结石等。其发病机制主要有：①异位血管压迫；②输尿管高位异常；③峡部压迫输尿管等。造成HSK肾积水的因素可能是其中一个或多因素存在共同作用。去除病因应当是术式选择及峡部是否需离断的重要参考因素之一。肾结石是HSK最常见的合并症之一，其发病率约为21%～60%，大部分为继发性结石，其始动因素大多数为UPJO，继而诱发泌尿系感染、肾小管黏膜上皮细胞炎性损伤、尿浓缩等促石因素表现，同样也存在部分因肥胖、代谢综合征、尿酸偏高、家族性胱氨酸结石病史等代谢或遗传表现异常产生的原发性结石病例。HSK同时也被认为是恶性肿瘤发生的危险因素之一，其原因可能与基因异常表达等相关。据文献查证，马蹄肾可合并肾细胞癌、Williams瘤、移行细胞癌、肉瘤、类癌、平滑肌脂肪瘤等。其中肾细胞癌占HSK恶性肿瘤病变的45%，而Williams瘤约占28%，移行细胞癌和肉瘤分别占肿瘤的20%和7%。在其相关治疗策略上，手术切除仍为首选方案。

随着基因研究的发展，人类对疾病的预防机制研究已深入基因水平，但目前由于样本获取等原因，针对HSK的基因研究仍不够透彻，目前仍停留在染色体22q11.2缺失的水平，未取得更深入的研究进展。基因修饰技术的飞速发展，或许有可能在实验动物上对HSK有进一步拓新。干细胞工程及纳米装载蛋白药物（生长因子等）的发展及运用，也可能会对未来潜在HSK尿路生理功能性的改变具有治疗及预防作用。在治疗手段方面，人工智能辅助操作必将替代传统手术，更多地运用于HSK此类广泛而精细操作的重建手术上。

四、重复肾及输尿管畸形

重复肾畸形的典型特征是单侧两个独立的肾盂共同引流一个肾实质单位，如果两个肾盂分别具有一个独立的输尿管衔接至膀胱，称之为完全性重复肾畸形；如果只存在一支输尿管或分叉的输尿管最终汇合为一支衔接膀胱，则称其为不完全性重复肾畸形。一般来说，重复肾畸形在人群中的发病率约为1%，而男、女比例约为1:2，单侧重复肾畸形的发生率是双侧重复肾畸形发生率的6倍，左、右两侧受累概率基本相同。

在重复肾畸形的病例中，接近50%的病例会出现输尿管膀胱连接处异常，进而会诱发尿流不畅表现，伴随出现一系列相关疾病，如：输尿管囊肿、尿路感染、慢性肾盂肾炎、持续性漏尿或会阴部潮湿（女性多见）及尿路刺激症状（男性常见）。进一步的诊断方式主要是通过影像学检查，如B超、泌尿系增强CT、泌尿系核磁共振检查、静脉肾盂或膀胱造影、肾动态显像、利尿肾图及膀胱镜检查。大多数婴儿出生时重复肾畸形并不会诱发明显的临床症状，大多也是通过其合并症所导致的临床症状后发现。随着我国人民卫生事业的蓬勃发展，产检的普及也可以在临床症状出现前发现疾病。

重复肾畸形并不一定会导致临床上重大疾病后遗症，因此，对于无明显症状且辅助检查见无重度反流、反复泌尿系感染的患者，目前建议可以运用保守期待疗法，定期随访，跟踪其病情变化。然而，对于部分影响正常生理功能的重复肾畸形及合并症病例，还是应当积极进行外科修复治疗，治疗目标均为保护肾功能，避免反复感染及梗阻，恢复正常的尿控功能。对于输尿管囊肿，多采用内镜下治疗，但输尿管内囊肿的手术效果较输尿管开口膀胱内囊肿较差，可能需要多次手术进行干预；对于输尿管开口异常，输尿管膀胱连接部狭窄以及输尿管反流的主要治疗方式一般为外科手术，最常见的有输尿管膀胱再植术或肾部分切除。上肾在重复肾畸形中大多是发育不良的状态，这会导致严重的肾积水及反复泌尿系感染进而影响到下半部分正常肾的功能，常规手术方式通常为肾部分切除术或重复肾输尿管切除术，女性因输尿管开口异常出现漏尿等则可运用输尿管膀胱再植术，使得异常开口于阴道，前庭的输尿管恢复至膀胱，进而存在尿道括约肌进行有效控尿，改善患者的生活。

随着科技进步，既往的常规开放手术大多被腹腔镜手术及机器人手术等微创手术代替，其操作空间大，创伤小，更适合用于婴幼儿。对于完全重复肾畸形诱发的输尿管反流，可以进行全段输尿管切除+肾部分切除术，术前需根据感染情况预防性使用抗生素。目前根据现有的数据，我们很难在手术时间、住院天数、术后并发症及出血量中区分腹腔镜手术及机器人手术的差异，但由于尚缺乏机器人手术大样本的研究，同时5 mm大小的机器人器械相对有限，在婴幼儿行机器人手术还需进一步开展并进行革新。

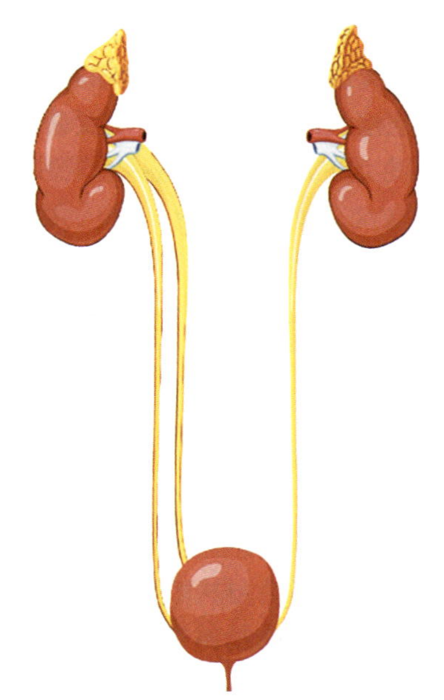

图10-4　完全重复肾解剖结构示意图（原创）

五、肾盂输尿管连接处梗阻

先天性肾盂输尿管连接部梗阻（ureteropelvic junction obstruction，UPJO）是当前婴儿及青少年最常见的先天畸形疾病之一，该疾病可导致患者的肾实质受压而变薄，引起肾功能的进行性减退。目前，UPJO的发病机制仍不明了，相关遗传学致病基因仍不清楚，但该级别的梗阻段的组织学改变通过微观检查可以得到明确，其对该疾病的影响也成为共识，通常认为是输尿管组织或狭窄段近远段的平滑肌发育异常，表现为肌细胞数目的减少、肌纤维的萎缩及整体肌层的变薄，此外，还存在肌层神经纤维减少及间质内胶原纤维沉积。在这些组织学特点中，组织肌细胞的减少和萎缩是该疾病最重要的改变。由于疾病导致的肾盂出口梗阻，尿液排泄不畅，往往会伴随肾功能的进行性减退，肾内的炎性反应及肾结石的形成。小儿肾积水在产前及新生儿筛查时即可发现，流行病学特征为男婴较女婴更易发病，左侧发病较右侧发病更为常见。随着患儿年龄增长及病情不断加重，可出现腰腹部疼痛、包块、尿路刺激症状（尿频、尿急、尿痛），偶见寒战发热、血尿及高血压等临床表现。

对于已经明确出现了UPJO的患儿，应向家长强调定期随访的重要性，产前发现的肾积水患儿，产后应一律进行二次评估，行B超观察积水发展情况及尿常规检测尿中感染程度，必要时应进行尿培养，对于双侧积水的患儿还应注意对血肌酐的监测。通过积极的随访，大致可以明确肾积水的治疗策略，肾盂肾窦分离小于1 cm的患儿均可采用期待观察疗法，肾积水一般在发育过程中会逐渐消退，有些积水不断加重的患儿则需积极手术治疗。目前认为，出现肾积水相关症状（疼痛、肿块、泌尿系反复感染等），肾盂肾窦分离大于3.5 cm，或分离大于1.5 cm合并肾盏扩张，肾积水进行性增大（>1.0 cm），肾积水致分肾功能<40%或下降超过10%的患儿应积极行手术治疗。目前的专家共识不主张对肾积水的患儿进行肾切除术，更倾向于保肾治疗的肾造瘘及肾

盂成型术为主要外科干预方式。

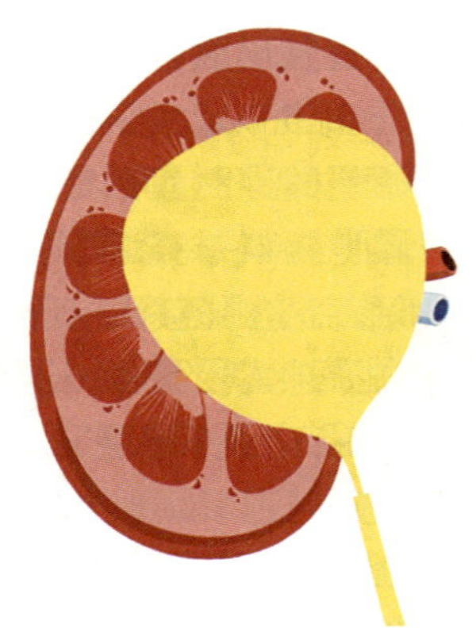

图10–5　先天性肾盂输尿管连接部梗阻示意图（原创）

六、其他肾畸形和输尿管畸形

（一）孤立肾

在胚胎时期，由于单侧的生肾组织或输尿管芽生长出现障碍引起肾不发育或发育不全导致病侧肾缺如或肾发育不良，另一侧发育完善的肾脏被称为孤立肾。先天性孤立肾由于常常没有明显的临床症状，目前的发病率并不明确，有回顾性的文献报道，孤立肾在人群中的发病率约为0.5%～1‰，其通常发生于左侧，男、女比例通常为1.8∶1。如果孤立肾功能良好，患者一般不会有明显症状，通常在查体时发现，影像学检查明确孤立肾通常较正常肾脏体积大。孤立肾功能下降时可有腰痛、高血压等症状。因此，在行任何肾切除术前，均应通过影像学检查、肾功能检查等辅助检查明确对侧肾功能的情况，从而避免独肾切除导致尿毒症等严重后果。而单侧肾不发育还常伴有其他系统的畸形，在男性患者中多表现为单侧睾丸的发育不良或者缺如；在女性患者中，则可合并单侧卵巢或输卵管的缺如或者发育不良等先天畸形。先天性孤立肾会刺激肾单位的发生，使得孤立肾单位总数为正常情况下单侧肾单位的1.75倍，其肾脏体积也会增大至1.5倍以上。相较于由于外伤、肿瘤等其他外部因素切除一侧肾脏所致的获得性孤立肾，先天性孤立肾的患者最终发展为慢性肾疾病及肾衰竭的概率相对较低。先天性孤立肾合并高血压、蛋白尿和肾功能不全等疾病在人群中的发生率分别为32.2%、43.0%和25.4%；合并有其他先天性肾脏畸形和尿路畸形或具有肾脏病家族史的患者其孤立肾预后相对更差。先天性孤立肾始终存在进展为慢性肾功能不全甚至终末性肾病的风险，因此对孤立肾患者进行科学健康宣教及预防是十分必要的，这样做的目的是减少CKD的发生和延缓肾功能下降，科学的健康宣教及预防措施包括对并发症的处理，部分合并高血压、蛋白尿患者进行药物、非药物性干预和生活方式的调整。孤立肾患者出现泌尿系感染及结石的概率较正常患者略高，更应强调在平时保持科学的饮水、排尿习惯及进行适量合理的体力活动。

（二）异位肾

异位肾是指在胚胎发育时期，肾脏由盆腔上升至腹腔过程中出现障碍，出现上升不足或上升过度导致的肾畸形，同时可伴有肾脏的旋转不良及血管异常发育。异位肾的发生率约为1/1000，最常见的异位肾类型为盆腔异位肾，其发生率约为1/3000～1/2200，极少数的异位肾位于对侧或胸腔。胸腔的异位肾一般无明显症状，而盆腔异位肾及同侧异位肾罹患肾绞痛、尿路感染及结石的风险相对较高。异位肾在无明显症状的时候一般不做干预处理，但导致肾盂积水、结石及顽固性泌尿系感染时需要积极外科治疗。

（三）胡桃夹综合征

胡桃夹综合征，又称胡桃夹现象，其发病机制主要是左侧肾静脉受压，具体是指在左肾静脉在回流过程中，尤其是在汇入人体下腔静脉时，受到了来源于腹主动脉与脊柱或者腹主动脉和肠系膜上动脉的挤压，从而导致左肾静脉内的血流速度显著下降、受压处远端静脉扩张，进而引发一系列临床征象的疾病症候群。但由于该疾病流行病学相关调查欠缺，其发病率尚不明确。在正常的生理情况下，腹主动脉和肠系膜上动脉形成的夹角约为45°～60°，左肾静脉回流入下腔静脉时需由此穿过，该夹角中填充有脂肪、淋巴结、腹膜及神经纤维丛等以防止静脉受压迫，出现胡桃夹现象时该角度一般小于16°。胡桃夹综合征好发于青少年及中壮年，该症候群最典型的临床症状为血尿（包括肉眼血尿或镜下血尿），其次为肾性高血压、直立型蛋白尿及左侧腰腹部间歇性疼痛，此外，还有大部分男性伴有左侧精索静脉曲张，女性患者则可能出现盆腔淤血综合征。就诊患者最常见的为体型瘦长的青少年患者。患者存在蛋白尿（+）至（++），异型红细胞检测见尿中正常红细胞一般>90%，多普勒B超在不同体位下（仰卧位、直立位、左侧卧位、右侧卧位）观察左肾静脉的扩张改变对该疾病的诊断具有重要意义。临床上对于偶发或间断性蛋白尿及血尿、无明显贫血和腰痛表现的胡桃夹综合征患者定期随访，嘱患者避免剧烈运动等生活指导；对于存在严重贫血及腰痛不可耐受的患者应给予外科治疗，治疗方式包括左肾静脉断端吻合术及介入支架治疗等。

（四）输尿管囊肿

输尿管囊肿是一种因为先天性输尿管口狭窄引起的膀胱壁内段输尿管囊性扩张所致的疾病，又被称为输尿管疝或输尿管口膨出。该疾病在膀胱镜下大多表现为输尿管口的囊球状改变，压迫输尿管口造成输尿管全程扩张、单侧肾积水及反复顽固性的尿路感染。输尿管囊肿又可进一步分成单纯型的输尿管囊肿和先天性异位型的输尿管囊肿两类。单纯型输尿管囊肿，也称单纯膀胱内式输尿管囊肿，其囊肿可完全隐藏在整个膀胱输尿管及膀胱尿道腔之内，可仅表现为单一形态的膀胱尿道腔内隐生性囊肿，可直接突入整个膀胱，不需伴随整个上、下尿路畸形的重复畸形，同时也有可能是双侧输尿管的内生性输尿管囊肿，这种疾病往往会伴随完全性重复肾，但通常极少发生在下肾发出的输尿管内。异位型输尿管囊肿通常表现为输尿管壁内段的先天扩张，其输尿管也会出现异位开口，输尿管囊肿开口多种多样，该类型疾病常常伴随有肾和输尿管重复畸形，且囊肿多起源于发生在重复上肾的输尿管内。输尿管囊肿的临床表现大多是因输尿管囊肿诱发的梗阻所导致的继发症状，比如腰痛、腰部胀满不适；尿频、尿急、尿痛等膀胱刺激症状；囊肿脱出于尿道之外；合并泌尿系结石，但因为此种结石位置恒定不变，需与膀胱内结石鉴别。现有的检查方法包括B超检查、静脉肾盂造影检查及膀胱镜检查等，其中B超检查用于初诊和筛查，静脉肾盂造影检查上、下尿路的通畅度，出现充盈缺损和排泄受阻多可以确诊该疾病。膀胱镜检查可以直接观察到膀胱内情况，但囊肿存在可能因为水压而缩小甚至消失的情况。有关输尿管囊肿的治疗，外科手术是治疗该疾病最有效的手段，其治疗原则为解除梗阻、防止逆流和处理并发症。手术可分为开放手术与微创手术，开放手术暴露直观，但创伤大，手术时间长，恢复慢，目前趋于淘汰。常规的输尿管囊肿通常可以通过电切镜下行囊肿开窗术进行治疗，该方法简单、安全、创伤小，手术效果确切，患者恢复也相对较快，术后2～3天即可出院正常活动。

（五）巨输尿管症

先天性巨输尿管症，也被称作原发性巨输尿管症，在临床实践中较为罕见，有研究报道其发病率约1/50000～1/35000。其发病是由于输尿管末端肌源性发育异常所致，表现为输尿管环形肌增多，而纵行肌缺乏，进而引起输尿管末端的功能性梗阻，该梗阻可引起输尿管自下而上逐渐扩张，导致肾盂及肾盏积水。该疾病双侧均可发生，左侧更为常见，男性发病多于女性，根据其临床特征可分为梗阻型、反流型、梗阻反流型及非梗阻非反流型，从超微结构中可发现先天性巨输尿管存在不同的组织异常发育，包括肌肉的错位、纤维化及过度增生等。部分先天性巨输尿管症还伴随隐睾、腹部肌肉缺如及巨结肠症，统称为梨状腹综合征或梅干腹综合征。B超可以对巨输尿管症进行早期的筛查，必要时可行静脉肾盂造影或肾功能核素检测来评估疾病进展情况。先天性巨输尿管症主要的治疗目标是解除尿道梗阻进而保护肾功能；在无明显症状的情况下，尤其是儿童巨输尿管症，其存在潜在发育完善的能力，有时可以自愈，不需要进行外科治疗，定期随访观察即可；只有明确出现了肾功能损害后才建议积极外科干预，而成年人一般发育已停滞，如若查体发现巨输尿管症，其自愈的可能性极低，较大概率会伴随反复尿路感染、积水、结石及肾功能下降的情况，应及时手术治疗。目前的手术治疗手段包括微创下（腹腔镜，机器人辅助）的输尿管膀胱再植术。而新兴的内植入记忆金属永久性输尿管支架也为此类患者提供了更多微创治疗选择。

七、治疗和康复

先天性肾与输尿管畸形相关疾病的治疗主要是遵循保护肾功能、恢复正常生理结构的原则进行相关治疗策略的制定。在临床过程中，在没有明显临床症状及可明确肾功能进行性下降的情况下，大多数疾病均可随访观察。定期随访的时间根据患者意愿可酌情调整为1个月至半年，对于稳定且进展可能性较小的疾病可以适当放宽随访时间至1年，最简单的筛查方式是行B超检查及血常规、尿常规检验，必要时可以进行肾盂造影、CT、核磁及其他检查。

对于已经造成肾功能损害及反复尿路感染、积水、结石、腰痛、血尿等明显临床症状的先天性肾和输尿管畸形，应进行积极的外科手术治疗及药物治疗，其中药物治疗主要是抗感染、缓解症状等对症治疗，外科手术则为病因治疗，就造成肾功能下降的病因进行尽早解除，同时应强调术后随访的重要性。术后的随访策略同无症状患者的定期随访策略，应根据病情的不同需要，咨询主管医生意见，安排合理的随访频率和时间。

八、预防和健康管理

先天性肾与输尿管的畸形大多由胚胎期生肾和输尿管芽的异常发育所导致，因此要加强对胚胎早期损害的有效预防，对适龄人群做好婚检和孕检。虽然大多数泌尿系先天畸形并不存在严重后果，但其所合并的其他系统畸形如先心病等可能会对家庭及社会带来沉重的负担及不良后果。尤其是已孕妇女要定期产检，及时筛查，避免猫、狗宠物接触、药物、酒精及化妆品等外因对孕早期的影响，保证饮食健康，生活规律，如若出现新生儿早期泌尿系畸形，应引起足够重视，定期随访，必要时应及时就诊，积极治疗。随着科学、新技术的迅猛发展，尤其是3D打印输尿管技术、永久性输尿管支架及组织工程器官培育将不断普及更新，在不远的未来必将为先天性肾、输尿管畸形患者带来福音。

第四节　膀胱和尿道先天性畸形

一、病因学

膀胱和尿道的先天性畸形主要有膀胱外翻、尿道上裂及尿道下裂等多种疾病。从病因学角度而言，膀胱外翻的病因多为胚胎期泄殖腔膜发育异常，阻碍了膀胱间充质组织的移位和下腹壁肌肉的正常发育，最终引起该先天性畸形的发生。膀胱外翻的新生儿发病率约为1/4000～1/3000万。男、女发病率比约为2：1～5：1。该类疾病的病因复杂，多为在胚胎发育期受外界多种因素影响所致，可能也与遗传因素有相关性；尿道上裂及尿道下裂均为尿道发育异常障碍，其中尿道下裂更为常见，该疾病可导致患儿无法正常排尿，影响患者成年后的性功能及生育能力，严重者给患者带来心理阴影并影响一生的身心健康，给家庭及社会带来巨大负担。手术矫正成为目前的唯一治疗方式，但由于尿道瘘、尿道狭窄及尿道瘢痕等并发症，其成功率及有效性一直是业界的关注热点。尿道上裂和尿道下裂与多种基因的调控异常相关，有学者通过基因组学分析认为如WT1、SF1、HOXA4、BMP4、ATF3等多个单基因缺陷或突变，均与尿道上裂及尿道下裂相关，此外，还存在环境因素的影响，如：内分泌干扰因子、农药、长期素食、吸烟及药物暴露等均会增加尿道下裂的风险。尿道形成的关键步骤在于尿道板卷曲形成尿道缝，若在发育过程受阻则会导致尿道形成障碍，但目前这一核心发育过程的研究依旧匮乏，大多研究集中于基因学测序研究，具体生理发育过程观察缺乏强有力的研究证据进行支持与佐证，有待未来开展更深入的相关研究。

二、膀胱外翻

膀胱外翻是十分罕见的泌尿系先天性畸形之一。其主要特征表现为腹壁、脐部、耻骨以及生殖器畸形，伴有下腹壁和膀胱前壁缺损，膀胱后壁向前外翻，输尿管口显露，可见尿液喷出。Scheuke von Grafenberg（1597）首先描述本病临床所见，1780年Chaussier始用“膀胱外翻”一词（exstrophy of bladder）。据流行病学统计，人群中大约每1万例～1.5万例新生儿中会出现1例膀胱外翻，而新生儿缺陷检测系统估计其发病率为3.3/100万。男、女发病比例为2.3:1，男婴多见。

膀胱外翻畸形的病因可能是泄殖腔的发育异常，阻碍了下腹壁发育的中胚层组织向中间部移位，导致下腹部的缺陷。泄殖腔膜的破裂缺损可形成各种形式的膀胱外翻和尿道下裂。膀胱外翻多为复合性畸形，尿道上裂和泄殖腔外翻常伴随其中。由于膀胱与尿道在胚胎发育中是同源、同系的，所以最常见的复合畸形是膀胱外翻-尿道上裂。此外，由于患者的腹壁肌肉薄弱，腹股沟疝会由此形成；由于耻骨联合分离、骨盆发育异常，患儿可表现出相应的症状；脊柱裂、蹄形肾、兔唇、腭裂、肛门前移、闭锁、脱肛等先天性畸形通常也伴随该疾病的发生。此外，由于患有该疾病的男婴阴茎海绵体的发育会相对变差或者分离较多，部分会并发尿道上裂、龟头扁平、包皮堆积于腹侧、阴茎短小，并可伴有隐睾。女婴常出现阴蒂分离、阴道口前移的现象。虽然患儿日后通常保留有生育能力，但正常顺产后极易出现子宫脱垂的现象。膀胱外翻的诊断一般根据患儿体征即可确诊：最易发现的表现为患儿衣裤湿渍，伴尿臭，常呈摇摆步态。此外还有下腹壁部分缺损、膀胱黏膜外翻、鲜红色、敏感、易出血、双输尿管口外露、阵发排尿、耻骨联合分离等表现。男婴可伴尿道上裂、阴茎短小；女婴阴蒂、阴唇前连合分离，部分患儿还伴有上尿路或全身其他脏器畸形。此外，还需排除假性膀胱外翻、膀胱上裂或重复外翻。假性膀胱外翻是指完全性尿道上裂加膀胱膨出，其脐孔位置低，腹直肌从脐上分裂，附着于分离的耻骨，膀胱从分裂的腹直肌突出，类似于腹疝。假性膀胱外翻与真性膀胱外翻的区别在于假性膀胱外翻患儿的尿路排泄是正常的。

膀胱外翻的并发症包括膀胱输尿管反流、泌尿系反复感染和结石等疾病。如不积极早期治疗，约有70%的病例会在20岁前死于肾积水及严重的尿路感染。即便患者早期进行了手术治疗，也存在术后短期并发症，包括尿道瘘、尿道狭窄及皮肤裂开等。手术治疗的主要目的为恢复膀胱功能或适当的贮尿及排尿控制功能。患者应尽早接受解除外翻治疗，最大限度修复腹壁缺损、阴茎畸形与尿道上裂，控制排尿，保护肾功能，此外，对于男性患者应尽可能修复阴茎，尽可能获得接近正常的外观和功能。20世纪有学者报道22例膀胱外翻患者经功能性修复后，大约86%的患者可以自主控尿排尿。Yerkes等人对53例（其中35例典型膀胱外翻及18例尿道上裂）患者术后长期随访的结果表明，18例能良好控制排尿，但其中72%均有因膀胱排空功能不佳引起的一系列并发症，包括尿路感染10例、附睾炎2例以及膀胱结石4例。此外，对于大部分需行骨盆截骨术治疗耻骨联合分离的患儿，其术后复发率依然较高（90%）。

膀胱黏膜和输尿管口外露是膀胱外翻的主要外观特征，这些特征极易导致患者尿失禁及泌尿系感染，如上行性的肾盂肾炎，未经治疗的患者半数死于儿童期。该疾病目前还是以预防为主。孕妇在条件允许的情况下，应进行科学的围产保健。本病所有的手术修复与整形目的是恢复解剖形态和保护肾功能，控制排尿。但由于手术步骤繁多，要根据其年龄和身体状况分步进行。该疾病的手术具有复杂性以及高失败率的特点，诸如10%的患儿因尿失禁或手术失败而需行尿流改道手术，患儿家属应与医生密切配合，较早进行手术治疗。家长应有相应的思想准备，在手术成功后也需要加强观察和护理及随访复查，注意有无上尿路扩张、反流或合并感染等并发症的发生。

三、尿道上裂

尿道上裂也是泌尿系中较为罕见的先天性畸形疾病，该疾病的发生可能由于完全性或部分尿道背侧融合缺陷所致。严重的尿道上裂常伴随膀胱外翻。其具体发病原因尚不明确，多考虑是胚胎期生殖结节原基向泄殖腔膜迁移的过程中出现异常。

尿道上裂的诊断相对容易，可通过体格检查明确，对于排尿、控尿异常的患者，可行排泄性尿道造影、CTU、MRU等明确尿道、膀胱甚至上尿路改变的特点，从而进行有针对性的治疗。尿道上裂常见于男性患者，其发病率男性为1/12万，女性为1/45万，男、女比例约为4∶1。男性尿道上裂患者仅行阴茎重建术是难以有理想的控尿功能，常需进一步行膀胱颈成形术方可达到完全自主控尿、排尿的目的。在男性尿道上裂患者中，尿道开口异位于阴茎背侧，根据尿道外口位置不同分为三个类型，即阴茎头型、阴茎型以及阴茎耻骨型。阴茎头型患者的尿道外口开口通常位于于阴茎头背侧，阴茎头常表现出又宽又扁的形状特征。阴茎型患者的尿道外口开口常位于耻骨联合至冠状沟之间，尿道外口远端呈沟状延伸至阴茎头，且患者的尿道口表现为宽大呈喇叭状特征。阴茎耻骨型的患者尿道口开口于耻骨联合处，且阴茎背侧有一完整的尿道沟至阴茎头。大部分尿道上裂患者会出现尿失禁，也有一部分为正常表现，如阴茎头型的患者；而阴茎型患者和阴茎耻骨型患者，其尿失禁的发生率分别为75%和95%。女性尿道上裂表现为阴蒂分裂，阴唇分开，大部分有尿失禁。尿道括约肌发育不良可出现远端阴茎弯曲的现象，尿失禁也被认为是该因素引起的。耻骨分离常合并膀胱外翻，严重的尿道上裂常并发膀胱外翻，而尿道上裂通常被认为是膀胱外翻较轻的表现形式。

尿道上裂经确诊后均需要进行手术治疗，主要目的为尿道重建、矫正阴茎背屈畸形、膀胱颈成形。家长在发现儿童出现尿道上裂时务必及时就诊手术治疗，由于存在尿道括约肌的发育不良，通过手术修复尿道括约肌成功率不高。当膀胱颈重建术失败时可考虑人工括约肌植入，可能需要多次手术才能够解决尿失禁问题。通过手术最终要达到目的主要还是恢复患儿正常控尿及阴茎顶端排尿的情况，健全患儿的青春期性心理发育，而最重要的是患儿成年结婚以后阴茎顶端的排尿和射精有助于提高和改善孩子生育能力。

四、尿道下裂

尿道下裂是一种先天缺陷，常表现为男性尿道开口位置异常，尿道在阴茎下方开口并伴有腹侧阴茎弯曲。尿道下裂在目前全球范围内是最常见的下尿路先天性畸形，主要是以尿道开口异常为特征，其发生率约为0.1%～0.3%，且流行病学调查提示近年其发生率呈逐年上升的趋势。尿道下裂的临床表现主要为异位尿道口、阴茎下弯、包皮异常及排尿呈喷雾状等，这些症状在儿童期影响患儿的正常排尿，成年后并发阴茎勃起困难等影响患者的性功能及生育能力，给患者持续带来心理阴影并影响其一生的生理健康，给患者家庭及社会带来巨大负担。

在尿道下裂的患者中，尿道缺失、尿道海绵体缺失、阴茎弯曲等诸多表现可同时存在，就尿道口解剖位置划分一般可分为四类，即阴茎头型、阴茎型、阴囊型、会阴型。阴茎头型患者的尿道开口位于阴茎冠状沟腹侧，一般伴有轻度的阴茎弯曲，可伴有系带缺如、包皮位于阴茎头背侧呈帽状包皮。阴茎发育正常，阴茎头有轻度下弯，偶有尿道外口狭窄而排尿困难。多不影响性生活及生育能力，矫正术可一期完成，成型效果较其余类型好。阴茎型患者的尿道开口位于阴茎腹侧自冠状沟至阴茎根部交接处之间，常伴有阴茎弯曲。若尿道外口位于阴茎体近端，则阴茎下弯明显，多不能站立排尿，成年后不能性交。阴囊型患者的尿道口位于阴囊部，常伴有阴囊分裂，阴茎弯曲严重。会阴型患者的尿道外口位于会阴部，阴囊分裂，发育不全，阴茎短小而弯曲，同时伴有阴茎、阴囊转位，外生殖器酷似女性的外生殖器。

对于存在有尿道下裂家族史的胎儿及新生儿，应定期做好产检，及早发现、及早治疗，出生后要格外关注是否出现异位尿道口、阴茎下弯、包皮异常及排尿呈喷雾状等症状，如有则需及时就诊，一般在新生儿6～18个月时可进行治疗，且该病需要长期持续性治疗。尤其针对非阴茎头型的尿道下裂类型，往往需要分期多次手术才能恢复正常的尿道开口位置。患儿的及早诊断、及早治疗是十分重要的。多数患者在及早治疗的情况下，预后良好，一般不会影响生育能力；若延误治疗或者治疗效果不佳，则会造成阴茎勃起困难和腹股沟斜疝等并发症，预后较差。尿道下裂的治疗还是以尿道及阴茎的手术畸形矫正为主要原则，包含阴茎弯曲矫正术及尿道成型术，但尿道成型术由于存在尿道瘘、尿道狭窄、感染、组织缺血、瘢痕形成等术后并发症（20%～35%），当前仍无公认可达到满意效果的标准手术方式。成功率高、并发症少、尽可能符合正常阴茎解剖及功能的尿道下裂修复术式也在泌尿外科、小儿外科及整形外科业内专家的不断探索中被完善。国外的资料提示在患儿半岁左右就开始手术治疗，而一般情况下国内认为阴茎的适当发育对尿道重建相对有利。鉴于黄种人自身发育情况的特殊性、家庭环境及护理条件、术后健康支持等原因，国内学者建议一岁半左右的患儿可开始手术治疗。这样可以在孩子懂事之前解决相关问题，避免给患儿造成过大的心理影响。但手术时间决策主要还是依据不同患者的阴茎发育状况。对于阴茎发育好的孩子可以在一岁左右手术治疗，而对于重型尿道下裂，需进行分期手术的患者也建议首次手术的时间不应超过2岁，这样可以给二期手术留有更为充分的时间。所以建议患儿出生后一岁左右找专科医生就诊，根据患儿病情及专科评估后衡量手术时机。

五、治疗和康复

膀胱和尿道的先天性畸形疾病群中膀胱外翻、尿道上裂及尿道下裂均会影响患儿终身身心健康。虽然尿道下裂的阴茎头型对患者身心健康影响最轻，但仍需要手术治疗，其他类型的先天性畸形则可能需要多期、反复的膀胱、尿道成型术及外观整形手术，才能使得诸如正常排尿、控尿的生理功能得以逐渐恢复，避免泌尿系感染及控尿异常对上尿路的损害。在这些疾病中，膀胱外翻是该疾病群中最复杂的先天性畸形疾病，若不及时进行治疗，大多数患儿会因泌尿系感染及肾功能损害而夭折，对患儿家庭及社会带来沉重负担及负面影响。鉴于该类疾病的诊断较为明确，一经发现，家长应尽早就诊行相关手术治疗，在患儿学龄期前完成相关整形及重建手术，这对于其心理健康发育及健康人格的发展十分重要。学龄前的相关重建及整形术的术后康复主要在于预防感染，一般认为应术后7～10天拆线，术后2周内预防阴茎勃起造成创面的撕裂及二次创伤。一旦形成尿道瘘，应尽早就诊，争取早期一期处理修补，若病情已迁延3～4周形成瘘道，手术时机则需要改变，等待3～6个月行二期修补。

六、预防和健康管理

膀胱及尿道先天性畸形的系列疾病均较为少见甚至罕见。其治疗手段均为手术修复与整形，手术的主要目的还是恢复解剖形态、保护肾功能及控制排尿。由于手术步骤繁多，同时还要根据其年龄和身体状况分步进行，同时存在尿道瘘、尿道狭窄等多种不确定因素以及术后并发症的发生，因此，除了尽早手术之外，也不能忽视手术的复杂性和失败的可能性，家长应有思想准备，与医生密切配合，加强观察和护理。即使手术成功，也必须随访复查，注意有无上尿路扩张、返流或合并感染。最重要的还是进行早期预防。提倡对适婚适育人群做好婚检和孕检，对夫妻双方的既往史及家族史有一定的认识与了解，孕妇一定要在预产期内，在条件允许的情况下，进行科学的围产期保健和筛查；避免猫狗宠物、药物、烟酒及化妆品等外因对孕早期的影响，保证饮食健康，生活规律，如若出现新生儿早期泌尿系畸形，应引起足够重视，定期随访，必要时应及时就诊，积极治疗。

第五节　男性生殖系统先天性畸形

一、病因学

男性生殖器官的先天性畸形涉及多种疾病，是一种社会问题，由于其主要与性功能及生育能力存在密切联系，因此对夫妻的婚姻生活、社会的稳定具有重大意义；此外，由于该类疾病会诱发患者出现心理问题及相关精神障碍。因此，及时处理相关疾病对于患者本人身心健康及社会稳定具有重大作用。从病因学角度而言，与其他的泌尿系先天性畸形类似，男性生殖器官先天性畸形主要还是与其相应的基因表达缺失及突变相关，在胚胎发育期出现发育异常、发育停滞或错位等导致此类疾病的发生；由于不同疾病所涉及的基因类型及临床表现存在较大的差异，具体病因按疾病分类进行叙述。

二、先天性睾丸发育不全综合征

先天性睾丸发育不全综合征又名小睾丸症或克氏征（Klinefelter syndrome）。最早在1942年由Klinefelter等人进行描述，其主要特点是睾丸体积小、无精子的生成以及尿中促性腺激素增高等。1959年Jacobs等人对一位患者的染色体进行了检查分析，他们发现该患者的性染色体为47，XXY，即该患者比正常男性多了1条X染色体，进一步加深了人们对该疾病的认知，因此本病又被称为47，XXY综合征。该疾病发病的主要原因是男性多了一条X染色体，常见的核型是47，XXY或46，XY/47，XXY。先天性睾丸发育不全在新生男婴中发病率约为1/700～1/800，在男性性腺发育不全及不育症患者中高达30%。

目前先天性睾丸发育不全的具体病因仍然不明了，最有可能的假设是女性卵细胞在成熟分裂的过程中，性染色体未发生应有的分离，进而形成了含有两个X染色体的异常卵子，这种异常卵子与正常带有Y染色体的精子相结合即形成47，XXY受精卵。另外一种可能的情况是男性生精细胞在成熟过程中第1次成熟分裂过程中XY染色体没有发生分离，进而形成了异常的XY精子，这种精子与携带有X染色体的卵子相结合也可形成47，XXY受精卵。目前医学界认同大多数47，XXY受精卵的形成是生殖细胞在成熟分裂过程中性染色体未能正常发生分离所引起。80%以上患者的染色体表现均为47，XXY；不分离的嵌合体，约占20%，其染色体核型表现为46，XY/47，XXY或45，X/47，XXY；部分患者可能会出现单侧睾丸的正常发育。除嵌合体外，先天性睾丸发育不全还存在多种变异的染色体类型，如48，XXYY、48，XXXY、49，XXXXY、49，XXXYY等。患者的X性染色体愈多，患者的智力发育障碍也愈严重，男性化障碍程度也更明显，同时多伴有躯体畸形。

该疾病的患儿在儿童期症状并不明显，随着青春期第二性征的发育，患者大多体型较高，下肢细长，皮肤细白，性器官外观特征均表现为男性，但同时会出现乳房增大、胡须等体毛稀疏、肩窄、臀宽等女性第二性征发育特点，少数患者出现智力低下，也有患者出现女性心理及性情，虽然具备典型的男性全套生殖器，但其睾丸体积小、质软，几乎无男性功能，无精子且完全不育。患者的睾丸镜下表现为睾丸间质增生，生精小管管壁玻璃样变，生精细胞减少甚至缺如，睾丸间质出现假瘤样变或结节样增生。

该疾病通过外形体征难以确诊，尤其是儿童期的患者，睾丸及阴茎不发育或性功能障碍是患者就诊的主要原因，通过染色体检查提示X小体阳性，染色体组型为47，XXY为诊断该疾病的金标准。

该疾病发生的风险因素主要为高龄妇女妊娠，此外，近亲结婚、存在家族遗传及系谱分析确认存在不应结婚的遗传病或其他疾病也是其危险因素。因此，妇女婚前做好婚检，夫妻双方了解彼此的家族史及遗传病特点，在围产期规律孕检及产检十分必要。

由于存在染色体异常的客观原因，该疾病无法就病因学进行治疗，只能使用激素替代等疗法恢复患者的部分男性特点，即长期补充雄激素以改善第二性征，但这种治疗方法的疗效并不理想。该疗法一般采用雄激素药物，如：丙酸睾酮（丙酸睾丸酮）或甲睾酮（甲基睾丸酮）片进行舌下含服，此外，还可以使用长效雄性药物，如庚酸睾酮或环戊丙酸睾酮等进行治疗。也可考虑同时给予绒毛膜促性腺激素辅助治疗。这些药物可以明显促进男性雄性体征形成，但无法改变患者胸部及乳腺增大的外观，对于这部分患者，还需进行外科干预切除乳房内乳腺及脂肪组织。对于有生育需求的部分弱精症患者，可采用显微镜睾丸取精结合卵细胞浆内单精子注射辅助生殖技术，患者具有一定的妊娠成功率。此外，由于该类患者存在女性体型外观及性功能低下等特点，其往往因长期自卑导致精神分裂、性格分裂等较严重的心理疾患，社会及家庭应格外注意对该类患者给予足够的关注与关爱。

三、隐睾症

隐睾症是小儿泌尿、生殖系统最常见的先天性发育畸形。男婴在出生后由于各种因素引起单侧或者双侧睾丸未能按照正常的发育流程在特定时间自行经腰部腹膜后下降至正常阴囊位置，而停留在其下降过程中的任何一处称之为隐睾。患儿阴囊内常不可触及睾丸或仅触及一侧有睾丸。一般按照正常发育流程，睾丸在孕期36周左右降入阴囊。胎儿睾丸的下降一般可分为2个阶段，即腹内阶段和腹股沟阴囊阶段。腹内阶段通常发生在胚胎期的第8～15周，而腹股沟阴囊阶段发生在孕第25～35周。如果在下降过程中受到环境因素以及发育异常的阻碍，就会形成隐睾症。隐睾症会导致睾丸生长发育不良及生精功能受损，在患儿出生后2年内还只有轻度的组织改变，表现为曲细精管的萎缩及间质化改变，2岁以后就会因为腹内温度等原因引起睾丸发育不全或睾丸萎缩。在双侧隐睾中，约90%以上的患者不育。此外，隐睾症也是睾丸癌发生的主要危险因素之一，由于睾丸先天性缺陷及周围温度较高，隐睾恶性变的危险比正常阴囊内睾丸高20～48倍；腹腔内睾丸恶性变的危险比腹股沟睾丸大5倍。隐睾症还会显著增加睾丸损伤、睾丸扭转、腹股沟疝等疾病的发生概率。

按照隐睾症的发病部位，隐睾症可分为腹腔内隐睾、腹股沟管内隐睾、异位隐睾、滑动性睾丸及无睾畸形。隐睾症的发病率在早产儿中高达45.3%，足月新生儿的发病率约为3.4%～5.8%，1岁儿童的发病率约为0.66%。单侧隐睾患者多于双侧隐睾患者，同时隐睾常发生在患者的右侧睾丸，有25%的隐睾位于腹腔内，70%的隐睾停留在腹股沟，约5%的隐睾则停留在阴囊的上方或其他部位。患儿在1岁以内睾丸仍有下降的可能，1岁后其睾丸下降的机会明显减少。阴囊及腹腔不同的温度环境对于睾丸的发育至关重要，直接影响男性未来的生育能力，因此，隐睾症一经发现，应尽早就诊，制订合理的治疗计划积极治疗。

隐睾症的治疗在患儿6个月至1岁期间可短期使用绒毛膜促性腺激素促进睾丸下降，1个疗程的绒毛膜促性腺激素使用量为50 U/kg肌肉注射（患儿体重在10 kg以内）或1500 U肌注（患儿体重为10～20 kg），单次绒毛膜促性腺激素的注射剂量不可超过2000 U，总剂量不得超过10000 U，隐睾患儿需每周1次，在连用4周后需再进行复查观察疗效；药物治疗对10%～15%的患儿有效，药物治疗无效则需尽快进行手术纠正，对于有明确鞘状突未闭、异位隐睾或医源性隐睾的患儿不应考虑使用激素治疗。外科干预在国外指南中通常要求对6个月以上患儿进行治疗，2019年国内指南经过修订确定6个月～18个月为手术最佳时机，手术方式有腹腔镜手术以及开放手术。对于不可触及的睾丸，腹腔镜手术应作为诊断和治疗的金标准，探查腹腔内睾丸的位置，是否存在睾丸缺如的情况。对于可触及的睾丸，手术时应充分游离精索及输精管，行鞘状突结扎，将睾丸固定至阴囊肉膜下层。术后注意防止感染及睾丸回缩，因此，其随访的策略也基于此目的，明确患儿睾丸发育的追赶性生长情况，建议术后2年间每3个月进行1次复查，此后每年复查直至18岁。

父母在男婴出生后的1年内，应在给孩童洗澡、更衣等时候认真检查孩童的阴囊及其内容物情况，一般在阴囊两侧都能摸到花生粒大小的睾丸，摸时有实物感。如果阴囊空虚，不能摸及睾丸或只有一个，应立即去医院积极诊治。

四、输精管、附睾、精囊发育异常

（一）输精管发育异常

男性的输精管发育主要来源于胚胎时期的中肾管。附睾、输精管、储精囊和射精管等器官都是随着胚胎成长，由中肾管逐渐发育而来。正常男性输精管长约30～35 cm，于附睾尾部起始，直接延续于附睾管，在前列腺的射精管处终止。输精管的管壁较厚，肌层比较发达，而管腔细小，触摸时可感觉到坚韧的条索状结构。输精管的作用主要为运输精子，其平滑肌产生协调的节律性收缩以输送精子，同时也具有调节精子活力和代谢、维持男性生殖系统完善的功能。

对于男性输精管的发育异常，目前主流的观点是在胚胎时期受到各种因素的影响导致其输精管发育停滞或发育异常。在这一时期，常因各种原因引起先天性输精管缺如进而导致精道异常，其主要是中肾管发育不良、退化、闭锁等情况所导致的，这是男性因梗阻性因素不育的重要原因之一，常与精囊腺缺如同时存在。根据缺如部位可分为：①先天性双侧输精管缺如；约占男性不育症的1%～2%。行精液检查时一般表现为无精子症。②先天性单侧输精管缺如；患者单侧输精管缺如，另一侧发育正常，表现为少精症或弱精症。③先天性双侧节段性输精管缺如，双侧部分输精管节段缺如，其精液表现等同于双侧缺如。该疾病的主要病因是基因突变，有研究报道约58%～88%的先天性双侧输精管缺如患者存在囊性纤维化跨膜转运调节因子的基因突变。因此，输精管发育异常可被认为是一种导致男性不育的遗传病。此外，感染、损伤、肿瘤等外因也会导致输精管管道梗阻，同样也会表现为精液质量下降及不育，但通常认为输精管梗阻为后天获得性疾病；先天性输精管缺如的确诊需行精液检查、精道造影、B超等检查，其中精液分析结果存在异常应警惕该疾病的潜在可能，对于保守治疗不能改善的患者，及时行B超及造影检查以明确诊断。先天性输精管发育异常一旦确诊，还应明确睾丸的生精能力，如睾丸尚存生精功能，可采用取精术并结合各种人类生殖辅助技术，帮助患者孕育下一代。也有少数患者可通过精道重建手术重新获得了自然生育的能力。

（二）附睾发育异常

附睾的先天性发育异常主要是附睾畸形或缺如。通常患者主诉无特殊不适，主要以不育症就诊。其病因尚不清楚。由于隐睾多合并附睾先天性发育异常，故其发生可能与隐睾具有相同的病因，即在胚胎的发生、发展过程中，其必需的睾酮水平过于低下，继发引起中肾管以及中肾小管发育不全或者完全未发育。中肾管完全不发育可导致先天性附睾、输精管缺如。若中肾管部分发育，即在某一部位中止，则可能在该部位形成闭锁。当附睾管曲折盘绕障碍时，可出现附睾明显延长，发生长襻形附睾先天性畸形。

附睾发育异常可分为两种，即附睾的发育障碍和/或睾丸的附着异常。附睾的发育障碍包括附睾缺如，头部囊性变，中部、尾部不发育，呈纤维索状闭锁，附睾明显变长呈长襻形等。可具体分为：①中肾管完全不发育，输精管、精囊及射精管均缺如。②中肾管发育不全，附睾体尾部和输精管缺如。③中肾管未发育演化为附睾管，而直接形成输精管、精囊和射精管，睾丸输出管与输精管相连。④无附睾，输精管不与睾丸连接，其近端呈盲端。附睾附着异常包括附睾与睾丸完全分离和部分分离。

由于患者无特殊不适及典型的雄性体征，附睾先天性发育异常通常不好诊断，只能根据影像学检查等对部分患者进行诊断，其中附睾缺如者由于先天性缺乏附睾无法进行治疗，其治疗的目的主要集中在解决生育的问题上。此时可行相关检查，若显示出患者睾丸生精功能正常，可行辅助生殖治疗以帮助生育。附睾畸形合并隐睾者，应及时行睾丸下降固定术以消除隐睾带来的相应并发症。

（三）精囊发育异常

在男性生殖系统的发育过程中，精囊伴随着原始睾丸的形成，开始分化为附睾管、输精管、精囊腺及射精管；在胚胎发育过程中，中肾管分化出精囊腺，每一根中肾管的尾端向外突出节形成精囊腺。环境因素或其自身因素引起中肾管发育不全，会进一步导致精囊腺的发育异常，同时常会伴有附睾、输精管等的发育异常。常见的精囊发育异常可分为以下几类：

1.精囊缺如

先天性精囊缺如一般不会单独出现，常合并输精管缺如或输精管末端异位开口。双侧精囊缺如者无生育能力，单侧精囊缺如者临床表现复杂多变，需要详细检查后才能确定，但不排除不育可能，精囊缺如无法进行有效治疗，与输精管及附睾缺如一致，评定睾丸的生精能力后采取辅助生殖技术进行生育弥补性治疗。

2.精囊囊肿

精囊囊肿同样也可能导致不育症。长期慢性精囊囊肿致精囊萎缩、功能严重减退，生育力也会降低。部分患者还合并慢性附睾炎，影响精子的游动能力。国内有报道精囊囊肿引起排尿困难约占9.1%、合并不育约占6.8%。根据囊肿发生的来源可将精囊囊肿分为精囊本身的囊肿和胚胎期副中肾管残端形成的囊肿两类。胚胎期副中肾管残端形成的囊肿常与其他泌尿生殖系统器官畸形（诸如尿道下裂、两性畸形、同侧肾不发育等）伴行。不论囊肿的来源如何，精囊囊肿均为单囊，大小不等，囊肿较多者可并发感染。较小的囊肿定期随访观察即可，较大者则需行囊肿切除术。手术可通过精囊镜经尿道去顶，也可经会阴手术，但均容易损伤生育能力。

3.精囊炎

通常为后天获得性疾病，常因细菌感染引发，通过抗感染治疗后可好转。

五、包茎及包皮过长

包茎及包皮过长是男性生殖系统最常见的先天性疾病。包茎是指包皮完全包裹住了龟头，龟头在任何时候都不能外露。包皮过长是指成年男子的阴茎皮肤长年包裹龟头，龟头无法完全外露；该疾病又可分为真性包皮过长和假性包皮过长：真性包皮过长是阴茎勃起后龟头仍无法完全外露；假性包皮过长则是指平时龟头不外露，但阴茎勃起后可以完全外露。

包茎大多数为先天性，据统计，新生男婴98%以上都存在包茎，随着孩童的年龄增长，92%以上的男童在约5岁都能将包皮上翻龟头外露，也存在极少一部分男性至成年后龟头仍无法外露，一部分是包皮口缩窄无法外露，也有一部分患者是因为长期包皮垢未进行有效清理而引起相应的反复性感染导致包皮内的粘连而不能翻起。目前主流的观点为包茎对身体的危险程度要远大于包皮过长，如包皮口狭窄等会使得排尿时包皮鼓起如球，排尿不畅，引起膀胱括约肌剧烈收缩，使膀胱内压增大，导致尿液反流进入输尿管引起上尿路感染、肾积水、输尿管及肾盂扩张，甚至肾功能损害等严重并发症。因此，包茎的患儿超过5岁包皮无法外翻建议尽快处理，行包皮口扩张或包皮环切术。大多孩童因为包皮垢等原因，出现尿路感染及尿频等症状则会早早就诊，大多都能在医师及家长的指导下，上翻包皮排出包皮垢，对于此类包皮过长患儿及成年患者，是否需行包皮环切术，目前业界仍存在争议；目前考虑还是主要根据患者、配偶及家属的意愿考虑手术治疗。当前倡导行包皮环切的主要依据在于：包皮过长会阻碍青春期的阴茎生长，影响性生活的和谐，滋生细菌给配偶带来感染风险，且这也是阴茎癌及子宫癌的高危因素之一；而建议保守观察的依据在于：手术本身会带来麻醉及感染等诸多风险，如果没有包皮炎、龟头炎、包皮坎顿等疾病，包皮过长本身就不是一个手术适应症，WHO调查发现包皮环切后44%的男性感觉对性生活有利，22%的患者则出现勃起障碍、早泄等诸多问题。因此，无明显适应症的情况下，环切手术应当慎重。

有几种类型的患者是必须做包皮环切术：①包茎患者；②反复感染的患者；③包皮易嵌顿患者；④合并良性肿瘤及尖锐湿疣的患者；⑤对性生活有影响的患者；⑥闭塞性龟头炎的患者。有几种类型患者在青春期前是不能做包皮环切术的：① 隐匿性阴茎患者；②尿道上、下裂患者；③璞状阴茎患者；④阴茎弯曲畸形患者等。在决定行包皮环切术前，应咨询省、市级公立医院的泌尿外科医师，切勿前往非正规私立男科医院就诊。

一旦决定行包皮环切术，目前建议手术的最佳年龄是学龄前，行包皮环切术后，饮食以清淡为主，服用抗生素及抑制勃起的药物等，经过一次换药后7～10天创面基本可以愈合，但是完全愈合需1个月左右。因此，成年患者的房事也应在术后1个月后进行，1个月内应严格禁欲，常规的体育运动不会构成危害，但应避免湿水、压迫等以免导致感染，保持阴茎头向上的固定位置可以减轻包皮水肿的发生。

六、治疗和康复

男性生殖器官的先天性畸形除了包皮过长外，大多疾病都可能会影响生育能力及正常性生活和谐。因此，这类疾病的治疗也是以改善男性生育能力、增进夫妻性生活和谐为主。对于睾丸、附睾、输精管、精囊的缺如或发育不良，外科干预通常是无效的，且目前不存在有效药物对患者的功能进行改善，只能是保护好患者剩余的生育功能，但是患者可以借助人工辅助生殖技术满足患者及家庭的生育要求。对于一些需要外科干预的男性生殖器官先天性畸形，如隐睾症、睾丸扭转、精囊结石、包茎等，外科手术还是必要的，且手术时间较短，患者恢复较快，术后2周基本能够恢复正常生活，但术后应遵医嘱，注意术后护理，定期复查随访，评估手术效果，防止远期并发症的产生，此外，还需进一步培养健康、积极、乐观的生活态度及生活方式。

七、预防和健康管理

关于男性生殖器官先天性畸形的预防还是重在对夫妻双方家族史的必要了解及积极的婚前检查，一旦孕育男性宝宝，父母双方都应积极关注孩童的生殖器官的发育情况，出现异常应及时前往医院就诊，配合专科医生诊疗，定期复查随访，以促进患儿健康成长。对于发育缺陷的患儿，应持续做好心理辅导及内心建设工作，必要时前往心理卫生科就诊，使其能积极、健康地面对未来人生，促进其完美人格的养成。此外，与其他的泌尿系先天性畸形预防相一致，孕妇一定要在预产期内进行科学的围产期保健，定期产检、及时筛查；应避免接触猫狗等宠物，慎用或不用对胎儿发育可能造成影响的药物，戒烟、酒及含对人体有害成分的化妆品等，保证饮食健康，生活规律，从而促进胎儿的健康发育。

（何綦琪）

参考文献

[1] LI Z Y, CHEN Y M, QIU L Q, et al. Prevalence, types, and malformations in congenital anomalies of the kidney and urinary tract in newborns: A retrospective hospital-based study [J]. Italian Journal of Pediatrics, 2019, 45(1): 1-7.

[2] DARR C, KRAFFT U, PANIC A, et al. Renal duplication with ureter duplex not following Meyer-Weigert-Rule with development of a megaureter of the lower ureteral segment due to distal stenosis—A case report [J]. Urology Case Reports, 2020, 28: 101038.

[3] PAWAR A S, THONGPRAYOON C, CHEUNGPASITPORN W, et al. Incidence and characteristics of kidney stones in patients with horseshoe kidney: A systematic review and meta-analysis [J]. Urology Annals, 2018, 10(1): 87.

[4] ROUSSEL E, TASSO G, CAMPI R, et al. Surgical management and outcomes of renal tumors arising from horseshoe kidneys: Results from an international multicenter collaboration [J]. European Urology, 2021, 79(1): 133-140.

[5] KOZLOV V M, SCHEDL A. Duplex kidney formation: Developmental mechanisms and genetic predisposition [R]. F1000Research, 2020, 9: F1000 Faculty Rev-2.

[6] 徐虹，龚一女，吴明妍. 中国儿童先天性肾积水早期管理专家共识 [J]. 中国实用儿科杂志，2018，33(02): 7-14.

[7]《腹腔镜肾盂成型术手术规范专家共识》专家组. 腹腔镜肾盂成形术手术规范专家共识 [J]. 微创泌尿外科杂志，2020(6): 6.

[8] MARZUILLO P, GUARINO S, SESSA A D, et al. Congenital solitary kidney from birth to

adulthood [J]. The Journal of Urology,2020,205(5):1466–1475.

[9] SZYMANSKI K M,FUCHS M,MCLEOD D,et al. Probability of bladder augmentation,diversion and clean intermittent catheterization in classic bladder exstrophy: A 36 - year, multi - institutional, retrospective cohort study [J]. The Journal of Urology,2019,202(6):1256–1262.

[10] 中华医学会小儿外科学分会泌尿学组.尿道下裂专家共识 [J]. 中华小儿外科杂志,2018,39(12):6.

[11] VAVILOV S,SMITH G,STARKEY M,et al. Parental decision regret in childhood hypospadias surgery:A systematic review [J]. Journal of Paediatrics and Child Health,2020,56(10):1514–1520.

[12] 涂响安.包茎和包皮过长及包皮相关疾病中国专家共识 [J]. 中华男科学杂志,2021,27(9):8.

[13] ZITZMANN M,AKSGLAEDE L,CORONA G,et al. European academy of andrology guidelines on klinefelter syndrome endorsing organization:European society of endocrinology [J]. Andrology,2021,9(1):145–167.

[14] BATRA N V,DEMARCO R T,BAYNE C E. A narrative review of the history and evidence-base for the timing of orchidopexy for cryptorchidism [J]. Journal of Pediatric Urology,2021,17(2):239–245.

第十一章
肾囊性疾病诊疗及健康管理

肾脏是体内最常见的囊肿形成部位之一。肾囊性疾病包括散发的疾病和遗传因素导致的先天性疾病或后天性疾病，病灶呈圆形或椭圆形，可为单发或多发，可在单侧或双侧肾脏中存在。肾囊性疾病的发病率很难统计，这主要是因为多数肾囊性疾病没有相关症状，诊断率不高。对于有症状的肾囊性疾病，通常需要多学科团队的评估和治疗。本章将讨论肾囊性疾病及其健康管理的相关内容。

第一节　概　述

肾脏的囊肿主要来源于肾小管空腔，由一层部分分化的上皮细胞组成，包围着一个充满尿样液体或半固体物质的空腔，可由鲍曼囊和肾乳头尖端之间的任何肾小管结构发育而来。有些囊肿具有囊肿状或梭状结构，如憩室，有些囊肿可能与肾小球、肾小管、集合管或肾盏连通，或者最初连通，后来分离。多囊肾是其例外之一，发生于肾单位形成前，由后肾发育的异常诱导、原发性肾母细胞异常或肾发育早期发生的阻塞所致。另一个例外是良性多房囊肿，代表良性肿瘤的生长。

肾囊肿发生、发展的重要基本过程包括：肾小管段上皮细胞增殖、扩张小管段内积液、胞外基质组织和代谢紊乱。在增殖的上皮细胞中，分泌和吸收的不平衡引起液体在正常肾小管中的净积聚。在Henle氏环之外，肾小管细胞具有在刺激下分泌盐分和液体的能力。这种分泌功能与更强大的钠离子（Na^+）吸收机制相互竞争。在Na^+吸收减弱的情况下，会出现氯化钠（NaCl）和液体的净分泌。

所有囊性疾病均可见囊肿内及周围的细胞外基质异常。在囊肿形成初期，Ⅰ型胶原及Ⅳ型胶原、金属蛋白酶活性物及抑制物、整合体及β-连锁蛋白的表达变化可能预示着细胞外基质重塑在肾囊肿发病机制中的重要作用。小鼠层阻断蛋白α5基因亚型突变导致多囊肾病（polycystic kidney disease，PKD）。

迄今为止，引起囊肿上皮细胞的异常分化和功能行为的机制还不完全清楚。有证据表明，一种长期被忽视的被称为初级纤毛的结构在维持上皮细胞分化方面是必不可少的。肾小管上皮细胞初级根尖纤毛的结构和功能缺陷可能在决定囊性发育和囊性上皮的异常分化和行为以及在各种形式的人和啮齿动物囊性疾病中具有核心作用。目前已经发现了几个参与了这些上皮细胞调节的新的信号通路，这些信号通路为预防囊性变或延缓其发展提供了新的靶点。

不同原因的肾囊性疾病可能在形态上相似，而同一种病因也可能会引起一系列不同的肾脏病变。例如，在常染色体恶性遗传性多囊肾病（autosomal recessive polycystic kidey disease，ARPKD）、结节性硬化症、von Hippel-Lindau病和获得性肾囊性疾病（acquired renal cystic disease，ARCD）中，在囊肿内部存在增殖性结构，这些增殖性结节或息肉可突入囊肿腔。但是这些生长情况彼此之间也不完全相同。在ARPKD和髓质海绵肾这两种完全不同的临床疾病中，都可以观察到扩张的集合管。

一、肾囊性疾病的分类

肾囊性疾病可分为遗传疾病性和非遗传性疾病两大类。

（一）遗传性疾病

1. 常染色体隐性遗传性多囊肾病（ARPKD）（婴儿型）
2. 常染色体显性遗传性多囊肾病（ADPKD）（成人型）

青少年肾单位与髓质囊性疾病复合体

青少年肾单位增多症（常染色体隐性遗传）

3. 髓质囊性疾病（常染色体显性遗传）
4. 先天性肾病（家族性肾病综合征）（常染色体隐性遗传）
5. 家族性肾小泡性疾病（常染色体显性遗传）
6. 伴有肾囊肿的多发性畸形综合征（结节性硬化症、VHL病等）

（二）非遗传性疾病

1. 多囊肾（多囊增生异常肾）
2. 良性多房囊肿（囊性肾瘤）
3. 单纯性肾囊肿
4. 髓质海绵肾
5. 散发性肾小球囊性肾病
6. 肾憩室（肾盂源性囊肿）

二、肾囊性疾病形成的原因

研究发现，无论哪种类型的肾囊性疾病，其病灶结构特征都存在相似性。在肾囊性疾病发生的早期，病灶和肾小管之间通过流入通路连接。当病灶直径超过2 mm时，大部分脱离其起源的肾小管部分，出现内部充满液体的封闭性空洞，覆盖上皮组织。近期研究发现，肾囊性病灶形成过程中存在肾囊上皮增生及囊液分泌异常。一般肾囊性疾病的形成原因分为以下几类：

（一）先天性发育不良

先天性发育不良可以引起许多疾病。对于肾囊肿性疾病，主要是髓质海绵肾、引起发育延迟的多囊肾病等，先天性发育不良患者的胚胎基因一般无改变，因此与遗传或基因突变引起的肾囊性病变不同。

（二）基因突变（遗传与非遗传）

多囊肾病多由亲本基因遗传，亲本基因遗传可分为常染色体显性遗传和常染色体隐性遗传。但有的多囊肾病既不是亲本基因遗传也不是先天性发育不良所致，有的是胚胎形成过程中基因突变所致。在胚胎形成过程中，由于外部因素的作用，重要基因发生突变，形成多囊肾病。这种情况很少见，但有可能发生。因此，部分多囊肾病患者无家族遗传史。

（三）各种感染

感染引起机体内部环境的变化，从而创造有利于囊肿基因变化的外部条件，增强囊肿内部因子的活性，从而促进囊肿的形成和生长。身体任何部位的任何感染都会通过血液进入肾脏，影响囊肿。一旦囊肿发生感染，不仅会加重临床症状，还会进一步加快囊肿的生长，加重对肾功能的损害。常见感染包括上呼吸道感染（包括感冒）、尿路感染、胃肠道感染、皮肤感染、创伤感染、器械感染等。也就是说，细菌感染和病毒感染对囊肿有很大的影响。

（四）毒素

毒素作用于人体，对各种细胞、组织、器官造成损害，导致疾病，甚至危及生命，也是引起基因突变、先天性发育不良等现象的主要原因之一。常见毒素包括杀虫剂、某些化学物质、辐射、污染等。特别是一些药物还具有肾脏毒性，使用不当容易造成肾脏损害。这些药物包括卡那霉素、庆大霉素、磺胺、消炎痛等。

影响因素很多，但肾囊性疾病的确切发病机制尚未完全阐明。学者提出了其他理论来解释肾囊肿的形成机制。例如，Rankin等人提出了“成熟停止假说”。Germino等人认为基因突变是肾囊肿形成的必要条件，但不是充分的条件。其他因素的“第二次打击”可能更为重要，Lin等人发现异常凋亡机制也可能是肾囊肿形成的机制。

三、肾囊性疾病的诊断

肾囊性疾病通常没有特征性的临床症状，一些患者可以终生无症状。许多患者通常在其他疾病检查或身体检查中发现疾病，超声扫描和CT对肾囊性疾病的诊断起着重要的作用。疾病的临床症状根据囊肿的数量、大小、位置、是否处于进展状态或处于静止状态，是否伴有出血、钙化、感染、恶变、高血压、肾功能障碍而不同。患者偶尔有腰部和腹部不适或疼痛。在囊肿巨大的情况下，患者可以接触到腹部的肿块。

（一）超声

超声是肾囊性疾病的首选检查方法。超声检查无创性，能准确区分囊性或实性肿瘤，能发现直径小于0.5 cm的囊肿。囊性病变的典型表现为囊肿轮廓清晰，通常为圆形和椭圆形，囊肿内无回声，可见囊壁有强烈回声。当囊壁显示不规则回声或有限回声增强时，应警惕恶变；当发生继发感染时，囊肿壁变厚，病变区有细微回声，囊肿出血时回声增强。超声提示多发囊肿应与多房囊肿和多囊肾鉴别。超声对肾上腺囊性疾病的诊断准确率为98%。囊径小，囊壁钙化，囊内出血，感染，患者肥胖，或操作人员不熟练，容易造成漏诊或误诊。动静脉瘘型肾内血管畸形与肾囊肿难以区分——因为内容物都是液体。在这种情况下，脉冲多普勒超声更有价值。由于B超成像为二维图像，不能完全准确地显示病变的解剖位置及囊肿对肾盂和肾盏的影响。

（二）静脉尿路造影

造影可见肾盂和肾盏发生压力变形，边缘光滑，无充盈缺损，有肾盂或一个以上肾盏移位、变形、伸长等。髓质海绵肾和肾多房囊肿有相似的特征性变化，对诊断有重要意义。然而，当肾功能严重受损时，造影图像不清晰。

（三）CT

肾囊肿在CT上呈均质圆形或圆形团块，可突出肾脏，与肾脏实质边界清楚。由于两者CT值有明显差异，肾囊肿呈低密度影像，影像均匀，CT值与水相似，接近于零，静脉注射造影剂后无增强效果。囊肿光滑均匀，呈圆形或椭圆形，但固体肿瘤通常不规则（图11-1）。CT对囊性和实性占位性病变的诊断准确率达90%以上。少数误诊主要是由于技术因素。误诊通常发生在一些小肾囊肿的诊断中，主要是由于一些体积效应。另外，感染性囊肿、出血性囊肿、钙化囊肿等不典型的肾囊肿，仅凭CT无法明确确定。

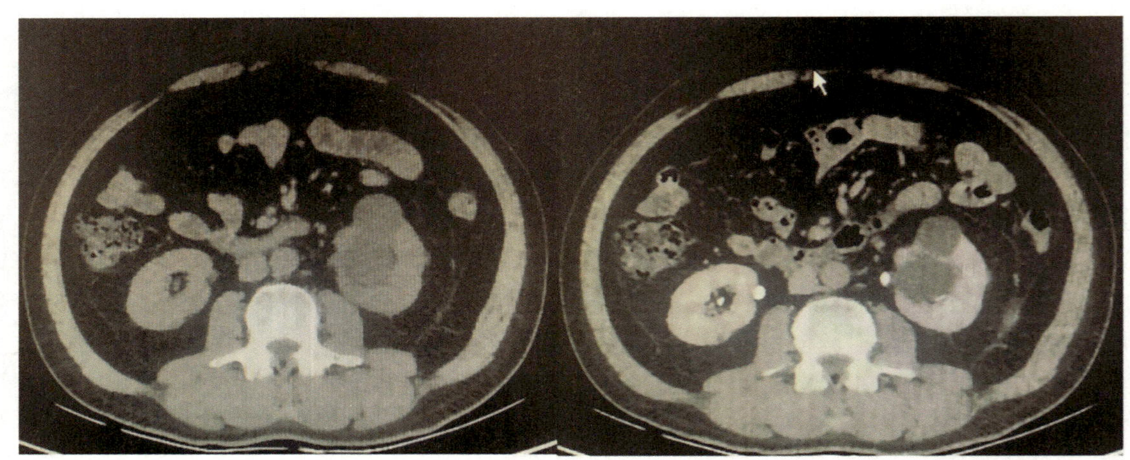

A.平扫显示左肾多发囊肿；B.增强CT排泄期显示左肾中部盂旁囊肿

图11-1　肾囊肿的CT影像

（资料来源：兰州大学第二医院）

（四）磁共振成像（MRI）

磁共振成像在确定囊肿液成分方面具有独特的优势，有助于判断囊肿的性质。如果包膜内出血，血红蛋白被代谢，亚铁被氧化为顺磁性铁（Fe^{3+}），在T_1WI扫描期间会显示长信号，即信号强度弱。随着铁离子浓度的增加，T_2WI缩短。此外，由于MRI不使用碘化造影剂进行对比，因此，MRI可用于终末期肾衰竭的诊断。

（五）肾囊肿的Bosniak分型及临床意义

自1986年首次引入肾囊肿的Bosniak分类法以来，泌尿科医生和放射科医生已接受该分类法，并用于临床指导肾囊肿的诊断和治疗。根据囊肿形态和影像学特征，囊肿可分为5种类型：

Ⅰ型：良性单纯囊肿，发线样囊壁，分离，钙化，无实性成分，CT测量水样密度，无强化。

Ⅱ型：良性囊肿，少量细小分离，囊壁或隔壁有小钙化，小于3 cm，高密度边界尖锐、未增强的囊肿。

ⅡF型：囊性病变（需随访）较分离，细小分离及囊壁强化，有小部分囊壁或分离增厚，可结节样钙化，但未强化，软组织未强化，3 cm以上，密度高，完全位于肾内的肿瘤属于该级，该级病变边界明显。

Ⅲ型：不能定性的囊性肿瘤（需手术），有厚而不规则的分离或囊壁，可见强化。

Ⅳ型：恶性囊性病变（要手术），有增强的软组织成分。

Ⅰ型肾囊肿、Ⅱ型肾囊肿和ⅡF型肾囊肿可以在无须手术治疗的情况下进行密切随访。Ⅲ型肾囊肿、Ⅳ型肾囊肿需要手术治疗。

第二节　单纯性肾囊肿

一、病因及流行病学

单纯性肾囊肿（simple kidney cysts）是人类肾脏中最常见的囊性病变。囊肿通常是椭圆形到圆形，单发或多发，单侧或双侧肾脏发病，囊内充满了类似等离子体的透明或稻草色液体。囊肿不与肾单位的任何部分相连——尽管囊肿最初可能起源于肾单位的一部分。单纯性肾囊肿可能在胎儿期的任何时间出现，最早在妊娠14周就可以被发现。从出生到18岁，单纯性肾囊肿的发病率相当稳定，从0.1%到0.45%不等，平均发病率为0.22%。然而在成年人中，发病率随年龄增长而增加，40岁发病率为20%，60岁发病率达50%。复旦大学附属中山医院在上海市内20岁以上人群中调查单纯性肾囊肿的发病率，通过超声检测，在3713人中发现124例单纯性肾囊肿，发病率为3.34%。其中男性发病率为4.00%，女性发病率为2.13%，男性患者与女性患者比例为1.88∶1。肾囊肿患者的年龄以40～69岁居多，占全部患者的84.7%。可见，单纯性肾囊肿多见于中老年患者。

单纯性肾囊肿是先天性还是后天性尚不清楚。其起源可能与多囊肾相似，二者的差别可能只是病变程度的差别。另一方面，动物实验通过引起肾小管阻塞和局部缺血而产生单纯囊肿；这表明病变是可以后天发生的。当单纯性肾囊肿生长时，它会压缩，从而可能破坏肾实质，但很少会导致肾功能损伤。囊肿也可能位于压迫输尿管的位置，导致进行性肾积水。感染可能会使情况复杂化，慢性透析可导致获得性肾脏囊性疾病。有的囊肿也可以自行消失。

单纯性肾囊肿大小不一，从<1 cm到>10 cm不等，大多数直径在2 cm以内。囊壁厚度不同，没有肾组织。囊壁光亮，组织学上是单层扁平或立方状上皮，内充满透明浆液。由于囊肿随着年龄的增长越来越常见，因此被认为是后天性病变。一些囊肿可能被部分间隔小梁化，部分间隔将腔分成广泛互连的小室。这些有间隔的单纯性囊肿应与多房囊肿相鉴别。囊肿通常发生在皮质，并导致肾脏形态改变，但也可能起源于深皮质或明显的髓质，不与肾盂连通。囊壁通常薄而透明，但可能因早期出血或感染而增厚、纤维化甚至钙化。

二、临床表现

单纯性肾囊肿最常见的症状是腰部或背部的间歇性钝痛。囊肿合并出血会引起突发的严重疼痛。患者偶尔会出现胃肠道症状，需与消化性溃疡或胆囊疾病相鉴别。囊肿较大时可能会发现腹部有肿块。如果囊肿合并有感染，患者通常会出现腹部疼痛、不适和发热。体格检查通常没有阳性体征，部分患者可触及肾区包块，合并感染时肾区可能有压痛。多数情况下囊肿常在超声、CT或尿路造影术中偶然发现。然而，较大的囊肿会导致腹部肿块或疼痛，或压迫肾脏导致高血压，患者可能因相关症状就诊发现。囊肿也可引起肾盏或肾盂梗阻导致肾积水，外力可能导致囊肿破裂进入肾盂，维持连通，成为假肾憩室。相反，如果肾憩室和肾盂之间的连通受到阻碍，则可能形成单纯性肾囊肿。通过组织学检查可以区分这两种疾病。理论上，肾憩室壁覆盖尿路上皮细胞，而单纯性肾囊肿的壁表面覆盖着单层扁平或立方状上皮细胞。囊肿会随着年龄的增长而增加，通常是缓慢的。其大小和位置的变化会对肾脏和周围组织造成继发影响，应引起重视。如果囊肿迅速增大，应注意出血或癌变的可能性。

三、检查及诊断

（一）实验室检查

尿分析结果通常正常，镜下血尿少见。肾功能检查结果正常，除非囊肿为多发性双侧囊肿（罕见）。即使肾脏被广泛破坏，另一个肾脏的代偿性肥大也会维持正常的总功能。

（二）影像学检查

1.超声检查

肾超声检查是一种无创性诊断技术，在高比例病例中区分囊肿和实性肿块。如果超声检查结果提示囊肿，可以在超声引导下行穿刺抽液。为了提高超声的准确性，造影增强超声（CEUS）可作为检测肾囊肿是否有增强的手段，且无需CT或MRI进一步评估。大多数单纯性肾囊肿都是偶然发现的。典型的良性单纯性肾囊肿有以下超声表现：（1）无内部回声；（2）存在薄、清晰的壁，边缘光滑而明显；（3）声波在囊内的良好传播，随后在囊后有声学增强；（4）球形或略卵圆形。如果囊肿符合这些标准，则基本可以排除恶性肿瘤。

2.CT扫描

CT扫描是区分肾囊肿和肿瘤的最准确手段。囊肿CT值与水相似，但肿瘤密度与正常薄壁组织密度相似。造影剂静脉注射后，实性肿块呈现增强效应，但是囊肿没有增强。囊壁与肾脏实质边界清楚，但肿瘤并非如此。囊壁薄而肿瘤壁不薄。在许多情况下，CT扫描可以很好地代替囊肿穿刺鉴别囊肿和肿瘤。肾盂旁囊肿通常需要CT诊断，它们经常散布在集合系统和肾门结构之间，因此超声检查容易误诊。单纯囊肿CT诊断标准为：①边界清楚，囊壁薄而光滑，囊肿呈圆形或椭圆形；②密度均匀，CT值接近零，范围为-20～20 HU，与水CT值相似，增强扫描无增强。静脉尿路造影有助于诊断大型单纯性肾囊肿。静脉尿路造影可显示肾实质或输尿管压迫囊肿的程度，通常显示平滑的弧形凹陷，与肾盂和肾盏不相连。

3.MRI

尽管MRI在确定囊液的性质方面更具特异性，但在肾囊肿的诊断价值上并不优于超声和CT。Marotti等人发现，如果液体在T_1加权像上有低信号（类似于尿液），即使囊壁很厚或存在间隔，囊肿也是良性的。T_2加权图像用极其明亮的图像识别出血性液体。有人认为磁共振成像可以导致很大一部分囊肿的分级发生变化，这可能是因为软组织和对比度分辨率很好。总之，大多数简单的肾囊肿易于诊断。主要的诊断困难是确定囊肿是否伴有恶性病变。当囊肿为弥漫性、多发性和双侧性时，必须考虑ADPKD，并可使用CT和超声对其进行鉴别。这有助于确定其他家庭成员是否有ADPKD、肾功能障碍和其他ADPKD表现。

4.囊肿穿刺和囊液检查

通过超声、CT、MRI的并用，肾囊肿诊断的精度大幅提高，而且是一种无创检查，因此囊肿穿刺很少被使用。囊肿穿刺可选择性地应用于以下情况：①有感染的嫌疑。穿刺用于治疗和诊断。囊肿并发感染时，提取的液体暗而浑浊，脂肪和蛋白质含量适度增加，淀粉酶和LDH含量显著增加，细胞学检查见有大量炎性细胞。在囊肿液体培养物中可以发现病原体。该方法的诊断准确率接近100%。②超声回波低，CT表现正常。③肾脏疾病不确定，不适合手术。

（三）鉴别诊断

1. 肾癌

肾癌与肾囊肿相比往往位于肾脏更深的部位，因此导致肾盏更大的扭曲。血尿多见于肿瘤，少见囊肿性血尿。如果实质性肿瘤侵犯腰大肌，X射线平片上界限通常不清晰。转移性肾癌患者会出现体重和体力下降，可触及锁骨上结节，X射线胸片显示转移结节等，除此以外，肾癌还可能出现红细胞增多、高钙血症和红细胞沉降率增加等全身改变。然而，必须记住的是，单纯性肾囊肿壁可能会发生癌变。超声、CT扫描或MRI在鉴别诊断中具有重要作用。值得指出的是，对于所有的肾脏占位性病变，均需谨慎地排除肿瘤性病变的可能。

2. 多囊肾

多囊肾几乎总是双侧的。造影可见弥漫性肾盏和肾盂扭曲；而单纯性肾囊肿通常是单侧的。多囊肾通常伴有肾功能受损和高血压；单纯性囊肿则不是。

3. 肾皮质脓肿

肾皮质脓肿很少见，常见发热、疼痛等症状，发病前数周可有皮肤感染史。CT扫描通常会显示出脓肿轮廓。通过比较患者仰卧和直立时肾脏的位置，可能发现肾脏位置固定，可能是脓肿粘连所致。血管造影显示没有血管病变。镓-67扫描可显示病变的炎性，但单纯性肾囊肿合并感染可能具有类似的表现。

4. 肾结石

结石所致的肾积水可能表现出与单纯性肾囊肿相同的症状和体征，但尿路造影表现却截然不同。肾囊肿导致肾盏扭曲；肾积水时，肾盏和骨盆因梗阻而扩张。急性或亚急性肾盂积水通常因肾盂内压力增加而产生更多局部疼痛，更容易并发感染。

5. 肾外肿瘤

肾外肿瘤（如肾上腺肿瘤、混合腹膜后肉瘤）可使肾脏移位，但侵犯肾脏、扭转肾脏较少。如果肾脏的棘球蚴囊肿与肾盂不连通，则很难将其与孤立肾囊肿区分开来，因为尿液中不会出现头节或小钩。肾包虫病所致囊肿的壁通常在X射线检查中显示钙化。包虫病的皮肤敏感性试验对鉴别诊断有帮助。

四、治疗及康复

无症状的单纯性肾囊肿在排除恶性肿瘤的情况下通常不需要手术治疗。大的肾囊肿可能会引起腹部或腰部疼痛，但在诊治时应排除其他疼痛来源。单纯性肾囊肿有时还会有其他症状，例如囊肿出血可导致疼痛，囊肿压迫可引起肾盏或肾盂梗阻。在极少数情况下，可能会由于囊肿压迫引起周围肾实质的节段性肾缺血导致高血压。囊肿合并感染是一种罕见的严重并发症，患者表现为发热、腹痛，常伴有交感性胸腔积液。患者大多为女性，最常见的病原体是大肠杆菌，尿液培养通常呈阴性。因此，单纯性肾囊肿的治疗应与症状相对应。良性单纯性肾囊肿引起肾盂杯闭塞或高血压时，可以进行手术、摘除囊肿顶部或经皮抽吸液体并注射硬化剂来解决该问题，尤其是在囊液抽吸后囊肿复发的情况下。囊液抽吸术中注射的硬化剂包括葡萄糖、苯酚、碘代苯甲酸盐（泛不透明）、磷酸铋和无水乙醇，但没有哪种是确切有效的。感染的囊肿则必须引流，并给予适当的抗生素。开放或腹腔镜肾囊肿去顶术（经腹膜或腹膜后）是治疗有症状的单纯性肾囊肿的合理选择。总的来说，单侧肾囊性疾病的特征是大小不一的囊肿并排出现，集中于肾脏某一极。现在，遗传学研究已经可用于诊断ADPKD、TSC和VHL病，单侧肾囊性疾病的诊断可以更容易地得到证实。

如果肾超声、CT或MRI不能明确诊断，则可能需要行肾血管造影或囊液针吸活检。如果需要抽吸，可以在超声引导下进行。透明液体是良性囊肿的特征，应通过细胞学评价予以确认。有些情况下在囊液抽吸后将造影剂注入囊肿，可以更彻底地评估囊肿壁。囊肿壁光滑则多提示良性囊肿。如果抽吸的囊液中含有血液，则要考虑恶性的可能，应进行手术探查。超声检查对囊肿患者的随访很有用。如果囊肿合并感染，应进行抗菌治疗，但是由于抗菌药物在囊液中的浓度非常低，所以经皮囊肿穿刺引流是首选。经皮引流失败时，则应考虑行包括肾囊肿壁在内的肾部分切除术。如果出现肾积水，切除囊肿有助于缓解尿路梗阻，使抗菌治疗更有效。

五、预防及健康管理

使用超声和CT扫描可以非常准确地诊断单纯囊肿。建议每年进行一次超声检查，作为追踪囊肿大小、形态和内部一致性变化的方法。如果变化表明有癌症，可以进行CT扫描，必要时可以进行抽吸以确定诊断，但大多数囊肿诊断并不困难。Ⅰ型Bosniak肾囊肿和Ⅱ型Bosniak肾囊肿无须手术，应定期随访，每3个月至半年进行一次超声检查。BosniakⅡF型肾囊肿患者应密切随访，每6个月进行CT增强扫描或MRI检查，如无进展，每年随访一次，至少持续5年。如果仍然没有进展，可以根据个人情况每年进行一次随访，也可以适当延长随访时间。

第三节　多囊肾病

多囊肾病（PKD）是最常见的肾脏囊性疾病之一，人类早在1888年就发现了这种疾病。其特点是多个大小不同的囊肿，导致双侧肾脏体积增大、功能性肾组织减少。以往认为多囊肾病的病因可能是胚胎发育期间肾小管与集合管连接不畅，阻碍尿排泄，形成肾小管滞留囊肿，这与一些学者认为的髓质海绵肾的发病机制类似。随着疾病的进展，肾实质逐渐变薄，正常肾单位减少，最终无法维持正常的肾功能。多囊肾病不同于多发性单纯性肾囊肿和多房性肾囊肿，是一种先天性遗传病。从遗传学研究的角度，多囊肾病一般可分为常染色体显性遗传多囊肾病（ADPKD）和常染色体隐性遗传多囊肾病（ARPKD）。

一、常染色体显性遗传性多囊肾病（ADPKD）

（一）病因及流行病学

ADPKD是迄今为止最常见的遗传性肾囊性疾病，发病率约为1/1000至1/400。ADPKD是引起肾衰竭的重要病因。从理论上讲，这一致病基因有100%的外显性。由于它是以常染色体显性方式传播的，50%的患者子女也会患病。阳性家族史是诊断ADPKD的主要标准之一，但约10%的病例无家族史。在受影响的人中，96%的人将在90岁前出现相关临床症状。大多数病例在40～50岁之间得到确诊，但也有新生儿和婴儿期的确诊病例。一般来讲，所有携带致病基因的人都会表现出这种疾病（尽管不一定有症状），但肾衰竭在40岁之前很少出现，除非患者在婴儿时期即发病，在这种情况下，疾病的预后多半不良。患者通常会伴随肝囊肿、胰囊肿、脾囊肿、肺囊肿、Willis环动脉瘤（浆果状动脉瘤）、结肠憩室主动脉瘤及二尖瓣脱垂等。

PKD1蛋白和PKD2蛋白，即多囊蛋白-1（PC1）和多囊蛋白-2（PC2），是跨膜蛋白，很可能形成功能复合物。当正常工作时，PC1和PC2通过若干途径抑制细胞增殖。PC1作为位于肾小管细胞的一次纤毛上的机械接受器发挥作用。这些纤毛从细胞表面侵入导管和小管的管腔，阻碍这些纤毛组装的突变会引起许多肾囊性疾病。ADPKD、ARPKD和肾病（NPH）基因的产物至少部分地定位于这些原发纤毛。PC1与含有钙（Ca^{2+}）通道的PC2结合。当流经小管的含钙尿液刺激PC1的机械感受器时，PC2的钙通道打开，钙离子进入细胞。该过程包括各种信号途径，例如cAMP、细胞外调节激酶（ERK）、哺乳动物雷帕霉素靶向（mTOR），以调节肾小管细胞的生长状态。纤毛可能是这种信号传递的组织中心。在ADPKD中，多囊蛋白不能正常发挥作用，这些增殖途径不受阻碍，导致不同程度的囊肿形成。在多个ADPKD动物模型中，cAMP水平升高，改变cAMP的生化进程似乎会影响肾囊肿的发生和发展。例如，cAMP被磷酸二酯酶降解，干扰咖啡因和甲基黄嘌呤产品（如茶碱、磷酸二酯酶）活性，提高ADPKD患者上皮细胞培养物中的cAMP水平，增加肾细胞培养物的囊肿形成。对cAMP的异常反应与Ca^{2+}通道活性的改变直接相关，并导致囊肿衍生细胞的异常反应。这也被证明是由丝裂原激活蛋白激酶/细胞外调节激酶（MAPK/ERK）信号通路的cAMP刺激调节的，这导致PKD肾上皮细胞的异常细胞增殖。

（二）临床表现

本病的严重程度不一，严重的可导致胎儿死亡或新生儿死亡，轻者直到老年肾功能也可维持正常。相关肝脏病变和肾外表现的特征也可能是可变的。PKD1基因和PKD2基因突变是关键，但家族内变异也表明遗传背景和环境因素也会影响疾病的最终临床表现。通常来说，ADPKD患者的家庭成员均需要定期接受超声筛查，可以在进展至肾衰竭前发现大量无症状的肾囊肿儿童患者。双侧肾疲劳是常见的表现，但17%的病例是异步或不对称的，尤其是儿童。这些极端形式的不对称性被称为单侧ADPKD，随着年龄的增长，对侧肾脏的受累变得明显。

通常，体征或症状最早多出现在30岁至50岁时，主要包括镜下血尿或肉眼血尿、腹痛、胃肠道症状（可能继发于肾体积增大的压迫或相关结肠憩室）、肾狭窄（继发于血栓或结石）、高血压，其中50%的患者可发现镜下血尿或肉眼血尿。由于ADPKD患者的肾脏体积增大、质量增加、红细胞生成素水平增加，即使存在ESRD也不常见贫血。腰腹痛是成人最常见的症状，这可能是由多种因素造成的：肿瘤效应（囊肿压迫腹壁或邻近器官）、囊肿出血、尿路感染（包括感染的囊肿）和肾结石等。20%～30%的ADPKD可合并泌尿系结石，对于这种类型的结石多采用保守的方法治疗（包括碱化尿液、促进结石自行排出、体外冲击波碎石）。通常来说，超声发现肾积水有助于结石的诊断，但由于ADPKD患者双肾存在许多小囊肿，诊断肾积水较困难，因此单纯的超声检查对诊断的价值不高。女性患者尿路感染更常见，在疑似囊肿感染的情况下，应考虑出于诊断和治疗的目的进行囊液抽吸。随着血压筛查越来越广泛，高血压已成为一种非常常见的症状。约50%的20～35岁高血压患者患有ADPKD，肾功能正常的患者患有高血压，几乎100%的ESRD患者患有高血压。肾上腺素-血管紧张素-醛固酮轴在ADPKD患者高血压发生、发展过程中起重要作用。继发于囊肿周围肾内血管的伸长，引起远端肾组织缺血，刺激肾素-血管紧张素-醛固酮轴，引起高血压。这种高血压的诊断和治疗对于缓解肾衰竭的进展、降低心脏病和脑动脉瘤的发病率和死亡率至关重要。ADPKD进展为ESRD的时间不尽相同，通常来说，尽管囊肿生长越来越快，但肾功能通常会在40～60岁之间才出现异常。早发ESRD的危险因素包括PKD1基因突变、男性、30岁前出现血尿、35岁前出现高血压、高血脂和镰状细胞特征。肾功能的下降与肾脏的大小和囊肿的体积有着密切的关系，随着囊肿以及肾脏变大，肾功能也相应下降。囊肿扩张继发的高血压和血管重塑也会导致进行性肾衰竭。

（三）检查及诊断

1.实验室检查

大约1/3的多囊肾病患者因尿毒症相关症状就诊。血常规检查可见贫血，这可能是由于血尿所致慢性失血引起，也可能由于尿毒症导致的造血抑制引起。尿常规可见蛋白尿和血尿。合并感染时可见脓尿和细菌尿。血肾功能检查可见肌酐水平升高。

2.影像学检查

（1）X射线检查

腹部平片可见双肾影增大，最大可达正常大小的5倍。肾脏长度超过16 cm时应注意。静脉肾盂造影见肾盏形态因相邻囊肿的压迫而变宽、变平、变大，盏颈扭曲变形。有时上述造影表现通常轻微，甚至仅在一侧肾脏发生，此时需注意避免误诊为肿瘤或其他疾病。如果囊肿合并感染导致肾周围炎则可能会使肾脏甚至腰大肌影变得模糊。

（2）超声

在多囊性疾病的诊断中，超声检查优于排泄性尿路造影和同位素扫描。

（3）CT扫描

计算机断层CT扫描是一种优良的无创检测技术，用于确定多囊疾病的诊断。多个充满液体的薄壁囊肿和巨大的肾脏体积使这种成像方法对诊断非常准确（95%）。图11-2多囊肾ADPKD的CT影像。

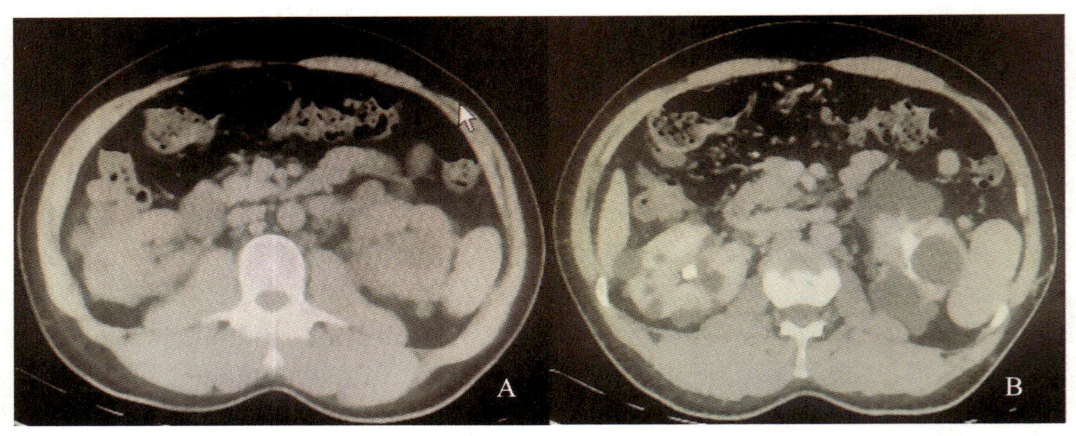

A.平扫显示双肾多发不规则囊肿，B.增强CT排泄期显示双肾多囊肾遍布肾脏各部位。

图11-2　多囊肾ADPKD的CT影像

（资料来源：兰州大学第二医院）

（4）MRI

MRI也有一定的诊断价值，尤其是在肾功能受损的患者中。

3.内镜检查

膀胱镜检查可能见膀胱炎性改变，通常会合并尿常规检查结果异常。有时可能会发现输尿管口出血，但输尿管导管插入术和逆行尿路造影很少使用。

4.基因分析技术

由于该疾病的自然病史几乎100%的外显率，条件允许的情况，应对家庭成员进行筛查。

（四）并发症

除肾脏外，ADPKD还可能存在心血管系统异常、消化系统异常和其他系统异常。

1.其他脏器囊肿

肝囊肿是其他器官中最常见的囊肿，囊肿也见于胰腺（约10%）、脾脏（约5%）、肺和精囊。肝囊肿在成人和女性患者中更为普遍，其发病率随着年龄的增长而增加（30岁为20%，60岁为

75%），而且通常比肾囊肿的发生慢。然而，一些ADPKD最终被诊断是因为在超声中偶尔发现单个或多个肝囊肿，这些囊肿仅限于一个叶，或者分布在整个肝脏，大小不同。由于囊腔基本上不与胆管系统连接，囊液多为透明不含胆汁，而囊壁多为单层立方上皮。肝脏广泛受累，但一般对肝功能和一般情况影响不大。有些扩大的肝囊肿会引起门静脉高压和食管胃静脉曲张出血。

2.心脑血管病变

除高血压外，约25%～30%的ADPKD患者可能有心脏受累，如二尖瓣脱垂、主动脉瓣关闭不全和左心室肥厚。大部分患者临床症状不明显，但损伤逐渐加重，甚至可能需要更换瓣膜。在严重情况下，可能合并脑栓塞或感染性心内膜炎。

3.与肾细胞癌的相关性

ADPKD患者的肾癌发病率并不高于正常人，但也有一些值得注意的情况。例如，根据Keith的研究，ADPKD患者的肾细胞癌大多为两侧（12%，正常组为1%～5%）、多发（28%，正常人为6%）、肉瘤（33%，正常人为1%～5%）。可能有以下两个原因：第一，相关流行病学数据表明，ADPKD和肾癌的临床发病率高；第二，一些ADPKD伴有肾小管上皮细胞过度增殖或典型增生，可诊断为癌前病变。

（五）治疗及康复

目前对于此病尚无有效治疗方法，总体治疗原则是减少ADPKD的并发症并延缓ESRD的发病。超过60%尚未出现肾损害的ADPKD患者患有高血压，会导致肾功能减退，引发心脏病，并使患者容易发生颅内出血。通过控制高血压可以显著减少ADPKD的并发症。降压药的选择没有统一标准，ACE抑制剂或血管紧张素受体拮抗剂可增加肾血流量，副作用最小，且有额外的肾保护作用，目前应用较为广泛。最佳血压控制目标目前尚存在争论，正在进行的研究旨在确定低血压目标是否比标准血压目标（<130/80 mmHg）更能保护肾功能，以及联合药物治疗是否比单一药物治疗更有利。

推荐对患者的慢性疼痛进行评估，并对感染、结石和肿瘤等合并症进行相应治疗。避免使用慢性肾毒性镇痛药（非甾体抗炎药），麻醉性镇痛药的使用应限于急性疼痛发作。因为患者对麻醉药的依赖是患者群体的重大风险。如果保守治疗失败，应考虑手术治疗。超声或CT引导囊肿抽吸是一种简单的方法，可诊断和治疗。手术切除多个或非常大的囊肿可以有效地缓解疼痛症状，并且可以通过腹腔镜或开放手术进行。腹腔镜肾囊肿清除术对高血压患者可能有益。但需要明确的是，手术干预只能改善症状，并没有延缓肾功能下降作用。有症状的ESRD患者需要行肾切除术。

上尿路感染常见于ADPKD患者，尤其是女性。如果怀疑肾盂肾炎的患者对适当的抗生素没有反应，临床医生应考虑感染是否存在于孤立囊肿内。实际上囊肿感染可能很难治疗，因为很多抗生素对囊肿的渗透性很差。甲氧基联苯磺胺甲噁唑、氯霉素、氟喹诺酮等亲脂抗生素最适合。抗生素治疗失败可能需要经皮或手术治疗感染的囊肿。但在治疗感染前，应排除尿路阻塞、肾脓肿或尿石症等并发症。

近年来，改变囊肿生长过程、改变疾病的自然进程最为引人注目。HALT PKD研究是有史以来规模最大的一项针对PKD的治疗研究，该研究考察了血压控制及其对特定药物病史的影响，并评价了ACE抑制剂（利诺普利）与血管紧张素受体阻滞剂是否合用。

（六）预防及健康管理

小时候出现相关症状的患者预后差，35～40岁后出现临床症状和体征的患者预后稍好。但总体来讲一旦确诊，生存期也很少超过10年，除非进行透析或肾移植。该疾病没有有效的治疗方法，早期诊断和产前护理是重要措施，预防并发症和维持肾功能是主要预防目的。患者应适当控制血压，尽量避免剧烈活动引起的外力引起的囊肿破裂，女性患者也应积极预防尿路感染，预防肾结石等并发症，延长患者的正常生存期。

二、常染色体隐性遗传多囊肾病（ARPKD）

（一）病因及流行病学

ARPKD的典型表现是婴儿继发于集合管囊肿的肾脏相对较快、对称且向两侧增大。它与某种程度的先天性肝纤维化有关。ARPKD在过去曾被称为“婴儿型多囊肾”；然而，这种疾病也可能出现在青少年和年轻人身上。即便患者在出生时无明显症状，在儿童后期（13岁以下，很少一部分患者在20岁以下）症状也将显现出来。据报道，ARPKD的发病率约为1/50000～1/10000。由于高达50%的患病新生儿在出生的头几天死亡，反而使得存活至少1年的儿童发病率明显降低。在新生儿期存活的婴儿中，大约50%可以存活到至少10岁。

一旦高度怀疑ARPKD的诊断，进行遗传评估和咨询是必要的。详细的家族史至少要记录三代。因为这种病是常染色体隐性遗传传播的，所以无论是哪种性别的兄弟姐妹都有1/4的概率携带致病基因。尽管ARPKD具有临床变异性，但目前认为只有位于6号染色体（6p12）上名为PKHD1的单一基因突变才是该疾病的原因。该基因产生一种称为纤维囊蛋白（也称为多管蛋白）的蛋白质，该蛋白的功能障碍通过肾上皮细胞的原纤毛功能障碍介导胎儿膀胱的发育。它在肾脏中高度表达，在肝脏和胰腺中也有表达。它定位于分支输尿管芽、肾集合管和胆管，与ARPKD中的表型一致。

（二）临床表现

患者在胎儿期即可在超声检查中发现肾脏增大。同时由于胎儿缺乏正常的尿液分泌，常伴有羊水过少。婴儿常表现为波特相和四肢畸形，并可能因肺发育不全而出现呼吸窘迫。新生儿患者通常有巨大的、肾形的、非凸起的腰部肿块，这些肿块坚硬且不透光，在某些情况下，肾脏大到足以阻碍分娩。婴儿出生后不久，血清肌酐水平和BUN水平开始升高。30%～50%的患儿在出生后不久死于尿毒症或呼吸衰竭。症状出现得越早，病情就越严重。无论肾脏疾病严重程度如何，所有ARPKD患者都有先天性肝纤维化形态的肝脏受累，并且胆道扩张和门周纤维化的程度各不相同。

能够存活超过1年的患儿一般病情较轻，甚至可能存活到成年，肾衰竭可能在3～4岁时出现。高血压和肾功能不全是生存儿童的主要表现，肝病在成人患者中更为普遍。高血压的确切原因尚不清楚。随着儿童年龄的增长，慢性肾衰竭的结果（如生长不全、贫血、骨营养不良）越来越明显。患者一般伴有肾钙化。

发病较晚的患者进展为肾衰竭和高血压的速度较慢。一般来说，这类患者多因肝脏疾病而非肾脏疾病首先就诊，主要由肝纤维化引起的门静脉高压、食管静脉曲张和肝脾瘤，而肝功能通常保持正常。这些患者的肾脏外观通常正常。此外，目前尚未有ARPKD与肾肿瘤相关性的研究结论。

（三）检查及诊断

胎儿宫内超声检查可能发现本病，这是继发于低尿量的羊水过少对诊断有帮助。在胎儿和新生儿中，超声检查发现双侧、巨大、弥漫性肾脏回声增强，超过肝脏的回声。回声增强是由于存在大量的微囊（由紧密压实、扩张的收集管形成）。与正常新生儿肾脏相比，在ARPKD患儿中，肾锥体是高回声的，因为与肾脏的其他部分融合显示出均匀的反响。鉴别诊断包括严重的双侧肾积水（肾脏肿大伴低回声肾衰）、多囊肾（低回声囊肿位于实质上极少的不均质肿瘤内）、散发性肾小球肾炎（GCKD）、双侧中胚层肾瘤、肾母细胞瘤、双侧肾静脉血栓。如果超声不能确定诊断，CT检查是值得的，CT对于可疑肿瘤的诊断更敏感。

ADPKD和ARPKD在临床表现和影像学表现上可能存在许多相似之处。有时患有严重ADPKD的新生儿也会出现肾脏增大、均匀高回声。发病年龄也有相同区间，巨大囊肿在ARPKD新生儿中很少见，但随着孩子年龄的增长，巨大囊肿的发生率会增加，有时会出现与ADPKD相似的外观，小于1 cm的囊肿比大型囊肿更常见。二者的鉴别点主要在于新生儿期发病的ADPKD患儿超声图像上的囊肿更明显，ADPKD患者很少发生肝纤维化，而ARPKD患者也较少发生脑动脉瘤。ARPKD的准确诊断取决于总体临床数据：具有劣质遗传模式的阳性家族史、阳性肝活检和其他与肾囊性疾病相关的肾外畸形通常较少。

（四）治疗及康复

目前ARPKD是不可治愈的。合适的护理措施可能延长孩子的生命。病变严重的新生儿可能需要单侧或双侧肾切除术，因为呼吸功能受损和营养状况不佳。存活的患儿可能需要治疗高血压、淤血性心力衰竭、肾衰竭和肝衰竭。门静脉高压可通过脾、肾分路等减压手术治疗，食管静脉曲张可通过胃切开和再吻合暂时治疗，内镜硬化治疗广泛用于儿童和成人静脉曲张出血患者。大部分患者最终必须考虑血液透析和肾移植。如果选择腹膜透析，透析之前需要进行肾切除术，以便在腹腔内为透析液腾出空间。

（五）预防及健康管理

由于患者的肾脏和肝脏经常同时损伤，血液透析和肾移植疗效不佳。必要的护理可以减少症状，延长孩子的寿命。适当限制钠的摄入量，应用降压药和循环利尿剂可改善高血压、水肿、淤血性心力衰竭的症状。如果门静脉高压可引起上消化道出血，可考虑脾肾分流、胃切除、吻合术或内镜硬化治疗。总之，本病没有有效的治疗方法，因此预后很差。

第四节　髓质海绵肾

髓质海绵肾（medullary sponge kidney，MSK），简称海绵肾，是一种以肾集合管囊性扩张为特征的先天性肾发育不良疾病，肾髓质钙沉积和肾结石是最常见的并发症。文献报道海绵肾的发病率约为1/20000至1/5000，一些患者有遗传倾向。1944年，Cacci和Ricci首次描述并命名了这种疾病，患病肾脏的髓乳头部分像海绵状多孔结构，因此得名。显微镜下，髓乳头和远端集合管显示囊性或憩室样扩张。

一、病因及流行病学

髓质海绵肾（又称胆囊前小管扩张症）1908年由Beitzke发现，其影像学特征1939年由Lenarduzzi描述。疾病的名称可追溯至1944年Cacci和Ricci发表的文章。其特征是收集管远端管状扩张，伴有大量相关囊肿和严格局限于髓锥体的憩室。这些扩张的导管看起来像刷子上的鬃毛，通常更扩张，钙化结石，看起来像一束花。一般来说，经典的静脉尿路造影在检测轻度MSK

时比CT更敏感；但是CT尿路造影的三维成像也可以确定诊断。目前的文献表明，单层螺旋CT平扫、超声和MRI不能发现MSK的特异性表现。CT尿路造影三维成像与静脉肾盂造影具有可比性。

大量MSK患者可终身无症状，也从未被明确诊断，因此本病的真实发生率是未知的。在接受各种静脉尿路造影检查的患者中，每200人中就有1人患有MSK。MSK在含钙结石患者中更常见，它通常被视为一种非遗传性疾病，儿童中报告的病例数量很少，这意味着这不是先天性疾病而是后天性疾病。然而，最近有一些证据表明，某些形式的疾病是以常染色体显性方式遗传的。

二、临床表现

患者早期可能无症状或症状不典型，大多数典型症状出现在20岁以后。肾狭窄是最常见的临床症状。其他症状包括尿路感染、显微镜下或肉眼可见的血尿、高钙血症和肾钙沉积症。患者有时会自行排出小结石。肾狭窄主要由扩张囊中的尿沉积引起。有些腰痛患者可能没有尿路结石或肾盂肾炎。海绵肾多发于两侧，女性的发病率高于男性。由于女性泌尿系的生理结构等因素，女性的尿路感染发病率也高于男性。尿路感染主要是由于尿液积聚在囊性集合管内，细菌滋生，结石反复摩擦进一步刺激炎症反应所致。这种疾病不会直接影响肾功能，但反复结石形成和尿路感染会导致慢性肾盂肾炎。需要注意的是，一些患者最早出现的症状是肾盂肾炎。如果没有及时、有效地治疗，肾盂肾炎会发展为肾衰竭。约10%的患者常伴有复发性结石、尿路感染、血尿，发展为肾盂肾炎，最终引起尿毒症。血尿的原因还与尿路感染和结石刺激有关。间歇性镜下血尿和无痛肉眼血尿是最常见的临床症状。但需要注意这种症状应与泌尿系肿瘤区分开来。

大约1/3～1/2的海绵肾患者有高钙血症。一些专家认为，当肾脏重新吸收钙时，由于收集管扩张和功能失调，钙离子进入血液中。一些学者认为，海绵肾患者高尿钙可造成负钙平衡，刺激甲状腺，甲状腺增生伴有高分泌，大量甲状旁腺激素促进钙吸收也是重要原因。海绵肾患者最常见的代谢紊乱是高钙尿症，占30%～88%，原因很多。大多数学者认为这是吸收性高钙尿症，占59%。同时，约58%～77%的患者有低氮血症症状。

海绵肾患者肾钙沉积率达50%，3%～20%的尿路结石患者有海绵肾。海绵肾患者的结石大部分是草酸钙或磷酸钙。一些学者报告说，67%是磷酸钙，33%是草酸钙。由磷酸钙和草酸钙组成的泌尿系结石患者中，15%～20%具有海绵肾。海绵肾患者肾脏结构发生改变，导致血钙流失过多和异常沉着。负反馈调节导致钙吸收增加和甲状旁腺激素分泌异常。血钙增加进一步导致尿钙增加，而尿液酸化功能降低，肾钙盐沉积增加。积聚在扩张的囊状物中的尿液与细胞碎片和含钙化合物混合，进一步加重肾结石，这些因素形成恶性循环。

三、检查及诊断

（一）影像学检查

1.腹部平片（KUB）

平片显示肾脏体积正常或增大，肾脏表面光滑。如果病变是典型的，则可以在肾杯中看到钙化或多个小结石（簇状、放射状或粟粒状）。肾髓质可显示钙沉着。作为一种经济、方便的辅助检查，KUB可以为追踪肾结石和钙化的进展提供重要的诊断线索。

2.静脉肾盂造影（IVU）

IVU是目前诊断海绵肾最重要的检查方法。IVU可显示正常或扩增的肾盂和肾盏、扩大的杯口、锥体集合管的丝状扩张、造影剂充盈的轻度刷状变化、乳头状集合管囊性扩张，可见肾锥体内堆积的钙化堆积物，造影剂充溢在集合管内，呈扇形、葡萄形、马赛克形状的放射状带状密集阴影阵列。膨胀的集合管就像刷的鬃毛，一些学者称之为“刷征”或“灯刷状”表现。当前囊中有结石且结石密度不均匀时，肾盏周围膨大的囊可能呈“花椰菜”或“花束”形状。

3.CTU

典型的CTU可见皮质和髓质交界处呈点状或片状密度的钙沉积影，同时常伴有皮质区变薄和髓质区增厚。单个至多个肾锥体内可见多发小结石，结石可点状散在，也可呈块状或放射状聚集，结石大小不同，直径为0.1～10 mm。强化扫描时可见肾功能一般良好，结石周围呈造影剂充盈扩张的集合管，无结石区域，造影剂充盈肾锥体内的集合管，表现为囊状、条状、刷状、葡萄串联状高密度影，呈扇形放射分布。

4.其他检查

泌尿系的B超对该疾病的诊断不敏感，尤其是当囊肿较小时。儿童肾门脂肪和软组织较少。超声波有时可以观察到结石或钙化在囊性扩张的集合管中的沉积，形成多界面高回声肾锥。MRI对钙化和结石信号缺乏特异性，诊断价值不高。

（二）诊断

本病的尿路造影特征如下：1.肾脏增大，有时伴有钙化，尤其是乳头；2.细长乳头状小管或腔内造影剂填充；3.持续性髓质混浊。肾小管内的钙沉积可表现为肾结石或肾钙沉积。在极少数情况下，MSK可以显示诸如ADPKD的图像表现。在这些情况下，在诊断前必须对肝脏进行评价。此外，无家族史、无CT表现、无皮质囊肿显示有助于排除ADPKD。如果发现肾钙沉着症，应排除其他高钙状态，如甲状腺功能亢进、结节病、维生素D中毒、多发性骨髓瘤、肺结核、牛乳碱综合征等。在这些情况下，钙沉积在正常口径的收集管中，而在MSK中，钙化发生在扩张的导管中。

（三）鉴别诊断

1.肾囊肿合并钙化

肾实质上表现为单一或多个水样囊性密度影，囊壁表现为密度增加的钙化影。CT增强扫描不显示增强。

2.肾结核合并钙化

大部分是单侧病变。IVU中肾上腺素呈蠕虫样改变，尿细菌学培养中抗酸杆菌呈阳性。CT显示等密度干酪样坏死灶，增强扫描增强不明显。观察到一个或多个结石影，可能伴有片状钙沉积。在严重的病例中，可以看到“肾自截”，即整个肾脏和输尿管广泛钙化。

3.肾乳头坏死

肾乳头坏死也被称为肾髓质坏死或坏死性乳头炎，一种从肾乳头到皮肤和牙髓交界处的炎症反应，严重时会影响整个肾锥体。慢性炎症引起肾组织坏死逐渐钙化，沿肾杯可见钙斑沉积。其主要特点是肾乳头是主要的钙化灶。此外，肾乳头坏死灶缺损可形成空洞，海绵肾很少伴有肾乳头缺损。

四、治疗及康复

本病主要是针对泌尿系感染，治疗泌尿系结石及其他并发症。早期患者多无临床症状，无须特殊治疗，可长期随访，密切观察。在生活中，需要指导患者适当多喝水，食物中增加新鲜果蔬比例，采取低盐饮食，多摄取优质蛋白，控制总蛋白的摄入量。对于肾结石患者，应控制钙的摄取量以减少钙盐的沉积。海绵肾多伴肾小管酸中毒引起的高钙尿和低钙尿，因此应适当增加饮水量，以确保尿量达到2000～2500 mL/24 h，适当口服柠檬酸钾维生素B_6可有效减少尿钙和钙盐沉积形成的结石。利尿剂和抗痉挛药物可以帮助小结石的排泄。

不建议长期使用各种中药或西药进行结石清除。对于有症状的泌尿系结石，如果满足以下条件，可以短期使用结石清除药物：① 结石直径>1 cm；②石头轮廓没有尖锐的棱角；③ 输尿管通畅。排石药物也可以用于手术后的后续结石清除。 高钙血症和高钙尿症患者应长期服用噻嗪类药物。这种药物可以有效对抗高钙血症，从而减少钙尿并抑制结石的形成，噻嗪类药物对低血钙和尿钙也有一定的治疗效果。

海绵肾易积聚于两肾，结石易发生，积聚于多个肾乳头。肾乳头附近的肾髓质集合管囊肿性地包围结石。随着结石大小和数量的增加以及梗阻的加重，结石周围的集合管也以囊性方式扩张。即便如此，外科干预手段仍不提倡。如有尿路阻塞或感染等并发症，可考虑手术治疗。对于手术方法的选择，对于结石直径为1～2 cm的患者，可以首先考虑体外冲击波碎石。发生以下情况可考虑手术治疗：①结石进入肾盂或输尿管；②结石直径≥2 cm；③体外冲击波治疗失败。海绵肾伴有未知占位性病变时，应首先考虑输尿管镜碎石清除结石，缓解阻塞。以下情况可通过经皮肾镜治疗：①结石大，输尿管镜碎石困难；②鹿角状结石；③输尿管的蛇行；④肾盂或输尿管及其连接部狭窄或闭塞。如果所有检查均提示患者为单侧病变，病变相对有限，且术前检查肾功能正常，可考虑手术切除病变的肾组织，从而彻底消除泌尿系感染和结石的原因。

尿路感染患者首先要接受对症治疗。根据尿常规、尿培养和药敏试验结果，选择合理的抗生素进行治疗。由于海绵肾患者有多发结石，相关泌尿系感染容易迁延，无法治愈。反复尿路感染和肾结石是加速肾功能下降的主要原因。因此，尿培养和药物敏感性试验以及及时、有效地使用足够抗生素的治疗是非常重要的。对结石患者常规进行尿细菌培养，长期预防性抗生素治疗需要患者的积极配合。

五、预防及健康管理

海绵肾的发病和进展相对较慢，这为早期干预创造了良好的条件，并争取大量时间选择有效的治疗方法，一般预后良好。因此，在实施各种治疗方案后，定期随访和复查尤为重要。例如，定期的泌尿系超声检查和尿检可为结石有无复发和结石有无复发感染提供良好的诊断依据，为进一步治疗提供完整、全面的临床数据。

第五节　其他肾脏囊性疾病

一、发育不良性多发性肾囊肿

发育不良性多发性肾囊肿又称多囊性肾发育不良（multicystic dysplastic kidney，MCDK），MCDK发育异常，引起多个大小不同的囊肿，没有正常肾实质。患肾无功能，通常对侧肾脏正常并呈现代偿性肥大。患肾通常没有肾形外观，呈一串葡萄样，囊肿之间的基质很少。肾脏体积因人而异，可能是一小块组织，也可能是充满大部分腹部的非常大的肿块。事实上，MCDK是新生儿腹部肿块仅次于肾积水的第二常见原因。

（一）临床表现

本病大多通过产前超声诊断，发病率为1/4000～1/1000。男性多于女性患者。两侧肾脏发病率大致相同。MCDK常合并对侧肾脏异常。例如，3%～12%的MCDK婴儿出现对侧UPJO，18%～43%的婴儿出现对侧膀胱输尿管反流。并发症的发生极为罕见，大约40%的MCDK会自行萎缩。现有的大型系列研究数据表明，MCDK与高血压或肿瘤的风险增加无关。高血压是一种罕见但公认的MCDK后遗症，因此，对MCDK患者进行随访是合理的。应定期监测MCDK患者有无高血压、腹部包块和尿路感染。

（二）检查及诊断

MDCK最常见的诊断方法是产前超声检查，对于新生儿，通常要重复超声检查（出生后几天内检查一次，1个月后再检查一次），以确认诊断并评估对侧肾和膀胱的功能。在少数病例中，很难区分多囊肾病和严重肾积水。总体而言，多囊肾有大小不一的散在分布的囊肿，没有较大的中央或内侧囊肿，也没有可见的囊肿间连通，在大的包囊中常常会出现非常小的包囊。

在诊断较困难的情况下，可选择放射性同位素检查。肾积水的肾脏通常在二巯基琥珀酸（DMSA）或锝-99m巯基乙酰基三甘氨酸（^{99m}Tc-MAG3）扫描中显示出一些功能，而在多囊肾中很少看到肾脏的显影。血管造影显示多囊肾的肾动脉缺失或较小。膀胱镜检查可能会发现MCDK受累肾脏一侧有半三角肌和无输尿管口；然而，更常见的是膀胱镜可见输尿管口，但逆行尿路造影显示输尿管闭锁。

（三）治疗及康复

患肾体积较大时，可能影响呼吸和消化功能，此时可考虑手术治疗。当合并肾性高血压或囊肿自发或外伤性破裂导致疼痛及出血时，可考虑患肾切除。

罕见的、核素扫描见完全无功能的肾积水可能被误诊为本病。但这种误诊一般也不会引起严重后果，因为完全没有功能的积水肾脏本身就不太可能恢复功能，而且除了容易感染或高血压之外不会引起其他问题。

MDCK通常不会恶变。有报道的恶变病例仅有15例。大约有一半为肾细胞癌，一半为肾母细胞瘤，还有一例为间皮瘤。有人建议定期进行腹部检查，或每3～12个月进行一次超声检查。

由于MCDK常合并对侧肾脏异常，如UPJO和反流，高血压到底是由MCDK引起还是与对侧肾脏异常有关尚无定论。有的MCDK患者的高血压可通过肾切除术治愈，但大多数学者认为MCDK相关的高血压罕见。一些研究表明，MCDK患者的高血压发病率低于1%。婴幼儿若患肾体积巨大合并有压迫症状也可选择手术切除。

（四）预防及健康管理

高血压是一种罕见但公认的MCDK并发症。因此，对MCDK患者进行随访是合理的，对此类患者要认识到发生高血压的可能性并应定期评估。这一评估过程通常可在初级保健机构完成，而不需要泌尿外科专科医师介入。

二、良性多房囊肿（囊性肾瘤）

良性多房囊肿是肾脏的一种多房性肿瘤性病变。肾多房囊肿在临床特点、组织学和影像学表现上与多囊肾不同。关于多房囊肿是来源于局部发育不全的肾脏，还是来源于肾错构瘤和肾肿瘤仍存在争议。以往，该疾病被称为淋巴管瘤、部分或局部灶性多囊肾、多囊肾、囊腺瘤。争议来源于多房囊肿组织学的复杂性，它有原始基质、成熟小管，偶尔还有肌肉成分。不典型的上皮程度不仅存在于不同的患者之间，也存在于相同的标本。

（一）临床表现

95%以上的患者在4岁前或30岁后发病。发病年龄小于4岁的患儿以男性为主，男性患者是女性患者的2倍，而发病年龄超过30岁的患者以女性为主，女性患者是男性患者的8倍。症状和体征因患者的年龄而异，在儿童中，无症状的腹部肿块是最常见的表现，而大多数成年患者有腹部肿块、腹痛或血尿。

（二）检查及诊断

超声、CT、MRI、囊液穿刺抽吸、双对比膀胱造影和动脉造影均有助于本病的诊断。超声和CT可区分多囊肾和多房囊肿，但不能区分多房囊肿、多房囊肿加肾母细胞瘤或腺癌病灶、中胚层肾瘤、囊性肾母细胞肿瘤和透明细胞肉瘤。正常房间隔超声呈高回声，但如果房间隔中有碎片，则可能呈现实性改变。在CT上，房间隔的密度低于正常肾实质的密度。儿童此类病变很少见钙化。

（三）治疗及康复

治疗本病的首选方式是肾切除术。如果病变局限且有保存完好的正常肾组织，则可以切除病变或切除部分肾。美国国家国家Wilms肿瘤研究（NWTS）建议指出，患有多房囊肿伴Wilms肿瘤结节或囊性Wilms肿瘤的儿童应按照Wilms肿瘤进行治疗，以确定疾病的进展情况，但总体预后良好。同样，成人囊性肾癌应作为恶性病变处理，但预后同样良好。在成人中，良性多房囊肿病变多局限，这使得部分肾切除术更为可行。

如果选择病灶清除或部分肾切除术，术后病灶可能复发。如果在剜除术后发现透明细胞肉瘤，由于这种癌症的侵袭性，应切除剩余的同侧肾组织。不含恶性肿瘤的多房囊肿的复发可能是由首次手术切除范围不足引起。

（四）预防及健康管理

目前，关于良性多房肾囊肿、囊性肾癌或其他囊性肾肿瘤是否由共同原因引起的仍然存在争议，没有证据表明一种疾病可以转化为另一种疾病。尽管囊性肾母细胞瘤和囊性肾细胞癌的预后优于一般的实体肾肿瘤，但多房性肾囊肿中的结节应作为恶性肿瘤治疗。

三、获得性肾囊性疾病

获得性肾囊性疾病（acquired renal cystic disease，ARCD），又称获得性囊性肾脏病（acquired cystic kidney disease，ACKD），是指因遗传性肾囊性疾病以外的原因导致终末期肾病患者的双侧囊性肾改变。单侧肾脏的囊肿数量需达到3个以上方可诊断本病。这种疾病最早在接受血液透析的患者中发现，在接受腹膜透析的尿毒症患者中几乎同样常见。现有研究表明，透析不是ARCD的致病因素，而很有可能是尿毒症状态导致了本病的病理变化；透析只是延长了患者的生存期和囊性病灶发生的时间。

（一）临床表现

大多数ARCD患者都没有症状。当一个或多个囊肿发生自发性出血时，可表现为腰痛、血尿或两者兼而有之。多达50%的患者会发生出血。当大量出血发生时，可能会导致包膜下或腹膜后血肿。尿毒症或透析期间肝素化引起的凝血功能障碍可能会导致出血。其他较不常见的并发症是囊肿感染、尿石症和红细胞压积的快速上升，这可能导致肾红细胞生成素的合成增加。镜下血尿（每个高倍视野有5个以上红细胞）患者、透析患者和移植受者应进一步完善影像学检查，因为在这些人群中肿瘤发生的风险增加。

（二）检查及诊断

超声检查是诊断ARCD最常见的手段。CT和MRI可以发现更多的囊性病变，而MRI在显示和定性小病变方面可能更好。超声检查可见肾脏体积缩小，回声增强，并伴有大小不一的囊性病变。囊壁钙化可能可见，但在CT上更容易看到。CT平扫和增强扫描对鉴别少数单纯性和多发性获得性肾囊肿有较好的诊断价值，对发现肿瘤最有价值。但是，对于未进行透析的终末期肾病患者应避免使用CT造影剂，以免导致肾功能进一步恶化。在这些患者中，超声造影和MRI增强是比增强CT更好的选择。然而，需要注意的是，极少数终末期肾病患者在接受增强MRI检查后可能并发肾源性系统性纤维化，这是一种罕见但危及生命的疾病。对于发热的尿毒症患者，临床医生应考虑ARCD的诊断和感染性囊肿的可能性。如果超声检查显示内部回声或壁增厚，应怀疑感染。囊肿穿刺可用于确认诊断和鉴定感染微生物，囊肿感染者CT检查可见囊壁增厚。在ARCD的鉴别诊断中，必须考虑肾衰竭的原因，特别是ADPKD的可能性。通常ARCD患者肾脏小，囊肿小，无ADPKD肾外表现。在接受血液透析的患者中，ARCD患者的肾脏通常小于300 g；而ADPKD患者的肾脏通常大于800 g。

（三）治疗及康复

出血发作通常通过卧床休息和症状控制进行保守治疗。然而，持续的出血和疼痛可能需要肾切除或肾栓塞。在血液透析中肝素化与血尿相关时，可以用腹膜透析代替。在无法排除恶性病变时建议进行肾切除术。如果临床上考虑囊肿与腰部疼痛相关，可行穿刺引流并行引流液细胞学检查。多数患者在接受肾移植后ARCD可能会退化。对于感染的囊肿，可考虑经皮穿刺引流，如果穿刺引流无效应考虑手术切开引流或肾切除。建议对ACKD患者检测到的大于3 cm的肾脏肿块进行手术切除治疗。对于小于3 cm的肿瘤，有学者建议将肾切除作为可接受的手术选择，但也有人建议仅在肿瘤增大超过3 cm时才进行切除。ESRD、ACKD和可疑肿瘤的腹腔镜双侧根治性肾切除术被认为是比常规开放手术更理想的手术方案。

（四）预防及健康管理

研究发现，肾移植后ARCD囊肿可能会自行消失。因此，人们认为肾移植后肾细胞癌的发病率也可能下降。但是实际上18%的患者在肾移植后出现了新的囊肿，肾移植后3～8年，肾癌可能发生在原有肾脏中，这表明ARCD的恶性潜能在肾移植后可能持续多年，特别是在老年肾移植患者和男性患者之间。此外，免疫抑制使这些患者易患癌症。原肾的恶性肿瘤占肾移植受者所有恶性肿瘤的4.5%。ESRD患者在接受肾移植后肾细胞癌的发病风险增加了15倍以上，70%以上的肿瘤发生在原肾。在慢性血液透析患者中，肾细胞癌很少引起转移或死亡。相比之下，肾移植人群中的肾癌需要在肾移植前、后进行积极随访。

四、肾憩室

肾憩室是集合系统向肾皮质髓质区域的外延，通常起源于肾炎圆顶。肾憩室是覆盖上皮移动、壁光滑的球形空腔，通过细通道或颈部与肾盂连通，通常位于肾上极或下极，有时称为肾盂源性囊肿。肾憩的大小从几毫米到几厘米不等。许多肾憩室都是先天的。然而，钝性肾损伤或肾盏漏斗阻塞也可能导致类似的病变发生。

（一）临床表现

大多数肾憩室都没有临床症状，仅在排泄性尿路造影或超声检查中发现。随着时间的流逝和尿潴留，这些肾憩室会逐渐扩大，偶尔可能发展成结石。结石可能是单个较大的结石或多个微小的结石，偶尔可能会出现钙乳。结石通过狭窄通道进入肾脏，可能出现尿频、尿急、尿痛、血尿和腰痛等症状。肾憩室伴结石并不少见，据报道发病率为39%。

（二）检查及诊断

在IVP上，肾憩室表现为邻近肾乳头的球状造影剂充盈，当肾憩室与肾盂之间的连接通道过窄时也可能不显影。肾憩室也可以通过CT、MRI、超声检查来看到，但除非进行造影检查，否则很难区分肾盏梗阻和肾囊肿。诊断主要取决于尿路造影、增强CT和MRI。排泄性尿路造影可以发现肾盏憩室和新月形高密度结石影，这些结石影随着患者的姿势变化而移动。当肾憩室感染形成脓肿时，经皮引流、逆行肾盂造影、增强CT和MRI有时有助于明确诊断和确定憩室的解剖位置。超声可以发现液体暗区，肾盏憩室的位置比单纯肾囊肿更靠近肾集合系统。合并结石者超声可见分层现象：上部是液体暗区，下部是没有声影的强回声石影。因为肾盏憩室中的结石可以随着患者位置的改变而移动，所以超声很容易诊断。大约2/3的儿童患有尿反流，这可能是儿童容易发生尿路感染的原因。

（三）治疗及康复

持续疼痛、尿路感染、血尿及结石形成通常需要手术治疗，无症状不需要治疗。过去，部分肾切除术常用于治疗肾憩室。目前，随着微创技术的发展，可选择经皮肾镜取石术、黏膜切除术使憩室集合系统连通，在扩大输尿管镜憩室口的同时进行碎石取石、腹腔镜取石和憩室袋缝合术。

（四）预防及健康管理

本病通常无须手术治疗，有明显症状者，可根据不同情况选择不同方法。平时要注意饮食清淡，营养均衡。避免辛辣刺激的食物、海鲜、鸡肉、狗肉等大量摄取。多吃新鲜的蔬菜和水果。新鲜的蔬菜和水果含有人体所需的大量营养素。

（肖楠）

参考文献

［1］KASELAS C，DEMIRI C，MOURAVAS V，et al. Is it always Wilms tumor? Localized cystic disease of the kidney in an infant：An extremely rare case report and review of the literature［J］. Pediatric Research，2020，12（2）：8483.

［2］FORERO-DELGADILLO JM，OCHOA V，DUQUE N，et al. New PAX2 mutation associated with polycystic kidney disease：A case report［J］. Clinical Medicine Insights-Pediatrics，2021，15：11795565-21992354.

［3］YOON H，KIM MJ，SHIN HJ，et al. Localized cystic disease of the kidney in pediatric patients：Clinical and imaging findings with long term follow up［J］. Journal of Pediatric Urology，2022，18（1）：90.

［4］MCGRATH TA，BAI X，KAMAYA A，et al. Proportion of malignancy in Bosniak classification of cystic renal masses version 2019 (v2019) classes: Systematic review and meta-analysis [J]. European Radiology, 2023, 33(2): 1307–1317.

[5] CHANDRASEKAR T, CLARK CB, GOMELLA A, et al. Volumetric quantitative contrast-enhanced ultrasonography evaluation of complex renal cysts: An adjunctive metric to the Bosniak classification system to predict malignancy [J]. European Urology Focus, 2023, 9(2): 336–344.

[6] BINICI U, BARON VON KÖNIG U, WEBER J. Sclerotherapy of a simple, solitary kidney cyst using intraluminal ethanol instillation in a Swiss Fleckvieh cow [J]. Schweizer Archiv Fur Tierheilkunde, 2021, 163(3): 239–244.

[7] SOLEIMANZADEH F, TAHMASBI F, JAHANTABI E, et al. Percutaneous drainage with injection of ethanol as the sclerosing agent for treatment of simple kidney cysts: A new modification [J]. Journal of Endourology, 2021, 35(10): 1439–1442.

[8] KREČAK I, HOLIK H, LUCIJANIĆ M. The prevalence of simple kidney cysts in polycythemia vera and its clinical associations [J]. Indian Journal of Hematology and Blood Transfusion, 2022, 38(2): 429–431.

[9] ZHANG Z, BLUMENFELD J, RAMNAUTH A, et al. A common intronic single nucleotide variant modifies PKD1 expression level [J]. Clinical Genetics, 2022, 102(6): 483–493.

[10] KOAY B T, CHIOW M Y, ISMAIL J, et al. Visual inspection reveals a novel pathogenic mutation in PKD1 missed by the variant caller in whole-exome sequencing [J]. Molecular Medicine Reports, 2022,26(6): 1–9.

[11] ARORA V, BIJARNIA-MAHAY S, TIWARI V, et al. Co-inheritance of pathogenic variants in PKD1 and PKD2 genes presenting as severe antenatal phenotype of autosomal dominant polycystic kidney disease [J]. European Journal of Medical Genetics, 2020, 63(3): 103734.

[12] SUZUKI T, MIZOBUCHI M, YOSHIDA S, et al. Romosozumab successfully regulated progressive osteoporosis in a patient with autosomal dominant polycystic kidney disease undergoing hemodialysis [J]. Osteoporosis International, 2022, 33(12): 2649–2652.

[13] MAŁACHOWSKA B, TKACZYK M, CHRUL S, et al. Serum microRNA profiles in patients with autosomal dominant polycystic kidney disease show systematic dysregulation partially reversible by hemodialysis [J]. Archives of Medical Science, 2021, 17(6): 1730–1741.

[14] SOOD V, BHAIRAVABHATLA V, PATTANAYAK S, et al. Recurrent haematospermia: An unusual presentation of autosomal dominant polycystic kidney disease [J]. BMJ Case Reports, 2022, 15(11): e251868.

[15] DEL TATTO B, GOGENEATA I, OHANA M, et al. Arterial embolization of polycystic kidneys for heterotopic transplantation [J]. Journal of Endovascular Therapy, 2022, 29(6): 885–892.

[16] LIU X, DU H, SUN Y, et al. Role of abnormal energy metabolism in the progression of chronic kidney disease and drug intervention [J]. Renal Failure, 2022, 44(1): 790–805.

[17] OVERMAN RE, CRISS CN, MODI ZJ, et al. Early nephrectomy in neonates with symptomatic autosomal recessive polycystic kidney disease [J]. Journal of Pediatric Surgery, 2021, 56(2): 328–331.

[18] LI J. Hypokalemic periodic paralysis secondary to medullary sponge kidney complicated with renal tubular acidosis [J]. Cureus, 2022, 14(10): e30160.

[19] PISANI I, GIACOSA R, GIULIOTTI S, et al. Ultrasound to address medullary sponge kidney: A retrospective study [J]. BMC Nephrology, 2020, 21(1): 430.

[20] ALI F, AZIZ J B, SALEEM S, et al. Frequency of acquired renal cystic disease in patients on

long-term hemodialysis and associated renal cell carcinoma [J]. Cureus, 2022, 14(4): e24547.

[21] CHANG X, XU M, DING L, et al. The clinical efficacy of percutaneous nephrolithotomy and flexible ureteroscopic lithotripsy in the treatment of calyceal diverticulum stones: A meta-analysis [J]. Archivos Espanoles De Urologia, 2022, 75(5): 423–429.

第十二章
肾积水诊疗及健康管理

肾积水是因尿液积蓄而引起的肾盂或肾盏扩张，是泌尿外科的一个常见病。肾积水与尿路梗阻相关，但非梗阻性的病因也能引发肾积水。尿路梗阻性疾病（obstructive uropathy）是指在尿路的任意部位出现了引起尿流转运不畅的一组疾病；梗阻性肾病（obstructive nephropathy）是指尿路梗阻性疾病引起的肾实质损害。“肾积水”与尿路梗阻性疾病和梗阻性肾病这两个概念都不同，它是一种肾盂、肾盏扩张的现象而不是病因。它可以出现在非梗阻性疾病，因此临床上不能把尿路梗阻性疾病与肾积水概念相互混淆。

肾积水在泌尿外科疾病中占有很重要的地位。肾积水根据病因，可以分为原发性肾积水和继发性肾积水，也就是说肾积水可能是原发的，也可能是某些泌尿系疾病或其他系统疾病继发的结果。根据尸检结果，肾积水约占3.1%。0岁～20岁，肾积水与性别无明显关系；20岁～60岁，肾积水在女性中更常见。在儿童中，肾积水约占2%～2.5%，肾积水在男孩中常见，并且1岁以内的儿童肾积水更常见。

泌尿系统是一个统一的整体，肾脏、输尿管、膀胱、尿道出现的梗阻性病变（管腔内堵塞、外压、管壁疾病）都将可能会影响梗阻水平近端器官的结构和功能，一旦形成双侧梗阻，临床上将可能导致肾衰竭。因此，对肾积水的认识，应该有一个整体的观念。引起肾积水的疾病很多，涉及本书的其他一些章节，本章在此将重点讨论肾积水的病因学、病理生理学改变、诊断、治疗及健康管理。

第一节　病因学

一、发病原因

尿路系是由肾小管、肾盏、肾盂、输尿管、膀胱和尿道组成。尿液的生成、转运、储存和排出是人体维持内环境的必要保障。生理情况下，尿液经尿路单向而且无阻碍地排出体外。尿路的任何部位出现的梗阻都将引起梗阻部位近端的尿液储存和转运在病理生理学上发生的改变，可能不同程度地影响肾脏的功能，严重时出现代谢产物排泄障碍，水、电解质、酸碱平衡紊乱和内分泌代谢紊乱的终末期表现。肾盂和膀胱作为尿路系统中的两个缓冲部位，在尿路远端出现梗阻时，可以适当地缓冲压力，具有保护肾功能的作用。研究表明，尿液在肾小管内的转运依靠肾小管内的静水压。当尿液从集合管进入肾盏后，肾盏先出现有规律的舒张和收缩，将尿液推送到肾盂。尿液从集合管至肾盏及肾盂的转运过程是由电传导活动介导完成的。在肾小盏和肾大盏部存在一种特殊的“起搏细胞（pacemaker cell）”，电活动由这些起搏细胞产生，并由近端的肾小盏传向肾盂，因此肾小盏和肾大盏的收缩早于肾盂的收缩，以保证肾乳头部的尿液顺利排入肾盏、肾盂，也可以保护肾实质免受肾盂传来的反压力作用。尿液经过输尿管排至膀胱临时储存，最后通过尿道排出体外。理论上，上述过程的任意部位受阻均有可能引发肾积水。肾积水的病因可分为先天性因素、后天性因素（表12-1）。另外，成人先天性巨输尿管症、尿崩症、子宫脱垂、原发性腹膜后纤维化、盆腔脂肪增多症、造血干细胞移植等作为罕见病因也可引发肾积水。

表12-1　肾积水的病因分类

先天性因素	后天性因素
节段性无功能性失调	炎症或缺血导致的局部瘢痕
输尿管内腔狭窄或瓣膜结构	输尿管周围纤维化
输尿管外部束带、扭曲、粘连	肾盂、输尿管肿瘤、息肉
输尿管纤维条索	结石或外伤引发的瘢痕及狭窄
输尿管异位开口,高位输尿管开口	妊娠
膀胱输尿管反流　其他:输尿管囊肿、双输尿管	血栓
异位血管(逆行血管)压迫	下尿路梗阻(如前列腺增生症、膀胱颈挛缩、尿道狭窄、盆腔脂肪增多症等)
	盆腔炎症及肿瘤
	胃肠道及腹膜后病变
	医源性损伤

表格引自：仝煦楠，双卫兵.肾积水罕见病因分析［J］.泌尿外科杂志（电子版），2017，9（3）：5-8.

二、发病机制

生理情况下，泌尿系的功能包括尿液的形成、储存和排出。其中，尿液的形成过程包括肾小球滤过、肾小管分泌和尿液再吸收。通常，肾盂收缩、舒张的协调动作可以产生约10 cmH_2O 的肾盂静水压，从而使尿液顺利流出。当尿路梗阻发生时，肾盂内压可增至50～70 cmH_2O。梗阻不仅增高肾盂内压，也会使肾小球毛细血管压降低，从而引起肾小球的滤过压逐渐降低。尿液的反向压力使肾小管远端扩张、近端变性，压力的进一步增加可使肾小管丧失原有的分泌功能和再吸收功能。由于肾内压增加使血管受压，肾组织营养发生障碍，会引起肾乳头萎缩及肾小管系统退化而使肾实质变薄，最后萎缩成纤维组织的囊袋状，形成巨大肾积水。肾积水发生后显微镜下可观察到梗阻部位胶原组织增生、沉积及纤维组织浸润等改变。在积水发生的2周后，可以观察到肾盂尿内尿素有明显减少，而葡萄糖及氯化物则有所增加。肾盂内尿液再吸收的途径可能有：①肾盏穹隆静脉的反流；②肾小管的反流；③间质的反流；④淋巴管的反流。梗阻形成后肾积水是否继续发展，取决于梗阻的严重程度和梗阻是否持续进展，肾盂、肾盏的适应性（缓冲作用）及尿流的速度，如能达到相对平衡，则可停止发展，肾积水会处于相对稳定的阶段。

三、病理生理学

正常生理情况下，肾盂、输尿管连接部的生理狭窄对尿液的排出存在一定的阻力，但肾盂内静水压的存在可使尿液顺利排出，肾盂收缩及舒张的协调作用使排出的压力增加从而使尿液排出更加顺利。但当相关的梗阻因素出现后，肾盂内压力增加，排尿也可能出现困难。随着时间的推移，肾内出现一系列形态及功能的改变，一般可能有以下几种情况：

1. 梗阻不严重，肾盂、肾盏的适应性（缓冲作用）与尿流的速度达到相对平衡，肾积水可停止或不发展，停留在轻度肾积水阶段，如无合并症发生，肾脏可能不受到损害，临床上可暂时不干预，进一步观察相关症状。

2. 梗阻较严重，肾盂内压力逐渐增加并且进展，肾脏会受到明显的进行性损害。

3. 如在1和2的基础上有合并症发生，包括继发性感染、相关脏器病变，肾脏损害则急剧加重。肾脏病变主要引起进行性的肾实质破坏及萎缩，同时积水逐渐扩大，间质纤维性的彻底瘢痕化，最终形成一个巨大肾积水，肾脏完全破坏。造成肾脏破坏的主要原因是压力与缺血，因此积水一侧的肾脏在发展过程中可能出现血管活性物质（肾素、血管加压素、内皮素等）及细胞因子的激活、间质炎性细胞的浸润、抗氧化酶活性的改变等，这些因素参与肾积水，最终引发肾脏结构的破坏、肾脏功能的丧失。

由于梗阻为肾积水的主要病因，宏观和微观的病理改变常伴随上段输尿管的梗阻，感染程度、梗阻时间及梗阻的位置均影响其病理改变。随着上尿路的梗阻，可能会出现不同的大体和显微病理改变。这些改变可能会受到感染、梗阻持续时间、肾内或者肾外型肾盂等因素的影响。

（一）宏观病理改变

肾积水后，动物模型和人体的病理改变大致相同。在一侧输尿管的梗阻动物模型中，梗阻发生42 h后，就可观察到肾盂和输尿管的扩张、肾乳头光泽感下降和肾单位质量增加等现象。发生梗阻7天后，梗阻的一侧出现肾盂扩张，肾盂质量进一步增加，肾实质水肿，肾皮质轻度增大。在梗阻发生后的第12天可观察到肾盏扩张。在第21天后和第28天后，双侧肾的大小基本相同，但梗阻侧肾脏的皮质和髓质变小。

（二）微观病理改变

同上述动物模型，梗阻发生后42 h光镜下可观察到肾组织中淋巴管扩张和间质水肿，但肾小管和肾小球的扩张不明显。梗阻发生后7天，集合管和肾小管的扩张程度达到顶峰。同时，间质和肾小球囊的水肿进一步加重，出现肾小管基底膜增厚、细胞扁平化和细胞质透明质化。梗阻发生后的第12天，可观察到肾乳头的坏死、局部肾小管破坏和炎性细胞浸润。梗阻发生后的第16天，可出现间质纤维化和肾小管基底膜增厚。梗阻后3周，可观察到内髓质的肾小管缺失、成纤维细胞的增生和胶原沉积。梗阻之后的3～4周，可观察到肾皮质变薄和肾小球新月体形成。在梗阻后5～6周，可观察到广泛肾小球塌陷、肾小管萎缩、间质纤维化和集合系统中结缔组织的增生。

（三）电镜下病理改变

电镜下的观察结果也与上述类似，在梗阻发生后的5～6周可以观察到肾小管萎缩、肾小球塌陷和肾盂平滑肌的萎缩。此外，Ladefoged等人通过电子显微镜研究还证实了其他的改变，包括：在肾间质和集合系统的梗阻部位，基质中细胞量少，由弹性纤维和胶原纤维组成。而Gosling等人发现胶原纤维和弹性纤维是集合系统的正常组成部分，但是在肾梗阻后它们变得更加明显。

四、梗阻对肾小管功能的影响

单侧或双侧尿路梗阻对钠、钾、氢等离子的排泄以及尿液浓缩和稀释机制都有很大的影响。单侧肾梗阻时，另外一侧肾的功能会出现部分代偿患肾受损的重吸收水和溶质的功能。因此，梗阻后多尿现象多出现在双侧尿路梗阻解除后，而很少出现在单侧梗阻解除时，可能就是因为对侧肾脏功能的代偿作用。最终患侧肾脏排泄功能的能否纠正决定于梗阻的严重程度和持续时间。

五、导致纤维化的细胞和分子改变

肾积水持续进展可以引起肾小管间质的纤维化、肾小管的萎缩和凋亡。这时，一些细胞因子和生长因子则发挥着重要作用，包括转化生长因子-β（TGF-β）、血管紧张素、NF-κB（核因子）、肿瘤坏死因子-α（TNF-α）。如果细胞外基质合成和堆积的速度大于其降解速度，肾小管间质则会发生纤维化。胶原酶的基质金属蛋白酶（MMP）家族可以分解和降解细胞外基质的胶原和非胶原物质，当梗阻引起肾积水时，金属蛋白酶组织抑制剂（TIMP）的合成增加，MMP的活性降低，引起细胞外基质的过多堆积。受浸润的巨噬细胞刺激TGF-β的合成，促进TIMP的产生增加，降低了胶原的降解和转化。巨噬细胞同时也产生另外一些细胞因子和生长因子，例如IL-2、IL-6、成纤维细胞生长因子和血小板源性生长因子（PDGF），这些因子又进一步参与了纤维化和炎症的过程。活化的TGF-β可以直接结合到它的2型受体上，进一步活化并且磷酸化1型TGF-β受体。血管紧张素Ⅱ可以上调TGF-β_1的表达。实验表明，通过抑制血管紧张素转化酶或者血管紧张素受体可以通过减少TGF-β_1的表达而减轻肾小管间质纤维化。动物研究证实，依那普利（一种血管紧张素转化酶抑制剂）能够降低NF-κB的水平和减轻肾梗阻模型中的纤维化程度。肾素-血管紧张素轴激活后引起的TNF-a和NF-κB的增加表明了肾素-血管紧张素系统在尿路梗阻发病发展过程中的重要性。

六、导致肾小管细胞死亡的细胞学和分子学

尿路梗阻引起的肾积水不仅导致肾的炎症和纤维化，还可以造成肾实质的萎缩和细胞死亡。肾小管细胞死亡最主要的机制是凋亡，凋亡是人类组织的发育和更新中正常存在的过程。凋亡的结果导致细胞核的分解和固缩，细胞分解成的凋亡小体，最后被健康的细胞所吞噬而不产生炎症反应。一项动物研究显示：当老鼠的肾发生梗阻时，肾间质细胞就开始出现凋亡，并一直发生。梗阻4天时肾小管细胞开始出现凋亡，15天后凋亡到达高峰，而肾小球细胞则对梗阻引起的凋亡有耐受性。

总之，正常尿路梗阻后可以导致肾生物化学、免疫学、血流动力学的改变以及肾功能的改变。梗阻还可以激活血管紧张素、细胞因子以及生长因子从而导致细胞的炎症反应、细胞基质的形成、肾小管细胞的凋亡和肾小管间质的纤维化。

七、肾代偿性生长

在1943年，Hinman等人就描述了非梗阻性肾病中的肾代偿性生长，随后大量的动物模型证实了这种现象。当胎儿期发生肾积水或单侧肾发育不全时，超声即可探测到对侧肾脏的体积增大。影响肾代偿性生长的因素包括年龄、梗阻的程度和时间。现已证实，在代偿性的肾增生中细胞不仅有增生性改变还有肥大性改变。在输尿管梗阻的动物模型和临床研究中发现这种代偿性生长会随着年龄的增长而进行性地下降。此外，动物研究显示，代偿性生长与梗阻的程度成正比。比如，单侧输尿管不完全梗阻后，肾的代偿性生长不如完全梗阻者明显。但是代偿肾脏的肾单位或肾小球并不随着代偿肾的增大而增多，报道显示近端小管的长度会有所增加。IGF-1（胰岛素样生长因子1）是一种能够促进有丝分裂和促进合成代谢的肽类，当发生梗阻性肾病时，在健侧肾脏的代偿性生长中发挥作用。肾切除术后一系列的影像学检查发现：血清IGF-1浓度与肾体积显著相关。在幼鼠的肾切除术后，发现IGF-1 mRNA水平升高，但在成年大鼠身上却没有发现，这表明IGF-1的表达与年龄相关，补充外源性IGF-1可以减轻肾梗阻引起的肾损伤。另外，研究

证实，在不完全性输尿管梗阻的大鼠模型中，患侧的肾功能发生衰退后，对侧肾单位的代偿性增生才会出现。因此，不能仅以肾代偿性增生作为判断肾梗阻的相关指标，因为有可能忽略了肾功能丧失的存在。

八、肾梗阻后的肾修复

尿路梗阻的时间及程度都极大地影响着肾功能的修复。当急性完全性的输尿管梗阻迅速解除后，肾小球滤过率（GFR）可以完全恢复。在大鼠的实验模型中，单侧输尿管梗阻3天后，GFR下降到基线水平的10%以下，在解除梗阻后的14天回到基线水平，然而通过研究单个肾单位的肾小球滤过率发现，已有大约15%的皮质肾单位和近髓肾单位永久性地丧失功能，但是残存的肾单位的超滤功能可以使得整体的肾小球滤过率保持不变。长期的完全性输尿管梗阻会导致GFR永久性减退。犬单侧输尿管梗阻7天后解除梗阻，肾功能可以在2周内完全恢复；而急性完全性的输尿管梗阻14天后，GFR仅能恢复到原先的70%；梗阻4周后，GRF仅能恢复到原先的30%；梗阻6周后，肾功能完全丧失无法恢复。这也证实了肾实质细胞的无法再生。在人类，泌尿系长期梗阻之后的结局不太容易确定和预测，有报道在完全性的输尿管梗阻150天之后肾功能仍可以恢复。在人类，单侧输尿管梗阻（UUO）或者双侧输尿管梗阻（BUO）之后，可能会出现GFR的持续性下降。然而，成人BUO后可能存在其他不同的肾功能恢复方式。有人把梗阻解除后的肾功能恢复分为两个阶段：早期是指梗阻解除后的2周之内，此时肾小管功能得到改善；晚期是指接下来的10周，GFR逐渐恢复。BUO的患者或者发生孤立肾梗阻的患者也有可能会发生特殊的后遗症，比如：慢性的肾酸化和浓缩功能缺失。对肾功能恢复有利的因素包括梗阻的程度较轻、集合系统较大的顺应性和存在淋巴液回流。老年患者肾皮质的厚度变小则提示肾功能恢复较差。总之，解除梗阻后的肾功能恢复受到以下因素的影响：梗阻的程度、持续时间，患者的年龄以及肾功能基线水平。肾皮质相核素探测图可准确地预测梗阻解除后肾功能恢复的能力。

九、去梗阻后利尿

在尿路梗阻解除后可能会出现多尿，尿液排出200 mL/h甚至更多，主要见于双侧输尿管梗阻或孤立肾梗阻解除后，偶尔也会在对侧存在正常肾的情况下发生，其本质是对梗阻产生的容量扩张和盐分蓄积的正常生理反应。通过排出钠、尿素和水以促进机体内环境不断恢复到稳态，随后利尿作用慢慢减弱。

第二节　诊断学

一、临床表现

根据病因的不同，肾积水的临床表现常为非典型症状或非直接症状。肾积水本身的症状不明显，一般由于腹部肿块或查体时被发现。肾积水症状急性发作时，可由于狭窄的输尿管扭曲、成角出现急性梗阻症状，患者常出现肾绞痛或合并消化道症状（如恶心、呕吐），疼痛可放射至背部或腹股沟区，泌尿道症状包括下尿路刺激症状、血尿等，但有时症状较轻，能自我缓解。肾积水高度膨出时，可出现间歇性肾积水发作，常表现为肾绞痛并伴有少尿、呕吐，查体时可触及患侧腹部肿块，发作后疼痛缓解、肿块消失，同时伴有尿量增多，多由于慢性梗阻的基础上急性发作所致。

肾积水合并结石、感染及出血等其他情况时，可出现相应的临床症状。肾积水合并感染，一般有尿路刺激症状及全身炎性反应，如尿频、尿急、尿痛、腰痛、发热、寒战等。肾积水出现自发破裂的概率不大，多为轻度挫伤后出现肿块或血尿而被发现；较大的肾积水则容易受到外伤的影响，轻微的损伤即可引起肾积水的破裂及出血，尿液流入腹膜后间隙或腹膜腔即引起严重反应，包括腰背部疼痛、发热、乏力等全身症状。随着病情进展，慢性肾积水可能无典型症状。盆腔肿瘤或泌尿道梗阻可能为隐匿性病因，直到慢性肾积水发展到一定程度或肾衰竭时才发现。慢性肾衰竭的非典型的症状包括乏力、胸痛、呼吸困难、下肢肿胀、恶心、呕吐。双肾积水，晚期肾衰竭，临床上可出现水电解质代谢紊乱、心律失常、肌肉痉挛等临床表现。

二、检查方法

（一）实验室检查

实验室检查内容包括尿素氮、肌酐、血常规、血电解质、血糖、红细胞沉降率、尿液分析等。

（二）影像学检查

不同的病因都可以引起肾积水，肾积水的临床症状和体征也变异较大，泌尿外科医生应该熟悉各种影像学检查，及时、准确地对肾积水及具体病因做出诊断，才能有针对性地解决肾积水。以下是一些现有的常用的影像学检查技术。

1. 超声检查

对怀疑有肾积水的患者，超声检查是最主要的检查手段。超声检查不仅可以通过了解肾的形态评估积水程度，而且可以利用多普勒超声对肾功能进行评价。超声检查由于没有电离辐射，成为一种安全的、最基本的影像学检查。超声检查简便易行，不必使用含碘造影剂，可以用于肾功损害和造影剂过敏的患者，因此常被用作首选检查手段。肾脏超声检查能方便地测量肾实质的厚度，肾皮质变薄提示患者可能存在肾脏慢性梗阻和肾功能损害。超声检查很容易发现肾盂和肾盏的扩张，并且可以对病因做出初步诊断，例如结石、肿瘤、某些先天性畸形等。需要注意的是，超声检查是基于肾脏形态的检查，临床医生在解读时需要抱有谨慎的态度。在一些特定情况下，非梗阻性肾积水也可能会存在肾盏和肾盂扩张，因此不能单纯地从静态的图像推断出肾功能的改变，例如存在膀胱输尿管反流时出现的肾盂积水就可能不存在梗阻的因素。另外，肾盂旁的囊肿可能会被误认为肾盂积水，甚至容易造成误诊。在急性梗阻的早期，肾盂、肾盏可能扩张不明显，此时超声检查会存在约35%的假阴性结果。因此，医生必须将患者的临床表现和影像学检查结果联系起来，全面考虑，综合使用患者的临床信息和其他的肾功能评估方法是非常重要的。胎儿肾积水的诊断与治疗是近年来产前检查及小儿泌尿外科领域中重要进展之一，B超显像有助于早期诊断、治疗，提高疗效。近年来腔内超声临床应用日渐广泛，是超声诊断方法的另一个进展。

2. 尿路造影

曾经排泄性尿路造影（excretorg urography，EXU）被认为是评价上尿路功能的“金标准”。虽然其目前仍是常用的诊断方法，但是已经逐步被如泌尿系增强CT所替代。对临床医生来说，排泄性尿路造影能够客观地提供双侧肾脏形态和功能方面的信息。当急性上尿路梗阻引起肾积水时，受到影响的一侧或者两侧肾脏的肾盏和肾盂的显影会延迟，提示梗阻的水平以及造成梗阻的可能原因。另外，EXU还可以显示出其他改变，比如肾实质变薄、肾盏盏颈口变钝以及输尿管扭曲，这些都表明肾脏存在慢性梗阻。EXU依赖于肾小球的滤过率和肾内造影剂的浓度，对有肾衰竭的患者需谨慎选择。对于存在发生造影剂肾病高危因素和对造影剂过敏的患者以及孕妇，EXU应避免作为检查手段。排泄性尿路造影检查时，如果因单侧输尿管严重梗阻，肾小球滤过率低，造影剂排出较少而显影不良，此时可采用一些特殊措施从而达到诊断的目的。静脉连续滴注造影剂（如大剂量延时造影，一般造影剂控制在平时2倍剂量之内）有可能将已有扩张的肾盂肾盏、变薄的肾实质及扩张的输尿管显示清楚；滴注造影剂后，通过延时造影把拍片时间延迟到24～36 h，有可能获得相对比较清楚的尿路造影。近年来出现了非离子、低渗透压性的造影剂，过敏反应少，毒性低，造影时可加大剂量，对儿童更安全。速尿静脉尿路造影可以在临床上鉴别一定难度的梗阻与非梗阻病变，方法是在常规尿路造影之前，给速尿0.5 mg/kg体重，除有一般EXU的诊断价值外，速尿静脉尿路造影还可以评估利尿后肾脏大小的变化、梗阻的严重程度及梗阻侧的肾功能状态等。

逆行肾盂造影能够确定输尿管和集合系统的解剖位置、梗阻病变的位置和梗阻的程度。对于肾功能不全、静脉使用造影剂有危险的患者，以及其他影像学检查不能提供准确的诊断证据时，逆行肾盂造影往往能够提供较大的诊断证据。先在膀胱镜行逆行输尿管置管，到梗阻部位后注入一定量的造影剂，用来显示肾盂输尿管的梗阻部位及梗阻程度。

当患者已经行经皮肾造瘘术后，或逆行肾盂造影在技术上不可行时，顺行肾盂造影可能会有帮助。此方法需要先行经皮肾造瘘术，通过肾造瘘管注入造影剂来完成显影。此法有一定的创伤性。

3.CT

CT提供的切面影像比排泄性尿路造影和超声更好地显示泌尿系及其周围的解剖结构。近年来，CT因为更快、更安全、更准确，已经逐渐取代了排泄性尿路造影。当怀疑输尿管梗阻引起肾积水时，泌尿系增强CT加三维重建是首选的检查。当怀疑结石引起肾绞痛时首选泌尿系平扫CT。在输尿管结石的检查中，CT有97%的敏感性、96%的特异性以及总体97%的准确性，其诊断结石的价值高于排泄性尿路造影。直到现在，CT仍是诊断输尿管结石最准确的放射科检查方法。X射线检查不显影的结石，包括尿酸、黄蝶呤、二羟腺嘌呤和许多药物引起的结石，CT均可直接显示。CT还能直观地显示梗阻的继发表现，如肾周间隙改变或积水、输尿管扩张等，对诊断急性梗阻有帮助。对于肾功能正常的慢性梗阻患者，增强螺旋CT除了平扫CT能提供的诊断证据外，还可以对双侧肾脏的排泄功能进行评估。2004年，AboEl-Ghar等比较了65例患者的CT和EXU以及核素肾图，结果显示，CT相比EXU在确定梗阻原因上有明显的敏感度优势，并且CT和放射性核素对评估GFR有极好的相似性。在制订输尿管肾盂连接处梗阻的手术计划时，多相螺旋CT的诊断价值更大，其发现异位交叉血管的敏感性为97%，特异性为92%，总体准确性为96%。

4.核磁尿路成像（magnetic resonance urography，MRU）

核磁尿路成像能准确地发现输尿管肾盂积水，但对于泌尿系结石诊断价值不大，对于无梗阻的尿路系统的解剖也不能清晰显示。通过配合利尿剂，可以使非梗阻的集合系统和输尿管更容易成像，可以用利尿性MRU来检查梗阻。MRU的优点是能够很好地显示解剖细节，可进行功能评估，没有射线辐射以及造影剂引起肾病的危险。对于孕妇伴有肾积水的患者，MRU往往是首选检查，但缺点是小儿患者需镇静后方可检查。

（三）肾核素检查

放射性核素肾图（简称肾图）是一种非侵入性的检查，能够对肾功能进行总体评价，而且不用担心造影剂的危害。常用来评价肾梗阻的药物包括研究肾小球的药物^{99m}TcDTPA和研究肾小管

的药物 ^{99m}TcMAG3。所有的放射性药物示踪剂都是通过静脉给予的，用闪烁扫描法可以定量测定放射性药物示踪剂的摄取和清除，根据这些数据可以计算有关的肾功能。梗阻程度可以通过测量清除曲线来评估，通过视觉评估的方式或者计算药物半衰期（50% 的放射性药物从集合系统排出的时间）进行。正常情况下，半衰期小于 10 min 被认为是正常的，半衰期大于 20 min 则提示存在肾梗阻，半衰期在 10～20 min 则不能明确有无肾梗阻的存在。此检查方法有一定的局限性。比如受肾功能不全和膀胱输尿管反流的影响，示踪剂的清除可能会出现假性延迟。尤其在新生儿中，由于新生儿肾没有发育成熟，肾图可能会产生假阳性的结果。为了发现梗阻的存在，肾的高流量状态是必需的。因此，患者检查之前应该有较好的水化来防止肾脏低流量状态引起的误诊。临床上，我们常常使用利尿性肾图来判定上尿路梗阻。利尿性肾图在临床上应用价值颇大，其诊断符合率为 92%。利尿性肾图使得尿流率能够达到最大，进而将真正的集合系统梗阻和集合系统有扩张但没有梗阻的患者区别开。利尿性肾图的判定方法是用对侧正常的肾脏作对比，清除半衰期小于 5 min 为正常，如果清除半衰期大于对侧的正常肾脏 10 min 被认为有梗阻存在，清除半衰期为 5～10 min 则不能确定是否有梗阻存在。

（四）内镜检查

内镜检查包括输尿管镜检查及膀胱镜检查，可用于部分尿路梗阻患者。输尿管镜检查可以观察输尿管、肾盂及集合系统的形态并取组织活检，可明确诊断泌尿系腔内病变引起的梗阻如结石、肿瘤、狭窄等，而且还可以同时进行治疗。输尿管逆行插管不仅可以即刻解除梗阻，输尿管镜下还可行碎石、肿瘤切除、狭窄内切开等针对肾积水病因的治疗。膀胱镜检查是诊断膀胱结石、膀胱肿瘤、血尿和泌尿生殖系统结核的重要手段，也可以观察膀胱及输尿管口的病变。此外，膀胱镜下可以取黏膜活检，进一步明确病变性质。

三、病因诊断

通常来说，肾积水往往与尿路梗阻相关，非梗阻性的病因也能引发肾积水。因此，在病因学上分为原发性肾积水和继发性肾积水。原发性肾积水又称为先天性肾积水或特发性肾积水。最常见的原因是肾盂输尿管连接部位梗阻，多是由于这个部位的肌细胞被大量的胶原蛋白分离，使肌细胞失去了正常的排列，无法有效传递起搏细胞的电活动，阻断了正常蠕动的主动传送，部分是由动力性原因导致的，如节段性无动力性功能失调等。

继发性肾积水的诊断应根据梗阻病因、部位、发病快慢、梗阻严重程度、有无继发感染、肾功能损害及影像学资料等综合考虑。根据梗阻的部位和梗阻程度的不同，病因及诊断手段也有所不同，因此早期诊断相对困难，但又十分重要，关系到治疗效果和出现肾积水改变的恢复。继发性肾积水不仅和炎症、结石、结核、损伤、肿瘤等密切相关，它常常受累于输尿管肾脏邻近系统及其他系统的疾病，病因相对复杂多样化。

（一）肾盂输尿管连接部（ureteropelvic junction，UPJ）梗阻

UPJ 梗阻导致尿液从肾盂输送到输尿管的过程受到干扰，引起肾积水。大多数 UPJ 梗阻的病因是先天性的，有相当一部分人在体检中被发现。部分病例由于 UPJ 存在结石、炎性或尿路上皮肿瘤以及医源性的狭窄等后天因素导致 UPJ 梗阻。此外，肾盂输尿管外的病变压迫也可能造成梗阻。

先天性 UPJ 梗阻通常是由 UPJ 本身疾病造成的。一部分先天性 UPJ 梗阻的原因是输尿管真性狭窄。输尿管的先天性真性狭窄可能存在于腰段输尿管的任何部位，但是在 UPJ 最为常见。病理检查可以发现在狭窄部位有过多的胶原沉积，显示输尿管处存在肌束排列紊乱。另一个常见的原

因是动力性梗阻，即部分输尿管存在异常蠕动，这与原发性梗阻性巨输尿管有些类似，正常的输尿管螺旋形走行的肌肉组织被异常的纵行肌束或纤维组织所代替，使得输尿管正常的蠕动波消失，尿液从肾盂到输尿管的传输受阻。这一发现在临床治疗上是非常有意义的，因为在个别患者的手术中发现部分异常的输尿管肉眼看起来是正常的，而且这部分输尿管的直径通常在14Fr或更大。第三种可能原因是输尿管的黏膜以及肌肉向内折叠，从而引起输尿管痉挛或产生一种活瓣作用，最终造成梗阻。异位血管对UPJ梗阻的影响存在争议，但异位血管对于使用内镜进行UPJ内切开术是一个不利的因素。

多数UPJ梗阻是先天性疾病，但是患者出现临床表现可以在任何年龄段。新生儿时最常见的表现是发现腰部的包块。产前检查可以筛查出无症状的新生儿肾积水，其中很多病例在后来的随访中发展成为UPJ梗阻。部分患儿是在检查其他系统性疾病（如先天性心脏病）的过程中偶然发现的。在儿童或成人，常见的症状是间歇性的腰痛，可伴有恶心、呕吐、脓尿等。如果出现这种情况，应对可能存在的梗阻进一步检查了解。静脉肾盂造影常常作为首选，典型的表现包括显影延迟以及肾盂扩张。在婴幼儿中，超声检查成为首选的检查，超声可以鉴别UPJ梗阻和多囊肾，并确定梗阻的程度。利尿性肾图是诊断UPJ梗阻或输尿管梗阻的一种常用的核医学检查方法，它可以在肾积水存在的情况下定量地评价肾功能和梗阻情况，并且结合患者的临床症状以及以上影像学检查的结果，作出UPJ梗阻的诊断。

（二）腹膜后纤维化

腹膜后纤维化（retroperitoneal fibrosis，RPF）是一种较罕见的疾病，其引起的炎性肿块包绕一侧或双侧输尿管在内的腹膜后组织，并可引起输尿管梗阻。RPF最常见于40～60岁的患者，且多见于男性，其发病率并不清楚，据估计约为1/20万。早在1905年，Albarran等人就报道此病，而在1948年，Ormond首先描述了两例自发性腹膜后纤维化的病例，并且以其名字将其命名为Ormond病。两例腹膜后纤维化患者，其中一例在无外科干预的情况下进展为肾功能损害并最终导致了肾衰竭，而另外一位接受了输尿管松解术，解除了输尿管梗阻的体征或症状。这也说明了对此疾病及时诊断和进行手术治疗十分必要。

一般而言，腹膜后纤维化表现为白色纤维化斑块套包绕主动脉和下腔静脉及其主要分支、输尿管以及其他腹膜后结构，有些病变甚至会影响腹膜内脏器如胃肠道。病变一般从肾门水平到骨盆边缘，也可扩展至盆腔和纵隔。RPF常为单发疾病，而且大部分RPF患者并无特异性临床表现，查体也通常没有阳性体征。实验室检查可发现红细胞沉降率增加、白细胞增多、贫血、不同程度的肾功能损害并伴有电解质紊乱。超声检查中，腹膜后纤维化引起的肾积水有典型表现，即腰椎或骶椎前方的光滑且界线清楚的低回声团块。逆行肾盂造影可见典型的肾积水合并不伴充盈缺损的输尿管向内侧偏移和节段性狭窄。CT或MRI等切面成像检查是对可疑腹膜后纤维化进行进一步检查的首选，可以准确显示后腹膜纤维化的侵及范围。CT平扫典型的表现是与肌肉等密度的界限清楚的腹膜后包块，增强CT造影可以发现更早期的典型表现。MRI检查用于腹膜后纤维化斑块的多维断层评估。典型病变的MRI检查所见是：T_1加权像显示低到中度信号强度（强度弱于肌肉组织）；T_2加权像显示信号强度不定；T_2加权像的高信号强度提示含水量的增加和多细胞表现，常代表良性炎症水肿性斑块或潜在的恶性病程。如果后腹膜纤维化引起尿路梗阻导致肾积水，则必须进行手术干预。

（三）盆腔脂肪增多症

盆腔脂肪增多症是一种较为罕见的良性病变，以盆腔脂肪组织过度增生为特征，非恶性但呈浸润性表现。1959年，Engels最先描述此病，其发病平均年龄是48岁。种族和性别不同，其发病率的差异显著，如67%是黑色人种，男、女发病率之比为18∶1。发病原因尚不明确，肥胖可能是其中的一个致病原因。本病有潜在的遗传易发性。将近一半的患者伴有下尿路症状，1/4的患者伴有肠道症状，通常为便秘。首发临床症状包括耻骨上部、背部、腰部或会阴部的不适感，临床症状的不典型常常导致诊断的显著延迟。体格检查可见耻骨上肿块、高位前列腺、不明盆腔肿物等。另外，有近1/3的患者伴有高血压。

盆腔脂肪增多症有多种影像学特征。腹平片上常呈现骨盆透亮度增加，在排泄性尿路造影片，可见膀胱呈特征性的梨形或瓢形，膀胱外形压缩或拉长，膀胱底部有抬高等表现，或伴有输尿管肾盂积水及盆壁增厚。MRI对脂肪沉积具有特征性表现，可用于此疾病的诊断。对于怀疑盆腔脂肪增多症均需要行膀胱镜检查来进行病情评估，其中有75%的患者伴有某种增生性膀胱炎或腺性膀胱炎。而对伴有腺性膀胱炎的患者应进行定期的膀胱镜检查，以防进展为膀胱腺癌。大约20%的患者出现尿道前列腺部变长、膀胱颈部抬高以及盆腔相对固定等状况影响膀胱镜的顺利检查。必要时可以用软性膀胱镜来代替硬性膀胱镜进行检查。一部分盆腔脂肪增多症的年轻健壮男性患者伴有刺激性下尿路症状、隐约盆腔不适感、高血压以及增生性膀胱炎等，更容易进展引起输尿管梗阻致肾积水。老年人的盆腔脂肪增多症多呈偶发、慢性病程，必须对其患者进行长期随访。总体来看，约39%的患者最终因上尿路梗阻而接受了外科手术治疗。其外科治疗措施包括输尿管支架管置入术、经皮穿刺肾造瘘术、输尿管再植术和尿流改道术等。

（四）妊娠

妊娠期间常出现肾积水，在肾脏超声检查中，孕妇肾积水的发生率可达50%以上，右肾发生肾积水的概率更大。妊娠初期肾积水即可出现，并逐渐加重。肾积水的发病率会随妊娠时间而增高，其严重程度也相应进展。肾积水在第一次妊娠时最为常见，随着生产结束，肾积水将在6周内逐渐消失。妊娠所致肾积水的病因有激素因素和机械性因素。黄体酮在妊娠期间的分泌增加、增大的子宫外源性压迫输尿管是导致输尿管扩张和肾积水的两个促进因素。妊娠期肾积水常无明显临床症状，一些孕妇肾积水可伴腰部疼痛或肾盂肾炎或肾衰竭。这类患者典型的超声检查所见为延展到骨盆边缘的输尿管肾盂积水。核磁尿路造影因其非侵袭性、无放射性损伤等特点，被推荐用于妊娠期肾积水患者。大多数伴有症状的妊娠期肾积水患者可以通过保守治疗症状得到缓解，如保守治疗无效，尤其是发生脓毒症或肾功能衰退时，需放置输尿管支架管通畅引流。由于妊娠期排泄尿钙增加，支架管表面容易形成尿盐沉积，因此需定期更换输尿管支架管。当发生肾积脓，输尿管支架管置入术失败时，需行经皮穿刺肾造瘘术以保证通常引流。

四、鉴别诊断

（一）肾癌

肾癌的病因尚不明确，通常与遗传、吸烟、肥胖等有关。根据2016年版WHO肾脏肿瘤分类标准，肾癌分为：①管状囊性肾细胞癌；②获得性囊性疾病相关肾细胞癌；③透明细胞乳头状肾细胞癌；④MiT家族易位性肾细胞癌；⑤遗传性平滑肌瘤病及肾细胞癌综合征相关细胞癌。早期肾癌多无临床症状，晚期肾癌可出现血尿、腰痛、腹部肿块“肾癌三联征”。超声可以提供肿块的血供信息。CT平扫及增强可评估对侧肾功能、肿瘤的浸润深度、淋巴结是否增大以及周围实质性器官是否受侵犯。

（二）肾母细胞瘤

肾母细胞瘤又称肾胚胎瘤或Wilms瘤，好发于儿童，是儿童第二位常见的腹部恶性肿瘤。

98% 的病例小于 10 岁，约有 2% 发生在成人，被称为成人肾母细胞瘤。

肾母细胞瘤的确切病因尚不清楚，可能与 11 号染色体上的（位于 11p13 的）WT-1 基因的丢失或突变有关，该病也有一定的家族性发生倾向。肾母细胞瘤是从胚胎性肾组织发生，典型的组织学特征为由胚芽、上皮和间质三种成分组成的恶性混合瘤。

肾母细胞瘤患儿绝大多数是家长给孩子洗澡、换衣时无意中发现腹部肿块，通常肿块表面光滑平整、质地硬、无压痛，肿块通常比较固定。少数患儿有腹痛或恶心、呕吐、食欲减退的消化系统疾病症状。也有少数患儿表现为血尿、发热、高血压。晚期可出现恶心、呕吐、贫血等症状，甚至出现转移症状，如咯血、头痛等。成人肾母细胞瘤的临床表现与肾癌的临床表现相似，表现为无症状、血尿、腰腹痛、腹部肿块等。CT 可显示肿瘤范围及邻近淋巴结、器官、肾静脉和下腔静脉有无受累。

（三）肾血管平滑肌脂肪瘤

肾血管平滑肌脂肪瘤又称肾错构瘤，是由异常增生的血管、平滑肌及脂肪组织按照不同比例构成的，是一种良性肿瘤，多见于中年女性。肾血管平滑肌脂肪瘤在肾皮质和髓质内均可发生，肿瘤大小不一，切面呈灰白、灰黄或混杂黄色，有些可见出血灶，向肾脏外或集合系统生长，缺乏完整包膜，但界限清楚。错构瘤不仅可以发生在肾脏，还可以出现在脑、眼、心、肺、骨等部位。肾错构瘤早期无临床表现，大部分患者在体检或行其他相关检查发现。一般在腹部 B 超和 CT 下可与肾积水鉴别。肾错构瘤分为两种类型：1. 不伴有结节性硬化症，约 80% 属于该类型，肿瘤多单侧单发，瘤体不大。2. 结节性硬化症伴发肾错构瘤，约占 20%，肿瘤多为双侧，且多发，瘤体大小不等。B 超检查时可见肿瘤内的脂肪及血管部分呈现分布均匀的密集高回声区。CT 是诊断肾错构瘤的主要方法，表现为呈密度不均的肿块，含脂肪量较多，CT 值为负值。

（四）肾结核

肾结核的主要原发灶为肺结核，少部分来自骨、关节、肠、淋巴结的结核病灶。肾脏和泌尿系结核最初不会引发特异性症状。肾结核的病变过程缓慢，临床表现以膀胱刺激症状为主。因此对肾结核的诊断，是以膀胱炎的症状（尿频、尿急、尿痛）为线索。除有引起膀胱炎的明显原因外，都应考虑肾结核的可能，诊断必须结合患者病史、临床表现、体格检查结果做进一步的系统性检查进行确诊。

（五）肾囊肿

单纯性肾囊肿起源于一段扩展的肾小管，随着上皮细胞增殖，其内聚集了肾小球滤过液或上皮分泌液。临床表现为通常无症状，多因体检或其他疾病做影像学检查时偶然发现。部分患者可出现患侧肾区疼痛，并出现蛋白尿、血尿。通常在影像学泌尿系 B 超和 CT 下可与肾积水进行鉴别。

第三节　治疗与康复

肾积水的原因很多，治疗方法也复杂多样。肾积水的治疗应根据病因、发病缓急、严重程度、有无合并症以及肾功能损害情况等综合考虑。应在病因查明的情况下，消除引起肾积水的原因，才能彻底治疗。原则上，尿路梗阻所致的肾积水，梗阻时间的长短对肾功能的恢复至关重要，应尽快解除梗阻，避免对肾功能进一步损害。如为先天性肾盂输尿管连接部梗阻而患侧肾脏仍有功能，应作肾盂成形术，即切除狭窄部分，裁剪多余的肾盂，重新肾盂输尿管吻合。如是尿路结石引起的梗阻，应行体外冲击波碎石术、内镜下的碎石取石术或切开取石术等消除梗阻。前列腺增生症患者如身体条件允许，应行经尿道前列腺电切术。尿道狭窄应行狭窄段切除及吻合术来解除梗阻。以上常见的引起肾积水病因治疗将在后文详细介绍。

双侧尿路梗阻的治疗原则为两侧肾功能尚可时，宜先对肾功能较差侧施行手术，以挽救残留的肾功能，如果两侧肾功能均差，可先选择肾功能较好的一侧手术，总体肾功能好转后，对侧亦应尽快施行手术。若对侧肾已毁损而无功能，则必须待手术侧的肾脏功能恢复、病情稳定后方可决定是否切除无功能肾。若梗阻暂时无法解除，或患者情况很差，可先在梗阻以上部位行造瘘术，使尿液通畅引流，逐渐恢复梗阻引起的肾功能损害，待条件允许时，再针对梗阻病因进行治疗。上尿路梗阻时行肾造瘘术。下尿路梗阻时可行膀胱造瘘术。对于泌尿系结核导致的输尿管狭窄，早期病变可留置双J管，通畅引流，辅以抗结核治疗，密切随访泌尿系结核的进展。对于输尿管已经难以修复的炎性狭窄、晚期肿瘤压迫或侵犯等梗阻引起的肾积水，经膀胱镜放置双J管或金属支架管长期引流肾盂尿液，可保护肾功能，又可显著改善患者的生活质量。重度肾积水肾实质显著破坏、萎缩，引起肾性高血压或合并严重感染，肾功能严重丧失，而对侧肾功能正常时可切除患肾。

肾积水的治疗方式多样化，从简单输尿管内支架管置入术，到复杂的肠代输尿管手术或自体肾移植手术。临床上，需要熟练掌握不同的治疗方法（包括：内镜手术、开放手术、腹腔镜手术以及机器人手术等）的适应症以及并发症，以便做出正确的选择。值得一提的是，如今腹腔镜技术在此治疗中占据了重要的地位。以下将介绍一些不同病因引起肾积水的治疗。

一、肾盂输尿管连接部（UPJ）梗阻

肾盂输尿管连接部梗阻，绝大多数患者的病因是先天性的，也有一部分人是在成年或老年的时候才在临床被发现。还有少数患者由于UPJ存在结石、输尿管外的病变压迫、炎性或医源性的狭窄以及尿路上皮肿瘤等后天因素导致继发性UPJ梗阻。

直到成年或老年才出现的先天性肾积水，常常没有任何症状，当利尿性肾图检查显示暂时不影响肾功能时，观察等待也是一个很好的选择。如果梗阻产生症状、影响肾功能、继发结石或感染，以及继发高血压，则需要手术治疗，手术的目的是改善症状及肾功能。尤其在新生儿或婴幼儿中，发生严重的肾积水时，应该尽早进行重建以解除梗阻，恢复肾功能。微创内镜技术曾作为治疗肾积水的首选。后来开放手术进行肾盂成形术成为经典的治疗方式，通常采用狭窄段切除再吻合的方式进行。随着腹腔镜技术的普及，有经验的医生已经把腹腔镜下的肾盂成形术作为治疗的主要选择。手术中有多种裁剪缝合技术，但是都需要遵循以下基本原则：吻合口应尽量宽大，吻合后应严密不漏尿而且没有张力。另外，吻合后UPJ位置应呈一个漏斗状，以利尿液的排出。大多数情况下，狭窄断切除再吻合术（离断式肾盂成形术，见图12-1）是手术治疗UPJ梗阻的首选方案，适用于各种UPJ梗阻患者。

离断肾盂成形术适用于高位输尿管、大肾盂和（或）迷走血管压迫，也适用于盂管连接部梗阻并存在管壁及腔内其他梗阻性病变，如肌纤维发育不良，长期血管压迫致输尿管器质性狭窄，或腔内存在皱褶或瓣膜等。这种手术方式可以灵活应用，当输尿管存在较长的狭窄时，可以应用多种活瓣技术，如螺旋形的活瓣可以桥接较长的输尿管狭窄。对一些虽无血管型梗阻，但在盂管连接部存在类似器质性病变，不宜采取其他成形术时，也是肾盂输尿管成形术的手术指征。手术的技术操作比较简单，效果较好。

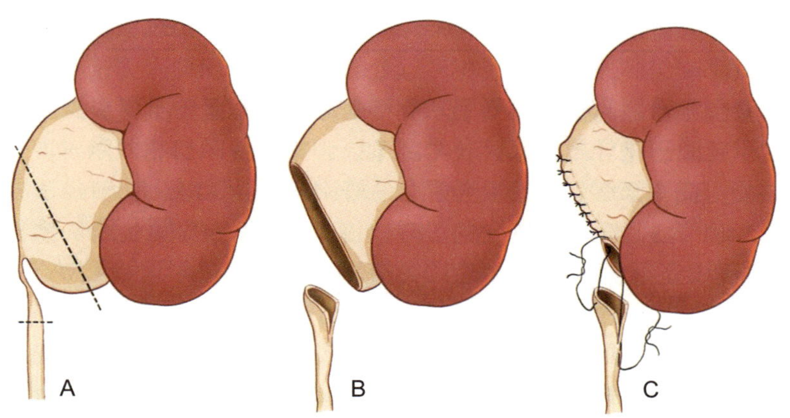

A.裁剪多余的肾盂；B.肾盂切口的上部连续缝合关闭；C.肾盂切口的下部与近端输尿管吻合

图12-1 离断式肾盂成形术（原创）

当游离血管及盂管交界部后，肾盂仍不能排空，管腔又不能及时充盈扩张，狭窄输尿管段纤细而硬韧，观察该段输尿管的蠕动波传导不良时，即应行肾盂输尿管重新吻合术。

腹腔镜下肾盂成形术已经得到了泌尿外科医生广泛的认可。对于有经验的腹腔镜医生，腹腔镜下肾盂成形术安全性好，缩短了住院时间，患者术后恢复更快，手术的成功率也可以达到90%以上，与开放手术相当。手术方式可以为腹腔方式、腹膜后方式、前腹膜外方式及机器人手术。手术中，可以离断肾盂输尿管再行成形术，也可不离断行Y-V成形术，或者活瓣成形术，操作类同开放手术的技术。

二、腔静脉后输尿管

腔静脉后输尿管是一种少见的先天性畸形。该病是由于下腔静脉的胚胎发育异常而使得右侧输尿管上段的位置异常，胚胎发育期由于后主静脉的长期存在造成了这种畸形。此病的右侧输尿管上1/3位于腔静脉之后，并环绕下腔静脉再回到其前面。这种走行方式常导致输尿管的外源性梗阻。通常用环腔静脉输尿管或腔静脉后输尿管来命名该疾病，但用输尿管前下腔静脉来定义似乎更为合适。临床上常常通过增强CT成像来确诊此病。据报道，腔静脉后输尿管的发病率约为1/1100。男、女发病率比例为3∶1。上段输尿管受压或纤维化导致右肾积水、合并感染和结石。本病发展较慢，大多在40岁左右出现症状。手术治疗是主要手段，只要肾功能还未毁损，预后是良好的。

腔静脉后输尿管的首选手术方式是输尿管-输尿管楔形吻合术。术中最主要的是游离输尿管、扩张肾盂及下腔静脉，在下腔静脉前方正常的解剖位置吻合楔形无张力吻合输尿管。术后放置引流管。近年来，腹腔镜技术已经成熟地应用于治疗腔静脉后输尿管，经腹腔或腹膜后入路均可。术前先放置双J管，有助于术中辨认输尿管，游离好输尿管和下腔静脉，在扩张的输尿管远端游离，保留扩张的输尿管，并将狭窄段切除，再行输尿管无张力缝合，术后4～6周拔除双J管。据文献报道，此手术效果相当不错，而且术后并发症少，恢复快，短期随访显示吻合口通畅。在某些情况下，受压处和梗阻以上的输尿管往往因感染及纤维性变而与下腔静脉紧密粘连以至无法剥离时，只能做肾切除术。

三、输尿管狭窄性疾病

对输尿管狭窄的病情评估和治疗对保护肾功能十分重要。引起输尿管狭窄的常见原因包括缺血、炎症、手术或非手术创伤，输尿管周围纤维化以及先天性畸形。一些恶性肿瘤，例如宫颈癌、前列腺癌、卵巢癌和结肠癌等局部侵犯和远处转移也可出现输尿管狭窄。对于原因不明的输尿管狭窄应当进行CT检查以排除输尿管内恶性肿瘤或者输尿管外部病变的压迫。常见的输尿管结石以及对结石的相关处理是导致输尿管狭窄的危险因素。一项研究显示对嵌顿性输尿管结石的患者，如果结石嵌顿时间大于2个月，发生狭窄的概率可高达24%。任何经输尿管的内镜操作也都有可能造成输尿管狭窄的发生，特别是输尿管口损伤狭窄，狭窄愈完全，愈接近肾脏，对肾脏的损害出现得愈早，程度也愈重，最终将导致肾功能丧失。

静脉肾盂造影和逆行造影能帮助我们确定输尿管狭窄的位置和长度。泌尿系的增强CT加三维重建对于诊断及判断狭窄原因不可或缺。对病因不易确定的狭窄必要时可经输尿管镜进行组织活检。在治疗前对分侧肾功能进行评估是非常重要的，肾图能够帮助了解分肾功能及评价功能性梗阻时肾单位的情况。如果已经诊断为输尿管狭窄，为了排除恶性疾病、挽救肾功能、治疗反复发作的肾盂肾炎、缓解功能性梗阻有关的疼痛，介入性操作往往是十分必要的。肾盂输尿管连接部狭窄，可行经皮肾穿刺行狭窄部冷刀切开，气囊扩张放内支架，也可行开放成型手术。输尿管狭窄段短，可用输尿管镜直视下将输尿管扩张导管插过狭窄部扩张输尿管。输尿管下段狭窄，腔内扩张失败可切除狭窄行膀胱再植或膀胱壁瓣输尿管成形术。输尿管上中段狭窄，腔内扩张失败，可切除狭窄端端吻合，狭窄段长切除后可行肠道代输尿管术。针对狭窄病变不宜实施完全修复或预后较差的患者，可以考虑长期放置输尿管支架管，并对患者长期随访。对于特殊病例，可考虑在输尿管中放置两根支架以保持尿路通畅，提供更加通畅的引流。

四、腹膜后纤维化

在本章第二节诊断部分曾对腹膜后纤维化的发病概况及影像诊断学做了介绍。腹膜后纤维化（RPF）的典型特征是腹膜后腔存在的炎症和纤维化病变压迫包括输尿管在内的后腹膜组织，通过外压输尿管或影响输尿管蠕动引起肾积水。约2/3的腹膜后纤维化发病原因不明，临床上将其称为特发性腹膜后纤维化（idiopathic retroperitoneal fibrosis）；另1/3病例的发病原因可能与某些药物、肿瘤、外伤或手术、出血、尿外渗、辐射、非特异性胃肠炎症（如Crohn病）、阑尾炎、憩室炎、各种感染（如结核、组织胞浆菌病、梅毒、放线菌病）等因素有关，故称为继发性腹膜后纤维化。

大部分患者的临床表现主要是后背痛或腰痛，疼痛多为钝痛，且不随体位变化而变化，可放射至下腹部或腹股沟，其他症状包括体重下降及肾衰竭的症状。症状往往持续数个月，大约有一半的患者可出现尿毒症症状。有证据表明原发RPF与一种免疫介导的主动脉周围炎有关，作者在动脉粥样硬化斑块上发现了一种蜡样氧化脂和蛋白质复合物（被认为是引起炎性反应的抗原）。实际上，RPF患者通常有很高的主动脉瘤发病率。这也提示RPF可能是多器官系统纤维化的一部分表现，比如可伴有硬化性纵隔炎、硬化性胆管炎、假眶瘤、Riedel甲状腺炎。该病的病理发展过程仍然与自身免疫有关。近1/3的RPF与二甲麦角新碱和其他麦角碱类药物有关，其发病机理还不清楚。其他RPF的病因包括一些恶性肿瘤，如淋巴瘤（最常见的RPF恶性病因）、多发性骨髓瘤、前列腺癌和肉瘤等。后腹膜恶性肿瘤放疗后可引起继发性输尿管梗阻。另外，有报道称RPF与强直性脊柱炎、Wegener肉芽肿有相关性，提示RPF患者具有潜在的免疫病因。

RPF的初步治疗取决于患者的一般情况，如有肾积水和尿毒症的患者应立即通过内置输尿管支架引流来减压或行经皮穿刺肾造瘘术。通常情况下，RPF患者放置输尿管支架管并不困难。对电解质紊乱、少尿或无尿的严重患者，可行局部麻醉下肾盂造瘘置管。在肾减压后，患者需要密切监测，观察有无梗阻后多尿和肾功能水平，还要适当补充水和电解质。初步治疗后，应进一步明确RPF的病因。二甲麦角新碱或其他可能潜在的诱发药物一旦确定应立即停药。恶性RPF患者多有原发恶性肿瘤病史，必须对患者进行全身的影像学检查以发现原发肿瘤病灶。

一旦诊断原发性RPF，最常用的主要治疗是皮质醇疗法。据报道皮质醇疗法治疗原发性RPF，临床反应率可达到80%，疼痛和全身不适可在治疗后几天内缓解，还有红细胞沉降率快速下降以及尿量增多，部分患者肿物缩小和输尿管梗阻或下腔静脉受压缓解。使用皮质醇的用量和用药时间没有统一的规范，但是大部分的治疗持续时间都在6个月以上。有报道说持续2年的慢性皮质醇治疗可以很大程度上改善临床症状，皮质激素无法逆转已经存在的纤维化，对控制进展性炎症和纤维化却有很大帮助。还有一些其他的免疫抑制剂通过抑制纤维细胞的增殖来减轻原发性RPF患者的临床症状，常用免疫抑制剂包括环磷酰胺、环孢霉素、麦考酚酸吗乙酯、醋酸甲羟孕酮酸酯、黄体素、他莫昔芬。

输尿管松解术被认为是治疗此类疾病的金标准。可以用开放手术也可用腹腔镜手术，开放手术选取正中经腹膜切口探查双侧输尿管，手术之前放置输尿管导管或支架有助于辨认输尿管位置。部分患者术前检查发现肾积水是单侧的，但最终往往发展成双侧肾积水，因此，需要同时行双侧输尿管松解术。在游离了升结肠和降结肠后，需对病变肿块组织进行深部活检，以除外恶性肿瘤。应从远端没有扩张的输尿管开始解剖，沿输尿管和后腹膜肿物之间作为游离平面。可切开纤维组织，钝性或锐性分离整个受累的输尿管，使其与纤维床分离，游离过程中需注意尽可能避免损伤输尿管血运。双侧输尿管松解术后，输尿管应复位到正常解剖位置保护起来，使其不被以后的纤维化侵犯。一种常用方法是将输尿管前移至腹腔，将腹膜在输尿管后关闭，形成输尿管腹膜内化。此法需注意的是不要关闭腹膜时形成输尿管疝而引起梗阻。对于病变范围较大的RPF，可以用腹腔网膜组织包绕输尿管并重新定位在腹腔。术后应用皮质醇疗法可以减轻上尿路和静脉血管被压迫引起的症状。如果输尿管周围广泛纤维化无法松解，可行自体肾移植。如果术前长时间持续引流，肾功能仍然没有明显好转，而对侧肾功能个人满意，应考虑行肾切除术。早在1992年Kavoussi和Clayman成功开展并报道了腹腔镜输尿管松解术。一般情况下，术前患者放置输尿管支架，采用经腹膜腔途径入路，切开后腹膜，移开结肠后，将受累的输尿管从后腹膜纤维组织上分开游离出来，输尿管旁组织多处活检冰冻病理检查以除外恶性肿瘤。在输尿管下把后腹膜与侧腹壁闭合以使输尿管腹膜内化。此法手术成功率可达85%，如腔镜手术困难，必要时可转为开放手术。

五、医源性输尿管损伤

输尿管是位于腹膜后间隙的细长而由肌肉、黏膜构成的管形器官，周围组织对其保护良好，因此，由外界暴力所致的输尿管损伤极为少见。输尿管损伤常常发生于输尿管内进行检查操作、广泛性的盆腔手术。输尿管损伤通常会导致肾盂积水（12%～20%），但积水程度通常不严重。有时输尿管损伤的症状会延迟数月后发生。有症状的输尿管损伤，也可能在术后很短时间内便出现症状，并引起十分棘手的并发症，需要被迫行输尿管修复手术。输尿管损伤的危险因素包括再次手术、输尿管前方的血管移植、输尿管的腹膜后炎症粘连等。输尿管损伤的症状一般包括腰痛、发热、肠梗阻、腹胀及尿瘘。有经验的外科医生手术导致输尿管损伤的概率较小。在手术中需要有意识地保护输尿管。如果术后存在发热、白细胞计数增高、血尿或盆腔巨大的尿液囊肿及腹膜炎等情况，往往预示着可能存在未被发现的输尿管损伤。预防输尿管损伤必须详尽了解其解剖位置，尤其是它与子宫动脉及卵巢动脉的解剖关系，因为在子宫切除术中有可能需要结扎子宫及卵巢动脉。另外，输尿管损伤多数在术中不可控的大出血时被发现，因此，术中保持术野干净，及时止血可以大大降低其发生率，甚至在一些高风险的相关手术，可提前放置输尿管支架以便辨认和保护输尿管。

输尿管镜内镜操作造成输尿管损伤的原因之一是在输尿管撕裂后，通常与手术时间较长、术者经验不足等有关。一旦发生输尿管穿孔，应立即停止手术并置入输尿管支架。钬激光碎石技术广泛应用能够大大降低输尿管镜术后并发症的发生率，但在术中应该有意识地避免激光对输尿管的热损伤。通常输尿管镜进行操作是在导丝引导下完成，亲水性的导丝和较细的输尿管镜或可弯曲的输尿管软镜能够减小输尿管损伤的发生率。输尿管镜或输尿管腔内治疗所致损伤多为术中发生的黏膜轻度损伤出血、输尿管穿孔等。这类较轻的并发症多数可应用抗生素、止血药物以及安放输尿管支架管而治愈，一少部分患者出现输尿管撕脱伤，则面临十分棘手的问题，往往需术中改为开放手术或二期输尿管替代手术治疗。

第四节　预防及健康管理

肾积水多由上尿路梗阻性疾病所致，常见原因为先天性肾盂输尿管连接部狭窄、肾及输尿管结石等，长期的下尿路梗阻性疾病，如前列腺增生、神经源性膀胱功能障碍等也可导致肾积水。而肾及输尿管结石作为肾积水疾病的主要原因，其患病率在过去的几十年里逐步增加。据报道，美国肾结石的总体患病率从1980年的3.2%上升到2016年的10.1%，且泌尿系结石的复发率很高，约为每年15/100人。因此，预防肾积水，关键在于防治引起肾积水的各种病因。

一、防治结石

充足的液体摄入量是预防肾结石复发的最重要的营养措施。摄入足量的液体会增加尿液稀释度，从而降低成石成分的浓度，并通过减少肾小管内转运时间来促进晶体的排出。根据关于尿石症的指南，对于大多数类型的结石，建议摄入大量液体以维持至少2.0～2.5 L/24 h，从而显著降低肾结石成分（特别是草酸钙）的饱和度，进而预防结石以及结石相关肾积水的发生。同样，多饮水可在积水的近段尿路产生一定的压力，促使小积水排出，降低结石的发生率。

二、防治相关代谢性疾病

高尿酸血症、糖尿病、血脂异常等代谢性疾病与肾及输尿管结石的形成密切相关。在一项回顾性研究中，在78例高尿酸患者中尿酸盐结晶患者38例，占比为48.72%，而643例尿酸正常者尿酸盐结晶患者59例，占比为9.18%。由此可知高尿酸血症患者更容易产生尿酸结石；Nerlir和Hartman等研究表明糖尿病患者中尿酸结石的比例明显高于非糖尿病患者，Hartman对1117例患者的24 h尿液分析表明，糖尿病患者尿pH更低，尿酸盐、草酸盐的排泄量及饱和度高于对照组（$P<0.05$）；血脂异常造成胰岛素抵抗，胰岛素对NHE3的调节作用减弱，出现肾脏泌氨能力下降和全身性酸中毒，肾脏对枸橼酸的重吸收增加，导致低枸橼酸尿症，枸橼酸盐是泌尿系结石最重要的抑制剂，临床上常用的枸橼酸氢钾钠能有效降低结石的复发率，起到防治泌尿系结石的作用，从而减少了肾积水出现的风险。

三、调整膳食、控制蛋白摄入

日常生活中，应减少啤酒的摄入，酿啤酒的麦芽汁中含有钙、草酸和嘌呤核苷酸等酸性物质，它们相互作用，可使人体内的尿酸增加，成为形成肾积水的重要诱因。此外，高蛋白摄入提供的酸负荷可能会增加尿钙并降低尿液pH值和枸橼酸盐排泄，因此肾积水疾病的防治中患者应根据热量的需要限制超额的营养，保持每天摄入蛋白的量为0.8～1.0 g/kg体重，以保持能量的平衡，降低肾积水发生的危险，对有家族性高尿酸尿或有痛风的患者，应限制蛋白的摄入量为1.0 g/kg体重，控制精制糖的摄入，忌食菠菜、动物内脏等食物。

四、防治泌尿系肿瘤

肿瘤预防主要采取三级预防策略：一级预防是指病因预防，主要有多饮水、减少感染、戒烟、减少有毒有害物质的接触等；二级预防是早发现、早诊断、早治疗，以避免疾病进展；三级预防是指对已经发生泌尿系肿瘤的患者，进行及早的治疗干预，以提高患者生活质量，延长患者寿命等。

五、健康管理

首先，在饮食层面，除了限制啤酒、高蛋白食物外，要严格控制盐与糖的摄入量，每天的主食应当是以高粱米、玉米渣、挂面、大米、小米为主，尽可能少食肉类，禁忌高胆固醇食物。少食水果，一般每天水果用量不超过100 g。平常生活中禁忌烟、酒、辛辣食物。其次，在体质健康层面，适当的运动不仅可以增强体质，预防疾病的发生，同时还能够一定程度地优化患者的心理状态，从而实现病情稳定与改善的目标。督促患者适当地运动，按照运动之后脉搏次数100次/分作为限制，运动的方式应当以有氧运动为主，例如慢跑、健身操、太极拳、步行等，对于肥胖的患者可以适当增加运动频率。最后，在心理健康层面，对于肾积水疾病患者，需要正确认识疾病的发生、发展过程，积极就诊，并谨遵医嘱，杜绝私自用药。避免使用各种可能损伤肾脏的药物，如非甾体类抗炎药物（如消炎痛、布洛芬等）、抗肿瘤药物（如顺铂）、造影剂、抗生素（如磺胺类药物、庆大霉素、链霉素等）等。

六、肾积水术后管理

手术治疗是严重肾积水的主要治疗策略之一，但术后综合征以及术后护理不当可能引发进一步的肾内感染，导致肾结石或肾积水复发，必要且有效的护理及健康管理有助于患者早日康复。

（一）运动管理

避免剧烈活动，尽量减少突然性的体位改变，如突然坐下、站立等，防止手术伤口的裂开。

（二）饮食管理

尽量做到少吃多餐，避免食用辛辣、刺激性食物，避免高脂肪、高热量饮食，避免暴饮暴食。另外，在吃饭时要注意盐的摄入，尽量选择一些清淡饮食，避免腌制饮食。宜多吃蔬菜和水果，补充机体所需要的维生素，促进粪便的排出，防止便秘。

（三）去梗阻后利尿的管理

在尿路梗阻解除后，一段时间的明显多尿，甚至超过5000 mL/24 h。此时最常用的临床处置是解除尿潴留，应立即放置导尿管膀胱引流。对于双侧输尿管梗阻或孤立肾输尿管梗阻的患者，梗阻解除后应监测有无去梗阻后利尿。每天复查血清电解质、尿素氮、肌酐和患者的精神状况。如果患者清醒，能够喝水，生命体征正常，则应持续观察。如果患者有液体负荷过大的征象，氮质血症或认知能力差，或者有低血压和其他发展为低血容量的征象，更应该严密监测。每12 h检查一次，并需要谨慎地补充水、电解质，开始通过静脉通路补充。监测尿量、生命体征、尿和血清电解质可以帮助计算最佳的摄入液体量和类型，直到机体内环境不断恢复稳态。

（四）输尿管手术的特殊性

如狭窄段切除再吻合术、切开取石术、巨输尿管成型术等，术后几乎都需要常规安置输尿管支架管或肾盂造瘘管以及留置导尿管、伤口引流管等。保持这些导管的通畅，必要时用抗生素溶液、0.9%无菌盐水冲洗导管。留置输尿管双J管应适当活动，多饮水，避免结石形成。偶有血尿、排尿疼痛或发热症状及时咨询手术医生处理。根据医嘱按时更换或拔除双J管。留置肾造瘘管应多饮水，保持造瘘管周围皮肤清洁、固定牢靠避免脱落及通畅，每周更换尿袋一次避免逆行感染。

（五）定期复查

肾积水术后最主要的就是需要定期复查，患者在术后早期每3个月需要检查一次泌尿系彩超，必要时进行CT，特别是泌尿系增强CT检查，1年之后每半年或者每1年复查泌尿系彩超观察积水的变化。

（王一辰）

参考文献

[1] 仝煦楠，双卫兵．肾积水罕见病因分析[J]．泌尿外科杂志(电子版)，2017，9(3)：5-8.

[2] CAPITANIO U，MONTORSI F. Renal cancer[J]. Lancet，2016，387(10021)：894-906.

[3] TREGER T D，CHOWDHURY T，PRITCHARD-JONES K，et al. The genetic changes of Wilms tumour[J]. Nature Reviews Nephrology，2019，15(4)：240-251.

[4] RICHTER M，BAERLOCHER K，BAUER J M，et al. Revised reference values for the intake of protein[J]. Annals of Nutrition and Metabolism，2019，74(3)：242-250.

[5] EISSA A，EL SHERBINY A，MARTORANA E，et al. Non-conservative management of simple renal cysts in adults：A comprehensive review of literature [J]. The Italian Journal of Urology and Nephrology，2018，70(2)：179-192.

[6] CHEWCHARAT A，CURHAN G. Trends in the prevalence of kidney stones in the United States from 2007 to 2016[J]. Urolithiasis，2021，49(1)：27-39.

[7] TURK C，PETRIK A，SARICA K，et al. EAU guidelines on diagnosis and conservative management of urolithiasis[J]. European Urology，2016，69(3)：468-474.

[8] FERRARO P M，CURHAN G C，D'ADDESSI A，et al. Risk of recurrence of idiopathic calcium kidney stones：Analysis of data from the literature[J]. Journal of Nephrology，2017，30(2)：227-233.

[9] NERLI R，JALI M，GUNTAKA A K，et al. Type 2 diabetes mellitus and renal stones [J]. Advanced Nanobiomed Research，2015，4：180.

[10] HARTMAN C，FRIEDLANDER J I，MOREIRA D M，et al. Differences in 24h urine composition between nephrolithiasis patients with and without diabetes mellitus [J]. BJU International，2015，115(4)：619-624.

[11] FINK H A，WILT T J，EIDMAN K E，et al. Medical management to prevent recurrent nephrolithiasis in adults：A systematic review for an *American college of physicians clinical guideline*[J]. Annals of Internal Medicine，2013，158(7)：535-543.

[12] SKOLARIKOS A，STRAUB M，KNOLL T，et al. Metabolic evaluation and recurrence prevention for urinary stone patients：EAU guidelines[J]. European Urology，2015，67(4)：750-763.

第十三章
女性尿失禁和膀胱过度活动症诊疗及健康管理

女性尿失禁和膀胱过度活动症是泌尿外科常见疾病。尿失禁的主要表现为患者在神志清醒的情况下出现尿液流出难以自控、出而不觉的症状。国际尿控协会将尿失禁定义为“确定构成社会和卫生问题，且客观上能证实的不自主的尿液流出现象”。现代医学认为，尿失禁的直接病因是膀胱逼尿肌、尿道括约肌等功能障碍，常继发于中枢神经系统疾病或下尿路疾病。根据病因和临床表现大致分为压力性尿失禁、充盈性尿失禁、真性尿失禁、急迫性尿失禁、混合性尿失禁等。膀胱过度活动症是一种膀胱功能障碍性疾病，以尿频、尿急、急迫性尿失禁为主要临床表现，女性发病率高于男性发病率，且发病率与年龄呈正相关，其病因可能与膀胱感觉过敏及逼尿肌稳定性减退有关。女性尿失禁和膀胱过度活动症，这两种疾病的患病率随年龄的增长而增加，并且经常有患者因感到尴尬或认为这是正常的衰老现象而延误就诊，虽然对患者的生命不会造成威胁，但若不及时治疗，将会严重影响患者的生活质量、社交活动和日常工作，同时给患者带来巨大的心理压力，甚至会引起严重的精神、心理相关疾病，如抑郁、焦虑等，给家庭和社会带来沉重的负担。近年来，泌尿外科门诊因尿失禁或膀胱过度活动症而就诊的患者人数越来越多，尤其女性患者就诊比例较高，但现有的治疗方法并不能带来十分满意的治疗效果。因此，加强女性尿失禁和膀胱过度活动症的健康管理意义重大，越来越得到医生和患者的关注。本章将介绍女性尿失禁和膀胱过度活动症及其健康管理的相关内容。

第一节　女性尿失禁

一、定义及流行病学

尿失禁（urinary incontinence，UI）是指尿液不受意识控制自尿道排出体外的现象，这种情况的患病率随着年龄的增长而增加，58%～84%的老年妇女不同程度地出现这种症状。由于使用不同的定义和评估、诊断工具，报告的UI流行病学发病率差异很大。据报道，60岁以上妇女的总体患病率在38%到55%之间。尽管UI患病率很高，但仍未得到充分诊断和治疗。多达一半的女性由于羞耻之心，怯于说出病情，不会向家人告知尿失禁，这可能是由于尴尬或认为尿失禁是年龄增长的正常过程，导致就诊率低下，在医疗条件相对较差的地区更为明显。一项研究指出，尿失禁的女性患者中，只有25%的患者寻求或者接受治疗，这是国外的统计数据。最近一项研究显示，由于对此病的严重认识不足，就诊率仅有9%。最新的流行病学数据显示，20岁以上女性的总患病率为17%，60岁以上女性的总患病率为38%，考虑低就诊率，实际上人群患病率更高，未经治疗的尿失禁与跌倒和骨折、睡眠障碍、抑郁和尿路感染有关，提高对该疾病的认识迫在眉睫。

压力性尿失禁（stress urinary incontinence，SUI）是指不自主的尿失禁与腹部压力增加相关，腹部压力增加的行为包括运动、咳嗽、打喷嚏、大笑等。其主要病因是尿道闭合机制功能不良和解剖性尿道支持的丧失。急迫性尿失禁（urge urinary incontinence，UUI）的特征是突然强烈的排尿欲望，很难抑制。UUI是更广泛的膀胱过度活动症的一部分，膀胱过度活跃的症状是由于在排尿周期的充盈阶段膀胱逼尿肌的不自主收缩。这些不自主的收缩在尿动力检查表现为"逼尿肌过度活动"，与乙酰胆碱诱导膀胱毒蕈碱受体的刺激有关。需注意的是，膀胱过度活动症是一种临床诊断，逼尿肌过度活动是通过尿动力学评估的结果。许多有尿失禁的妇女同时有压力性尿失禁和急迫性尿失禁症状，称为混合尿失禁（mix uninary incontinence，MUI）。SUI、UUI和MUI在发达国家的患病率分别为12.6%、5.3%和9.1%。女性膀胱过度活跃的患病率随着年龄的增长而增加，从2%到53%，估计在65岁以上的女性中为19.1%。

二、病因及发病机制

女性压力性尿失禁的病因复杂，解剖异常导致临床问题常见，占比约为90%。目前大多数学者倾向于以下几种因素在女性SUI中起主要作用：

（一）多胎妊娠及分娩产伤

有报道显示，经产妇出现产后SUI的概率约为初产妇的1.5倍。腹压增高，比如大笑、咳嗽、剧烈运动或者因便秘导致如厕用力，可诱发SUI。

（二）肥胖

肥胖不仅会增加腹腔压力，而且可导致盆底肌的慢性损伤、拉伸，随着作用时间的增加，骨盆肌肉、神经及支持结构强度会受到不同程度的损害，从而在压力突然上升时诱发SUI。

（三）绝经

女性体内的雌激素对盆底肌及支持结构具有保护作用，女性雌激素水平随年龄增长快速降低，盆底组织内静脉变细、血供减少，导致尿道平滑肌及横纹肌数量减少，以及尿道黏膜及其黏膜下疏松结缔组织萎缩，在突然的压力增高下更易发生SUI。

（四）尿道及阴道手术及放疗史

既往有盆腔手术史的患者，发生SUI的概率显著增大。放疗可导致尿道黏膜及黏膜下疏松结缔组织萎缩，当腹压不断增高时易导致SUI的发生。

总而言之，发生压力性尿失禁的高危因素包括高龄、肥胖、多胎次和分娩产伤。其他可能的危险因素包括家族史、慢性便秘、盆腔手术史等。EPINCONT研究显示，在绝经前后，尿失禁出现明显的高峰，这表明与绝经相关的下泌尿生殖道的解剖和功能改变是所有形式尿失禁的重要原因。因此，更年期专家应该熟练识别这些变化，以便他们能够实施及时和个性化的干预措施。

三、临床表现

（一）尿失禁的临床表现

尿失禁共同的临床表现为不受意识控制的尿液自主排出体外，这个过程在不同类型尿失禁中特点存在差异，下面以此做相关概括及总结。

压力性尿失禁（SUI）是指大笑、咳嗽、爬楼梯、提重物、走路等导致腹腔压力增高的行为、活动时出现尿液不受控制地从尿道排出。男性少见，只有少数具有盆腔或前列腺手术史患者会发生。SUI多见于老年女性，尤其是体型肥胖的老年女性。SUI合并UUI称为混合性UI，临床医生在诊断过程中应当了解其症状为单纯性SUI还是包括UUI，这对治疗的决策至关重要。

表 13–1　压力性尿失禁的鉴别

症状	急迫性尿失禁	压力性尿失禁
尿急症(突然或强迫的排尿欲望)	+	–
尿急频率(>8次/24 h)	+	–
活动时漏尿:咳嗽、打喷嚏、举重物等	–	+
每次尿失禁的漏尿量	多(如果存在)	少
排尿冲动时能够及时达到卫生间	通常否	是
夜晚醒来排尿	通常	很少
尿流动力学检查		
逼尿肌异常收缩	+	–
低顺应性膀胱	+	–
膀胱容量	减低	正常
膀胱漏尿点压	+	–
腹部漏尿点压	–	+
尿道压力	正常	减低
尿道长度	正常	减少
解剖因素		
尿道后角	无改变	增大或消失
膀胱颈位置	正常	下降
膀胱颈宽度	减少	增加
其他		
膀胱加压试验	±	+
膀胱颈抬高试验	–	+

耻骨上疼痛或不适可能意味着膀胱感染或间质性膀胱炎。膀胱的感觉主观性很强，患者对症状的描述不一定准确反映疾病，不能根据某一症状去诊断一个特定的膀胱疾病。

临床上尚存在其他一些尿失禁分型方法，总体来说为上述四种尿失禁分型演化而来，具有各自的独特特点，这里不再赘述，临床特点归纳可见表13–2。

表 13-2　不同类型尿失禁临床特点

基本类型	症状	常见病因归纳
压力性尿失禁	咳嗽、打喷嚏、大笑、体位改变和重体力活动等腹压增加下引起不自主漏尿	盆底肌、筋膜及韧带松弛，膀胱颈和近端尿道下移，尿道内括约肌功能障碍等
急迫性尿失禁	尿频、尿急、尿痛、夜尿、排尿间隔<2 h，不能拖延和控制排尿	盆底肌、筋膜及韧带松弛，逼尿肌过度兴奋或反射亢进，原发泌尿系或中枢神经系统病变，如膀胱尿道炎症、肿瘤、结石、卒中、帕金森病、脊髓损伤等
混合性尿失禁	同时存在压力性尿失禁和急迫性尿失禁	盆底肌、筋膜及韧带松弛，膀胱颈尿道高活动性、逼尿肌不稳定、反射亢进共同存在，或合并尿道内括约肌功能障碍
充盈性尿失禁	尿流细弱、中断、淋漓不尽、残余尿量增加、排尿困难	糖尿病、脊髓损伤、出口梗阻等导致的膀胱收缩乏力

四、尿失禁的诊断、评估及鉴别诊断

女性绝经后，不同类型的尿失禁往往同时存在。因此，应该特别注意描述尿失禁的类型和共病的存在。病史应包括有助于确定尿失禁主要类型以及与排尿和便秘症状相关的问题。进一步询问症状发生的频率和严重程度对于制订治疗计划和生活指导至关重要。对于尿失禁严重的患者所使用尿片的类型和尺寸以及更换尿片的频率有助于量化尿漏。在MUI存在的情况下，评估哪种尿失禁情况是最主要的问题或发生更频繁的是临床管理的关键。

对尿失禁的诊断应评估潜在的可逆原因。这包括尿路感染、过量液体摄入、可能加重尿失禁症的药物（如利尿剂、α受体阻滞剂、ACE抑制剂）和排尿功能障碍。应记录排尿情况，包括昼夜排尿频次及单次排尿量。排尿日记可以提供与尿失禁发作相关的潜在可改变因素的信息。尿液分析应用于识别可能与尿失禁有关的尿路感染、糖尿病或血尿。当计划进行SUI手术时，建议通过测量残余尿量来评估膀胱排空：总排空量的三分之一被认为是可接受的。

其他可逆性合并症，如肥胖、便秘和抑郁，应进行评估和治疗。然而，这些情况的存在不应被认为是推迟或避免尿失禁治疗的理由。盆腔检查应评估有无外阴阴道萎缩、盆底肌肉异常和盆腔器官脱垂。盆底肌的完整性和功能应评估，以确定哪些女性不能正确收缩盆底肌。这些患者可以从监督下的盆底肌肉训练中受益。

（一）病史

许多妇女因为尴尬、缺乏相关知识或对治疗有误解延误就诊，因此医生应当在她们汇报病史过程中给予更充分的关注，减轻患者的心理压力，提高患者的治疗愿望。

当患者主诉尿失禁时，首先应询问尿失禁发生的频率，如每天发生次数或每周发生次数。一生中偶尔几次尿失禁并无多大临床意义。同时还要了解尿失禁发生时伴随的症状和平时的下尿路症状，是否为日间或夜间尿失禁，两次尿失禁之间有多长时间，是否有一定的规律。如果患者伴随尿频症状，应了解导致患者排尿的原因，是急迫排尿或憋尿痛，或者仅仅因为担心溢尿而频繁排尿等。了解有无泌尿系其他症状也很必要，如有无排尿痛，是否泌尿系感染；有无排尿困难症状，是否为充盈性尿失禁等。对于女性压力性尿失禁症状患者，还应了解其有无盆腔器官膨出病史。

确定了尿失禁的类型后，应进一步确定疾病严重程度及对生活质量的影响。不同患者对尿失禁影响的耐受和反应可能不同，闲居在家、环境和如厕条件好的患者，与每天需要从事重体力劳动的患者治疗需求不同；经常参加社交活动或运动的患者治疗迫切性相对较高。此外，针对病情重、漏尿量大、生活质量影响大的患者，应当充分说明治疗的必要性及治疗期望，这可以大大增加患者治疗过程中的依从性及治疗信心。

在询问病史过程中，以往妇科手术病史、绝经情况、神经系统病史、儿童期排尿功能不全、用药史（尤其是α受体阻滞剂）、以往治疗的方法及效果等病史对尿失禁诊断也十分重要。

在UI诊断过程中，临床医生应重视排尿日志的记录和应用。通过排尿日志可以了解患者最近至少48 h的排尿情况。每天进出液体量的时间表、每天排尿的时间表以及每次排尿量及伴随症状，对分析患者的病情非常重要。每天液体摄入或者药物使用能够引起尿量的显著变化。在临床工作中可能会发生患者初次就诊时主诉的症状及解释往往与排尿日志并不相符的情况，因此，这种客观的记录能够为患者和医师提供确切的诊疗依据，特别是对于进行膀胱功能训练的患者更为重要。

（二）检查

全面细致的查体及选择性辅助检查对于疾病诊断同样十分重要。对于不同类型的尿失禁，其体格检查方式存在不同。

对于SUI，应特别着重神经系统检查，然后检查膀胱颈尿道解剖支持状况，即用力时是否有尿道或膀胱颈下移。经典的检查方法有两个：

（1）Q-tip试验（棉签试验）

这是一种检查尿道是否存在运动过度的检查，通过它可以确定矫正尿失禁的手术入路类型，它可以在妇科检查中简单地进行。棉签试验是将润滑棉签插入尿道直到膀胱颈部。最初静止角是相对于水平线确定的。然后要求患者咳嗽和推，以评估尿道振荡角度从静息状态到最大努力的变化。如果棉签顶端向上摆动2～3 cm，或者用力时棉签与水平面夹角大于30°，则意味着有膀胱颈尿道活动度过大。

（2）Valsalva（屏气）试验：

让患者在卧位或站位下用力或咳嗽，观察漏尿的情况，若患者存在漏尿，在此基础上可加做膀胱抬举试验，从而大致了解SUI病因。此外，还应检查有无其他异常，如膀胱膨出、直肠膨出、结肠膨出及尿道支持不良。UUI常合并SUI发生，UUI的检查包括泌尿系统、生殖系统和针对排尿功能的神经系统三方面。相关检查应当包括询问病史、体格检查、尿路感染测试、尿液压力测试和排尿后残余评估。

（三）影像学检查

初步确定尿失禁类型后，可选择相关的辅助检查进一步明确诊断。目前影像学检查方式有超声检查、磁共振成像、尿路影像等。经会阴二维超声检查可准确了解上尿路积水、膀胱容量及残余尿等情况，也可显示盆底不同层次的解剖结构。磁共振成像能够采集清晰度非常高的整体骨盆影像，清晰地显示女性尿道解剖学改变，这为后续制定合适的治疗方案提供了必不可少的依据。同时，磁共振成像检查还可以除外其他一些合并疾病，比如盆腔肿物。尿路影像对于UI诊断并非常规检查项目，需要依据病情制定个体化选择。

尿动力学检查是唯一一项能准确测定膀胱尿道功能的检查，可用于判断膀胱功能是否正常，是否合并膀胱出口梗阻。但是，对于每一个患者个体，尿动力学检查仅是一项辅助检查，必须结合临床表现、体格检查及放射学检查的结果才能进行准确的分析。

如果尿动力学检查后，对诊断仍存怀疑或者不清晰，可选择影像尿动力学检查，它是指将常规尿动力学与X射线超声影像检查相结合的一种检查方法。其他检查包括膀胱镜、尿道造影等，总之，选择性检查需根据患者情况有选择地应用，需要向患者充分解释并取得患者同意。

（四）鉴别诊断

通过第一步详细询问病史，大致可了解尿失禁类型，但是应将其与具有漏尿症状的其他疾病如尿瘘，尤其是膀胱阴道瘘相鉴别。尿瘘也可能同时合并压力性尿失禁。有时尿瘘的患者只以"加腹压后漏尿"为主诉就诊，医师稍有疏漏就会误诊为压力性尿失禁并进一步治疗。但是尿瘘是一组具有持续或间歇性漏尿症状的疾病，就诊时多有外伤、结核、肿瘤或手术史；多数呈持续性漏尿特点，漏尿量根据瘘口的位置和大小不同而不同；瘘口小时也可表现为压力性溢尿。但注意观察时发现尿液并未经尿道溢出，而是多数从阴道溢出。亚甲蓝试验通常能显示阴道内瘘口。

五、尿失禁的治疗及健康管理

尿失禁的治疗方案因尿失禁类型不同而存在差异，总体来说包括保守治疗及手术治疗两大类。下面介绍将主要围绕女性压力性尿失禁治疗展开。

（一）治疗原则及注意事项

对大多数妇女来说，尿失禁可以在初级保健中得到成功的管理，但不同地方卫生保健系统的管理和转诊途径可能存在显著差异。在治疗选择时应考虑的变量包括：出现哪种类型的UI、患者的目标和期望、治疗相关的风险或不良反应。重要的是，患者要充分了解所有治疗方案的好处、风险和副作用。有些女性在选择更有侵略性的治疗方法之前，更愿意接受保守的治疗方法。也有患者可能会优先考虑疗效，因此更容易接受手术或其他更具侵入性的治疗方法。

尿失禁患者尤其老年患者经常合并其他疾病，包括心力衰竭、慢性肾衰竭、糖尿病、慢性梗阻性肺疾病、神经源性疾病（包括卒中和多系统萎缩）、认知功能障碍、睡眠障碍（例如睡眠呼吸暂停综合征）、抑郁、代谢综合征等。治疗这些合并疾病，有可能减轻尿失禁的程度。然而，因为患者经常合并多种疾病，所以干预措施既需要综合又要个体化，这样才有可能判断出来对哪种疾病的干预会改善患者的尿失禁。治疗目的主要是改善患者的生活质量，减少并发疾病的进一步危害。

（二）女性SUI治疗

确定了类型及严重程度，了解患者的治疗期望后，即可进行最恰当的治疗方案选择。SUI治疗包括保守治疗（生活方式干预、行为疗法、物理疗法、生物反馈、电或磁刺激治疗和排尿模式改变）、药物治疗、激光治疗及手术治疗。

1.保守治疗

对于患者年轻、中等程度的尿失禁，非手术治疗效果较好，对大多数患者也应首先选择行为疗法和药物治疗。非手术治疗的目的在于减轻尿失禁的严重症状，改善患者的生活质量。目前保守治疗选择包括以下方案。

生活方式的改变包括戒烟、减肥、控制便秘、白天定时排尿、液体摄入管理以及减少咖啡因和酒精的摄入。肥胖和体重增加是压力性尿失禁的危险因素。在一项涉及超重和肥胖女性（平均体重指数36）的随机试验中，一个为期6个月的减肥计划与单独的教育相比较，在减肥计划平均减重7.8 kg后，压力性尿失禁的发作次数减少了58%（从平均每周9次减少到4次），而在单独的教育平均减重1.5 kg后，压力性尿失禁的发作次数减少了33%（从平均每周10次减少到7次）（P

=C.02）。一项对39项关于减肥干预的随机试验、队列研究和病例系列的系统综述得出结论：在干预后1.0～2.9年，体重减少5%～10%可适度改善压力性尿失禁。定时排尿和液体限制是有效的一线策略，特别是对于患有UUI的女性。膀胱训练包括患者教育，目的是纠正尿频，改善膀胱控制，延长排尿间隔，增加膀胱容量，减少尿失禁发作次数，最终恢复对控制膀胱功能的信心。膀胱训练旨在减少排尿频率到每2～3小时排尿一次，对患有UUI或MUI的妇女是有用的，但停止治疗后疗效下降。

盆底肌肉训练，是1948年由Kegel首次提出，主要目的是提高盆底肌肉在力量、耐力和协调性方面的功能。通过骨盆底肌肉训练，女性可以在腹内压力增加前和增加过程中改善膀胱颈和尿道近端的肌肉支撑，从而防止压力相关的漏尿。在UUI的背景下，盆底肌肉训练可以通过反复和有意识的肌肉收缩提供抑制逼尿肌收缩的能力。盆底肌肉训练已被证明可以减少渗漏发作的次数和渗漏的数量。锻炼方法是：收缩盆底肌肉即做收紧肛门及阴道的动作20～30次，每次收缩保持3～5 s，每天3遍，坚持6～8周，评估是否有效。在一项Cochrane综述中，74%接受骨盆底肌肉训练3～6个月的妇女报告治愈或症状改善，而未接受治疗或不积极对照治疗的妇女只有11%。

2. 药物治疗

目前治疗女性SUI的药物选择包括雌激素、交感α受体激动剂（盐酸米多君）、去甲肾上腺腺素重吸收抑制剂（度洛西汀）等，联合用药效果比使用单药更好。其机制及副作用见表13-3。

表13-3　不同药物的作用机制及副作用

药物	作用机制	副作用
雌激素	刺激尿道上皮生长；增加尿道黏膜静脉丛血供；影响膀胱尿道旁结缔组织的功能；增加支持盆底结构肌肉的张力；增加α肾上腺素受体的数量和敏感性，提高α肾上腺素受体激动剂的治疗效果	长期应用增加子宫内膜癌、卵巢癌、乳腺癌和心血管病的风险
交感α受体激动剂	作用于会阴部运动神经α肾上腺素受体，刺激尿道和膀胱颈部平滑肌收缩，提高尿道出口阻力，从而改善控尿能力，适于轻、中度SUI患者	血压升高、恶心、口干、便秘、心悸、头痛、肢端发冷，严重者可发作卒中
去甲肾上腺腺素重吸收抑制剂	通过选择性刺激支配尿道括约肌的神经，增加尿道关闭压来治疗尿失禁	恶心、呕吐较常见，其他副作用有口干、便秘、乏力、头晕、失眠等

（1）雌激素和选择性雌激素受体调节剂

多年来，雌激素一直被用于治疗绝经后妇女的尿失禁，单独使用或与其他药物（如抗胆碱能药物）联合使用。有证据表明，尿失禁可通过局部雌激素治疗得到改善。关于绝经后妇女局部雌激素和膀胱过度活跃的证据是强有力的。局部雌激素治疗改善排尿功能，降低膀胱过度活跃症状的风险。最新的Meta分析支持使用局部雌激素治疗UUI和膀胱过度活动安全有效。

阴道雌激素引起阴道自主神经支配和感觉神经支配的改变，并可能减少尿路上皮损伤、炎症细胞浸润和肌肉萎缩。新的雌激素非基因组靶点正在研究中。其中最相关的是电压门控的大钾通道或BK通道，这些通道调节人逼尿肌平滑肌的功能。最近的数据表明，雌二醇可能在人逼尿肌平滑肌细胞中激活BK通道，从而降低其兴奋性和收缩性。

最近一项关于局部雌激素治疗尿失禁和膀胱过度活跃效果的Meta分析显示，与安慰剂相比，阴道雌激素在主观改善和尿动力学变量方面的变化更有优势。抗胆碱能药联合局部雌激素治疗在疗效上无明显差异。因此，有力的证据表明，尿失禁在妇女绝经后通过局部雌激素治疗得到改善。

（2）抗胆碱能药物

抗胆碱能药物用于UUI的二线治疗。抗胆碱能药物在毒蕈碱受体亲和力和药代动力学性质方面存在差异。有六种FDA批准的UUI药物（达非那新、奥西布宁、非索特罗定、索非那新、托特罗定、曲司哌啶）。这些药物阻断膀胱平滑肌中的毒蕈碱受体，从而抑制逼尿肌收缩。因口干、便秘、视力模糊或疲劳等不良反应致停药是常见的。抗胆碱能药物的禁忌症包括未经治疗的窄角型青光眼和心律失常。最近的一项纵向队列研究表明，长期使用抗胆碱能药物有认知功能恶化和脑萎缩的风险，尤其是在老年人。

（3）β-3肾上腺素能激动剂

β-3肾上腺素能激动剂（如米拉贝隆）刺激β-3肾上腺素能受体刺激膀胱平滑肌松弛，从而增加尿的储存能力。在一些试验中，与安慰剂相比，米拉贝隆可显著减少UUI发作。米拉贝隆最常见的不良事件是高血压、鼻咽炎和尿路感染。一般来说，米拉贝隆的心血管安全性与抗胆碱能药相当。然而，米拉贝隆不应该提供给高血压失控的患者。

关于阴道雌激素治疗绝经后膀胱过度活动症与抗胆碱能药物联合使用治疗绝经后膀胱过度活动症者的证据是相互矛盾的。联合使用抗胆碱能药和米拉贝隆，对单药治疗反应不佳的患者，可能产生协同效应。对抗胆碱能单药治疗反应不佳患者进行的一项随机对照试验表明，与抗胆碱能药物的剂量增加相比，米拉比隆联合治疗可改善UI症状。对于保守治疗失败的UI患者应考虑药物治疗。对初次药物治疗无效的尿失禁症应考虑联合治疗。应尽可能考虑缓释制剂和联合治疗，以减少不良反应。

（4）度洛西汀

度洛西汀是一种选择性5-HT和NA再摄取抑制剂，用于治疗抑郁和焦虑，在欧洲被批准用于治疗压力性尿失禁，但在美国由于担心可能增加自杀风险而未获批准。尽管与安慰剂相比，度洛西汀在随机试验中已被证明可减少应激性尿失禁，但效果不佳，而且可能发生不良反应（如，恶心23%，口干13%，头晕11%，便秘11%），因此，只有当行为干预无效，且女性患者更倾向于药物治疗而不是手术治疗或手术治疗效果不佳时，才给予度洛西汀治疗。

有证据表明针灸可以在短期内减轻压力性尿失禁症状，在一项多中心随机试验中，与假针灸相比，18次电针疗程在6周的尿垫测试基础上显著减少了尿漏。

综合药物治疗，通常需要一个量身定制的方法来优化治疗效果和最小化副作用，特别是在老年妇女中。因此，可以结合不同的治疗方法来减少每种药物的剂量或达到协同作用，增强疗效和减少不良反应。

（三）SUI的铒激光治疗

铒激光（Er：YAG）为波长2940 nm的激光，它可以通过精确控制的铒激光脉冲（SMOOTH模式）传递到黏膜组织，精准控制温度在60～65 ℃，可使尿道黏膜下深层（深达250 mm）的胶原受热变性，使胶原重塑、胶原再生、新生血管形成，改善整个尿道壁、阴道壁的厚度和弹性，增加尿道的关闭压，从而达到治疗压力性尿失禁的目的。

鉴于激光治疗SUI是一种创新的策略，一些已发表的探索性研究在少量患者和较短的随访中证明了治疗SUI的一些效果。最好的证据来自Ogrinc等人最近的一项前瞻性研究，在该研究中，175名新诊断为SUI（66%）和混合性尿失禁（34%）的患者在12个月内接受了平均2.5次（Er：YAG）不同的激光手术。采用临床检查、尿失禁国际咨询模块问卷（ICIQ）和尿失禁严重程度指数（ISI）对患者进行评估。在所有年龄组中，77%的患者SUI症状明显改善，而只有34%的MUI患者在1年随访中没有出现UI。铒激光治疗后浅层局部组织完好，对尿道黏膜不产生损伤，因此不会发生尿道狭窄，其副作用轻微，无须特殊处理即可自愈。据报道，激光手术过程中的不良事件是轻微的不适和/或疼痛。同样，在绝大多数SUI治疗队列中，使用IncontiLase™参数的SMOOTH模式Er：YAG激光阴道治疗的所有其他初始临床结果均显示症状得到改善。在所有的研究中都没有报道这种治疗的副作用，乐观的效果平均持续6～12个月。

总之，Er：YAG激光治疗是女性SUI的一种微创的替代治疗方案，是适用于轻、中度压力性尿失禁（SUI）的一种有效、安全、易操作的治疗手段。

（四）SUI的手术治疗

当保守治疗或药物治疗压力性尿失禁疗效不满意时，应考虑手术治疗。对于女性SUI，手术治疗的适应症如下：非手术治疗效果不佳或不能坚持，不能耐受，预期效果不佳；中重度压力性尿失禁，严重影响生活质量；生活质量要求较高；伴有盆腔脏器脱垂等盆底功能病变需行盆底重建者，同时存在压力性尿失禁。

SUI的手术治疗方式有150余种，手术之间的差异多数仅是对原有手术的改进，使手术过程更简单或减少损伤。手术疗效各家报道很不一致，即便是同一种手术，不同作者报道的疗效也不尽相同，限于篇幅有限，手术方式介绍以SUI解剖差异分类做以下总结，归纳见表13-4。

表13-4　不同类型SUI手术方式选择（原创）

SUI类型	手术方法
尿道高活动性	
尿道内括约肌缺陷	尿道悬吊带术、Burch术或MMK术
尿道括约肌功能正常	
轻中度盆腔松弛	Burch术或MMK术
重度盆腔松弛	尿道悬吊带术+全盆底重建术；Burch或MMK术+阴道修补+骶棘韧带悬吊术（包括腹腔镜Burch尿道悬吊术）；骶棘韧带悬吊术；尿道悬吊带术+阴道修补+骶棘韧带悬吊术
无尿道高活动性	
尿道内括约肌缺陷	尿道悬吊带术或尿道内括约肌周围注射
尿道括约肌功能正常	
年龄>60岁	尿道内括约肌周围注射术；Burch术或MMK术
年龄<60岁	Burch术或MMK术；尿道周围注射术

手术治疗方法各有利弊，对于女性SUI有多种不同的治疗方法供选择。为了对各种方法进行有意义的比较，应对定义、随访问卷、治愈标准进行前瞻性、随机性标准化研究。

1. 尿道中段悬吊术

尿道中段悬吊术主要有三种类型：经耻骨后尿道中段悬吊术，通过耻骨后间隙穿刺至耻骨上两个切口出口；经闭孔尿道中段悬吊术，穿刺穿过闭孔，通过两个腹股沟切口；单切口尿道中段悬吊术，或“小吊带”，使用更短的网片，只需要阴道切口。经闭孔和耻骨后尿道中吊带都是非常有效的，具有相似的短期（≤1年）主观治愈率（分别为62%～98%和71%～97%）。虽然对于长期的主观治愈率经闭孔和经耻骨后术式相似，与耻骨后术式相比，经闭孔入路在5年后有更高的重复手术率，但经闭孔入路发生膀胱穿孔、排尿功能障碍、耻骨上疼痛和血管损伤的概率更小，而引起腹股沟疼痛的发生率更高。两种吊具的补片并发症发生率相似。在一项长期（中位数5.5年）随访研究中，涉及95000名接受过闭锁器或耻骨后吊带手术的妇女，9年后压力性尿失禁的再手术率为4.5%，拆除吊带的再手术率为3.3%，任何再手术（包括拆除补片）的再手术率为6.9%。因为迷你吊具只涉及一个阴道切口，所以术后疼痛较小。尽管迷你吊具与耻骨后吊具的并发症发生率和闭孔后吊具的并发症发生率相似，但迷你吊具的效果较差，再手术率较高。考虑到相似的疗效和安全性，吊带的选择可以基于患者关注的不良事件。尿道中部悬吊的风险包括出血、疼痛、感染、新生尿急、尿潴留和治疗失败。泌尿系感染、梗阻和尿路穿孔是引起泌尿道急症的原因；新发的尿急感也可能是特发性的。在没有感染记录的患者中，或者当膀胱过度活跃的既定治疗方法不能缓解症状时，应该对梗阻或尿路穿孔进行检查。

2. 阴道悬吊术

历史上，压力性尿失禁的标准手术包括耻骨后尿道固定术（Burch阴道悬吊术）或耻骨阴道悬吊术。需要用缝合线抬高阴道壁，为尿道提供额外的支撑。Burch阴道悬吊是通过开腹手术或腹腔镜将阴道前壁抬高到回肠耻骨韧带。腹腔镜下阴道悬垂术的主、客观结果在中短期内与开放式阴道悬吊术相当。一项随机试验的系统综述显示Burch阴道悬吊比尿道中段悬吊更有效，并与较长的住院时间和相似或更高的围手术期风险相关，除了膀胱或尿道穿孔和网片暴露，这些情况在尿道中段吊带中更常见。腹腔镜阴道悬吊可由受过适当训练和专业知识的外科医生推荐用于女性SUI的手术治疗，也可作为无法使用尿道中段吊带术女性SUI的一种选择。

2017年，一项对28个随机对照试验的系统综述比较了耻骨阴道悬吊、Burch阴道悬吊、无张力阴道胶带（TVT）和经闭锁带（TOT）的结果。结果表明，TVT、TOT和阴部阴道悬吊的使用有相似的成功率，而TVT、TOT的成功率高于Burch阴道悬吊。阴部阴道悬吊比Burch阴道悬吊有更高的5年满意率，但在引入中尿道悬吊后，其使用减少。阴部阴道吊具已使用多年，在3～15年的随访后，报告的成功率约为90%，其短期效果与中尿道吊具相似。

3. 尿道填充剂注射治疗

患有SUI的女性可以注射尿道膨胀剂。这种微创、耐受性好、简单的手术可以在门诊进行。填充材料被注射到尿道黏膜层下，以增加流出阻力。缺乏高质量的多中心随机试验，但系统综述表明，与吊带手术相比，注射尿道膨胀剂成功率较低，而且效果是短期的。在12个月的随访中，注射膨胀剂的治愈率在24.8%到36.9%之间。目前，注射尿道膨胀剂不应作为一线治疗方案，特别是对那些希望长期解决SUI的患者。注射尿道膨胀剂可以考虑用于特定的绝经后人群，如复发性或持续性SUI的妇女或老年人，对他们来说微创方法是首选。

（五）女性UI自身健康管理

自我管理被定义为个体在应对慢性疾病时，其对自身医疗状态、情感变化以及与其照顾者和医护人员长期合作的内在控制能力。女性UI的治疗是一个漫长的过程，其中可能碰到疗效反复不定的情况，容易引起患者情绪波动，这对于慢性病的治疗进程不利，因此，学会自我管理在女性UI患者健康管理中至关重要。影响女性患者自我管理的因素有文化程度、自我评价、社会支持、情绪管理、文化环境等。通过优化上述影响因素的各个过程，可以提升患者的治疗信心与能力，并从UI改善过程中达到正向循环，UI及OAB的管理同样需要制定个体化方案，压力减小的同时获得相对满意的疗效，临床医生应当适当普及相关知识，做到耐心、细致的解释，这对提高患者治疗医从性、改善患者预后至关重要。

第二节　膀胱过度活动症

一、定义与流行病学

膀胱过度活动症（overactive bladder，OAB）是一种影响所有年龄段人群的泌尿外科常见病症，国际尿控协会（International Continence Society，ICS）对其定义为尿急，伴或不伴有急迫性尿失禁，常伴随着尿频和夜尿增多。

大样本人口调查显示，欧美国家中OAB的发病率约为12%～36%，根据我国临床数据报道，中国OAB的总体患病率为6.0%，男女均可患病，男性患病率为5.9%，女性患病率为6.0%，40岁以上人群发病率高达11.3%。多因素分析显示：男性高体重指数与OAB患病相关，而女性绝经、经阴道分娩、多次分娩增加了OAB的患病率。

二、病因及发病机制

OAB的病因及发病机制目前尚不明确，但可能导致这种情况的一些因素包括：

1. 逼尿肌异常

由非神经性因素导致膀胱逼尿肌发生结构改变，导致膀胱过度活动症。

2. 神经损伤

某些神经系统疾病如多发性硬化症或帕金森病，会导致膀胱的神经损伤。

3. 膀胱异常

膀胱结石、肿瘤或其他阻碍尿液流动的疾病会导致膀胱过度活跃。

4. 感染

尿路感染可引起暂时性膀胱过度活动症状。

常见病因见表13-5。

表13-5　OAB常见病因汇总

神经系统病变	盆腔器官脱垂
多发性硬化	妊娠
脑血管疾病	盆腔肿物
帕金森病	膀胱出口阻塞和盆底手术
老年性痴呆	尿失禁纠正手术术后
肿瘤	盆腔脱垂手术术后
脊髓损伤	特发性逼尿肌过度活动
泌尿及妇科系统疾病	先天性
逼尿肌过度收缩	老年型
逼尿肌功能受损、障碍	其他内科疾病
混合性尿失禁	充血性心力衰竭
泌尿系感染	糖尿病
间质性膀胱炎	尿崩症
放射性膀胱炎	精神心理疾病
泌尿生殖系萎缩	瘾
尿道综合征	焦虑
膀胱器质性病变	液体摄入过度
尿道憩室	

尽管多种理论解释了逼尿肌过度活动的机制，例如膀胱传入神经的异常、逼尿肌高敏感状态、中枢抑制性信号缺乏、逼尿肌自发性收缩和肌细胞间冲动传递增强诱发的不自主收缩等，但是目前仍没有一种理论能够解释全部或者大部分逼尿肌过度活动的原因。在女性患者中，发生逼尿肌过度活动症状的重要机制之一为不同原因（参考女性压力性尿失禁病因）造成的盆底结缔组织损伤，进而导致阴道及其支持韧带松弛，阴道吊床张力变弱，从而失去对膀胱底牵拉感受器的

支持，使排尿反射被过早激活，最后出现尿频、尿急和夜尿症等膀胱刺激症状，这也强调了盆底手术过程中对原有结构保护的重要性。研究发现，有些压力性尿失禁患者术前膀胱内压稳定，而在术后却有7%～27%的患者发展为逼尿肌过度活动。对患者进行压力性尿失禁矫正手术，如果该患者已经存在OAB，其中一半患者的OAB症状能够得到缓解，而另一半患者的OAB症状则持续存在或者进一步恶化。这进一步揭示了两者之间的联系，因此，临床医生在治疗过程中应当对SUI及OAB形成“你中有我，我中有你”的概念，这在很大程度上可增加治疗过程的合理性。

三、临床特点

膀胱过度活动症最常见的症状包括以下几种：

（一）尿急

尿急一种突然而强烈的排尿冲动，且很难被主观抑制而延迟排尿。

（二）尿频

患者每天的排尿次数≥8次，平均单次尿量<200 mL。

（三）夜尿症

患者在睡眠中因尿意而醒，在进行排尿后会继续入睡或还想睡，通常夜尿次数≥2次。

（四）急迫性尿失禁

急迫性尿失禁是严重的尿急、尿意出现后导致紧急且无法控制出现的尿失禁现象，约1/3 OAB患者在尿急的基础上出现急迫性尿失禁。根据是否伴有急迫性尿失禁，OAB可分为干性OAB和湿性OAB。其中，男性患者以“干性OAB”多见，而女性患者以“湿性OAB”多见，这可能与女性患者膀胱颈及尿道括约肌肌肉力量相对较薄弱有关。

四、诊断

OAB的诊断需要通过患者的病史、症状、体格检查、尿常规、尿细菌培养检查等排除感染因素或其他可能导致该症状群的潜在病因。首先应该详细、全面地采集患者病史，询问白天排尿次数、夜尿次数、每日液体摄入量及摄入液体的性质、每日尿量、使用药物情况等。因为液体摄入量过多导致的多尿，可能会被误认为是尿频。饮用咖啡或者碳酸饮料等也会导致尿频症状。询问有无慢性前列腺炎等泌尿及男性生殖系统疾病及治疗史，女性应包括月经史、生育史、尿路感染病史、妇科相关疾病及治疗史等。询问有无神经系统相关疾病史及治疗史，有无内分泌相关疾病，如糖尿病等。询问有无便秘、痔疮等其他盆腔脏器疾病及治疗史。进行相应的体格检查，包括一般检查、腹部及基本的神经系统检查，排尿后行下腹部触诊评估有无严重的尿潴留，以及盆底肌力的评估、阴道黏膜萎缩的程度、盆腔脏器脱垂的程度等。OAB主要是一组临床症候群，缺乏客观的生物标志物作为诊断依据，且每一位患者对于尿急、尿频等症状的主观感受及描述存在很大的个体差异。

辅助检查如下：

（一）尿液分析

尿液分析用于鉴别泌尿系感染、血尿、糖尿病等。

（二）超声检查

超声检查用于排除引起OAB症状的疾病，包括膀胱结石、肿瘤、炎症等。如OAB的症状可能继发于排尿后的残余尿量，可进行超声检查测定残余尿量，排除下尿路梗阻引起的OAB。

（三）膀胱镜检查

膀胱镜检查用于明确膀胱结石、肿瘤、炎症等引起OAB症状疾病的诊断。

（四）尿流动力学检查

尿流动力学检查用于评估逼尿肌过度活动或活动不足以及伴随的膀胱出口梗阻。OAB在尿流动力学上可表现为逼尿肌过度活动，也可为其他形式的尿道-膀胱功能障碍。尿流动力学检查可帮助制定下一步选择逼尿肌A型肉毒毒素注射或骶神经调节术的治疗方案。

（五）排尿日记

排尿日记是简单的尿流动力学的检测手段。排尿日记在确定和量化液体摄入时间、摄入量、摄入液体性质、尿频、尿急、排尿量、夜尿和UI症状方面特别有帮助，有助于客观地评估患者的液体摄入量和膀胱功能，可为明确诊断提供证据。排尿日记所需的最佳天数为3～7天，以此作为排尿日记的持续时间。

五、膀胱过度活动症的健康管理及治疗

关注OAB对患者生活质量、日常工作及身心健康造成的各种不良影响。大部分患者都觉得OAB的症状令人尴尬，难以启齿。发生OAB症状时，患者通常会采用如下策略：避免长时间走路且不去没有厕所的地方、到某一场所第一时间先确定附近卫生间的位置，以及减少社交活动。当前治疗OAB的方法主要包括行为治疗、药物治疗、神经刺激、手术治疗等，一线治疗主要集中在行为治疗和药物治疗，二线治疗主要是有创性治疗手段，包括膀胱镜下逼尿肌肉毒素注射、神经调节等。只有在行为指导治疗与药物治疗无效或效果欠佳的时候，才考虑相对有创的二线治疗。

（一）保守治疗

1.行为治疗

行为治疗作为一线治疗方法，包括生活方式的改变、膀胱训练、盆底肌肉训练等。部分患者可以通过行为干预保守治疗，症状得到持续有效的改善。一般在药物治疗之前推荐使用，也可与药物治疗联合使用。行为治疗的具体方法如下：

（1）生活方式指导

通过询问病史了解患者是否存在引起OAB的不良生活方式，如肥胖、液体摄入过多，喜喝咖啡、酒以及喜食辛辣刺激食物等。通过指导患者改变生活方式，如戒烟，减肥，控制每日饮水量，减少睡前液体摄入量，减少咖啡因、碳酸饮料或酒精等刺激性饮食摄入，排便管理，改善便秘等，可以改善患者症状。

（2）膀胱训练

膀胱训练已经被证明可以减少尿急、尿失禁发生率。膀胱训练主要是通过加强患者主观意识活动和功能训练，以改善膀胱的储尿、排尿功能，使膀胱维持接近正常的生理状态，从而提高患者的控尿能力。患者可以通过记录排尿日记和绘制排尿图表来评估效果并增强信心。对于初诊患

者，更需要耐心解释并强调坚持膀胱训练的必要性。在治疗的过程中正确记录排尿日记，通过排尿日记评估治疗效果，让患者更好地接受治疗。

（3）盆底肌训练

盆底肌肉训练一方面可以加强尿道尿控能力，另一方面唤醒盆底的神经，有助于增强对盆底肌肉的控制，从而改善尿频和尿急症状。在此基础上，又产生了生物反馈辅助下盆底肌肉训练。一部分患者同时伴随尿急和压力性尿失禁的混合症状，盆底肌肉疗法对压力性尿失禁治疗效果较好。

（4）生物反馈治疗

生物反馈治疗即用模拟声音或视觉信号反馈提示正常及异常盆底肌肉的活动状态，让患者自主控制盆底肌的收缩和舒张，纠正患者不正确的盆底肌训练方法，获得正确的、更有效的盆底锻炼，提高康复治疗的疗效。有研究显示，阴道内压生物反馈和会阴肌电生物反馈辅助盆底肌肉疗法（PFMT）的治疗效果优于单独进行PFMT。生物反馈安全、有效、性价比高，可以用于患者的常规治疗以增强药物疗效。

（5）其他行为治疗

改善睡眠、缓解焦虑、心理护理等。

2.药物治疗

尽管症状改善通常需要较长一段时间，但若膀胱功能训练持续6周后对症状控制效果仍不满意，可加入药物治疗。对于症状严重的患者，我们建议同时进行药物治疗和保守治疗。在药物治疗前，需要向患者解释常见的药物副作用并强调药效可能不会立竿见影，可能要在约4周后才能达到最佳症状控制效果。目前用于OAB治疗的药物主要有M受体阻滞剂和β_3受体激动剂两大类。其他可选的药物有肉毒杆菌毒素、镇静及抗焦虑药物等。下面介绍药物的作用机制及副作用，见表13-6。

表13-6　OAB药物治疗选择及机制、副作用

药物种类	代表药物	作用机制	常见副作用
M受体阻滞剂	托特罗定 索利那新 丙哌唯林 奥昔布宁	此类药物通过拮抗M受体抑制逼尿肌过度活动从而达到治疗目的	口干、便秘、眼干、视物模糊、尿潴留等并发症，闭角型青光眼的患者不能使用M受体阻滞剂
β_3受体激动剂	米拉贝隆 利托贝隆 索拉贝隆	作用于膀胱逼尿平滑肌β_3肾上腺素受体，使膀胱舒张，促进膀胱充盈并增加储尿量，能有效减少排尿次数，改善膀胱活动过度引起的尿频、尿急和尿失禁，尤其是夜尿次数多等症状	高血压、头痛等
肉毒杆菌毒素	A型肉毒毒素	通过阻止神经肌肉接头处胆碱能神经末端乙酰胆碱的释放，从而阻断副交感神经冲动的传导，引起逼尿肌的麻痹	血尿、盆底疼痛和排尿困难、尿潴留等
镇静及抗焦虑药物	度洛西汀	通过抑制中枢对5-羟色胺和去甲肾上腺素的再摄取，增加尿道外括约肌张力	恶心、呕吐等消化道症状，也可见头晕、头痛等
辣椒素或者辣椒素类似物	辣椒素	通过作用于膀胱感觉神经末梢C纤维上的$TRPV_1$受体，特异性阻断其感觉信号传入，从而减弱或抑制逼尿肌的过度活动	灌注疼痛、烧灼感、尿频、尿失禁、血尿和尿路感染、自主反射障碍（头痛、焦急、恶心呕吐、出冷汗、心动过缓、血压升高等）

对于伴有阴道萎缩的绝经女性患者，可给予外用雌激素治疗。目前存在多种外用雌激素制剂可改善尿急、急迫性尿失禁、尿频和夜尿。停止治疗后，每年至少复查一次，以评估是否需继续使用。使用期间要检查阴道出血或少量出血现象以排除子宫内膜癌可能。

3. 有创治疗手段

部分OAB对于行为治疗和药物治疗效果不明显或者无效，被称为难治性OAB。对这类症状严重的难治性OAB患者可考虑行逼尿肌内肉毒素注射、骶神经电刺激、胫神经电刺激，甚至膀胱扩大术等有创性治疗，但其临床安全性和有效性还有待进一步验证。

（1）尿肌内肉毒素（botulinum toxin，BTX）注射

主要是通过膀胱镜向膀胱逼尿肌内多点注射BTX，通过阻止位于运动终板突触前膜的胆碱能神经末梢对乙酰胆碱的释放，从而引起特定肌肉的迟缓性麻痹，起到抑制逼尿肌过度活动的作用。BTX注射常见的主要并发症包括尿潴留及泌尿系感染等，其发生比例与注射剂量呈正相关。膀胱逼尿肌肌层注射肉毒杆菌毒素治疗OAB具有微创、可逆、疗效明显、不良反应轻微、可反复多次使用等优势，已成为难治性OAB的治疗方法之一，而且已经进入中国泌尿外科疾病诊断治疗指南，但在用法、剂量及疗效等方面尚未达成共识。

（2）神经调节

主要通过电流刺激外周神经，诱导抑制性神经反射来抑制膀胱逼尿肌收缩，可经阴道、经肛门、经皮等途径，对部分患者有效。目前主要有骶神经调节、胫神经调节及阴部神经调节等。其中，胫神经电刺激调节是治疗OAB有前途且值得探讨的一种方法，其机制尚不明确，与其他治疗方法相比，经皮胫神经电刺激调节治疗费用低且操作简单，目前临床上主要有两种治疗方式：经皮针刺胫神经电刺激和经皮贴片胫神经电刺激。多项研究结果显示经皮胫神经电刺激疗效可靠，且治疗非神经源性OAB较口服M受体阻滞剂有更高的疗效满意度和更低的不良反应发生率。但英国国家健康与临床优选研究所指南推荐只有在药物治疗失败且患者不接受逼尿肌A型肉毒毒素注射或骶神经调节术时，才考虑进行经皮胫神经刺激。

骶神经调节（sacral nerve stimulation，SNS）/骶神经调控（sacral euromodulation，SNM），又称膀胱起搏，目前国内越来越普及，已广泛应用于OAB的临床治疗，对部分顽固性的OAB有效。2012AUA的OAB指南推荐SNM用于治疗顽固性OAB，推荐等级为C级。同时也提及应注意SNM手术的副作用或并发症对患者带来的影响。2014版AUA则大幅增加了SNM治疗顽固性OAB的讨论，包括增加了13项随机观察研究，随访时间从24周到260周，所有测量的参数，包括生活质量和主观症状，都随着治疗的进行而改善，如果治疗停止，改善随之消失。在参数上也做出了推荐，14Hz和25Hz可显著减少OAB症状，且OAB转化率高达71%～81%。而在2018ICS中更新的骶神经调控疗法应用的最佳实践声明以及2018年EAU急迫性尿失禁指南都将SNM证据级别提高到了A级，同时推荐级别升高为：强烈推荐（STRONG）!大量的临床研究结果表明骶神经调节和逼尿肌肉毒毒素注射治疗效果可靠，但骶神经调节较逼尿肌肉毒毒素注射安全性更高。由此可见随着疗法成熟和临床证据的增加，SNM治疗OAB的长期有效性和安全性已得到普遍的高度认可。

（二）OAB手术治疗

对于OAB而言，手术治疗是在其他治疗无效的情况下，尿动力学检查发现严重低顺应性膀胱、膀胱容量过小、存在上尿路功能损害。主要手术方法有逼尿肌横断术、膀胱自体扩大术、肠道膀胱扩大术、尿流改道术等。由于长期效果的不确定性，只有在极少数情况下，才考虑对严重、难治、复杂的OAB行逼尿肌横断术或膀胱扩大成形或尿流改道术，但伴随很高的手术相关风险及并发症，且结果是不可逆的。

总之，膀胱过度活动症是一种影响全球数百万人的常见疾病，严重影响患者的生活质量和日

常工作。虽然该疾病的病因和发病机制尚不明确，但通过正确的治疗和生活方式的改变，以及在明确诊断后，临床医生根据不同类型的患者选择最佳的治疗方案，做到因病施治，必要时可将上述方案联合使用以达到最佳疗效，从而改善患者的排尿问题，提高患者的生活质量。

（李烨）

参考文献

[1] MOSTAFAEI H, SADEGHI-BAZARGANI H, HAJEBRAHIMI S, et al. Prevalence of female urinary incontinence in the developing world: A systematic review and meta-analysis—a report from the developing world committee of the international continence society and iranian research center for evidence based medicine [J].Neurourology & Urodynamicsn, 2020, 39(4): 1063-1086.

[2] LUKACZ E S, SANTIAGO-LASTRA Y, ALBO M E, et al. Urinary incontinence in women: A review [J]. JAMA, 2017, 318(16): 1592-1604.

[3] HARVIE H S, AMUNDSEN C L, NEUWAHL S J, et al. Cost-Effectiveness of sacral neuromodulation versus onabotulinumtoxina for refractory urgency urinary incontinence: Results of the rosetta randomized trial [J]. Journal of Urology, 2020, 203(5): 969-977.

[4] MATEU A L, MAYORDOMO F O, SABIOTE R L, et al. Treatment response and complications after intradetrusor onabotulinumtoxina injection in male patients with idiopathic overactive bladder syndrome [J]. Journal of Urology, 2020, 203(2): 392-397.

[5] 王青，于晓杰，陈庚敏，等. 产后压力性尿失禁发生的影响因素研究 [J]. 中国妇产科临床杂志，2019，20(2)：112-115.

[6] EDENFIELD A, PATNAM R, SWIFT S. A narrative review of the epidemiology, diagnosis, and treatment of latent stress urinary incontinence [J]. Neurourology & Urodynamicsn, 2019, 38 (Suppl 4): S7-S11.

[7] YASAR L, TELCI S O, DOGAN K, et al. Predictive role of measurement of pelvic floor muscle thickness with static MRI in stress and mixed urinary incontinence [J]. International Urogynecology Journal, 2019, 30(2): 271-277.

[8] YAZDANY T, JAKUS-WALDMAN S, JEPPSON P C, et al. American urogynecologic society systematic review: The impact of weight loss intervention on lower urinary tract symptoms and urinary incontinence in overweight and obese women [J]. Female Pelvic Medicine and Reconstructive Surgery, 2020, 26(1): 16-29.

[9] IMAMURA M, HUDSON J, WALLACE S A, et al. Surgical interventions for women with stress urinary incontinence: Systematic review and network meta-analysis of randomised controlled trials [J]. British Medical Journal, 2019, 365: l1842.

[10] SARASWAT L, REHMAN H, OMAR M I, et al. Traditional suburethral sling operations for urinary incontinence in women [J]. Cochrane Database of Systematic Reviews, 2020, 1(1): CD001754.

[11] MILLER J J, POZEHL B J, ALONSO W, et al. Intervention components targeting self-management in individuals with multiple chronic conditions: An integrative review [J]. Western Journal of Nursing Research, 2020, 42(11): 948-962.

[12] 付琳力. 女性压力性尿失禁患者自我管理的研究进展 [J]. 中国性科学，2022，31(4)：108-111.

[13] RAJU R, LINDER B J. Evaluation and treatment of overactive bladder in women [J]. Mayo Clinic Proceedings, 2020, 95(2): 370-377.

[14] ANTIMISIARIS D, NIEHOFF K. Geriatric pharmacotherapy case series: Overactive bladder [J]. Senior Care Pharmacist, 2020, 35(5): 220–224.

[15] SONMEZ R, YILDIZ N, ALKAN H. Efficacy of percutaneous and transcutaneous tibial nerve stimulation in women with idiopathic overactive bladder: A prospective randomised controlled trial [J]. Annals of Physical and Rehabilitation Medicine, 2022, 65(1): 101486.

第十四章
阴茎、阴囊良性病变诊疗及健康管理

阴茎、阴囊良性病变是常见的男性泌尿生殖系统疾病。根据病变发生部位和病因，阴茎、阴囊良性病变主要包括阴茎硬结症、阴茎异常勃起、隐匿性阴茎、阴囊坏疽、鞘膜积液、睾丸扭转、尖锐湿疣等。本章将从上述疾病的流行病学、病因和病理生理学、临床表现、实验室检查、治疗和预防等方面阐述疾病的发生、发展、诊治及转归。

阴茎、阴囊良性病变，由于不同研究可能使用不同的诊断标准或不同的数据收集方法，其发生率存在较大的差异。文献报道，阴茎硬结症（peyronie disease，PD）的患病率为0.3%～20.3%。在普通人群中，阴茎异常勃起的年发病率为约每10万人中有0.5～1.5人；刚出生的婴儿，其隐匿性阴茎的患病率可达到2%～5%。在美国，福尼尔坏疽是一种十分少见的坏死性筋膜炎，其有一定的致死概率，发病率在男性中约为1.6/100000，即使采用积极治疗，福尼尔坏疽的当前死亡率约为20%～80%。25岁以下男性睾丸扭转的发病率大约可达1/4000，睾丸扭转最可能发生的两个年龄段为：新生儿期和青春期前后 。有报道，男性患有精索静脉曲张的概率为15%，大约35%的不育症男性患有精索静脉曲张，继发性不育症的男性大约有80%患有精索静脉曲张。

第一节　阴茎硬结症

阴茎硬结症（peyronie disease，PD）是一种进行性、非恶性的阴茎疾病，是一种以阴茎疼痛、弯曲和性功能障碍为特征的伤口愈合障碍性疾病。今天被称为PD的疾病早在13世纪就有描述。Francois Gigot de la Peyronie于1743年首次描述了“阴茎硬结”的治疗方法。PD代表对阴茎白膜内创伤的异常愈合。“斑块”（疤痕）是通过调节肌成纤维细胞的活性以及基质金属蛋白酶组织抑制剂导致细胞外基质产生异常而致病的。然而，瘢痕组织形成的确切机制仍不清楚。

研究表明，PD的患病率在普通人群中可能高达9%，在糖尿病患者或根治性前列腺切除术后更高。与许多性疾病一样，它会给患者带来巨大的痛苦，畸形、外观和功能受损，也因为PD与勃起功能障碍有关，勃起功能障碍本身就是令人痛苦的状况。

一、病因及发病机制

对阴茎解剖的基本了解是理解阴茎硬结症的病因和病理生理学所必需的。阴茎由两个称为海绵体的勃起腔组成，沿着阴茎的长度延伸。在勃起过程中，这些腔室充满血液，导致阴茎的尺寸和硬度增加。每个海绵体都有一层弹性纤维鞘，称为白膜，主要由Ⅰ型胶原纤维组成。两个海绵体在中线处被白膜分开，形成一个隔膜，连接到阴茎的顶部和底部。

在阴茎硬结症中，海绵体的白膜中形成纤维斑块。这种无弹性斑块改变了勃起阴茎的平滑向上弯曲，使其外观更加扭曲。

一个普遍接受的理论是，纤维斑块是阴茎创伤的结果。当阴茎被异常挤压或弯曲时，屈曲力会导致白膜纤维过度拉伸，并最终在中隔连接处分层。微血管也会受损，导致血液外渗，随后会引发炎症级联反应。炎症过程始于白膜中的胶原从Ⅰ型变为Ⅲ型；纤维蛋白沉积。侵入的巨噬细胞释放弹性蛋白酶，弹性蛋白酶分解海绵体鞘中的弹性纤维，从而降低白膜的弹性。

上述理论在一定程度上解释了阴茎创伤后发生PD的原因。不幸的是，许多患者回忆不起任何重大创伤。有人提出了其他理论来解释斑块的形成，包括微血管损伤、参与斑块形成的成纤维细胞染色体不稳定性、诱导性一氧化氮途径的畸变以及患者人类白细胞抗原（HLA）亚型。已知与PD发生相关风险因素具体如下：

（一）阴茎损伤

阴茎损伤是发生PD的一个重要的风险因素。生殖器或会阴创伤、医源性损伤（包括导尿、膀胱镜检查、RP和TURP术）都与PD风险增加有关。

（二）结缔组织疾病

PD通常与其他纤维增生性疾病相关，如Dupuytren挛缩和足底筋膜炎，表明这些表面纤维增生性病变之间存在显著的病理生理和遗传重叠。Nugteren等人研究了415名PD患者中Dupuytren挛缩的患病率，发现89人（22.1%）患有Dupuytren挛缩，然而一般人群中Dupuytren挛缩患病率被认为在1%到7.3%之间，即这些疾病可能具有重叠机制和易感遗传因素。许多研究已将PD与其他系统性纤维化疾病（如特发性肺纤维化、骨性佩吉特病、腹膜后纤维化、硬皮病、多纤维瘤病和系统性硬化）联系起来。

（三）家族史

导致PD的遗传因素是复杂的。有证据表明存在遗传联系；然而，确切的机制或相关基因尚不确定。文献表明，可能涉及多个基因，当阴茎创伤发生时，这些基因使个体对发展为PD有一定的易感性。

（四）性腺机能减退

性腺机能减退可能增加患PD的机会和疾病的严重程度。有关报道报告了100多名性腺功能减退的患者阴茎硬结症的发病率可达74.4%。同时，还有报道称性腺功能减退患者阴茎的曲度要高于阴茎硬结症的患者。雄激素通过调节基质金属蛋白酶在正常伤口愈合中发挥重要作用。在包括性腺机能减退在内的缺陷状态下，这种正常的愈合过程会受到干扰，从而增加患PD的机会。

（五）糖尿病

Arafa等人的一项研究发现，患有糖尿病继发性勃起功能障碍的男性患PD的可能性是普通人群的4～5倍。糖尿病被认为会加重PD所涉及的纤维化过程。

（六）吸烟和饮酒

证据表明吸烟与PD有关——尽管吸烟量与PD风险之间的相关性尚不清楚。同样，酒精与PD的关系仍然存在争议。Bjekic的一项研究表明，PD与酒精之间存在很强的相关性，但La Pera等人的一项更大规模的研究否定了这种关系。

（七）年龄

尽管PD在成人生活中的任何年龄段都可能出现，但50～60岁的患者最常见。

二、临床表现

PD是一种以阴茎轴弯曲为特征的疾病，通常涉及一个斑块或纤维化区域，并且在勃起时有疼痛感。临床上，患者通常表现为阴茎轴向纤维性增厚，在勃起状态下阴茎向增厚处偏离，引起疼痛、勃起功能障碍和其他不适。

三、检查与诊断

初步评估应包括询问病史和彻底的身体检查（见表14-1）。如果可能的话，患者的性伴侣应参与谈话。PD引起了重大的心理负担，所有患者都应该被问及他们的情绪状况。PDQ问卷是为了评估PD患者的社会心理状况，包括：（1）心理和生理症状；（2）阴茎疼痛；（3）其他症状困扰。

对阴茎畸形的准确评估对于确定基线和治疗计划至关重要。阴茎应在松弛和勃起状态下分别进行检查。这样可以更好地了解阴茎畸形的程度，并与患者的经历相吻合。对阴茎弯曲程度的客观评估对于疾病监测和治疗进展也是至关重要的。阴茎拉伸长度是在阴茎处于松弛状态下进行的。抓住阴茎的龟头，与身体呈90°轻轻地拉动。勃起状态下的检查可以在海绵体内注射血管活性物质后进行。

诊断性实验室检查的作用有限。然而，当怀疑有性腺功能低下的原因时，它们是有价值的。鉴于与其他疾病的密切关联，需要对患者进行糖尿病、心血管疾病和其他纤维增生性疾病（如足底筋膜炎和硬皮病）等合并症的筛查。

AUA指南建议在任何侵入性干预之前进行阴茎海绵体内注射活性药物后测试。阴茎多普勒超声检查具有一定的优势，包括识别钙化、评估阴茎血管流量、评估ICI后患者的勃起质量等。阴茎多普勒超声可能有助于找到不易触及的斑块，并识别斑块中的钙化。Levine等人最近发表了一个钙化分级系统。研究者发现，3级或更广泛的钙化（任何尺寸都大于1.5 cm或多个斑块大于1.0 cm）患者在勃起功能也令人满意时，更有可能接受手术。1级（<0.3 cm）或2级（0.3～1.5 cm）钙化不严重的患者或没有钙化的患者进行手术的可能性较小。

高分辨率T_2磁共振成像（MRI），也被证明是阴茎病理学的一个很好的成像方式，斑块会表现为低信号强度的白膜增厚区，钙化不容易被发现。考虑到费用和缺乏广泛的可用性，MRI在PD常规检查中的应用有限。

四、治疗及康复

（一）非手术治疗

在PD的非手术管理中，有多种口服药物和注射药物疗法。医生可以提供非甾体抗炎药以帮助控制这一时期的疼痛。目前AUA指南建议采用维生素E、他莫昔芬、丙卡巴嗪以及维生素E联合左旋肉碱进行治疗。已经有研究对所有这些可能的药物进行了探讨，结果表明皮内注射是治疗PD的一个可行的非手术选择。AUA指南指出，临床医生可以提供胶原酶、干扰素-a-2b和维拉帕米的局部注射，建议在曲率大于30°和小于90°且勃起功能完好的患者中使用。除了药物治疗外，低能量冲击波疗法、真空疗法、物理治疗也用于PD的治疗。

（二）手术治疗

PD的手术治疗适应症包括影响满意的性关系的畸形、至少3个月没有疼痛的稳定畸形、广泛的斑块钙化以及非手术治疗失败。手术决策应包括考虑畸形的性质和位置、阴茎畸形的程度、基线勃起功能、阴茎尺寸、外科医生的经验和患者的偏好。手术选择包括阴茎成形术、切开或切除斑块与移植，或阴茎假体植入。

1.阴茎折叠术

考虑进行这种手术的患者在术前应该有足够的阴茎硬度。无论是否进行过药物治疗，有足够的阴茎长度以满足性交需要，简单的弯曲度小于60°，并且没有铰链缺陷或沙漏状畸形。Nesbit手术是第一个用于折叠的技术，从那时起，这种技术的变体被用于矫正PD。

2.斑块切开或切除和移植

这种技术的适应症包括术前完全或接近完全僵硬、伴随或不伴随口服药物治疗、复杂的阴茎畸形、大于60°的简单畸形、大斑块、破坏稳定的沙漏或铰链效应。对于切开式手术，在阴茎凸面的最大曲率点的斑块上做一个切口。然后将移植材料放在缺陷内，以帮助延长阴茎的较短一侧。切除术包括切除部分或全部斑块，并在缺损处放置移植材料。有多种移植材料，包括自体移植物、异体移植物、异种移植物和合成移植物。

五、预防及健康管理

由于该疾病的尴尬性质和一些患者不愿意寻求医疗帮助的事实，PD有时是一个难以处理的问题。患者应该明白，这种疾病的发病率可能比人们想象的要高，而且有许多治疗选择来管理它，积极就医治疗，效果很好。

PD的非手术治疗的目的是提供一种在已知疾病发病机制方面具有科学意义的方案，并能够减缓疾病的进展或逆转疾病的影响。PD急性期的男性不建议手术，因为如果斑块不稳定，手术不太可能成功。对于阴茎弯曲或严重凹陷畸形，手术仍然是最快速、最可靠的治疗方法。手术方法取决于多种因素，包括阴茎畸形（弯曲、凹陷、铰链效应）和勃起功能。人们普遍认为，只有在患者进入疾病的慢性阶段后，才应进行外科矫正。

表14-1　PD的病史和检查内容

病史	实验室检查(如有必要)
疼痛(松弛或勃起)	前列腺特异性抗原
弯曲度	全血细胞计数
凹陷	空腹血清葡萄糖或糖化血红蛋白
缩短	血脂检查
阴茎不稳定(“屈曲”)	总睾酮
勃起功能障碍	
症状持续时间和/或稳定性	
心理上的困扰	

续表14-1

病史	实验室检查(如有必要)
问卷调查(PDQ)	**辅助检查**
	生物测量法(受试者阴茎感觉的变化):
国际勃起功能指数	正式的曲率评估
勃起硬度得分	用测角器评估曲率
患者健康调查表-9	最大曲率点
查体	阴茎扭转
阴茎:	压痕或沙漏状畸形
阴茎弹性	铰链效应
阴茎被拉长的长度(耻骨到冠状沟)	**阴茎二维多普勒超声检查**
有无"斑块":	阴茎斑块的存在(管状增厚)
疤痕:位置、长度	**阴茎海绵体动脉血管评估**
睾丸/阴囊:	a 收缩期峰值速度
腹股沟:淋巴结病变,疝气	b 舒张末期速度
一般心血管评估	c 阻力指数

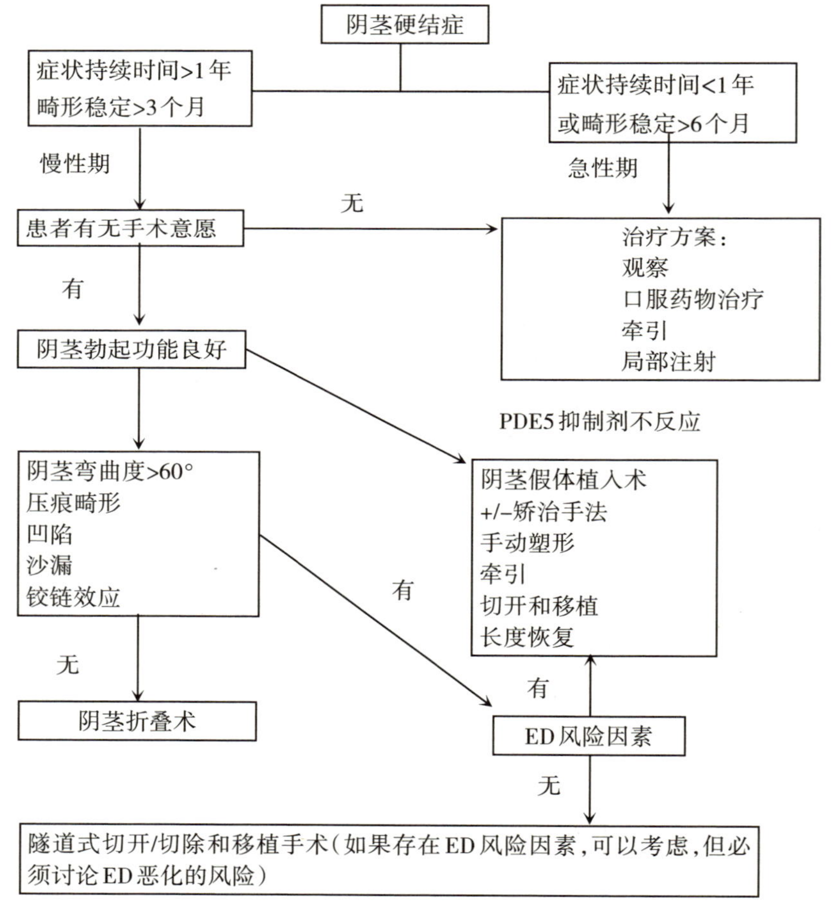

图14-1　基于症状持续时间和稳定性的PD治疗流程(原创)

第二节　精索静脉曲张

一、病因及发病机制

精索静脉曲张是阴囊中异常扩张的静脉。右侧精索静脉曲张较左侧精索静脉曲张少见。但高达50%的精索静脉曲张男性患者有双侧精索静脉曲张。罕见的、单发的右侧精索静脉曲张一般表明右侧精索内静脉汇入了右肾静脉，应该仔细检查，因为这很可能是腹膜后肿瘤导致的。精索静脉曲张的病因被认为是多因素的，左侧精索内静脉和右侧精索内静脉之间静脉引流的解剖学差异，以及静脉瓣膜功能障碍导致静脉血回流受阻以及静水压增加是精索静脉曲张发生的最主要原因。青春期中等强度的运动也可能导致精索静脉曲张。

研究人员提出了几种机制来解释精索静脉曲张的病理生理学（图14-2）。阴囊高热可能是精索静脉曲张影响内分泌功能和精子生成的主要机制，两者都对温度敏感。肾上腺和肾脏代谢物的反流是另一个潜在的机制。肾静脉反流引起的精索静脉内静水压力增加也可能是精索静脉曲张发生的原因。精子发生是一个温度敏感的过程，精索静脉曲张的热应激被认为是精子发生受损的最可能原因。与精索静脉曲张存在相关的三个过程——热应激、活性氧过量和细胞凋亡增加似乎有关联。热应激与活性氧和氧化应激水平的增加有关，这可以诱导细胞凋亡。遗传作用不应被忽视，它是诱导热应激、过量活性氧/氧化应激和细胞凋亡的一个因素。精索静脉曲张与热休克蛋白表达降低、谷胱甘肽S转移酶和一氧化氮合酶基因多态性升高、BAX增加和BCL2基因和蛋白减少有关。

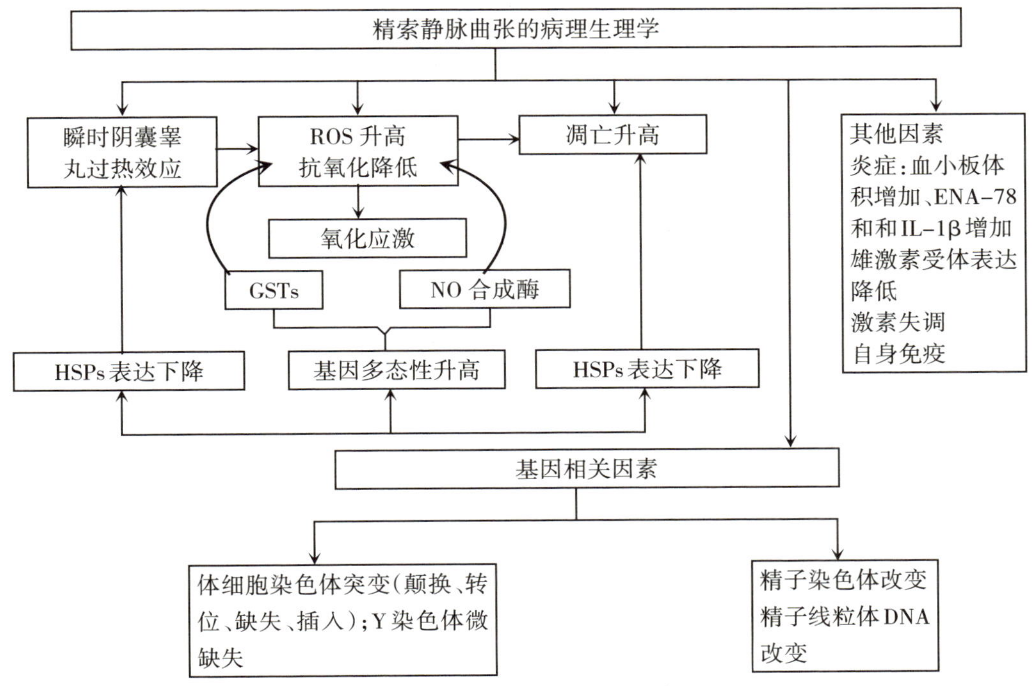

图14-2　精索静脉曲张的病理生理学（原创）

二、临床表现

精索静脉曲张分为亚临床型精索静脉曲张和临床型精索静脉曲张。亚临床型精索静脉曲张表现为体检时不可见或摸不到，仅在超声检查中发现。临床型（可触及的）精索静脉曲张根据体格检查进行检测和分级：1级临床精索静脉曲张是指仅在做Valsalva动作时可触及的精索静脉曲张；2级精索静脉曲张是指在做Valsalva动作时可见或不做Valsalva动作时容易触及；3级是指容易触及并通过阴囊视觉检查发现的严重精索静脉曲张。

三、检查与诊断

怀疑患有精索静脉曲张的儿童和青少年应接受详细的病史询问和体格检查。超声检查，包括多普勒血流检查在诊断精索静脉曲张方面非常敏感和特异，特别是对儿童患者。在小儿患者中，用超声检查可以更准确地跟踪睾丸体积，而不是单纯的体检，连续的超声成像可用于主动监测精索静脉曲张对睾丸生长的影响。激素检测可能对男性患者的精索静脉曲张的检查有好处。在一项研究中，精索静脉曲张的存在与较高的卵泡刺激素和黄体生成素的血清水平有关。

四、治疗及康复

精索静脉曲张手术的适应症包括精液质量持续异常、精子功能改变、睾丸体积改变超过20%、不育、峰值逆行流量>38 cm/s、睾丸不发育。治疗精索静脉曲张的外科方法包括腹股沟开放、高位腹膜后、腹股沟下、高位腹股沟、显微手术（腹股沟和腹股沟下）和腹腔镜方法。

Diamond及其同事发现，腹腔镜手术的成功率（100%）和Palomo手术的成功率（93%）高于腹股沟下（88%）。腹腔镜方法的鞘膜积液率较高，有32%的患者术后受到影响。结合显微外科技术对成功率没有影响，但鞘膜积液发生率低。腹股沟下显微手术和腹股沟高位手术在睾丸生长方面有相似的成功率（分别为70%和78%）。腹股沟高位法通常手术时间较短，因为它需要较少的静脉分割，而且更容易识别和保留精索内动脉。

成人群体的最新数据表明，最好的手术效果通常见于腹股沟或腹股沟下的显微方法。这些方法的复发率（2%）和鞘膜积液形成率（0.75%）较低。

兰州大学第二医院泌尿外科团队利用循证医学方法共纳入1015名精索静脉曲张患者。在随访终点，接受显微手术的患者在生育率方面比接受开放式精索静脉曲张切除术的患者有显著优势（OR=1.63，95%CI 1.19～2.23），微创手术和开放手术之间没有明显的差别（OR=1.11，95%CI：0.65～1.88），显微手术和微创手术之间也没有明显的差异（OR=1.37，95%CI：0.84～2.24）。值得注意的是，行显微手术的患者复发精索静脉曲张和术后鞘膜积液的概率明显要小于行微创手术或开放手术的患者。显微手术和腹腔镜精索静脉曲张切除术后恢复工作的时间明显短于开腹精索静脉曲张切除术后。

经皮栓塞术通过顺行和逆行两种方法被用于治疗儿科人群中的精索静脉曲张。栓塞术可以保留精索动脉，成功率高，并且睾丸萎缩或鞘膜积液的风险很小。这种方法在欧洲被广泛使用。Keene和Cervellione对顺行硬化疗法的技术进行了一些修改，成功率高达96%，并发症发生率很小（1%～2%的伤口感染率、血肿发生率）。虽然这种方法很有前途，但经皮栓塞手术对儿童和青少年群体的长期辐射暴露是影响其应用的主要问题。

五、预防及健康管理

精索静脉曲张会对睾丸功能产生有害影响，损害精液质量、精子功能和引起男性不育。精索静脉曲张导致不孕不育的机制目前尚不清楚。当下认为氧化应激是精索静脉曲张导致不育的主要原因。2006年的一项Meta分析评估了4项研究，其报告了100多名精索静脉曲张的不育男性和70多名健康男性的类似活性氧（ROS），结果显示与精子捐赠者相比，精索静脉曲张男性的ROS浓度明显更高，总抗氧化能力明显降低。氧化应激可对生殖细胞直接或间接地产生影响，作用于非生精细胞和生精小管的基底层，继而诱导细胞凋亡。

目前的证据支持精索静脉曲张修复术，精索静脉曲张修复术适用于临床上出现精索静脉曲张和精液参数受影响的不孕夫妇，不支持对亚临床精索静脉曲张的矫正。因此，只有在双侧精索静脉曲张都能触及的情况下，才应进行双侧精索静脉曲张修复。最佳的精索静脉曲张切除术方法是显微外科手术。只有在观察到进行性睾丸生长迟缓和/或精液质量受损的情况下，才应该对出现临床精索静脉曲张的青少年进行精索静脉曲张切除术以保存生育能力。

第三节　阴茎异常勃起

一、病因及发病机制

阴茎在没有性刺激或正常的情况下持续勃起，甚至性交或手淫后仍然不能改变其勃起的状态。一般来说，持续时间超过4 h，这会对多数患者的生理和心理造成不良影响，应该尽早治疗。随着时间的推移对研究内容的探索，当时人们逐渐意识到，异常勃起的类型不同其原因也是不同的，都与男性泌尿生殖系统疾病有密切关联。目前成人的阴茎异常勃起的发病率逐年增加，而小儿阴茎异常勃起的相关报告正逐年减少，但由于年龄较小，若是儿童阴茎异常勃起不能及时治疗，很可能会引发勃起功能障碍、阴茎缺血坏死、性功能丧失等。一般来说，阴茎异常勃起可以分为三类，分别是缺血性阴茎异常勃起、充血性阴茎异常勃起和间歇性阴茎异常勃起。

（一）血细胞性因素

由血细胞性因素导致的阴茎异常勃起多见于有血液系统疾病病史的男性，特别是患有镰状细胞贫血病（sickle cell disease，SCD）的男性。SCD患者有25%～33%的概率发生阴茎异常勃起。机体在缺氧的时候，血红蛋白载氧量降低，导致红细胞黏附、溶血、内皮损伤，这是SCD引起异常勃起的机制。出乎意料的是，镰状细胞贫血病和其他血液系统疾病都可以引起血管功能障碍，血液黏度升高，从而致使血流减慢，从而致使血管闭塞。有报道称，部分SCD患者异常勃起的情况常常出现在夜间，这可能同夜间心跳、呼吸减弱以及血红蛋白载氧量下降有关，此外还提示氧疗可能有效。

（二）药物性因素

在大多数患者中，海绵体内注射血管活性药物治疗阴茎勃起功能障碍已被证明可能会造成阴茎异常勃起。有研究发现，有50%的男性患者出现阴茎异常勃起的症状是因为使用了血管活性药物，如果血管活性药物使用次数过多或血管活性药物浓度过高，平滑肌会持续处于松弛状态，这会导致相关的静脉丛受压甚至闭锁，这时，阴茎就会表现出持续勃起的状态，继而出现缺氧、酸中毒等症状，特别是大多数“娱乐性”滥用血管活性药物的患者不知道到医院看病的时间，一般情况都比较晚，进一步提高了在原有基础上出现不可逆的勃起功能障碍。药物是当下阴茎异常勃起最常见的原因，大多数药物引起的阴茎异常勃起是一种短暂性缺血发作。引起阴茎异常勃起最著名的药物是曲唑酮，其被认为是一种抗抑郁药。有研究表明，在阴茎处于非勃起状态时，曲唑酮会干扰交感神经的正常功能，引起阴茎异常勃起；与抗精神病药物有关的阴茎异常勃起的发病率比5型磷酸二酯酶抑制剂引起的阴茎异常勃起的发病率要高。控制高血压和下尿路症状的药物也可以导致阴茎异常勃起，例如坦索罗辛；抑制多巴胺和去甲肾上腺素再利用从而治疗注意力缺陷的多动障碍的药物，例如哌醋甲酯也可以导致阴茎异常勃起；肝素作为一种临床上常用的抗凝药物，可以用来治疗短暂缺血性阴茎异常勃起，然而肝素的使用也有一定的概率诱发短暂性缺血性阴茎异常勃起。与肝素引起的阴茎异常勃起类似，海藻酸钠双酯也可以导致短暂性缺血性阴茎异常勃起，此外，抗肿瘤药物紫杉醇也可引起阴茎异常勃起。

（三）肿瘤性因素

一般情况下，由恶性肿瘤引起的阴茎异常勃起的病例还是十分少见的，其表现可能为缺血发作性阴茎异常勃起，其发生和调控机制主要与肿瘤细胞的侵犯有关，肿瘤细胞侵犯阴茎海绵窦和静脉系统，直至完全阻塞静脉流出，血栓形成。非缺血发作引起的阴茎异常勃起的情况比较少见，其发生的原理很可能是动脉海绵体瘘及癌细胞侵入动脉造成动脉破裂，这与肿瘤在其发展过程中的特殊性有密切联系。转移性阴茎癌引起的阴茎勃起异常罕见，多继发于恶性肿瘤中期后的低分化、高级别的肿瘤，且多数已伴有其他主要器官转移，死亡率很高。此外，晚期癌症患者肿瘤大规模扩大和腹内静脉受压造成海绵体静脉充血，骶神经被癌细胞浸润可被认为是控制阴茎异常勃起的潜在机制。

（四）外伤及手术因素

外伤（多是软组织损伤）和手术因素造成阴茎损伤是非缺血性阴茎异常勃起的原因之一，它们的机制大致相同，都是阴茎海绵体动脉与海绵体窦相通，动脉灌注和静脉回流失衡，虽然血液淤滞造成勃起非常强烈，但仅存的部分静脉仍可发挥代偿作用，继而使得阴茎始终处于半勃起状态。

（五）神经功能紊乱

神经功能紊乱引起的阴茎勃起功能异常与一系列复杂的神经活动有关，此外，副交感神经兴奋可以引起NO的快速释放，NO可以使得阴茎的血管扩张从而诱发阴茎勃起，而交感神经兴奋可以使得血管收缩，阴茎血管收缩，即可使得阴茎恢复到正常状态。导致阴茎异常勃起的神经系统异常也涵盖法布里病和腰椎间盘突出症等疾病。睡眠相关性痛性阴茎勃起的产生机制有2种：（1）与快速动眼睡眠期密切相关；（2）血清中低水平的睾酮和多巴胺共同参加介导了夜间阴茎异常勃起。此外，大脑中枢调节也参与了该活动：已知催产素能神经元可以增强副交感神经兴奋性，从而调控阴茎勃起。此外，5-羟色胺能神经元是抑制阴茎勃起的重要因子。

（六）全肠外营养

在国内，有报道称，有患儿静脉输注脂肪乳后出现了缺血性阴茎异常勃起，但是在停止输注之后，该症状又慢慢消失。有可能是高浓度脂肪乳引起血液黏稠度增加，同时减缓血流速度，产生淤血。

综合分析，阴茎异常勃起，虽然其发病率和死亡率较低，但它能够发生在任何年龄。解决这个问题的措施是多种多样的，但最关键的因素就是对阴茎异常勃起的发病原因有更深的认识，结合患者病史，综合做出判断，及时对症下药。

二、临床表现

（一）缺血性阴茎异常勃起

大多数阴茎异常勃起与血流消退障碍有关，多由于静脉流出障碍引起（流出量少），也称为缺血性阴茎异常勃起。缺血持续4 h以后出现严重的疼痛。若持续时间大于4 h，阴茎异常勃起可导致海绵体纤维化，继发阴茎勃起障碍，甚至可致阴茎坏死及坏疽。

（二）非缺血性阴茎异常勃起

非缺血性阴茎异常勃起是由各种因素引起的阴茎海绵体动脉持续出血或阴茎海绵体动脉血液经异常通道（未经阻力血管）直接注入阴茎海绵体，阴茎海绵体动脉、阴茎海绵体间压力梯度极度下降或消失，阴茎海绵体过度充盈所致。其特点是阴茎海绵体内的血流灌注异常增加，阴茎或会阴外伤是最常见的原因。非缺血性阴茎异常勃起无疼痛，不会导致阴茎坏死。

（三）睡眠相关性痛性勃起

睡眠相关性痛性勃起多见于老年患者；睡眠相关性痛性勃起与快动眼睡眠密切相关；阴茎每次勃起的时间可持续数分钟至数十分钟，痛醒后，卧床休息或小便数次后，疼痛可减轻甚至消失，每晚睡觉都有可能发作；在性生活和手淫时，勃起通常无疼痛；但是阴茎勃起强度为3～4级时可能会伴有痛感；IIEF-5综合评分和NPT表明，多数阴茎勃起功能异常的患者，可能伴有不良情绪。

（四）间歇性阴茎异常勃起

其外部特征是阴茎勃起反复发作并伴有痛觉，第一次勃起后有一段代偿性阴茎无力期。阴茎第一次间歇性勃起的持续时间短于短暂性缺血发作异常勃起的时间，第一次<4 h，阴茎可能再次变弱，但勃起的频率与第一次相同。阴茎第一次勃起的持续时间不详，以后每次勃起的时间一般会逐渐延长，频率也逐渐增加，最后发展为缺血性阴茎异常勃起。

（五）肿瘤相关性阴茎异常勃起

肿瘤细胞侵袭引起的阴茎异常勃起在临床上极为罕见，而阴茎转移性肿瘤引起的阴茎异常勃起更为罕见，值得注意的是，原发性肿瘤70%源于泌尿生殖系统，30%来源于消化系统。从某种角度来说，对于大多数顽固性阴茎异常勃起，一定要提高认识，认真询问泌尿生殖系统和消化系统的病史，详细检查之后再做出判断。

三、检查与诊断

实验室检查：血液系统疾病的排查通常可以行血常规、白细胞和血红蛋白电泳等。泌尿系疾病常规筛查一般行尿常规检查。

（一）血气分析阴茎海绵体抽血检查

缺血性阴茎异常勃起患者的血气分析结果通常表现为低氧、高碳酸血症，若PO_2<30 mmHg、PCO_2>60 mmHg、pH<7.24可以考虑为缺血性阴茎异常勃起，并有局部酸中毒，值得注意的是其血液颜色为紫黑色；非缺血性阴茎异常勃起患者的血液似动脉血，PO_2正常，其血液颜色与动脉血颜色相同，呈鲜红色。值得关注的是，这两种类型在发病早期都是表现为非缺血性的征象，

Rees等认为阴茎异常勃起>6 h的血气分析结果比较可靠。

（二）影像学检查

1.超声检查

对于阴茎异常勃起，该检查可以十分有效地鉴别究竟是缺血性阴茎异常勃起还是非缺血性阴茎异常勃起。对于缺血性阴茎异常勃起，其超声表现为血管血流很少或没有，而非缺血性阴茎异常勃起的影像学表现恰恰相反，即血管血流正常或高血流状态。

2.选择性阴部内动脉造影

一般情况下选择性阴部内动脉造影不作为首选检查，但在非缺血性阴茎异常勃起的判断时则常常被使用到，选择性阴部内动脉造影被誉为非缺血性阴茎异常勃起十分重要的检查手段之一。

3.多导联睡眠监测+夜间阴茎涨大试验

多导联睡眠监测+夜间阴茎涨大试验是大多数睡眠相关性痛性勃起首选，该检查一般是2次，连续监测3晚。

4.磁共振成像

磁共振成像可判断阴茎海绵体是否被肿瘤侵犯。此外，它还能够指示大多数阴茎严重受损患者的血管状态，还能够帮助评估缺血性阴茎异常勃起海绵体的受损状态。

四、治疗及康复

治疗原则：一定要消除原发病以及其诱发因素，解除阴茎异常的血流情况，恢复其正常状态，这对挽救患者的阴茎勃起功能显得尤为重要。大多数情况下，建议采取分期治疗的方法，首先是无创治疗、再是微创治疗，最后才考虑有创手术治疗。其中治疗的关键是确定阴茎异常勃起是哪种类型，以便日后给予药物治疗。如果被诊断为缺血性阴茎异常勃起，为了避免阴茎缺血坏死，需要立即进行治疗。

（一）缺血性阴茎异常勃起的治疗

1.病因治疗

患有基础疾病的患者，例如镰刀形细胞病或者其他血液系统疾病的患者，首先应处理基础疾病，可根据患者实际情况对症处理。

2.药物治疗

大多数情况下，药物治疗即可缓解患者的大部分症状，常见的药物治疗有镇静镇痛治疗、收缩血管的药物治疗等，此外，阴茎局部冷敷也可以缓解患者的症状。

3.海绵体内注射治疗

将拟交感神经药物注射至阴茎海绵体内可以有效降低阴茎海绵体的血液灌注，从而降低缺血性阴茎异常勃起患者的痛苦。临床上常用的药物包括去氧肾上腺素、依替福林、肾上腺素、麻黄素等。去氧肾上腺素常作为首选药物，主要原因是其选择性较高、对心血管系统影响不大，临床上有效率可达80%。如果使用特布他林治疗持续性阴茎异常勃起，可在注射前预防性应用抗高血压药物，对于患者既往有心血管病史应慎用，同时动态检查患者的血压等指标。对患有难以控制的高血压患者，应该禁止使用特布他林治疗，如果患者在治疗前服用单胺氧化酶抑制剂则也短期之内应该禁用特布他林。将特布他林注入阴茎海绵体内1 h后，如果患者症状没有缓解，则应该考虑其他治疗方法。

4.阴茎海绵体抽吸和生理盐水灌注治疗

将患者会阴部消毒之后，于患者阴茎根部麻醉，用16或18号动脉套管针刺入阴茎海绵体或阴茎头，缓慢吸出积血降低海绵体内压力，当观察到阴茎松软时，说明有效果，同时应该注意要轻轻挤压阴茎海绵体脚，并冲洗至阴茎变软；在这之后，应定期挤压患者的阴茎海绵体促进局部血液回流。

5.手术治疗

对于保守治疗效果不佳的患者，可以选择行海绵体分流术。手术方法分为远端分流（Winter法和Al-Ghorab法）、近端分流（Quackles法和Grayhack法）。通常情况下，远端分流术可作为首选，而近端分流术则运用较少。

（1）经皮远端（海绵体-阴茎头）分流

①Winter方法：瘘道通常用Tru-cut穿刺针建立在阴茎头部与每一侧海绵体之间。②T形分流：用10号刀片在尿道口外侧插入阴茎头，穿入海绵体尖端进入海绵体内，远离尿道旋转90°，可双侧操作。

（2）开放远端（海绵体-阴茎头）分流

① AlGhorab方法：经阴茎头背侧切口切开双侧阴茎海绵体尖端，用可吸收线缝合阴茎头切口。②Burnett技术（蛇形方式）：采用一种改良的Al-Ghorab方法，通过阴茎头切口向双侧海绵体腔内逆行插入7/8号Hegar扩张器，拔出扩张器，从阴茎近端（根部）向远端（阴茎头）挤压将血液排出，阴茎疲软后按照Al-Ghorab方法缝合切口。

（3）开放近端（阴茎海绵体尿道海绵体）分流

①Quackles法：切口一般选在阴茎根部或会阴部，而通道一般建立在近端阴茎海绵体与尿道海绵体之间。而尿道-海绵体瘘是该法最常见的并发症，此外，还有尿道狭窄和海绵体炎等并发症。②Grayhack法：将阴茎海绵体与大隐静脉汇合，或者将其与阴茎背深静脉汇合。一期行阴茎假体植入术可以有效地保留阴茎长度，最大限度地减少手术并发症。

临床上缺血性阴茎异常勃起的手术相对适应证有：超过48 h的阴茎缺血；药物注射治疗失败；远端分流和近端分流失败；核磁共振影像学下或海绵体活检后提示海绵体平滑肌坏死。事实上，二期假体植入术对于患者而言更为安全。抗凝是术前最重要的准备，合理的抗凝治疗可以保证手术效果，临床上一般选择口服阿司匹林肠溶片300 mg+肝素5000 U皮下注射，在术后的14日内每日都需要口服阿司匹林肠溶片100 mg+氯吡格雷75 mg。

（二）非缺血性阴茎异常勃起治疗

1.病因治疗

在临床上需要优先处理原发病的患者大多数都是海绵体动静脉瘘的患者。

2.一般治疗

局部冷敷和压迫：在会阴部使用冰袋冷敷，这可以使得阴茎动脉收缩、血供减少、异常勃起症状缓解。事实上，许多轻度非缺血性阴茎异常勃起症状都是可以慢慢缓解的。

3.药物治疗

当下去势治疗在治疗阴茎异常勃起方面运用得不多，临床上可以选用的药物有比卡鲁胺，其可以促进阴茎海绵体动静脉瘘缓慢关闭，但是其疗效仍需要进一步验证。

4.栓塞治疗

临床上针对少数保守治疗效果不佳的患者，高选择性海绵体动脉栓塞术可以作为他们的最佳选择。临床上现在诊断和治疗非缺血性阴茎异常勃起最为常用的、效果明显并且安全迅速、预后良好的方法是高选择性阴茎海绵体动脉血管造影及栓塞术。其栓塞材料有不可吸收材料和可吸收材料两种类型。使用不可吸收材料的患者缓解率要高于使用可吸收材料的患者缓解率，但是其术后阴痿的发生率要远远高于使用可吸收材料的患者术后阳痿的发生率。由此，临床上现在主要是使用可吸收材料进行栓塞治疗，当可吸收材料被吸收之后，被栓塞的血管就有再通的可能，所以在患者栓塞术后1～2周内应该复查，若是发现血管再通可再次行栓塞治疗。对于非缺血性阴茎异常勃起也可以行手术治疗，但手术难度比较大，术后ED的发生率可达50%以上。因此，手术治疗不作为当前的首选治疗。

五、预防及健康管理

阴茎异常勃起是一种泌尿外科较为少见的急症之一，若是阴茎持续保持异常勃起的状态，就有可能造成阴茎缺血坏死，其功能就会永久性损伤，但是目前对阴茎异常勃起预测的可靠指标较少，几乎没有办法预测，临床上主要是通过依靠相关医务人员对疾病发生的认识和经验进行预测。若是缺血性阴茎异常勃起在初期治疗不彻底那么多数情况下会复发，所以减少缺血性阴茎异常勃起复发的预防重点是疾病刚发生的时候。临床上用于预防缺血性阴茎异常勃起复发的药物有很多，如特布他林、巴氯芬、激素制剂等，这些药物不但可以减轻阴茎异常勃起的严重程度，还可以为治疗争取时间，但依然不能够百分之百预防阴茎异常勃起的复发。

表 14-2　缺血性阴茎异常勃起与非缺血性阴茎异常勃起鉴别（原创）

临床表现	缺血性阴茎异常勃起	非缺血性阴茎异常勃起
完全僵硬	常见	有时出现
阴茎疼痛	常见	有时出现
阴茎血气分析 PO_2 低、PCO_2 高	常见	罕见
最近的阴茎注射	常见	有时出现
慢性勃起而不完全僵硬	罕见	常见
会阴部创伤	罕见	常见

第四节　隐匿性阴茎

一、病因及发病机制

隐匿性阴茎指的是阴茎体虽然发育良好，但是由于各种原因导致阴茎的皮肤未能正常附着在阴茎体上，这使得阴茎隐匿于皮下导致阴茎显露不良的一种疾病。对患者而言，由于阴茎外观短小，这不但给患者生理上带来了创伤，更是给患者心理上带来伤害。事实上，由于部分医院医疗水平不足，对隐匿阴茎的认识不足，常将该病按包皮过长或者包茎处理，这就给患者带来了更为严重的损害。

隐匿性阴茎的发病机制到底是什么？陈于明等认为隐匿性阴茎出现的主要原因是在阴茎体的前端甚至颈部直接被肉膜附着，此外，加重阴茎隐匿程度的原因还有，Camper's筋膜脂肪层的下移、肉膜与深筋膜的脂肪组织异常堆积，肉膜的增厚、弹性变差等。杨文增等也赞同此观点，并表示隐匿性阴茎的病理学基础是阴茎浅筋膜发育异常或形成纤维索带，从而造成阴茎皮肤不能正常在其表面滑动，阴茎的舒张被限制。李旭梁等认为隐匿性阴茎的病因可分为两种：一是自幼即表现出阴茎短小，呈“塔尖样”或“鸟嘴样”，有时体表仅见一“皮丘”，但阴茎体发育正常，即先天性隐匿性阴茎，这与陈于明的观点大致相同；二是出生时阴茎外观无明显异常，随着后天肥胖而逐渐出现阴茎短小的外观，即后天获得性的隐匿性阴茎。此外，张兆祺等通过研究发现，隐匿性阴茎患者的睾酮水平相比于正常人要低，导致这一结果的原因可能是绒毛膜促性腺激素的分泌异常。综上所述，由于阴茎皮肤不能完全附着在阴茎体，阴茎显露不良，继而导致阴茎短小、呈“鸟嘴形”“塔尖样”等表现。

二、临床表现

外观上阴茎大小相对于同年龄段较小，阴茎根部耻骨上脂肪垫较厚，80%的患者有包皮过长的症状。对于儿童通常会误诊为包皮过长、包茎，隐匿性阴茎在儿童中的误诊率较高。行包皮环切术后通常会给患者带来更深远的不良影响。因此，需要临床医生对儿童包皮过长诊断时注意隐匿性阴茎的情况。

由于露出皮肤的阴茎短小，排尿时通常会有尿线中断，沿着阴囊滴沥，甚至需要蹲下排尿。由此通常会导致龟头炎、泌尿系感染，遇到类似的症状需要想到该问题。

三、检查与诊断

体格检查：从外观来看，阴茎体发育正常，向后推挤可以观察到正常的阴茎体，但是由于阴茎短小，松开后阴茎体立刻回缩。刘思洋等通过循证医学的方法对国内隐匿性阴茎诊治方面的问题进行系统分析，结果表明：对于肥胖患者首先应当考虑其耻骨前脂肪堆积造成阴茎显露不良的可能，而不是单纯只靠体检发现纤维索带或肉膜组织牵拉。肥胖患者可以先采用减肥这一诊断性治疗手段处理，再根据患者的具体情况进行综合判断。

四、治疗及康复

有学者认为隐匿性阴茎会随着年龄的增加而自愈。对于患有隐匿性阴茎的儿童，由于在青春期阶段其机体内的睾酮会大量释放，肉膜在睾酮的作用下会由厚变薄，而耻骨前的脂肪会不断减少，阴茎在睾酮的作用下也会伸长，此时部分患者就有可能会自愈。Matsuo等曾报道：在日本，隐匿性阴茎在新生儿中的发病率为2%～5%，但是对于4～5岁的儿童其发病率就降至0.3%，因此，不少学者认为少数隐匿性阴茎会随着患儿年龄的增大而自愈。出乎意料的是，也有学者研究发现，隐匿性阴茎自愈几乎不会发生：一方面，动物实验表明，阴茎长期隐匿于包皮内，不但可使阴茎体纤维结缔组织增多，还会导致平滑肌含量下降，这就有会对阴茎体的静脉阻塞机制产生不可控的影响。而静脉阻塞机制对于阴茎体勃起显得十分重要，因此，阴茎长期隐匿于皮下必然会对阴茎结构和功能造成破坏，这样隐匿性阴茎自愈的可能就很小了；另一方面，对患者来说，隐匿性阴茎带来的伤害会随着其年龄的增长愈发明显，例如，由于阴茎外观短小，患者通常不敢去公共厕所如厕，不敢去没有隔间的澡堂洗澡，而患者的家长也会因此而担忧，不少家长会考虑尽快给患儿行手术治疗。此外，隐匿性阴茎也有许多并发症，如尿线乱、包皮垢的产生、龟头炎等，因此，应该尽早治疗。基于此，对于诊断明确的患者，应根据其具体情况制定个体化的治疗方案。另外，对于轻中度隐匿性阴茎，首先考虑用绒毛膜促性腺激素（HCG）辅以重组人生长激素（GH）进行治疗，若效果不佳，在必要时可以考虑手术治疗。

手术治疗对于大多数隐匿性阴茎还是很有必要的，临床上对于其手术指征目前还没有达成共识。当下运用较为广泛的隐匿性阴茎手术适应症为：

1.经保守治疗无效，同时又伴有包皮外口严重狭窄；

2.除小阴茎和肥胖外，阴茎外观短小，阴茎体发育正常；

3.已经对排尿造成影响，同时包皮不能上翻，反复泌尿系感染；

4.阴茎体部皮肤严重缺失，阴茎外观严重短小，对患者及家属造成心理障碍。

临床上，是否应将患儿和家属的心理需求和心理状况作为手术指征之一，目前还有待商榷。目前多数学者认为对于有手术适应症的患者应尽早行手术治疗，患儿在学龄前后，其身心健康及阴茎发育等尤为重要，因此手术时机通常选择在学龄前后。

目前隐匿性阴茎的术式有很多种，经典术式有Shiraki术、Johnston术、Devine术、Brisson术等。各类术式都是基于分离、脱套、切除、固定及缝合五个关键步骤展开的。手术的关键是去除病因。各种术式的差异主要集中在：手术入路的选择；病变组织的切除范围；阴茎根部皮肤固定处；阴茎皮肤缺乏处理方法；包皮内、外板合理保留方法；患者的术前、术后以及预后心理的恢复。

2016年，王复然等提出治疗小儿隐匿性阴茎可以采用阶梯治疗策略，其简单易行，术后效果颇佳。2018年，张林琳等提出了隐匿性阴茎矫形策略，这是一种基于阴茎皮肤整形的技术，这不仅简化了隐匿性阴茎的治疗选择，更是为选择隐匿性阴茎手术治疗方案提供了便利。近年来，有学者不断对隐匿性阴茎的手术治疗进行探索，基于经典术式，不断优化，提出各种改良术式，这在减少患者术后并发症等方面，取得了不错的成就。阎景铁等研究表明，Devine术切开包皮狭窄环，切除发育不良的肉膜和纤维索带，有效去除隐匿性阴茎的病因，较适合轻、中度隐匿性阴茎，对于重度隐匿性阴茎，常推荐的手术方式有改良Shiraki术、Sugita术及皮瓣转移术。值得注意的是，对于隐匿性阴茎，尽量不要行包皮环切术，因为该手术不仅对隐匿性阴茎没有治疗价值，反而会加重阴茎皮肤缺乏，进一步加重病情。

康达星等研究发现隐匿性阴茎的患者在术后发生并发症的概率可达13.6%。伤口渗血及皮下血肿、皮瓣坏死、勃起疼痛、尿瘘、感染等通常属于早期的并发症，其中伤口渗血和皮下血肿是最常见的。远期并发症主要包括内板赘生、阴茎回缩和复发等。部分患者会出现术后水肿，这可能与局部淋巴循环障碍有关，大部分患者术后水肿会在3～6周自行消退，少数顽固性淋巴水肿一般在术后3～4个月也可完全消退。目前对于更好地预防和解决患者术后并发症，减轻患者损伤，提高患者的生活质量，还有待研究。

五、预防及健康管理

由于隐匿性阴茎会对患者造成生理上和心理上的双重伤害，所以应该做到“早发现、早诊断、早治疗”，利于患者后期正常生活。对于患者本身有泌尿系不适及时去泌尿外科就诊。随着对隐匿性阴茎的认识不断加深，尽早明确诊断，根据患者具体情况，采用个性化治疗方案，将有助于减轻患者的痛苦，提高患者的生活质量。

第五节　阴茎弯曲

一、病因及发病机制

阴茎弯曲有先天性的，也可由创伤、感染等继发引起。关于先天性阴茎弯曲，多认为与胚胎发育、尿道发育异常及激素水平异常有关。大多数学者认为阴茎弯曲主要由阴茎和尿道发育不全以及停滞所致，而导致这一现象的根本原因可能是在胚胎期雄激素分泌不足或雄激素受体不敏感。对此也有学者有不同的观点，他们认为主要是尿道海绵体发育异常并被纤维结构取代，由纤维结构牵拉导致阴茎弯曲的。此外，包皮皮肤缺乏、阴茎筋膜异常以及阴茎海绵体发育不良均可引起先天性阴茎弯曲。另有研究认为导致阴茎下弯或侧弯的原因可能还有阴茎海绵体白膜长短不一。

二、临床表现

通过病因学可以将阴茎弯曲分为先天性阴茎弯曲和继发性阴茎弯曲两类。其中伴有尿道下裂或尿道上裂大多是先天性阴茎弯曲。此外，先天单纯性阴茎弯曲通常表现为阴茎弯曲而尿道开口正常，但临床上较为罕见，总发病率为37/100000。较严重的单纯性阴茎弯曲可因出现勃起疼痛等而影响性生活，给患者造成沉重的心理负担。

Devine通过对阴茎弯曲病理的研究，根据其表现的差异性将其分为3种类型。Ⅰ型：患者缺乏尿道海绵体、阴茎筋膜及肉膜组织，尿道仅仅只有一层黏膜。Ⅱ型：患者的尿道除了有完整的黏膜，还有尿道海绵体，但是缺乏阴茎筋膜及肉膜组织。Ⅲ型：尿道黏膜、尿道海绵体、阴茎筋膜均完整，但缺乏肉膜组织。Kramer等将阴茎海绵体背腹侧白膜长短发育不一致另归纳为Ⅳ型。目前临床上常将阴茎弯曲相应分为4类：

1. 皮肤性：矫正最为满意，行阴茎皮肤袖状脱套后即可矫正；
2. 膜性：脱套后需松解尿道周围纤维组织；
3. 阴茎海绵体发育不良性：脱套后需做白膜折叠术等；
4. 尿道性：按尿道下裂来处理。

三、检查与诊断

阴茎弯曲通常是先天性因素导致的，因此产前诊断在阴茎弯曲的检查中显得极为重要。婴幼儿由于阴茎本身比较短小，难以发现其结构异常，因此，需要进行及时的体格检查。成年人症状明显，通常不易误诊。

四、治疗及康复

目前手术治疗是单纯性阴茎弯曲唯一有效的治疗方法，但并非所有的阴茎弯曲都需要特殊处理。在临床上，阴茎勃起后向上弯曲角度小于40°，或是向下、向左右两侧弯曲的角度小于30°，性生活满意者无须处理。在临床实践中应根据阴茎弯曲的类型和程度决定是否需要手术治疗及选择合适的手术方式。Young开创了切断尿道治疗的先例，继而引发许多学者不断探索，最终产生了采用切断尿道分2期手术矫直弯曲的方法，效果较佳，但需二次手术。现在临床上常用的术式主要有：一期矫正阴茎弯曲、二期修补尿道。Nesbit法：即显露阴茎白膜后，于弯曲凸面作多个卵圆形白膜切除。本术式虽然效果不错，但有阴茎短缩的可能。单纯缝扎术：Nesbit法不切除白膜，直接内翻缝扎。尿道松解术：纠正下弯的方法是直接切除尿道周围的纤维组织。另外，还有阴茎白膜补片术、阴茎海绵体腹侧分离外旋术等。如果阴茎下弯是因尿道发育异常，为纤维结构取代而牵拉所致，则手术的关键是将前尿道周围纤维组织分离，使尿道松解和延伸。

临床上常常将阴茎背侧包皮转移至腹侧用于填补阴茎腹侧缺少的皮肤，这对于阴茎腹侧皮肤缺乏的患者效果较好。阴茎脱套、尿道松解成型、白膜紧缩或Nesbit术作为单纯性阴茎弯曲的主要术式，在临床应用中各有优劣。白膜紧缩或Nesbit术对Ⅳ型病例有效。Baskin等研究发现，阴茎白膜在12、5、7点位置最厚。术中如有需要可在此3个位点缝扎或切除白膜直至满意，但应注意保护阴茎背血管神经束。目前国内有学者提出，由于阴茎下弯程度的差异性，可以将手术类型分为3种：游离前尿道术，这种术式对于下弯约20°～25°的患者效果较好；改良Nesbit术，对于下弯30°～45°的患者效果不错；下弯45°以上的患者通常建议行尿道成形术。有部分学者认为在选择手术方式的时候应根据患者阴茎弯曲的分型、阴茎下弯的程度以及术中视阴茎勃起试验情况而定，必要时多种术式联合应用。本类手术常见的并发症主要有：阴茎缩短、阴茎弯曲矫正不满意、尿瘘等。

阴茎不同程度缩短多见于Nesbit术。单纯白膜缝扎术亦可使阴茎缩短，但一般不会超过1 cm，不会过多影响阴茎外观及性生活。手术中应根据需要，不宜切除过多白膜，以免缩短阴茎，甚至矫枉过正，降低治疗满意度。本组患者阴茎无明显缩短（不超过0.8 cm）。成年患者已能进行满意的性生活。

弯曲矫正不满意主要与以下因素有关：尿道松解长度不够，周围纤维条索牵拉因素未完全去除，张力较大；Bucks筋膜张力不均，阴茎自然弯曲形态未予以纠正；阴茎腹侧皮肤缺乏，张力大而未做转移皮瓣整形；腹侧皮瓣感染、瘢痕挛缩导致阴茎弯曲复发。这类畸形最终要达到阴茎伸直而保证尿道无张力，通常需要松解至尿道球部。如果这样阴茎仍有弯曲可加做Nesbit手术。但需防止将白膜缝扎过多而出现向对侧偏曲。本组患者矫正效果较佳，勃起时阴茎外观及硬度均满意。

如果术中损伤了尿道，则有可能会导致尿瘘。如果尿道包膜发育不良，尿道海绵体缺失，尿道薄，那么在术中就很容易误伤。在松解尿道时，应置入导尿管做标志。分离时需十分仔细，应尽可能贴近皮肤，避免刺破尿道。发现有尿道破损应及时修补。尿道分离时切忌电灼止血。术后可留置尿管2～3 d。本组患者无1例发生尿瘘，总体疗效满意。

五、预防及健康管理

及时的产前诊断，出生后的健康教育让青少年对身体有初步的了解，知道不适及时同父母、老师交流，早发现，早诊断，早治疗。

第六节　蹼状阴茎

一、病因及发病机制

病因可分为先天性因素与后天性因素，其中先天性蹼状阴茎的病因目前还不明确，可能和胚胎期阴茎、阴囊皮肤分离过程不完全有关。先天性蹼状阴茎患者除阴茎、阴囊融合畸形外，一般阴茎、阴囊和尿道发育正常。后天性蹼状阴茎多由包皮环切等阴茎手术时，阴茎腹侧皮肤切除过多所致。

二、临床表现

2010年，El-Koutby等在分析了224例先天性蹼状阴茎患儿资料基础上，提出了新的蹼状阴茎分类方法，并指导治疗方法的选择。其中，先天性蹼状阴茎分为单纯型及复合型两类。单纯型蹼状阴茎根据蹼状皮肤延伸范围又分为1～3级。1级：蹼状皮肤延伸至阴茎腹侧近端1/3处；2级：蹼状皮肤延伸至阴茎腹侧中份1/3处；3级：蹼状皮肤延伸至阴茎腹侧远端1/3处。复合型蹼状阴茎根据合并症不同亦分为3型。1型：合并阴茎阴囊转位；2型：合并阴茎下曲；3型：宽阔的蹼状皮肤。其中，单纯型蹼状阴茎3级以及复合型蹼状阴茎属于重型蹼状阴茎。先天性蹼状阴茎在儿童期多无症状，但存在阴茎外观差、龟头不能显露、阴茎显露不良等问题。患儿成年后可能存在阴茎勃起障碍，性交不适，难以放置避孕套，造成心理压力和生理上的困扰。但患儿成年后包皮如能完全上翻，可部分缓解蹼状阴茎症状，如不影响勃起功能也可长期观察随访。但重型蹼状阴茎严重影响阴茎外观及功能，需要手术矫治。

三、检查与诊断

一般凭蹼状阴茎的特殊外观即可做出诊断。查体时检查者一手固定阴囊底部，另一手将阴茎向上提起使其垂直于躯干纵轴，即可暴露出蹼状阴茎的特征性外观：阴茎腹侧皮肤呈蹼形皱襞。与此同时，还应注意排除是否合并其他男性泌尿生殖系畸形。

四、治疗及康复

手术矫治先天性蹼状阴茎应达到以下目标：（1）显露龟头和冠状沟；（2）阴茎与阴茎皮肤长度匹配；（3）阴茎伸直；（4）恢复正常阴茎阴囊角。为达到以上目标，需要采用重建成形技术分离阴茎、阴囊皮肤蹼状融合，分离阴茎海绵体和阴囊广泛的粘连，使用包皮或阴囊皮肤重建阴茎。临床常用术式包括包皮环切+蹼状皮肤横切纵缝、蹼状皮肤“Z”字形皮瓣成形术、Baya皮瓣方法延长阴茎腹侧皮肤。但重型蹼状阴茎不仅有阴茎、阴囊皮肤融合，深面还存在筋膜增厚、异常附着，仅处理蹼状皮肤不能达到理想矫治效果。例如，包皮环切+蹼状皮肤横切纵缝术仅能延长阴茎腹侧皮肤，切口集中于阴茎腹侧正中，极易出现瘢痕挛缩继发阴茎下曲；在阴茎成形后可能有部分的蹼状皮肤会残留于阴茎，影响外观；阴茎阴囊角成形后，皮肤横向张力高，导致包皮长期水肿；另外，因需联合包皮环切术处理包茎，导致手术切口多、手术时间长，浪费阴茎皮肤。而带蒂岛状包皮内板阴茎成形术可避免以上问题。

目前，带蒂岛状包皮内板阴茎成形术已广泛应用于各种阴茎畸形的矫治，经临床应用我们总结该术式的优势及要点主要包括以下方面：

（1）选择阴茎腹侧作纵切口切开包皮口，显露龟头，保证了阴茎背侧包皮和筋膜完整性，便于整块切取带蒂岛状皮瓣。

（2）阴茎腹侧沿尿道海绵体脱套至阴茎根部，充分松解海绵体与阴囊之间附着的筋膜，使阴茎充分显露。

（3）阴茎海绵体根部腹侧5点和7点处白膜与阴囊肉膜缝合固定，恢复阴茎阴囊角，避免复发，改善外观。

（4）背侧包皮按照阴茎腹侧皮肤缺损大小切取带蒂岛状皮瓣，在阴茎皮肤浅深筋膜之间分离，皮瓣由阴茎浅动脉分支供血，血运丰富，切口愈合快。

（5）可利用皮瓣面积较大，可满足腹侧皮肤缺损较多的重型蹼状阴茎修复要求。

（6）在皮瓣血管蒂中央作纽扣状孔，阴茎穿过该孔，将皮瓣转至阴茎腹侧，阴茎阴囊交界处皮肤无张力，切口规整，避免了横向张力过高导致阴茎包皮水肿不退，其他术式有阴茎腹侧纵切口瘢痕挛缩导致继发性阴茎下曲的可能。

（7）充分利用阴茎皮肤，阴茎体由包皮内外板皮肤成形，避免了组织浪费。

（8）蹼状皮肤归于阴囊，颜色、质地一致，解剖学上更合理。

综上，治疗先天性重型蹼状阴茎时可以选用带蒂岛状包皮内板阴茎成形术，其手术时间短，疗效确切，但远期疗效还需要进一步随访观察。

五、预防及健康管理

对于已经诊断为先天性蹼状阴茎要在4岁左右及时进行手术治疗，对于后天手术导致的蹼状阴茎选择合适的时机进行二次治疗。

第七节　阴茎阴囊转位

一、病因及发病机制

阴茎阴囊转位（penoscrotal transposition，PST）在外生殖器畸形中非常少见。1923年Appleby首次报道该病，又名阴囊分裂或阴茎前阴囊，该病大多数都与尿道下裂有关。临床上针对阴茎阴囊位置关系的差异，将其分为完全性阴茎阴囊转位和不完全性阴茎阴囊转位两种，其中比较常见的是不完全性阴茎阴囊转位。

Arena等认为，男性阴囊形成的正常过程是，在妊娠9～10周时，胎儿的尿道嵴开始有管状尿道形成，阴囊则由生殖结节的两翼突向尾部在阴茎下方融合而成。阴茎阴囊转位的产生则是由于生殖结节的两翼在下移融合过程中受到了干扰，导致阴囊错位于阴茎上方或两侧。国外学者的小样本研究提示阴茎阴囊转位与家族遗传有相关性，且较多合并其他系统畸形；另有学者进一步研究提示阴茎阴囊转位可能与13号染色体畸变有关。

二、临床表现

阴茎阴囊转位表现为阴茎阴囊位置倒置，阴茎基底区被阴囊皮肤环绕，甚至阴茎存在于阴囊下方，根据转位程度阴茎阴囊转位可分为不完全性阴茎阴囊转位及完全性阴茎阴囊转位。

三、检查与诊断

随着影像学技术的不断发展，该病在产前就可以得到诊断。通常阴茎阴囊转位需要和假两性畸形、阴茎阴囊尿道下裂、小阴茎等做鉴别诊断。

染色体检查及追踪随访：对超声怀疑阴茎阴囊转位的胎儿均行染色体检查，随访并记录染色体检查结果；对孕妇选择引产的胎儿和正常产的婴儿均应该详细检查阴茎阴囊位置，观察有无尿道下裂。

四、治疗及康复

手术治疗是该疾病的主要治疗方式。Mcllvoy和Harris首次通过阴茎前阴囊下面的皮下隧道，将阴茎移动到正确的位置。马克及其团队在2000年提出了一个新的观点，他认为应该是阴茎错位而不是阴囊错位。有研究发现PST术后有大量并发症，Koyanagi等人在研究中发现PST术后的并发症发生的概率可达48%。目前临床上针对阴茎阴囊转位合并尿道下裂考虑二期手术行尿道下裂修复术可以有效地减少术后并发症。Saleh等人通过研究证明若是保留阴茎皮背侧条纹，可以将术后并发症的概率降低至10%。通过V形切割阴茎背部皮肤进一步修改它，M形切口皮肤的吻合打破了术后淋巴水肿的限制并打破了圆形切口的收缩作用。若是要矫正阴茎下弯，需要先游离尿道，再沿两侧阴囊上半部边缘及阴茎腹侧与阴囊交界处做M形切口，阴茎背侧切开皮肤后在皮下游离，使其形成蝴蝶形的两翼阴囊带蒂皮瓣，然后将两翼阴囊皮瓣转移至阴茎腹侧，沿冠状沟下环形切开包皮，在Buck筋膜下层脱套包皮和阴茎皮肤至阴茎根部，切断阴茎腹侧的尿道板两侧的纤维索带松解尿道海绵体，充分矫正阴茎下弯，使阴茎完全伸直，然后将阴囊带蒂皮瓣与阴茎皮肤充分裁剪缝合，使阴茎阴囊恢复正常位置。在术中要注意尽量不损伤尿道，完成之后需要用凡士林纱条将阴茎、阴囊覆盖并加压包扎。

五、预防及健康管理

产前规律进行产检，如若合并其他严重并发症可根据具体情况选择引产。早诊断，及时手术并做好术后护理。

第八节　阴囊坏疽

一、病因及发病机制

阴囊坏疽是位于阴囊、阴茎、肛周、会阴、腹部组织迅速发生的协同性坏死性筋膜炎，通常起病急、发展快且病死率较高，是泌尿生殖系统急重症之一。阴囊坏疽通常都是由厌氧菌与需氧菌的复合侵染而导致，通常厌氧菌包含产气荚膜球菌、拟菌株、肺炎球菌等，而常见有氧菌则包含金黄色葡萄球菌、肠道杆菌以及链球菌等，此外，真菌或寄生虫也可导致此病。病原菌在会阴部附近产生播散的炎症反应后感染病灶向深筋膜扩展，并很快产生闭塞型动脉内膜炎症，局部缺血会导致组织坏死。坏死物、病菌和有毒物质释放进血液，产生感染性休克、败血症，甚至是多器官功能衰竭等。阴囊坏疽包括特发性阴囊坏疽和继发性阴囊坏疽。引起此病的传染原因主要是全身原因和局部原因两类，常见的全身原因有乙醇中毒、高血糖和恶性血液病等，常见的局部原因有尿道狭窄伴尿道旁腺脓肿、包皮龟头炎等。在各种病菌的联合影响下引起肌肤及皮下组织大部分坏死，尤其会致肌肉腐烂和坏死，坏死组织和病菌毒素会导致感染性休克、败血症，严重的可以导致多器官功能衰竭等。由于阴囊紧靠肛门、尿道的外口，再加上阴囊皮下皱襞较多，易致病菌栖息和生长。因此，如果发生局部的碰伤，如用手抓伤，或经身体其他部位的传染或者通过血运而来的病菌栓子滞留，也会引起传染，而皮下小动脉栓塞的形成也会致局部缺氧坏死，进而加快了传染扩散。下尿路感染首先开始于尿道附近的旁腺，然后进入尿道海绵体，由病菌在其附近产生血流的间隙中传播，当病变进展并穿过Bucks筋膜，再进展至Colles筋膜时会起病。而起自直肠附近的感染者，一般也会经相同的感染途径发展为本病。

二、临床表现

部分患者首先表现为肛周皮肤红肿、疼痛，其后炎症蔓延到会阴部、阴囊，疼痛进行性加重。也有患者首先表现为阴囊肿胀、剧痛，数小时内阴囊皮肤变为紫黑色并溃烂，有褐色液体渗出，伴有特殊的恶臭。继发全身感染中毒症状，寒战高热，体温可达39～41 ℃。病灶迅速蔓延，可达前腹壁，甚至累及左侧胸壁。

三、检查与诊断

阴囊坏疽起病急，进展迅速，早期诊断困难。正确的诊断需要依赖于医生对本病充分的认识和高度的警惕。会阴部出现与体征不相符的剧烈疼痛时应该高度怀疑本病，皮肤呈紫红色，触诊呈皮革样，有时有捻发感。早期实验室检查表明血液中白细胞数升高，但随病情的发展，会发生代谢性酸中毒、电解质失调、高胆红素血症、氮质血症、贫血等一系列异常表现。在临床出现肌肉坏死时通过CT检查可见气体、水肿的软组织等，这对于早期治疗有着重要的作用，也对外科切开引流有着指导作用。细菌学检查也对本病的诊断及后期的治疗有帮助，取渗液做涂片检查，同时做需氧菌及厌氧菌培养。根据培养的结果选择相应抗生素。Childers等提出用手指试验来早期诊断阴囊坏疽，即对可疑患者病灶做一2 cm左右切口，如果无出血或有黑色液体流出，再将手指深入切口并下压皮下组织，如感觉手指阻力极小，则高度怀疑阴囊坏疽可能。杨勇等人认为，取部分细胞进行快速冷冻后切片是目前早期诊断的最可靠手段，在病理检查下可发现白细胞广泛浸润、筋膜及其附近的表灶性坏死和小血管栓塞现象等。

四、治疗及康复

应通过综合疗法来处理阴囊坏疽，并采取全身处理和局部护理兼顾的方式。治疗原则是彻底清创、引流，使用广谱抗生素，积极防治并发症。

（一）彻底广泛清创并引流

尽早彻底清除阴囊以及周围坏死的组织，彻底引流。如有组织未坏死，但当其呈肿胀明显时，也需要早期切开引流，减轻组织张力，减轻毒素吸收。创面用0.9%NaCl注射液和3%H_2O_2溶液和甲硝唑注射液反复多次冲洗创面。

（二）抗感染治疗

在对病原细菌不能确定情况下，可以使用广谱抗生素治疗，但同时还须兼顾厌氧菌，待药敏结果回报后，才能进行进一步治疗。在应用广谱抗生素的基础上，加用适当的糖皮质激素，有利于促进组织愈合，减轻毒素对组织器官的损伤。

（三）全身支持疗法

做好全身支持，给予适当能量，可提高抵抗力，并改善身体水分、电解质和酸碱平衡，多次小剂量输血及血浆、白蛋白有利于增强抵抗力，且可促进创面愈合。

（四）阴囊重建

阴囊表皮的再生功能也很好，随着肉芽的生长逐渐愈合，健康的阴囊表皮再生并且可以遮盖创面，无须阴囊重建。但我们的临床经验提示，小面积的坏疽在经充分清创、引流后，无1例需要重建。但当阴囊等部位缺损过大时，则需要进行植皮或皮瓣修复。

（五）高压氧治疗

采用单人高压氧舱治疗阴囊坏疽取得良好疗效。使用单人纯氧舱，使用方法为舱内压力0.25～0.3 MPa（2.5～3.0 ATA），升压30 min，稳压45 min，减压45 min，总治疗时间为120 min。

（六）封闭负压辅助闭合技术

封闭负压辅助闭合术采取低负压力（大多为负压125 mmHg）用开孔的聚氨酯泡沫敷物串联吸引设备，可以连续或间歇地在创面部形成小于大气压的压力，这样不但会提高局部血流量及激发伤口内细菌的活力，而且还可以抑制病菌的进入，从而减少细菌定植。

五、预防及健康管理

在患者的常规护理上，要严密控制血糖，注意切口引流的护理，皮肤护理，以及限制继发感染为本病护理的要点，以促进伤口痊愈，减少伤口痊愈时限，以降低患者的痛苦，增加治愈率。① 血糖的监控：定期检测血糖，遵医嘱用药。膳食上建议患者服用低糖、高蛋白、丰富营养的食品，禁食动物油脂、高胆固醇类的食物。② 切口引流护理：患者的术后刀口处较多或较暗，无明显渗血，但分泌物较多。对本病的护理要点是保证引流的畅通、保证刀口部的干净，并避免在刀口深处产生厌氧菌。这就必须按时换床单、保证床单环境干净，同时患者的臀部刀口下还须逐层铺垫无菌棉垫、手术单、护士垫，并按时换无菌棉垫等，以保证刀口环境的干燥。同时暴露切口，以防止刀口长期处在无氧环境下。平卧位时对会阴部使用防护罩，以防止阴囊被遮盖。③ 皮肤的养护：针对患者长时间卧床、血糖失调的症状，设置气垫床，予以患者定期翻身，清洗身体肌肤，进行基础保养。仔细观察患者骶尾肌肤的状况，适时换上无菌敷料棉，保证骶尾肌肤的洁净、干燥，防止分泌物长期浸润骶尾的肌肤。同时定期调整卧位，防止骶尾部肌肤因长期压迫而继发压力性溃疡。同时控制血糖水平，增强对肌肤的抵抗力和愈合功能。④防止患者肛周或阴囊内的感染：皮肤的抵抗力和愈合能力低下，保持被褥整洁干燥，并适时调换床单被套。保证肛周和会阴处干净，大便后及时清理肛周，防止大便污染。操作时，必须严格按照无菌技术原则来确保刀口周围的环境干净无菌。由于肛周脓肿合并糖尿病的患者比较易于出现阴囊坏疽，同时其血糖水平也会影响创面愈合程度以及炎症的进程，所以早期治疗、积极调控血糖、及时改变全身情况、科学且合理地使用广谱抗生素必不可少。在保养方面，要定期进行周围肌肤保养，严密监视引流状态，确保引流顺畅，保证肛周及会阴部肌肤的洁净、干燥。针对较大的切口，需一定高度上暴露伤口，以防止其因处在完全无氧状态下而产生厌氧菌感染。并密切观察、监控血糖，以减少和防止传染。同时进行患者心理护理，积极交流，改善患者依从性。这些治疗方法，对于肛周脓肿合并阴囊坏疽的糖尿病患者的术后恢复，有着很大的作用。

第九节　鞘膜积液

一、病因及发病机制

鞘膜腔中聚集的液体大于正常量所产生的囊肿称为鞘膜积液。本病见于所有年龄患者，但在婴幼儿中比较常见。在胎儿的生长、发育过程中，睾丸会慢慢地由腹腔内降到阴囊。在这个过程中，逐渐下降的睾丸同腹膜一起进入阴囊，而鞘膜腔便是由这二层腹膜之间构成的腔隙。在正常情况下，鞘膜腔内液体的渗出与吸入保持在平衡状态，因而腔中仅含有少许的水分。当鞘膜本身以及相邻脏器出现疾病时，渗出和吸入也保持在平衡状态，因而渗出的物质多于吸入的物质。此外，物理机械的压迫或膳食不规律，营养不均衡，睡眠不充分等情况，均会引起人体抵抗力减弱，内分泌紊乱，进而增加对睾丸鞘膜的压力，并造成其吸收和灭菌能力减弱，使之无法自行修补和平衡受损的细胞，上述原因都可造成睾丸鞘膜内产生积液（图 14–3）。

鞘膜积液是男性生殖系统的常见病，积液好发于四个部位：睾丸、精索、睾丸精索与睾丸鞘膜，其中最为常见的是睾丸鞘膜积液，其发生的原因是在内环口以及其以下的鞘状突未闭锁。鞘膜积液有着原发性和继发性之分。原发性鞘膜积液的病因目前还不明确，但发病的速度较慢，一般与外伤或炎症密切相关。继发性鞘膜积液一般都合并有原发病变，如附睾炎、睾丸炎、外伤、阴囊切除术后、腹腔积液等全身性症状，经典表现为急性鞘膜积液。睾丸、附睾在感染梅毒、结核或发生癌变时，发展为慢性鞘膜积液。新生儿的淋巴系统发生较迟，会产生婴儿鞘膜积液，但因为淋巴系统不断成熟，因此腔内积液也会自行吸收。目前研究已证实，鞘膜积液的感染具有三个可能途径：① 在细菌血行下的鞘膜浆层黏膜；② 继发性的鞘膜积液感染，包括继发性的睾丸、附睾及附属物的化脓性感染；③ 从腹腔内经未闭鞘状突播散，最常见于儿童的鞘膜积液感染。

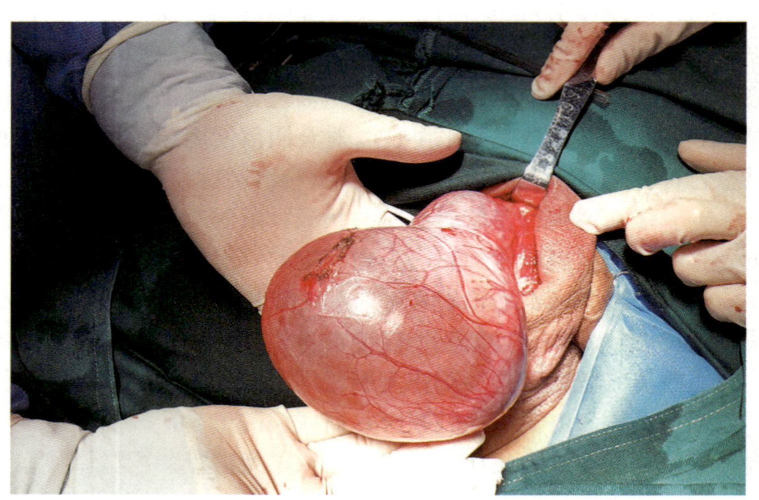

图 14-3　鞘膜积液

（资料来源：兰州大学第二医院）

二、临床表现

鞘膜积液一般没有症状，所以患者大多数都是在体检或洗澡的时候发现阴囊内有肿物而就诊的。只是在鞘膜腔中的积水特别多时，才会出现轻微的牵扯痛和下坠感。当鞘膜腔积水产生的肿块非常大导致阴茎内陷，进而影响正常排尿和性交。而且鞘膜积液形成的肿块，一般不会有明显的大小变化。对于继发性鞘膜积液，则通常会有相应原发疾病的表现，如炎症、肿瘤、外伤等，都有可能导致鞘膜积液。

鞘膜积液会随类型的不同而表现各异：

（一）睾丸鞘膜积液

大量的积液位于睾丸鞘膜腔内，会成卵圆形至球状，表面较平滑，有囊状感，但无明显疼痛，且睾丸及附睾通常触摸不到，透光实验检查为阳性。

（二）精索鞘膜积液

囊状积液位于阴囊内睾丸的上部及腹股沟处，为卵形或梭形，外表平滑，可随精索而移动，透光实验检查为阳性，通常情况下可以观察到睾丸及附睾。

（三）混合型鞘膜积液

睾丸鞘膜腔积液和精索鞘膜腔积液共同出现，但不交通，可合并为腹股沟疝或睾丸未降等。

（四）交通性鞘膜积液

腔内积液量的多少与体位相关，在平躺位时液体量减少或没有，坐起来位时则增加，可触及睾丸和附睾，透光实验检查呈阳性。

三、检查与诊断

实验室检查早期无改变，随着疾病的进展，并发感染可出现电解质紊乱、代谢性酸中毒、贫血、氮质血症等多种异常表现。实验室检查也可用于排除其他的泌尿系疾病。如怀疑恶性畸胎瘤或其他生殖细胞肿瘤，则血清甲胎蛋白和人绒毛膜促性腺激素（hCG）水平异常。鞘膜积液与腹股沟疝的临床表现较为相似，临床上鉴别鞘膜积液及腹股沟嵌顿疝的重要方法是透光实验，但透光实验也有误诊的可能，应结合影像学检查。影像学检查对鞘膜积液的诊断非常重要。多普勒超声检查显著改善了对本病的检出率，其典型特点为阴囊精索内无明显回声，且囊肿沿腹股沟管扩散至腹腔，挤压阴囊后囊肿出现腹腔内囊肿扩大。超声检测除了明确症状之外，还可用来检查明显的囊肿对周边组织的挤压情况以及睾丸功能的变化。必要时可以行CT或磁共振成像检查进一步确定囊肿的形态和位置，部分复杂病例还需静脉造影来区别肾盂积水以及膀胱、输尿管位置异常。部分病例可合并其他先天畸形，如肠回转不全等。

四、治疗及康复

（一）随访

随访适合于疾病发展较慢、渗出量小、张力低、长期不发展且无明显体征者。新生儿的鞘膜积液一般在2岁时可以自动消失，故不必急于加以处理。由于全身病变所产生的鞘膜积液，当整个病变好转时，腔内积液会慢慢被吸收。

（二）反复穿刺抽液，再注入硬化剂

单纯的重复穿刺抽液后鞘膜积液极易复发，抽液后再往鞘膜腔内注入硬化剂，可消除鞘膜腔与腹腔的沟通。但由于会产生部分硬块，或继发感染等并发症，其应用范围还有争论。

（三）外科疗法

鞘膜翻转术由于操作简便且效果好，目前在临床上广泛应用。对于精索鞘膜囊肿主要采用的术式是鞘膜囊肿切除；鞘膜内翻术适用于交通性鞘膜积液，在内环口处高位结扎并切除未封闭的鞘状突。随着现代医学技术水平的日益提升，以及医学中对腹腔镜技术的广泛应用，使鞘膜积液的治疗效果逐步增强，其相应手术费用逐步减少。腔镜诊治儿童鞘膜积液也有一段演变的历史，最开始是经肚脐双、三通路，到经脐单切口双通道，再到目前最普遍经脐单切口单通道进行手术。在小儿鞘膜积液的治疗中，单孔脐缘腹腔镜因具有损伤范围小、康复速度快、术后时限短、安全，且可找到并同步结扎对侧鞘状突等优点，仍有待临床应用。

（四）中医药疗法

中医药对防治鞘膜积液有着明显的优越性，其具有中药内服、外敷及针刺、艾灸、针刺电解、穴位埋线和中西医结合疗法等丰富的治疗方式，可以极大增加对该病的有效治疗率，从而减少复发率，实现了中医药对防治该病的特色。

五、预防及健康管理

正常情况下，男性的鞘膜腔内只会有少量的浆液。鞘膜积液，指的是在鞘膜腔中聚集的液体大于正常量时所产生的囊肿。鞘膜积液的预防措施具体如下：

（一）避免憋尿

男性要注意在生活中不要有憋尿的习惯。因为憋尿会对膀胱和前列腺等组织造成损伤，容易诱发鞘膜积液的出现。

（二）性生活节制

对于性生活方面，男性也需注意节制，有长期手淫恶习者，也应该注意及时戒除。

（三）注意卫生

注意生殖器的清洁，尤其是外生殖器的局部卫生，要定期清洗避免细菌的侵入感染。男性在日常生活中，应注意多喝水，这样可以促进排尿，避免泌尿生殖系统出现感染。

（四）预防损伤

预防睾丸鞘膜积液疾病，男性在生活中也需要注意对睾丸等组织器官的保护。

（五）改善生活习惯

在上班时，要注意休养，适度活动，尽量避免身体受凉，不能久坐，少吃辛辣刺激性食物和戒烟、酒等。

鞘内膜积液会对男性的生殖等方面产生极大的影响，故在发现此疾病时要注意及时就医诊治，以确保疾病得到及时、有效的控制。不管在儿童还是成人男性中，鞘膜积液都是相当普遍的，而该病对男子的生育方面的影响也很大，因此这种病症的防治也变得十分关键。

第十节　睾丸扭转

一、病因及发病机制

（一）流行病学研究及病因

睾丸扭转是泌尿外科的一类急症，指的是睾丸和精索在阴囊内出现扭转。精索内的血供被阻断，睾丸没有血供，如果不进行处理，睾丸将会缺血坏死。睾丸扭转的处理时间：在扭转的6 h内。最近几年，由于医学技术水平的日益提升，对睾丸扭转的了解也在日益增加。睾丸扭转多出现在中青年人，发病的最高峰年龄约为14岁，患者主要为12～18岁。睾丸扭转发生前一般患者并没有明确的原因，睾丸可自发性翻转，部分患者出现在昏迷中或者刚刚清醒时，也可以由于在睡眠中迷走神经开始活跃，提睾肌随阴茎的勃起而长度变短或增强，使睾丸出现翻转，个别患者是在受到外伤甚至是身体非正常活动以后发生的。睾丸扭转表现为单侧的突发阴囊剧痛、肿大，可由牵拉而始于下腹部、腹股沟处或者大腿，而精索扭转的短缩也可能引起睾丸的隆起，翻转的方式主要为由侧面向中线方向翻转。不过，在医学上，由于睾丸扭转的起病往往是不明确的，再加上它与睾丸炎、附睾炎的发生时间很接近，故而往往被误诊为睾丸炎、附睾炎，而耽误了诊断。两种疾病区分的重点在于后者起病年龄相对较大，多数都高于16周岁，往往伴随低热、尿频、尿急、血管痛等早期体征，但是睾丸的位置一般正常。上托试验也是诊断睾丸扭转的另一个有效检测手段，即因为上托了患者患侧的睾丸，患者痛苦加剧。放射性核素扫描，或是应用多普勒超声都能够很明确地显示睾丸的血供下降，甚至消失，是明确判断睾丸扭转原因的最有力手段。睾丸扭转的病因目前尚无定论，可能和睾丸在阴囊内的活动度增高相关，具有遗传倾向。睾丸扭转的病因当下尚不清楚。通常情形下，睾丸在阴囊中存在相应的活动程度，但如果出现睾丸发育不良、睾提肌的系膜过长以及附睾和睾丸之间缺少有效固定等情形，都会出现睾丸在阴囊内活动度的异常，从而引起睾丸扭转。睾丸鞘膜之间的间隙又叫鞘膜腔，它是由睾丸的脏层鞘膜与壁层鞘膜共同构成的腔隙。在睾丸的尾部有附睾与其相通。按照扭转位类型的不同，睾丸扭转可分为鞘膜内型和鞘膜外型。鞘膜内型指的是睾丸扭转发生在鞘膜层内，壁层鞘膜并没有发生扭转。该类型较为多见，患者多为青春期的男性。鞘膜外型指的是睾丸、附睾都与鞘膜一起进行了翻转。此型在临床上并不多见，一般只见于一周岁内的小孩。

（二）病理与生理机制

一侧睾丸扭转对健侧睾丸的损害，大多是由于缺血或坏死再灌注损害。睾丸扭转现象一旦出现，会引起对患侧睾丸的血供量减少，进而造成细胞内缺血，最终引起病变组织中ATP水平下降。当再灌注时，黄嘌呤抗氧化酶会使次黄嘌呤转变成尿酸并形成氧自由基，而且与细胞膜或者线粒体膜进行脂质反应，生成的活性氧（ROS）将使细胞膜受到破坏，从而引起细胞的结构与功能被严重损害。另外，缺血再灌注还可引起睾丸中的生精小管上皮细胞的炎症信号级联反应，使患侧睾丸内的ROS、脂质过氧化和髓过氧化物酶浓度增加，最后使生精细胞出现特异性坏死。患侧睾丸所致的心肌缺血或再灌注性损伤导致生殖细胞坏死。

健侧睾丸受损的主要机制有：（1）患侧睾丸扭转导致交感神经兴奋，交感神经兴奋可以使得健侧睾丸血管收缩，导致血供减少，进而导致健侧睾丸缺血损伤。（2）缺血再灌注损伤：当患侧睾丸复位后，健侧睾丸内的脂质过氧化物会大量增加，患侧睾丸内的ROS可以随着血液循环到达健侧睾丸，从而导致细胞膜损伤。（3）睾丸发生扭转所形成的各种免疫反应，都会引起对健侧睾丸的损害。当患侧睾丸损伤后，血-睾屏障也将遭受损伤，并导致精子抗原的结合位点暴露于免疫系统内，进而引起自我免疫反应，形成抗精子抗体（AsAb），最后造成健侧睾丸受损。

二、临床表现

睾丸扭转常表现为：突发一侧阴囊疼痛，常伴有恶心、呕吐症状。在入睡时或是运动时，可出现疼痛，刚开始是隐痛，继而变为剧痛，疼痛一般为连续或间断。有少数患者可表现下腹部或腹股沟区的疼痛，常伴有恶心、呕吐症状。对于间歇性睾丸扭转的患者，需要密切关注，因为其可导致睾丸节段性缺血。隐睾扭转是一种特殊类别的睾丸逆转，其症状通常不典型，可表现为阴囊空虚、不典型腹痛及腹股沟区痛性肿块，伴或不伴发热、恶心、呕吐等症状，对于腹股沟疝、急性腹股沟淋巴结炎、肠梗阻等病与其症状极为相似，需要做相应的鉴别。

睾丸扭转患者，查体可见：阴囊皮肤水肿、发红、发热，患侧睾丸的位置偏高，可在睾丸上方发现精索扭曲、缩小；患侧阴囊提睾反射比健侧的明显下降；患侧睾丸的附睾体积明显增加，轮廓变化一般观察并不清楚，阴囊抬高试验结果为阳性，将阴囊托起后，患侧睾丸痛感增加，其表现在疾病早期较为明显，当睾丸坏死之后疼痛可减轻；而附睾睾丸炎的患者行阴囊抬高试验结果为阴性，将阴囊托起后，患者的患侧睾丸痛感缓解。

睾丸扭转的风险一般采用TWIST评价系统加以判断，这个评价系统主要是针对睾丸扭转的5种典型症状加以评价的：睾丸僵硬2分，睾丸肿大2分，提睾反射减弱1分，睾丸处于高位1分，恶心、呕吐1分。再根据对患者的症状与体征进行的综合评价确定睾丸扭转的风险，其总分≤2为低危，可排除睾丸扭转；总分3～4分为中危，需要行阴囊超声检查进一步明确诊断；若总分≥5分为高危，则直接进行外科探查。对于睾丸扭转，采用TWIST评价系统可以很好地辅助诊断，可以明显缩短诊疗时间，目前临床上将TWIST与超声检查配合使用。

三、检查与诊断

（一）辅助检查

彩色多普勒超声（CDUS）检查。CDUS是阴囊急症中最常用的影像学检查，其敏感性和特异性较高。CDUS检查通常使用高频探头（频率7.5～12 MHz），以确认双侧睾丸的位置、形状以及内部回声和血流灌注等情况。睾丸扭转的患者可见其患侧睾丸体积明显增加，但其内回声不一致，且对比健侧其血供明显下降，阴囊壁可见增厚并且血流信号增多。“漩涡征”或“蜗牛壳征”常见于睾丸扭转早期的患者中，有血流信号通过时还可见到“血管环”。睾丸扭转早期CDUS可能表现为睾丸血流信号正常，这可能是因为睾丸扭转早期虽然静脉回流受阻，但是动脉血流仍然可以提供灌注，这时其表现就可能与健侧相似，随着时间的推移水肿会逐渐加重，动脉血管受压，睾丸血供减少，这有可能会引起误诊。对动脉血流进行波形分析应同时与对侧睾丸的血进行比较，尤其是青春期前儿童睾丸的血流信号可能很细小，应该和健侧睾丸对比。超声造影对于不完全睾丸扭转的诊断准确率可达100%。对于CDUS检查无法确定诊断，但病史可疑、症状高度疑似睾丸扭转的患者，则需要更积极地行超声造影检查或者手术探查，以避免漏诊风险。

（二）其他影像学检查

大多数患者依据其病史和CDUS检查，即可明确诊断。当CDUS诊断不明确时，可考虑放射性核素显像、MRI或CT检查。患侧睾丸因血供受限，可见放射性核素不聚集的“冷结节”。MRI也有助于睾丸扭转的诊断，动态增强信号减弱、结合T_2加权和脂肪饱和的T_2加权信号减低即可做出诊断，当然也可显示精索鞘膜的螺旋形扭转。MRI检查睾丸扭转的精确度好，但因其检查时间比较长，一般不作为首选。CT检查一般不用于阴囊急症时睾丸血流的评估。隐睾扭转导致下腹痛常可以行CT检查用以排除输尿管痉挛或是急腹症，CT检查可发现位于腹股沟管或腹腔内界限清楚的卵圆形包块，邻近包块近端可发现因精索扭转形成的“旋涡征”结节，结合增强扫描可进一步评估睾丸血流状态。此外，当鉴别诊断考虑到累及输尿管的腹股沟-阴囊疝、阴囊坏疽或急性阴囊损伤，以及评估合并肿瘤的睾丸（隐睾）扭转的肿瘤分期，可以选择CT检查。

（三）实验室检查

血常规、尿常规等在睾丸扭转发生时并无特异性改变，因此，其诊断价值有限。

四、治疗及康复

睾丸扭转的处理方法是保住睾丸和维持其功能，早期及时诊断并采取有效的治疗是挽救睾丸的关键。其处理方式是手法复位和手术处理。

（一）手法复位

手法复位适用于睾丸扭转早期、阴囊内水肿和渗出较轻的患者。诊断一旦确立，建议先尝试手法复位恢复患侧睾丸的血供，提高手术探查挽救睾丸的成功率。手法复位不需要麻醉，在诊室即可完成。睾丸扭转的方向，通常认为是由外侧向中线方向改变，但根据近年的文献报道，33%～46%的睾丸扭转方向都是由中线向外的。所以手法复位时，应该先尝试将睾丸向外旋转，若是疼痛增加或有明显的阻力，再尝试反方向复位。复位成功后，患者疼痛可马上缓解，症状明显减轻。

（二）手术治疗

决定手术治疗时，务必做好术前充分、有效的沟通，告知患者及其家属根据睾丸探查结果决定最终手术方式，是保留睾丸+双侧睾丸固定术还是睾丸切除术。

1. 睾丸探查术

鉴于挽救睾丸的时间窗为睾丸扭转发生后的6～8 h内并且扭转小于360°，此时间段内行睾丸探查、睾丸复位固定手术成功率高；在无法排除睾丸扭转的阴囊急症中，建议及早进行睾丸探查以最大限度地挽救睾丸，而且越早探查、睾丸扭转度数越低，保留睾丸的概率越大。出现阴囊症状6 h内探查者，保留睾丸的概率较高；阴囊疼痛时间超过12 h者，保留睾丸的成功率大幅度下降；当睾丸完全扭转达到360°时，即使只维持了4～6 h，仍可能会发生睾丸的缩小；在没有完全扭转（180°～360°）的前提下，即使症状持续达到了12 h，睾丸仍有机会存活；一旦扭转角大于360°且疼痛持续超过24 h，则睾丸往往出现严重坏死现象。

2. 睾丸扭转复位固定术

在睾丸探查手术中，将睾丸复位后，即可采用温热生理盐水纱布湿敷，并观察睾丸血供的恢复状况，选择行睾丸固定术还是行睾丸切除术。扭转修复后睾丸血供恢复正常，且色泽红润、精索毛细血管搏动良好的患者，可保住睾丸。睾丸血供恢复不理想的患者，建议根据Arda等提出的“三级评分系统”来判断。在切除睾丸之前，应观察至少10 min睾丸血供的恢复状况。方法是：切割睾丸白膜及睾丸髓质后，看创面动脉渗血的持续时间，若是切割后即刻有动脉渗血，则为Ⅰ级；若是切割后10 min内已开始出现有动脉渗血，则为Ⅱ级；若是切割后10 min内无动脉渗血，则为Ⅲ级。一般意见：Ⅰ、Ⅱ级保留睾丸，Ⅲ级则应摘除睾丸。

睾丸固定有多种术式，但无明确的证据表明哪种术式更具优势，从短期随访来看，所有的技术都是有效和可行的。对睾丸探查后决定保留睾丸者，多数学者建议行双侧睾丸固定术。对于反复发作、扭转程度较轻并且能自行缓解的间歇性睾丸扭转，临床容易误诊或漏诊。最理想的干预时机是：一旦明确诊断，宜在再次发生急性睾丸扭转之前尽早行双侧睾丸探查+固定术。在睾丸切除或睾丸探查术中，若是完成了睾丸完全复位、用温热盐水纱布湿敷后，但精液仍然出现发黑、紫色，血供不能恢复为正常，或精液的坏死与萎缩现象无法避免，则应该行睾丸切除术。在切除睾丸之前，建议将探查情况再次告知患者家属并征得同意。当患侧睾丸扭转造成坏死并切除之后，健侧的睾丸必须探查并固定。睾丸扭转治疗中睾丸切除率通常在39%～71%，误诊或漏诊患者的睾丸切除率接近100%。图14-4为坏死睾丸与正常睾丸的对比。

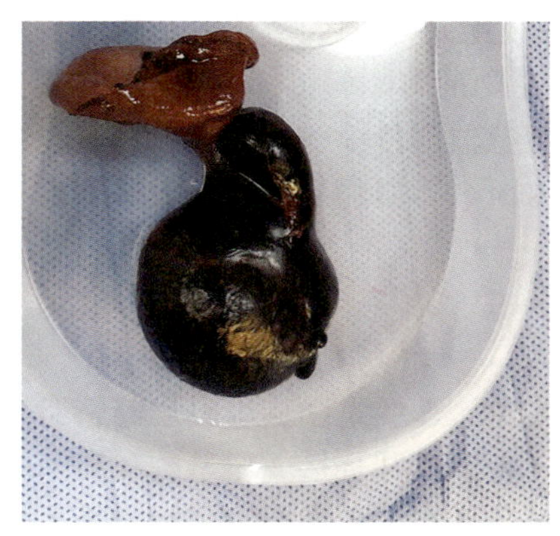
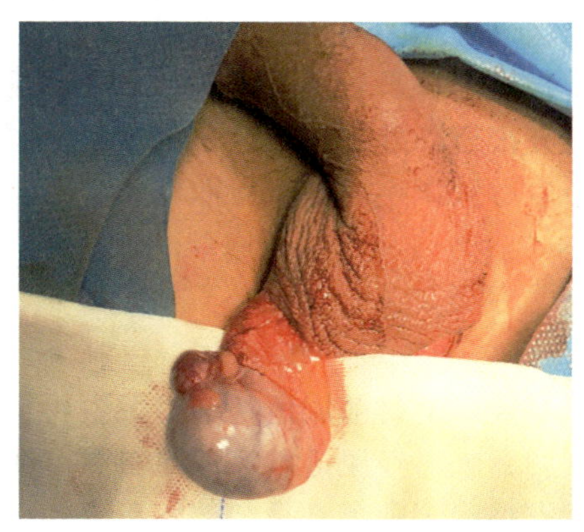

图14-4　坏死睾丸（左）、正常睾丸（右）

（资料来源：兰州大学第二医院）

五、预防及健康管理

1. 首先对本病要有一定的认识，由于其一旦确诊常常需手术，并且其预后往往取决于起病到手术完成的时间。有资料证实，发病6 h内手术患者的睾丸存活率可达100%；发病后6～12 h内手术患者的睾丸存活率则降低至70%；发病超过12 h手术患者的睾丸存活率则下降至20%，由此可见本病早期诊断并治疗的重要性。

2. 目前还没有较为有效的预防方法，患者一旦出现症状，应该立刻到正规医院进行诊治。

3. 最基层的全科医师、急诊内科医生、小儿科医生等可能因为对该病的了解还不清楚，以及没有一些检查仪器，所以患者尽量去泌尿外科的专业机构检查诊断，以避免延误的病情，或者造成无法挽回的损失。

4. 如果疑有睾丸扭转则必须尽快进行外科检查，并将扭转的睾丸复位。如果复位的睾丸血流供应状况较差，或者已出现坏死等，应该尽早切除。有经验的医师在针对较轻微的睾丸扭转实施手法复位时，也需要严密监视睾丸的血供恢复状况。

5. 必须采用抗生素抗感染。由于睾丸扭转，患者疼痛更加严重，且身体抵抗力下降，因此预防性应用抗生素是十分必要的，但如果睾丸已经坏死了，就更需要使用抗生素。配合疗法也非常关键，有助于增强患者机体的抵抗力。

6. 如果单侧睾丸附件已经坏死，已进行了手术切除，则要严密注意患者健侧睾丸附件的状况，一旦有了不适的状况就应该及早治疗，有的医生则要求积极对患者健侧睾丸附件进行稳定术，以防止其扭转。

7. 彩超检查能够对睾丸的血供状况有更清楚的诊断，对于睾丸扭转的治疗有着非常重大的价值。对睾丸突然肿大、剧痛的患者必须常规进行阴囊彩超检查，以防止遗漏和误诊。

第十一节　尿道狭窄

一、病因及发病机制

男性尿道狭窄的原因，大致可以分成外伤性、医源性、感染性三个类别。有关调查表明，幼儿和青年人的尿道狭窄多数是由创伤造成的，少部分是医源性原因所致的。在西欧发达国家，尿道狭窄的主要原因是医源性的，而在发展中国家则主要是由性病传播和非特异性尿道炎所致的。另外，还有研究报道，外阴硬化性苔藓（一个肛门生殖器部位皮肤病）更容易引起尿道管球部和海绵体部狭窄。尽管该疾病领域目前有着不少的深入研究，但仍有部分疾病原因不清楚，还需要继续探讨。

（一）医源性尿道狭窄

医源性尿道狭窄是目前尿道狭窄的最主要类型之一。即便是动作准确规范，所有对经尿道的动作（例如尿管置入、经尿道术后等）都有可能会损害尿道并且造成尿道的狭窄，故在实施经尿道术以前，所有临床医师都必须掌握好手术的适应症。年轻的患者尿道下裂修补术失败是目前造成医源性尿道狭窄的主要因素之一。进行过前列腺癌根治性手术或放疗后的患者，更易出现尿道狭窄。此外，部分患者未行经尿道的手术也可以造成尿道狭窄。实验表明，在心脏治疗或神经外科术中，低温及体外循环可能会导致阴茎海绵体缺氧，而前尿管的血流供给主要依靠阴茎海绵体，阴茎海绵体的缺氧可造成整个前尿道的狭窄。

（二）外伤性尿道狭窄

外伤性尿道狭窄，一般由骨盆骨折和骑跨时受伤所引起。高空跌落损伤大多数情况下造成骨盆剪切式骨折，其所造成的撕裂骨片常常对尿道的内膜部分产生破坏，也可以造成尿道膜部部分或整体破裂，此后在破损的部分还会产生血肿并将两端断裂尿道部分完全分离，引起尿道断裂。骑跨伤大多数都会径直对会阴产生伤害，在会阴的撞击带与耻骨中间产生了一个压迫带，压迫带内的尿道球部也遭到了破坏，进而造成尿道球部的狭窄。

（三）感染性尿道狭窄

以往尿道狭窄的常见病因都是感染性或者是炎性细菌来源的，如前列腺炎、睾丸炎、附睾炎等。大约40%淋球菌性尿道炎患者，最终会出现尿道狭窄。在发达国家，传染性疾病已经比较罕见，其中多数感染性尿道狭窄都是由外阴硬化性苔藓病所致的，而在中国则尚为罕见，但这或许由于人们目前对该疾病的了解尚浅，而忽视了对本病的有效治疗，因此将其分类为其他疾病。

二、临床表现

尿管狭窄的表现依据其深度、区域以及进展的过程而有所不同。（1）排尿障碍，进行性的排尿障碍，排尿间断，小便淋漓，尿流变细，以至出现无法排尿的情况。（2）尿失禁。（3）手术后的尿潴留。（4）长时间的小便障碍可以导致上尿路一系列的病变，如肾积水、肾功能不全等。（5）性功能状态，阴茎勃起功能可能会出现障碍。（6）肛门的排便状态，可出现从异常部位排泄大小便。

患者的主要症状为小便障碍。开始时小便费力，小便分叉，排尿时间延长。以后慢慢进展至尿线渐渐变细，射程变短或者是尿滴沥样。当患者的逼尿肌萎缩而无法克服尿道的阻碍时，残余的小便时间会延长甚至呈现为充溢性尿失禁或尿潴留。当尿道狭小时，患者往往伴随着慢性的尿道炎。此时，在患者的尿道外口可见少许脓性分泌物，且多数在早晨出现，尿道口常被1～2滴排出物所堵塞，称之为“晨滴”现象。如果狭窄近端的尿道扩张，则易因尿潴留合并感染而引起严重的尿路感染、尿道周围脓肿、前列腺炎。尿道狭窄患者，在梗阻症状渐渐减轻时，因为逼尿肌的代偿性肥大也可不出现排尿障碍的表现。此外，尿道狭窄患者也常表现为膀胱过度活动症。合并结石、附睾炎、前列腺炎等的患者，还会表现出血尿、尿痛等病症。所以，首先要注意患者病史和经尿道操作的病史，以便确定狭窄的原因和位置。查体时，应该密切注意尿道外口的状况，检查是否有外阴硬化性苔藓、瘘管、蜂窝织炎等，特别重视包皮的完整性，以便进行尿道重建术，可行直肠指诊以确定有没有前列腺增生、前列腺炎等。

三、检查与诊断

（一）自由尿流率测定

在健康的成人男性中，最大尿液流速（Q_{max}）>15 mL/s；当Q_{max}<15 mL/s时，考虑有下尿路梗阻，就必须做相应检查。尿道狭窄的患者尿流率曲线形态为低平的，在排尿总量小于150 mL时，自由尿流率检查的临床意义有限。

（二）膀胱尿道镜检查

尿道镜检查对于尿道狭窄的诊断有着重要作用，有助于确定狭窄位置和范围。一旦狭窄段太窄使得不能借助膀胱镜，则不能获取近侧尿道的正常数据。在这种情形下，就可以采用更小口径的尿道镜（4.5Fr或6Fr），此时尿道镜就可以够通过狭窄段，从而了解近端尿道的状况。尿道镜无法了解阴茎海绵体周围的情况，故一般情况下还必须做影像学检查。

（三）尿路造影

逆行尿路造影（retrograde urethrography，RUG）是在尿道口处注射造影剂，从而能直接了解整个尿道的情况。排泄膀胱尿道造影（voiding cysto-urethrography，VCUG）则能够对RUG做出比较完整的补充，将RUG和VCUG结合使用能够比较全面地看到整个尿管的情况（图14-5），对确定有几处狭窄及狭窄程度、位置以及范围等具有重大的意义。但是当狭窄段处于尿道球部时，狭窄段前部的扩张很可能会掩盖尿道狭窄的情况，从而使得观测到的狭窄段长度比实际的短。因此也不能显示海绵体周围的具体情况。

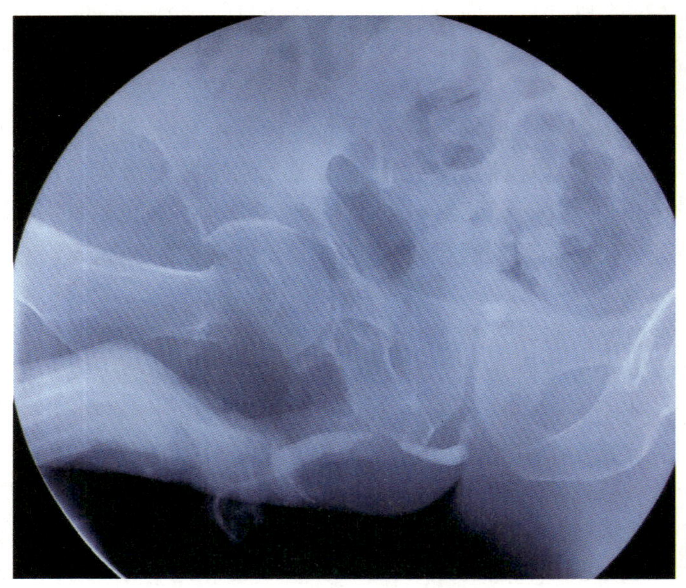

图14-5　尿道造影示前尿道狭窄

（资料来源：兰州大学第二医院）

（四）MRI与CT

MRI仍是十分有价值的检测手段，尽管它对发现尿道狭窄及附近组织（如海绵体）内出血的小范围变化十分有用，但在诊断中的普遍使用上还是面临着问题。最近，Horiguchi等人认为，在复杂性外伤所导致的尿道后部完全封闭的疾病中，尿道MRI技术不但能够在骨盆骨折后的尿道外伤测定尿道狭窄的位置和范围，同时还可以通过手术前MRI数据判断所需要的尿道重建术形式。这样先进的尿道MRI技术在引导更复杂病例的尿道重建手术上具有非常关键的作用。尿道CT检查能为解决与瘘管有关的尿道缩窄问题提出有益的建议。

四、治疗及康复

目前，针对尿道狭窄的处理方法一般分为：尿道扩张术、尿道内切开术、尿道支架置入术和尿道成形术。若狭窄段较短即可采用尿道扩张术；也可以在尿道内放置支架处理；针对严重后尿道狭窄，则可以选择尿道成形术为首选的处理方法。

（一）尿道扩张术

此术式在泌尿外科较为常见。自直视下尿道内切开术（direct vision internal urethrotomy，DVIU）开展至今，尿道扩张术重复自体扩张是预防DVIU术后狭窄复发的有效措施。尿道扩张术处理尿道狭窄的机制主要是，在尿道狭窄瘢痕较薄弱的地方撕开尿道黏膜，继而使血液向撕裂区域渗透，并浸润尿道附近的组织，进而促使新生的疤痕细胞的产生。尿道狭窄的复发率很高。所以，当诊断原发性尿道狭窄后，尿道扩张术的成功率达50%～60%，而狭窄段长度大于2 cm者，其成功率骤降至20%。

（二）尿道内切开术

该术式是经尿道内镜下治疗尿道狭窄的最基本术式。尿道内切开术具有学习周期短、术中操作难度低、术后治疗时限短及术后患者并发症少等优点。该术式适用于原发性、孤立的、狭窄段较短（<1.5 cm）的尿道球部狭窄。相关研究也证实，对狭小段长度<1.5 cm的原发性尿道狭窄，行尿道内切开术的效果最好，狭小段长度<1 cm的患者成活率可达80%，而狭小段长度≥1.5 cm的患者成活率则会降低至20%，而且尿道切开的频次及其有无狭小间隙、狭小段的长短、狭窄部位的数量、其狭窄的部位都是影响患者预后的因素。最近的研究证明，在尿道内切开术后反复尿道扩张的受益程度不大，而且会直接负面影响患者的生活质量。尿道内切开术后用药，可能对改善预后有一定的帮助。有2个前瞻性对照试验评价了在尿道切开术后注入糖皮质激素的作用，其狭窄段的直径都<2 cm，但由于试验的效果不佳，目前还没有有效证据表明注入糖皮质激素有显著作用。有关RCT研究证实，在尿道内切开术中注入有抗纤维化和抗胶原蛋白功能的小剂量丝裂霉素C（2 mL，0.5 mg/mL）对尿道狭小患者的预后有很好的效果，而最近的2项试验也证明了这一结果。一项随机对照的临床试验结果表明，在DVIU术后输注富含血小板血浆可以减小新发生、狭窄段较短的尿管球处狭窄病例的狭窄复发率。最新研究成果证实，药涂球囊导管对复发症或尿管狭窄都有不错的效果和稳定性，药涂层紫杉醇在球囊扩张后也能释放至狭窄部位，有效控制了疤痕生成和尿路上皮细胞增生，但此方法目前仍处在临床试验期。

（三）尿道支架置入术

该术式通常是在切开尿道的狭小段后，再经尿道镜将尿道支架置于尿道狭小的部分，不过在狭小段较长时，肉芽组织也或许会在所放置的支架间隙中过度生长，将支架内腔局部或完全封闭。不过从长期考虑，患者在术后可能出现更加严重的并发症，比如由肉芽组织过度生长、支架迁移、感染所导致的再狭窄等。为防止肉芽组织长进金属的缝隙，有科学家在金属支撑上涂抹一层共聚物覆膜来克服这一现象。目前包括两种共聚物覆膜支架：一是聚氨酯覆膜支架；另一是聚四氟乙烯覆膜支架。二者效率接近，都在60%左右。由于聚氨酯覆膜在体内容易被分解，而聚四氟乙烯覆膜易与金属支架分离，所以还需要继续改进金属支架材料。最近热膨胀支架也步入临床试验时期，一个小型RCT表明，热膨胀支架和覆膜支架治疗尿道狭窄的效果相同，但是热膨胀支架的合并症发病率超过覆膜支架。

（四）尿道成形术

通过切断狭小段尿道和其附近的疤痕结构，以实现与正常段尿道黏膜端的无张力稳合。有的资料指出，虽然尿道成形术的长期成功率达到了85%～90%，但尿道内切开术的成功率却仅为20%～30%。尿道成形术后并发症较少，复发率也较低。尿道成形术后的并发症常出现于术后的3个月内，并且在6个月内的短暂阴茎勃起功能障碍即可自动康复，术后1年内的阴茎勃起功能也与手术之前并无显著区别。

尿道成形术又分为尿道端端吻合术和移植物替代尿道成形术。尿道端端吻合术，又可分成横断性和非横断性两类术式。前者为切断狭窄段尿道后，与正常尿道皮肤黏膜端直接吻合。针对狭小长度<3 cm的后尿道狭窄，可首先游离前尿道，然后切开阴茎的海绵体中隔以实现无张力吻合；而针对狭小段长度≥3 cm且狭窄部位较深的复杂性后尿道狭窄患者，要实现无张力吻合还须切断部分耻骨下缘。因为传统尿道吻合术一般仅要求切断狭窄区域及其周边的纤维化组织，因而对海绵体或者它们的尿道球处动脉的全层横断往往是不合理的，所以有些学者对传统非横断性尿道端端吻合术加以改进，并总结了经验。非横断式尿道端端吻合术具有严格的指征，在狭窄段长度<1 cm且狭窄范围较小时才可使用。

移植物替代尿道成形术主要应用于治疗狭窄段长度>2 cm的复杂性尿道狭窄。针对狭窄段长度>2 cm的尿道狭窄，行端端吻合术易造成吻合张力过大，危害创伤的愈合能力，而以移植物替代尿道成形手术，则能更有效地缓解这种现象。可做移植物包括膀胱移行细胞、口腔黏膜、舌黏膜、直肠黏膜等。目前口腔黏膜的使用情况较为普遍，而且具有伤口面积小、取材部位相对隐蔽、抗感染性较强及容易血管化等优势。目前，关于舌黏膜是一个新型尿道黏膜转移或新型替代品的研究资料也较多。不过按照舌头的长度，将可获得的移植物控制在6～7 cm，所以对狭窄段长度>7 cm的尿道狭窄，舌黏膜和口黏膜并不能完全取代。Lumen等的实验也表明，舌黏膜与口腔黏膜移植物的使用也表现出了相同的效果与合并症风险，只是由于口腔不适的种类不同，前者较可能造成严重的消化吸收不好、摄食功能障碍以及言语障碍，而后者则较多造成口腔紧缩。随着移植物的紧缺，近年来组织工程技术在移植物技术领域方面的科学研究也得到了很大发展，不少移植物都采用了组织工程学人工培植技术，使移植物的尿道成形术得到了长足的发展，但目前仅有100余例患者和几类移植物完成了临床试验，需要进一步探索。

五、预防及健康管理

留置导尿管应更加标准化、对损害影响最小，以争取最大限度降低患者因留置导尿管引起尿道损伤的危险性，进而减少尿道狭窄发生。以下几点可以尽量避免对患者尿道造成伤害。

（一）操作技能规范化

医护人员在操作时，应该了解尿道的一般生理解剖结构，也应该在有经验的医师引导下，做出正确操作。对操作的适应症、禁忌症以及注意事项要熟记于心，避免出现违规操作。操作时应轻柔、连续、慢慢滑入，防止给患者产生无谓的伤害。留置导尿管是一个有创的操作，在留置导尿管的过程中会对尿道管皮肤黏膜产生不同程度的破坏，当尿道内置管时，病菌极易沿着尿道管逆向传播，进而产生细菌血症、脓毒血症，又或者是发生感染性休克。所以，在导尿术过程中，严格遵循无菌操作规定是十分必要的。英格兰国立健康和医学研究院（NICE）联合英格兰公立卫生局（PHE）一起发表了CAUTI抗生素的使用指南并提示：无症状细菌尿的CAUTI患者无须定期预防性应用抗菌素，但一旦发生疾病，则可考虑在拔出导尿管后按经验应用抗生素。若情况不允许拔出导尿管，就应当及时更换导尿管。一般要求在更换导尿管前，先剪去导尿管的管头并送培养和药敏试验。按照药敏试验结果进行抗生素治疗。

（二）对置管困难者的正确处理

当患者既往有前列腺增生症、经尿道内镜检查治疗史、尿道重建治疗史或尿道狭窄史，且置管难度较大时，尿管在进入狭窄阶段后必须特别注意置管方式与技术问题，防止发生假道的多段式狭窄，从而增加尿道疾病的复杂性。放置管后若出现了问题，则不要用暴力硬推，要轻柔地改变方向，若仍无法进行，则需要先确定情况或在尿道镜的直望下观察尿道并且放置导丝，沿导丝方向留置导尿管。若仍无法进行，留置导尿管且情况较紧急者，则需要行耻骨上的膀胱尿道穿孔造瘘术，并择期了解尿道狭窄的情况，视情形再进行二次修补尿道。骑跨伤尿道受损和骨盆骨折后尿道受损的患者，在放置导尿管时，动作宜轻柔，缓慢，如果置管失败，应立即停止置管，或并行耻骨上膀胱穿刺造瘘术，不要盲目地重复操作。

（三）合理的医患交流

在操作之前，必须让患者知道留置尿管的目的、方法以及过程中可能会出现的问题和操作流程中需要配合的条件等，并和患者充分交流，赢得患者的信赖，最大限度地打消患者的疑虑，使患者保持轻松心态，以此达到减轻患者置管后的疼痛和减少尿道损害的目的。

（四）选择超滑性硅胶导尿管

因其自带润滑剂涂层，只需要用生理盐水湿润后即可使用。如果采用的是非水滑硅胶导尿管的话，润滑剂可以采用利多卡因凝胶、丁卡因凝胶等局部麻醉的凝胶，这样既有止痛效果又有润滑的效果，同时这些凝胶有着较高的稳定性、对导尿管也没有腐蚀性的特征。

（五）减少无谓的导尿和尽早拔出导尿管

要依据患者的具体状况，全面考量是否需要置管，并减少置管次数。若是不能避免导尿，则必须减少导尿管的留置时间，以减少尿道狭窄的风险，另外还可以防止在导尿管上产生结晶、结石，以及避免自行拔管时损伤尿道。针对围术期的患者，建议给手术患者术前30 min放置导尿管，于术后的2 d内拔出导尿管。因为高龄患者术后膀胱功能恢复较慢，易于感染CYUTI，故必须定期评估导尿的必要性，尽量减少放置导尿管的时间，争取及时拔出导尿管。

（六）选用适当的导尿管型号

成人一般使用F16号导尿管，过粗型（F≥20）导尿管容易导致尿道狭窄。置管时必须依据患者的个体化情况，针对患者年龄、尿道情况、阴茎生长状况以及放置导尿管的作用等方面的考量，选择合适的导尿管。

（七）以尿流改道替代的长期置管

循证医学研究指出，对于长时间放置导尿管的患者，经常（每2～4周）置换导尿管并不会减少CAUTI的发病率，但目前比较好的办法是维持尿液呈酸性，因为酸性的尿能够更有效地抑制尿液中细菌繁殖，同时还能够避免尿液结晶。针对心脑血管疾病、颅脑外伤以及脊髓损伤等，短期内无法拔出导尿管而需要长期尿引流的患者，不建议长期或者多次置换导尿管，否则不但生活上麻烦并且易继发尿路感染、尿道损伤和尿道狭窄等，因此建议将此类患者尿流变道，并尽早进行耻骨上的膀胱穿刺造瘘术。

（八）正确的集尿袋更换频率

最佳的集尿袋更换频率对于防止尿路感染具有非常关键的意义。集尿袋在2～7 d内更换感染率最低，但更换集尿袋时间太短和太长都可能造成CAUTI的传播概率提高。更换导尿管或集尿袋，会大大增加患者的感染概率。但是，将密闭式集尿袋从每日更换变成1周更换2次，并没有提高CAUTI的发病率。

（丁辉）

参考文献

[1] 中华医学会男科学分会《阴茎异常勃起诊断和治疗指南》编写组. 阴茎异常勃起诊断和治疗指南[J]. 中华男科学杂志,2022,28(6):560-568.

[2] CHEN Y T, CHUANG F C, YANG C C, et al. Combined melatonin - adipose derived mesenchymal stem cells therapy effectively protected the testis from testicular torsion - induced ischemia - reperfusion injury [J]. Stem Cell Research & Therapy, 2021, 12(1):1-12.

[3] 中华医学会男科学分会《儿童隐匿性阴茎诊治中国专家共识》编写组. 儿童隐匿性阴茎诊治中国专家共识[J]. 中华男科学杂志,2021,27(10):941-947.

[4] THAYER J, MAILEY B A. Two - stage neoscrotum reconstruction using porcine bladder extracellular matrix after fournier's gangrene[J]. Plastic and Reconstructive Surgery Global Open, 2020, 8(8):e3034

[5] 中华医学会男科学分会《睾丸扭转诊断和治疗指南》编写组. 睾丸扭转诊断与治疗指南[J]. 中华男科学杂志,2022,28(3):252-261.

[6] FALLARA G, CAPOGROSSO P, POZZI E, et al. The effect of varicocele treatment on fertility in adults: A systematic review and meta - analysis of published prospective trials [J]. European Urology Focus, 2023, 9(1):154-161.

[7] PATEL D P, CHRISTENSEN M B, HOTALING J M, et al. A review of inflammation and fibrosis: Implications for the pathogenesis of Peyronie's disease[J]. World Journal of Urology, 2020, 38(2):253-261.

[8] ZIEGELMANN M J, BAJIC P, LEVINE L A. Peyronie's disease: Contemporary evaluation and management[J]. International Journal of Urology, 2020, 27(6):504-516.

[9] MISHRA K, LOEB A, BUKAVINA L, et al. Management of priapism: A contemporary review [J]. Sexual Medicine Reviews, 2020, 8(1):131-139.

[10] 桂士良,高福生,赵健,等. 阴茎异常勃起发病机制的研究进展[J]. 中国性科学,2022,31(9):5-8.

[11] 高志翔,刘晓龙. 隐匿阴茎的诊治进展[J]. 中国男科学杂志,2021,35(1):73-75.

[12] HUANG W, TANG D, GU W. The characteristics and distribution of nerve plexuses in the dartos fascia from concealed penis children[J]. Frontiers in Pediatrics, 2021, 9:705155.

[13] 吴永隆,胡杨,王寿福,等. 阴茎上移法治疗小儿阴茎阴囊转位的疗效观察[J]. 中国修复重建外科杂志,2022,36(6):776-780.

[14] LAHER A, RAGAVAN S, MEHTA P, et al. Testicular torsion in the emergency room: A review of detection and management strategies [J]. Open Access Emergency Medicine, 2020, 12:237-246.

[15] 李骥,张谦,郭立华,等. 儿童长时间睾丸扭转得以保留原因分析及对侧睾丸处理方式选择 [J]. 中华实用儿科临床杂志,2020,35(21):1659-1662.

第十五章
肾移植诊疗进展

追溯器官移植发展的历史，器官移植大致可以分为实验探索阶段、临床起步阶段和稳步发展阶段。1902年，奥地利医生Ulman利用血管套接法首次完成了动物的肾脏移植手术，包括犬肾移植和犬-羊肾移植，但存活时间都很短。1933年，乌克兰医生Voronoy施行了人类历史上第一例血型不合的同种异体尸体肾移植手术，遗憾的是，受者在术后48 h死亡。然而，手术的失败并没有阻止人们探索的步伐。1954年，两位美国医生Murray和Merril为一对同卵孪生兄弟成功实施了肾移植手术，虽然术后没有服用任何抗排斥反应和抗感染药物，移植肾却存活了下来，这是人类历史上第一次活体肾脏移植，同时也是人类历史上第一次真正取得成功的肾脏移植，在人类器官移植历史上具有划时代的意义。而后，在1959年，Murray医生为一对异卵双胞胎成功施行了同种异体肾移植术，移植肾再一次获得了长期存活。Murray医生在1962年第一次成功施行了同种异体尸体肾移植手术，并在术后给予患者硫唑嘌呤抗排斥治疗，移植肾的存活时间大大提升。1980年后，抗排斥药物和器官移植中用来保存供体器官的器官保存液相继问世，肾移植患者的存活率得以大大提高，肾移植也因此取得了重大的进展，进入了飞速发展阶段。

我国在器官移植领域的尝试与探索也同样始于肾脏移植。1960年，吴阶平院士完成了我国首例同种异体肾移植术，因没有有效的免疫抑制措施，移植术后移植肾未能长期存活。梅骅和于惠元教授在1972年成功完成了我国第1例亲属之间的肾移植术，是我国器官移植的开创者。历经几十年的稳步发展，我国器官移植技术已发展到包括成人器官移植和胚胎移植在内的28种以上的人体器官移植，移植总量仅次于美国，位居世界第二。随着各种新型抗排斥药物相继应用于临床，我国肾移植患者的5年、10年生存率已达到国际先进水平，存活时间最长可达到三十余年，良好的肾移植效果已被越来越多的患者所认可。2019年全国登记肾脏移植受者共12124例，其中活体肾移植占比为14%，达到了1735例。本章将介绍肾移植及其健康管理的相关内容。

第一节　概念与分类

一、移植的概念

1. 移植（transplantation）

移植是指将一个个体有活力的细胞、组织或器官以手术方式植入自体或另一个体体内，以替代或增强原有细胞、组织或器官功能的一门医学技术。移植的细胞、组织或器官称为移植物(graft)。

2. 供者（donor）

供者是指提供移植物的个体，在肾移植中又被称为供肾者。

3. 受者（recipient）

受者是指接受移植物的个体，在肾移植中又被称为受肾者。

二、器官移植的分类

（一）按移植物性质分类

1. 细胞移植（cell transplantation）

细胞移植是指将一个个体有活力的细胞植入另一个部位或个体，如包括多种类型的细胞群移植（如胰岛细胞移植、脾细胞移植移植、骨髓移植等）和单一类型细胞移植（如红细胞输注、胰岛β细胞株移植）。

2. 组织移植（tissue transplantation）

组织移植是指以手术方式切取有活力的组织从一个部位或个体移植到另一部位或另一个体，如皮肤移植，肌腱、筋膜、血管、淋巴管和纯化不完全的胰岛移植等。

3. 器官移植（organ transplantation）

器官移植是指将一个个体有活力的器官用手术的方法转移到另一个个体或自体的某一部位，如肾移植、肝移植、心脏移植和肺移植等。

（二）按植入部位分类

1. 原位移植（orthotopic transplantation）

原位移植是在移植前切除受者有病变的器官，然后将移植物移植到受者该器官原来的解剖部位，如绝大多数的肝移植和心脏移植等。

2. 异位移植（heterotopic transplantation）**或辅助移植**（auxiliary）

通常异位移植不必在移植前切除受者有病变的器官，移植物植入部位与该器官原来的解剖部位不同，如绝大多数的肾移植和胰腺移植等。

（三）根据供者来源分类

1. 尸体供体移植

尸体供体移植是将尸体来源的供体器官移植到活体体内。供者又可分为脑死亡供者（donor of brain death，DBD）和心脏死亡供者（donor of cardiac death，DCD）。

2. 活体供体来源

此类供者可分为活体非亲属供者（living related donor）和活体亲属供者（living unrelated donor）。

3. 边缘性供者

目前没有明确的定义，基本的定义为：①使用无心搏尸体供者；②对供者的年龄限制放宽，选用年龄>60岁的供者；③热、冷缺血时间超过一般安全时限；④供者的质量限制放宽。不同器官移植类型对边缘性供者的要求也有所区别。边缘性供者在一定程度上扩大了供体库，可作为解决供体短缺问题的一种有效途径。

（四）根据供、受者种系分类

1. 同种移植（allotransplantation）

同种移植是指供、受者为同一种属但遗传基因不相同的个体间的移植，如不同个体人与人、猪与猪之间的移植，因此又常称同种异体移植，是临床上最常见的移植类型。

2. 异种移植（xenotransplantation）

异种移植是指不同种属之间的移植，移植物取自与受者不同种属的动物，如猪与狗、人与猪之间的移植。

3. 同质移植

同质移植又称为同系移植，是指遗传背景完全相同的个体间进行的细胞、组织或器官移植。如同卵双生子或同类系动物不同个体间的移植，移植后不发生排斥反应。

第二节 受者选择和术前准备

一、受者选择

受者选择应全面综合衡量肾移植对患者的利与弊。需要考虑患者的身体状况、年龄、原发病、依从性、家庭支持情况、供肾来源等因素，也就是全面综合考虑患者做肾移植或长期透析治疗哪个治疗方案更为合适。并不是所有终末期肾病患者都适合行肾移植手术，移植前需要对受者进行全面、系统评估，明确肾移植适应症并排除禁忌症。

（一）适应症（表15-1）

表15-1 肾移植的适应症（原创）

肾小球肾炎	梗阻性尿路疾病
局灶节段性肾小球硬化症	双肾多发性结石
膜性肾炎	先天性后尿道瓣膜
IgA 肾病	神经源性膀胱
膜增生性肾小球肾炎（Ⅰ型）	中毒性肾病（镇痛剂）
膜增生性肾小球肾炎（Ⅱ型）	马兜铃酸肾病
过敏性紫癜肾小球肾炎	系统性疾病
抗肾小球基底膜肾炎	系统性红斑狼疮
肾脏感染性疾病	多动脉炎肾损害
慢性肾盂肾炎	进行性系统硬化病
双肾结核	肿瘤
遗传性疾病	肾胚胎瘤
先天性多囊肾	肾细胞癌

续表15-1

肾小球肾炎	梗阻性尿路疾病
肾髓质囊性变	骨髓瘤
遗传性肾病（Alport综合征、	先天性畸形
Fabry病）	先天性肾发育不良
代谢性疾病	马蹄肾
糖尿病肾病	急性不可逆性肾衰竭
草酸血症性肾病	双侧肾皮质坏死
胱氨酸病	急性肾小管坏死
肾淀粉样变	孤立肾外伤
尿酸性肾病	

1.年龄

肾移植受者（donee）的年龄无绝对限制，现范围较前有所扩大，但要求以8～70岁较为理想，高龄受者的移植效果亦较以前得到明显提高。老年受者影响其存活率的因素主要是心脑血管疾病、胃肠疾病和肺部感染等。

2.原发病种类

常见适合做肾移植受者的原发病，70%以上是慢性肾小球肾炎，其次是慢性间质性肾炎及多囊肾等疾病。对于移植后有复发倾向的肾脏疾病，绝大多数移植医生建议延缓移植。如IgA肾病、局灶性肾小球硬化、膜性增生性肾小球肾炎等，建议患者在病情稳定的时候择期行肾移植术。而急/慢性肾盂肾炎患者，术前必须彻底控制感染，当感染反复发作不易控制时，应考虑在移植前切除无功能的双肾。抗肾小球基底膜病变（anti-GBM），应在anti-GBM抗体转阴后6～12个月再考虑移植。自身免疫性疾病如狼疮性肾炎所致尿毒症患者，术后复发者也不多见，可能与原发病的治疗与移植后的排斥反应治疗一致有关。遗传性疾病中的遗传性肾炎和多囊肾患者移植后效果较好。

3.健康状况

尿毒症患者大部分伴有心肌损害、高血压及心影增大等心血管病变，但一般情况尚能耐受手术者，均可接受肾移植。但病情比较严重，可增加手术危险性，不宜尽快进行手术，应先行给予必要的治疗，先行透析治疗过渡，待患者病情稳定后再择期行肾移植手术。

（1）水、钠潴留明显：患者出现高血压、心脏扩大，伴心力衰竭表现，积极透析治疗，病情没有明显改善者，暂缓移植手术，应行综合检查和治疗，等患者病情稳定后再安排行器官移植术。

（2）消化性溃疡：消化性溃疡治疗期伴有胃痛、出血者暂不宜行移植手术。因移植后要用大剂量激素可能会增加溃疡病出血，甚至发生穿孔。应给予溃疡病相应治疗，胃镜检查溃疡病基本治愈方可接受移植手术。

（3）活动性感染：有活动性感染者不宜接受肾移植。如：急性肾盂肾炎以及非特异性感染病情尚未控制者。必须经过全面的抗感染彻底治愈后方可考虑肾移植手术。

（4）肝功能异常：血液透析较多合并病毒性肝炎，包括乙肝及丙肝病毒携带者，约占透析患者的25%。但只要患者健康状况、食欲良好、肝功能正常，病毒复制趋于稳定均可接受肾移植。反之如急性活动性肝炎、肝衰竭患者，则均不宜接受移植术。

（5）肿瘤：临床上由于恶性肿瘤导致尿毒症做肾移植的患者较少，但肾肿瘤切除后引起的尿毒症，进行移植的并不少见。通常主张肿瘤术后2年可考虑肾移植术，术后应用西罗莫司免疫抑制治疗方案，可减少肿瘤复发机会。

（二）禁忌症

有下列疾病之一者不适宜做肾移植：慢性活动性肝炎、肝硬化、凝血功能缺陷病、结节性多动脉炎、慢性阻塞性肺病（COPD）、支气管扩张、获得性免疫缺陷病、原发性高草酸尿症（表15–2）。

表15–2 肾移植的禁忌症（原创）

绝对禁忌症	相对禁忌症
有全身散在性恶性肿瘤	年龄偏大或偏小
进行性代谢性疾病	脂蛋白肾小球病
活动性结核	严重淀粉样变
活动性肝炎	镰状细胞病
活动性艾滋病	周围血管病
凝血机制障碍	癌前期病变
近期心肌梗死	精神发育迟缓
卒中、脑梗死	难控制糖尿病
预计寿命<5年	复发或难控制尿路感染
精神病	
顽固性心力衰竭	
慢性呼吸功能衰竭	
进行性肝脏疾病	

二、术前准备

肾移植受者的术前准备工作主要是改善心血管并发症，改善氮质血症，纠正贫血，控制感染，纠正水、电解质及酸碱失衡，以及争取良好的组织配型等，使患者全身情况改善并保持内环境稳定，这样就更好地耐受手术和有效减少肾移植手术后免疫抑制药物的副作用。

供、受者的匹配很重要（包括年龄、性别、组织配型、肾脏的大小等），匹配良好才能确保取得良好的移植效果。匹配主要包括四个方面：供、受者的血型相容；受者群体反应性抗体（PRA）阴性；淋巴细胞毒实验10%；HLA正配位点≥3个。

因此，供、受者均要查血型鉴定、血常规、尿常规、血生化全项，DIC，传染病全套（包括乙肝、丙肝、梅毒等）以及HLA配型情况，胸部CT、心电图及心脏超声、腹部及髂血管B超等。供者还要查肾小球滤过率、双肾CT肾血管重建。受者还要查群体反应性抗体，必要时供者特异性抗体，淋巴细胞毒试验，供、受双方要签志愿书、公证及手术签字，符合伦理审核流程。

肾移植在寻找供肾时需要严格的组织配型，不仅要施行ABO血型配型，还要进一步完善交叉配型和HLA配型，同时还要检测群体反应性抗体（PRA）来预先判断受者是否存在高敏免疫状态，必要时完善供者特异性抗体，以判断受者是否能够进行肾移植。这些检查都需要受者在医院完成。

在等待移植手术期间，应该：

做好移植前的思想准备工作：学习和熟练了解肾移植相关基本专业知识，以便对肾移植的手术前准备、手术大概过程（包括动静脉吻合、输尿管膀胱吻合）及术后康复恢复过程中的注意事项和可能发生的并发症有一个全面的掌握，这样有助于减少患受者对手术的恐惧和不安。

要了解肾移植手术不同于其他手术：肾移植术后各种排斥反应将伴随移植的全过程，为有效地预防排斥反应的发生，术后必须规律和长期服用各种免疫抑制药物。肾移植手术除了本身手术的并发症，还有因为受者需终身服用各种免疫抑制药物从而导致受者免疫力下降，容易诱发各种严重并发症。术后严格遵照医嘱服药、遵嘱定期复诊并积极配合医生的治疗方案才能确保取得良好的移植效果。

规律透析：常规透析的患者，一定要在肾病科医生指导下坚持规律的透析，做到充分透析及避免相关并发症。

纠正贫血和低蛋白血症。

积极有效地控制高血压：保持血压平稳和积极透析有效改善心功能，术前应进行低钠、低脂饮食，控制血糖和降糖、降脂药物治疗，有效地为肾移植手术做好各项手术前准备，抓住每一次移植机会。对于冠状动脉硬化性心脏病的患者行心脏手术应在肾移植手术前3个月完成。

第三节　组织配型

众所周知，组织配型是器官移植术前必须进行的流程，目前的肾移植组织配型包括血型的匹配相容、群体反应性抗体（PRA）检测、人类白细胞抗原（HLA）配型和交叉配型四个方面的内容，本节从HLA分型、PRA检测和CDC试验对肾移植组织配型作一介绍。

一、HLA分型

（一）HLA简介

人类主要组织相容性复合体（major histocompatibility complex，MHC）基因编码的抗原称为人类白细胞抗原（human leukocyte antigen，HLA）。HLA是一种具有高度多态性的同种异体抗原，是机体免疫系统识别的主要同种异体抗原。除了同卵双胞胎外，人群中几乎没有完全相同的HLA。HLA抗原可分为Ⅰ、Ⅱ、Ⅲ三大类：

1. Ⅰ类抗原：Ⅰ类抗原存在于所有核细胞表面，以及血清、初乳和尿液等体液中，主要包括HLA-A、HLA-B、HLA-C，与移植排斥反应有很强的关联，是经典的移植抗原。

2. Ⅱ类抗原：Ⅱ类抗原存在于B细胞、单核巨噬细胞和树突状细胞等抗原提呈细胞表面以及激活的T细胞、精子和血管内皮细胞上，是结构最为复杂的区，主要包括HLA-D、HLA-DR、HLA-DQ、HLA-DP；这类基因与免疫反应关系密切，故称之为免疫反应基因。

3. Ⅲ类抗原：Ⅲ类抗原是C4A、C4B、C2、Bf等补体成分和一些细胞因子，它们的生物学功能也涉及免疫反应。

（二）HLA分型技术

HLA分型方法包括血清学分型、细胞学分型和基因分型三种。血清学分型包括经典法和流式细胞术法检测的补体依赖的淋巴细胞毒试验；细胞学分型采用混合淋巴细胞培养；基因分型包括PCR-SSP、PCR-SSCP、PCR-SSO等。由于HLA血清学分型方法错误率高、受抗体来源限制，目前临床大多采用HLA基因分型。

二、PRA检测

群体反应性抗体（panel reactive antibody，PRA）主要是指人类白细胞抗原抗体，由反复多次输血及再次移植的受者受到同种HLA免疫致敏产生，与移植物存活率及各种排斥反应密切相关。PRA检测是器官移植患者术前进行的检查，通过判断受者对移植器官的致敏状态从而确定受者是否与移植器官合适配对，群体反应性抗体越高的患者，合适的供体越不容易找到。PRA检测方法包括酶联免疫法（ELISA）、流式细胞仪检测法（FLOW-PRA）、标准补体依赖性细胞毒法（CDC）等，目前国内使用最多的是应用酶联免疫法进行PRA的检测。

三、CDC试验

CDC试验即补体依赖性细胞毒（complement dependent cytotoxicity，CDC）试验，是采用供者外周血或者脾脏来源的淋巴细胞作为抗原，与受者的血清共同孵育，如存在相应抗体，在补体的作用下，发生抗原抗体反应导致淋巴细胞死亡。根据淋巴细胞死亡数量百分比判断交叉配型（crossmatch）结果。CDC试验是供者的HLA抗原与受者血清的直接反应，其反应具有针对性、直接性的优点，但CDC试验的敏感性较PRA试验弱。建议移植前将PRA试验、CDC试验联合检测作为避免移植后发生超急性排斥反应的有效途径。CDC试验结果的判断和临床意义见表15-3。

表15-3　CDC试验结果判断和临床意义（原创）

死亡细胞/%	临床意义
0～10	极轻度致敏
11～20	轻度致敏
21～40	中毒致敏
41～80	高度致敏
81～100	超高度致敏

第四节　器官捐献与移植伦理

一、伦理学基本知识

伦理学是一门关于人类社会道德现象的学问，它属于哲学的范畴，因此也被称为道德哲学。在日常生活中，人们通常将伦理和道德视为同种概念，但从概念含义上来讲，在中国“道德”多指人们的“品格”；而伦理则偏重于“行为的规范”。西方国家则通常将二者混为一谈。

伦理学对人类的道德生活进行了一系列的系统思考和研究，它试图形成一种可以指导人类行为的准则，是人类从茹毛饮血的原始社会到文明社会的一个区分。伦理学涵盖了人类社会的多种规范，如：善恶标准、行为准则、人生态度、人生意义、人生价值等范畴和概念体系。

在当前社会，经济、政治、文化和科学技术的发展日新月异，因此伦理学的理论也不断地在对立和统一中逐步完善自身，其所涵盖的研究领域也在不断扩大。近半个世纪以来，随着社会发展的加速，人们之间的联系越发紧密，伦理学也与多种学科相互渗透，相互影响，进而医学伦理学、经济伦理学、网络伦理学、美学伦理学等交叉学科也纷纷出现。

医学伦理学（medical ethics）便是伦理学的分支学科之一，其由伦理学和医学相结合而成，是一门研究医学道德（medical morality）的科学。自古就有很多医学大家十分强调医德的重要性，如中国唐代的医学家孙思邈（公元581—682年）就在他的《千金方》的第一卷提出了“大医精诚”的行医准则。在当今社会，随着经济全球化以及文化多元化的全方位发展，生命科学与医学的诸多环节充满了道德与伦理的挑战，这也使得医学伦理学在日常医疗实践中的地位日益凸显。

二、器官移植伦理

20世纪最伟大的医学成就之一包括器官移植（organ transplantation）技术。这项技术的出现，让众多濒临绝境的患者获得新生，让他们过上近似正常人的生活。但是器官移植技术的出现便伴随着巨大的伦理争议。目前随着器官移植技术的不断成熟，可供移植器官的短缺已成为目前移植医生和患者共同面临的最现实的问题。在对生的渴望下，很多人不顾伦理和法律的约束买卖器官。因此，器官移植这一技术，目前仍然有很多伦理问题还在讨论之中。

1954年，美国医师Joseph Murray成功地完成了世界上首例活体孪生间肾移植，并因此于1990年获得诺贝尔奖。此后随着移植外科手术技术的改进和娴熟、移植物宿主间相关配型检测手段的完善以及当前各种高效低毒的免疫抑制剂和器官功能保护剂的不断研发和临床应用，器官移植取得了长足的发展。世界上绝大多数国家和地区都已经制定了相关的法律来约束和规范人体器官移植，以便更好地促进其发展。在1991年，世界卫生组织颁布了《人体器官移植指导原则》。1999年，我国也发布了在器官移植领域的第一个伦理性的文件《器官移植伦理原则》，它的发布意味着在器官移植术中医师应该遵循相关的伦理准则，也推动了我国器官移植领域相关的立法工作。在2007年国务院颁布实施的《人体器官移植条例》，其中提出了建立“国家建立人体器官移植工作体系”的目标。众所周知，器官分配是一种对稀有资源的分配，无法涵盖所有的受者，如：分给张某，则李某必然无法获得，因此这是一场零和博弈的竞争。当器官移植可以给医院和移植团队带来名利双收时，器官分配对他们也变得尤为重要，甚至会发生医院间争夺器官的事件。于2010年12月27日卫生部发布了《中国人体器官分配与共享基本原则和肝脏与肾脏移植核心政策》，标志着我国也正式启动了全国范围的器官分配和共享体系。当前我国已经形成了全国统一的器官捐献的登记、联网、查询、信息共享系统和全国统一的器官分配系统。目前器官分配这一步具有极强的伦理性，是规制的难点。一般情况下，我们对受体的选择主要考虑如下因素：①前提考虑因素，评估受者是否具备接受器官的条件；②至上考虑因素，要充分尊重捐献者的意愿；③优先考虑因素，优先考虑进行过器官捐献者或者其家属；④通常考虑因素，按照在器官分配系统中登记的先后顺位来选择器官接受者；⑤辅助考虑因素，综合考虑各种社会因素，但社会因素仅作为辅助因素。

目前器官移植的伦理基本原则包括：人类健康利益至上原则、伦理审查原则、知情同意原则、器官非商业化原则、最小伤害原则以及保护未成年人利益原则等。在这些原则共同要求下，一位符合要求的年满18周岁的活体供者，在具备完全民事行为能力，并且无任何压力的情况下所做出的自愿的捐赠决定；任何有商业化行为或者动机的器官贡献都是法律明令禁止，也是器官移植界强烈反对的。同时，我国法律也规定所有的器官移植手术应该经过有移植资质的医疗机构中的伦理委员会的审批后上报相关的省级卫生行政部门，在获得上级监管单位的许可后方可在临床实施器官移植，严令禁止移植医师在未经许可的情况下私自为患者实施相关手术。

器官移植作为延长生命的一种医疗方式，主要在于其涉及伦理和法律双层制约，而不仅仅在于技术。我国在首先确立了器官移植的伦理规范化后，又进一步初步形成了全国统一的管理和分配体系。因此，在器官移植技术的应用中，医务工作者必须正确面对并认真分析器官移植中的伦理问题，遵循相关的原则，从而才能保证器官移植技术的纯粹性和纯真性。

第五节 器官捐献的评估和管理

一、器官捐献分类标准

我国器官捐献的分类依据前期的相关探索和参考国际上相关分类标准，我国现阶段公民逝世后器官捐献分为三大类（详见表15-4），其中C-Ⅰ和C-Ⅲ均是在脑死亡的基础上进行的。

表15-4 人体器官捐献分类标准

中国分类标准	国际分类标准	Maastricht标准
中国一类(C-Ⅰ)	国际标准化脑死亡器官捐献(donation after brain death，DBD)	
中国二类(C-Ⅱ)	国际标准化心死亡器官捐献(donation after cardiac death，DCD)	Maastricht标准分类中的M-Ⅰ～Ⅴ类
中国三类(C-Ⅲ)	中国过渡时期脑-心双死亡标准器官捐献(donation after brain death plus cardiac death，DBCD)	

表格内容引自《中国公民逝世后器官捐献流程和规范》（2019版）及《中国心脏死亡器官捐献工作指南》（第2版）。

二、DCD供肾质量评估与维护

目前根据供体死亡的类型判定，器官捐献可大致分为心脏死亡捐献（DCD）或者脑死亡捐献（DBD）。DBD是指经专科医师评估供体脑死亡后才进行的器官捐献。脑死亡指经专科医师首次评估包括全脑所有功能完全、不可逆地停止后可初步判定为脑死亡，再经12 h复查后，结果仍符合脑死亡判定标准，方可最终确定为脑死亡。DCD指人在心脏死亡后进行的器官捐献。根据《中国心脏死亡器官捐献工作指南》（第2版），呼吸及循环均停止，生理反应消失，判定为心脏死亡。心脏死亡器官获取过程中需要相关专科医师快速而准确地判断供体循环是否已经停止，为了确认循环停止的不可逆性，在不施加抢救措施后还应至少观察2 min，确定供体循环已经停止，再由相关专科医师来宣布供体心脏死亡。

对于器官捐献，脑死亡的判定结果决定了后续相关的医疗处置。当判定为脑死亡后，治疗重点将从前期抢救患者生命为目的转向维持捐献器官功能、保证器官血液氧合及各脏器的充分灌注为主。因此，良好的供者器官维护和捐献前对供者全身状况以及供肾功能的评估是器官移植中必不可少的环节。

在肾移植中对供肾的评估需要全面、系统、动态、连续地了解供者的相关病情，根据需要选择合适的评分体系。目前国际上常用的供肾者临床评估方法主要有创伤评分、扩大标准供者分类（ECD）、威斯康星大学评分系统、供者风险分级评分（DRS）、尸体供肾评分（DDS）、供者肾脏风险指数／供者肾脏概况指数（KDRI／KDPI）、Nyberg评分、Glasgow评分等。一般非边缘供肾者的长期预后较好，采用常规临床评估即可。各个医疗中心所采用的评估方法各有不同，但主要评估内容包括：

①一般的临床资料，如年龄、性别、旅居史等；②疾病/损伤的类型，如原发病（高血压，卒中等）是否会对供者器官的功能产生影响；③非计划停搏后，心肺复苏的时间和次数；④对于低血压的供者，需详细了解低血压的程度是否影响了器官功能；⑤急性肾衰竭（acute renal failure，ARF），主要根据发生ARF前供者的肾功能状态决定供肾是否可以利用；⑥是否合并感染、DIC等全身性疾病；⑦既往病史，有无艾滋病病史、狂犬病病史、肿瘤病史、糖尿病病史和高血压病史。Nyberg等根据供者的5项指标与预后的相关性，采用多因素分析模型，总结出与预后密切相关的成人供肾者质量评分体系（表15-5、表15-6）。根据表15-5各项评分综合，计算总分数，根据表15-6评估供肾质量。

表15-5　尸体供者评分表

年龄（岁）	评分	高血压病史	评分	肌酐清除率/mL·min^{-1}	评分	HLA错配数	评分	死亡原因	评分
<30	0	无	0	≥100	0	0	0	非卒中	0
30～39	5	病程不详	2	75～99	2	1～2	1	卒中	3
40～49	10	≤5年	2	50～74	3	3～4	2		
50～59	15	6～10年	3	<50	4	5～6	3		
60～69	20	>10年	4						
≥70	25								

表格引自：Buckley M W，McGavern D B. Immune dynamics in the cns and its barriers during homeostasis and disease［J］. Immunological Reviews，2022，306（1）：58-75.

表15-6　供肾质量分级表

供肾分类	评分	供肾等级
非边缘性供肾	0～9	A级
	10～19	B级
边缘性供肾	20～29	C级
	30～39	D级

表格引自：Buckley M W，McGavern D B. Immune dynamics in the cns and its barriers during homeostasis and disease［J］. Immunological Reviews，2022，306（1）：58-75.

在2012年，美国器官移植界推出供者肾脏概况指数（kidney donor profile index，KDPI）。2014年，美国将该指数纳入其器官分配系统，用于指导器官捐献者供肾分配和评估供肾质量。自美国使用KDPI后，欧洲国家和亚洲国家也相继开始对KDPI进行研究，我国器官移植医师也在密切关注这一评分指数，可能在不久的将来，部分国内移植中心也会使用KDPI来评估供肾质量。供者肾脏风险指数是对成年的供肾者在移植后发生的肾脏衰竭危险指数。KDRI主要根据10个供肾者的基础指标（身高、种族、体重、血清肌酐、高血压病史、糖尿病病史、死亡原因、年龄、丙肝状态和脑死亡/心脏死亡捐赠状况）进行综合计算后来估算肾功能。而KDPI来源于KDRI，是基于KDRI计算出来的一个百分比，从1%（最佳）到100%（最差）。KDPI值越低意味着供肾质量较好。

目前肾脏捐献的绝对禁忌症包括：（1）恶性肿瘤（具有侵袭性或来源于血液系统）；（2）HIV阳性及存在可能HIV感染风险病史；（3）未经控制或治疗以及未知感染源的败血症；（4）终末期肾病，估算肾小球滤过率（estimated glomerular filtration rate，eGFR）<15 $mL·min^{-1}·(1.73\ m^2)^{-1}$。临床上发现潜在捐献者后，往往需要在第一时间考虑器官功能维护；判定脑死亡后，即可启动维护程序，具体措施包括：①完善全身功能状况（氧合、循环、体温）的监测，重点监测尿量和肾脏功能的变化。②维持脏器的灌注和氧合，必要时可使用体外膜肺氧合，使中心静脉压（central venous pressure，CVP）在6～10 mmHg，动脉血氧分压达到80～100 mmHg。对低血压的供者必要时可使用多巴胺5～10 $\mu g·kg^{-1}·min^{-1}$用于维持心血管系统的收缩力。③呼吸功能的支持，及时调整为机械通气模式，频率大约为14～16次/分，潮气量一般为8～10 $mL·kg^{-1}$。④维持供者的内环境稳定，及时纠正水电解质紊乱、酸碱失衡、凝血功能障碍等。器官功能维护的目标要达到以下标准：尿量>100 $mL·h^{-1}$、动脉收缩压>100 mmHg、血氧分压>100 mmHg和血红蛋白>100 g。⑤及时采取抗感染、免疫调节等治疗可以有效保护供者肾脏。

三、活体供者风险评估

活体肾移植供者医疗评估与尸体供肾评估原则大致相同，首先要评估的目的就是要确保供者捐赠肾脏的适合性，最核心的要求是确保供者的安全性，应以捐赠者的安全和日后健康为第一原则。需关注的是有一部分亲属肾移植有可能增加肾病复发的风险，如局灶节段性肾小球硬化等，应充分告知供者和受者。评估内容应包括供肾是否匹配、供者的全身状况的医学评估、心理健康方面及真实捐献意愿的评估。

（一）配型评估

1.以ABO血型完全相容为原则。

2.HLA配型力求最佳匹配。

3.淋巴毒试验：其正常值<10%，>15%为阳性，尽量选择数值最低的受者。

4.群体反应性抗体（PRA）试验：术前判断肾移植受者的致敏程度和免疫状态。

（二）全身评估

1.病史和体格检查以及一般的临床项目。

2.肾脏解剖学评估：根据影像学检查结果原则上双侧异常者不能用于供肾。

3.肾脏功能评估：主要通过核素检查评估肾小球滤过率，双肾肾小球滤过率大小差别大于10%者，应建议进行放射性同位素扫描。

4.年龄评估：我国法律规定，未成年不准捐献器官，因此供者年龄必须年满18周岁，而考虑到供者的围手术期安全，≤65岁可能是目前比较适宜的标准。

5.体重指数（body mass index，BMI）评估：综合国内外研究报告，供者的理想BMI<30 kg/m^2，而BMI>35 kg/m^2为肾脏捐献的相对禁忌症。

6.原发肾脏疾病评估：应综合考虑供者糖尿病、血尿、蛋白尿、感染性疾病、恶性肿瘤和家族遗传性肾病等相关疾病的影响。

心理健康评估主要通过相关量表，如：症状自评量表SCL90等进行相关评估。

活体器官捐献者必须自愿、无偿，因此在充分告知供者相关风险后，充分考虑评估捐献者本人是否坚定愿意捐献。

第六节　器官获取与保存

一、供肾切取术

根据肾脏的来源分为活体供肾和尸体供肾。对于活体供肾，通常采用开放或腹腔镜的方式完成。开放性活体供肾切取术（open live donor nephrectomy，ODN）常用的手术入路为切除肋骨或肋上的腰部侧切口，或是腹前壁的腹膜外切口。腹腔镜下活体供肾切取术（laparoscopic donor nephrectomy，LDN）已经成为许多移植中心的常用术式。不管采用何种手术方法，均需通过静脉补液、注射甘露醇及使用利尿剂等方法增加供者尿量。

二、供肾保存

在过去的50年里，移植医师通常使用冷藏溶液快速冲洗和冷却肾脏，然后在冰中静态冷藏一直是标准的肾脏保存技术。然而随着扩展标准捐赠者的器官和循环死亡后捐赠者的捐赠，更多样化的保存技术应运而生。对已故供体肾脏的低温机器灌注和静态冷藏技术的比较长期以来一直存在争议，并且仍然受到一些人的质疑。最近对低温机器灌注技术的改进，在低于正常温度或接近正常温度的温度下添加氧气或灌注是临床实践中出现的有希望的策略。此外，使用常温局部灌注对循环死亡供体在冷冲洗前原位供体后的腹部器官进行复苏也越来越多地被使用。

静态冷库（Static cold storage，SCS）技术是一种可靠的保存方法，结果表明，对于活体供体和标准供者的供肾，它是一种令人满意的保存方法。尽管如此，使用UW溶液仍然是金标准，并且最广泛用于已故供体移植。近年来，许多研究报道将低温机器灌注（hypothermic machine perfusion，HMP）与静态冷库技术进行比较，许多研究显示肾功能延迟恢复（delayed graft function，DGF）的风险降低。自2016年以来，低温机器灌注已成为荷兰所有已故供体肾脏的标准做法。尽管如此，并非所有研究都支持低温机器灌注。此外，与静态冷库技术相比，低温机器灌注对移植物存活益处的证据有限。活性氧合低温机器灌注是一种令人鼓舞的保存技术，在肝移植中显示出显著优势。在肾脏中，COPE联盟在>50岁的DCD供体中的结果证明了添加氧气的安全性和可行性，这也可能增加该技术的一些健康经济效益。常温机器灌注（normothermic machine perfusion，NMP）也是一种很有前途的新技术，它在评估功能、逆转缺血性损伤影响的能力及其作为治疗药物输送平台的潜在用途具有显著优势。然而，与低温技术相比，常温机器灌注的临床益处的证据数量有限。应用常温区域灌注（normothermic regional perfusion，NRP）的结果也令人鼓舞，特别是对于提高不受控制的DCD捐赠者的效用。

目前，不同保存技术的数量正在增长，并且在未来，肾移植中可能会出现一系列不同的保存模式，适用于特定类型的供体肾脏。

三、供肾活检

供肾活检的主要目的是判断供肾质量，并与临床评估相结合以决定取舍。活检可识别急性或慢性排斥反应、复发性或新发肾病、病毒或其他感染，或伴有肾小管萎缩和肾间质纤维化的进行性瘢痕形成。活检组织应由熟悉移植病理学的肾病理学家进行评估。

影响供肾质量的因素包括：高龄、热缺血和冷缺血时间较长、捐献前患有高血压和糖尿病等基础疾病、供者有感染或者肿瘤等。通常在供肾获取时、移植术前和移植术中零时3个时间点进行活检，供肾获取时活检或移植前活检主要是帮助决定供肾的取舍。零时活检则用以观察供肾自身的病变，可以获得供肾的组织学原始资料，也可以观察供肾缺血损伤以及再灌注损伤情况，同时为肾移植术后活检提供组织病理学背景参考。但其单一的结果无法用于供肾的取舍。

目前国际上供肾活检的方法包括穿刺活检和楔形活检两种。穿刺活检是使用活检针切割取出组织条，楔形活检是借助手术尖刀在肾脏表面切取楔形的肾皮质组织以供病理学观察。楔形活检能够获得更多的肾小球，但是取材位置较浅，不利于观察血管病变。而穿刺活检取材位置较深，观察血管病变更有优势，但是其损伤动脉分支导致出血的风险较楔形活检高，采用哪种活检方式目前国际上尚无统一的标准。而移植后活检方法主要是穿刺活检，目前国际上建议首选16G活检针在超声引导下进行活检，主要在以下时间点进行活检：术后1 h、3个月、1年、3年、5年、7年、10年等。

肉眼血尿是供肾活检最常见的并发症，大多可自行缓解。供肾活检和移植后活检，尤其是移植后程序性活检可以监测移植后感染、肾小球肾炎复发排斥反应以及钙调磷酸酶抑制剂类免疫抑制剂毒性损伤，通过活检结果及时优化免疫抑制方案可以提高患者移植肾存活时间。

第七节　肾移植围术期管理

一、麻醉与护理要点

肾移植围术期仍存在各种并发症的风险，因此肾移植医师团队、麻醉医师和外科医师之间需要良好的沟通，以便对患者进行最佳的护理，促进患者快速恢复，同时积极改善移植肾预后。麻醉医生应关注受者的心血管相关疾病，术前肺功能情况，吸烟者应在医师指导下戒烟，同时应再次评估受者水、电解质平衡和贫血可能等，做好麻醉前的访视和评估。麻醉医师可选用全身麻醉联合区域阻滞的方式，同时避免使用潜在肾毒性的麻醉药物，这样既能满足手术的基本麻醉需要，又有利于促进患者术后康复。术中麻醉医师应关注以下几点：

1.术中保温，维持患者体温高于36 ℃。

2.术中液体管理，受者术中液体管理十分重要，容量过多或者过少均会影响手术预后。

3.术中辅助机械通气管理，保证患者有效通气量和氧合、减少尿毒症患者术后肺部并发症。

围术期护理应由专科护理人员完成，主要包括术前宣教、术后一般监护和处理、液体管理3个方面。术前宣教指大部分肾移植受者术前充满疑虑和焦虑的情绪，护理人员应在术前疏导受者心理焦虑，告知受者术前准备事项和肾移植受者相关护理管理，如：严格要求吸烟受者戒烟等。术后一般监护和处理包括：

1.保护性隔离：受者肾移植后应在专科隔离病房监护7～10天，期间建议采取保护性隔离措施，禁止或限制探视，病房及接触受者的相关人员均保证无菌状态。

2.生命体征监护：受者血压监测应在移植手术后1～3天按照1小时1次，此后可延长至4～6小时1次。

3.饮食管理：肾移植受者在术后早期由于身体需要，应加强营养，建议尽早恢复进水、进食，无须等待肛门排气，以便纠正低蛋白血症，加速伤口的愈合。液体管理主要分为多尿期管理、少尿期管理两个方面。多尿期管理主要根据患者24 h尿量，按照“量出为入”的原则补液；少尿期管理显得尤为重要，应以控制受者液体出、入量为主。

二、术前急诊血液透析

终末期肾病的患者，如果经评估身体许可，在肾移植术前最好不要行透析治疗。目前肾移植术前也不常规使用急诊血液透析，术前血液透析的主要目的是纠正受者体内内环境的紊乱，高钾血症是术前急诊血液透析最常见的指征。在进行术前血液透析前应充分考虑相关风险因素，综合考虑移植肾功能延迟恢复风险和可能诱发的机体促炎状态，同时也可能导致手术时间推迟，增加冷缺血时间等。

三、围术期感染预防

尿毒症晚期患者可能存在潜在性感染病灶而不易被医师发现，因此肾移植受者围术期预防性使用抗生素在肾移植术中非常普遍，但由于缺乏不同地区感染风险数据，目前仍然缺少更为优化和精细的针对肾移植受者的抗生素预防治疗策略。在许多情况下，捐献工作的时间窗很有限，很多是紧急获取，需要尽快（经常在24 h内）完善感染相关筛查和评估，同时，多重耐药菌的出现也给围术期感染的预防带来较大的困难。这些使得供者来源的感染也逐渐成为移植医师重点关注的问题，所以应该根据供者的情况，采取个性化的针对性感染预防措施。肾移植术后感染的预防主要在两个方面：一是受者免疫抑制方案的个体化调控；另一个方面是积极处理术后并发症，去除感染病灶。尽快使得受者自身免疫情况和抗感染情况达到动态平衡，尽早康复。

四、术中及术后深静脉血栓预防

肾移植受者在围术期长期卧床会增加下肢深静脉血栓形成的风险，虽然使用短效抗凝药物可减少静脉（包括髂股静脉和肾静脉）血栓风险，但会增加出血风险，需要综合考虑相关危险因素决定是否使用。目前对肾移植围术期血栓的防治尚未达成共识，但多数学者认为低危的活体供肾受者不建议进行预防性药物抗凝。积极鼓励肾移植受者在条件允许下，术后第2天或更早开始下床活动，同时使用下肢加压装置，如：踝泵等机械措施有效预防下肢深静脉血栓的形成。

五、特殊用药及中心静脉监测

围术期及术后液体平衡对于移植肾功能至关重要。对于肾移植术中静脉输注晶体液还是胶体液更有利于移植肾功能恢复尚缺乏明确的证据支持。需注意的是，如果使用生理盐水，应该在围术期严密监测代谢性酸中毒的情况；乳酸林格液，应避免使用在高钾血症受者。对于肾移植受者，维持液体平衡可能是术中静脉液体治疗的一个更为优化和安全的选择。移植术后，可以使用一些特殊的促进肾功能恢复的药物，如川芎嗪、前列腺素E_1等。移植医师除采取保护肾功能措施外，还应采取提高移植肾功能方案，包括：应用抗体诱导加低剂量钙神经蛋白抑制剂（calcineurin inhibitor，CNI）免疫抑制方案及过渡透析等。

预计术中出血较多和手术时间较长时，可采取CVP监测帮助麻醉医师在术中进行液体管理，维持稳定的血流动力学、更大的尿量及更快的移植肾功能恢复，并且有效地减少DGF的发生。

但也有部分文献认为脉压的变化监测较CVP监测在控制液体体积时更具有优势。

第八节 肾移植手术

一、供肾修整

由于腹腔镜下切取的移植肾带有少量的肾周脂肪及离断的血管，以及肾静脉回缩到肾门内等，所以仍需要在修肾台上对其做精细的修整工作。肾切取后首先是要快速找到肾动静脉，肾动脉内快速灌注冰冻保存液，肾静脉内灌注液清凉，供肾颜色苍白，变成大白肾。尸体供肾时，可以通过使用供者的下腔静脉或髂外静脉来延长较短的右肾静脉。使用下腔静脉延长尸体供肾右侧肾静脉的技术在临床已大量应用。

二、单肾移植的外科技术

左肾静脉较长，所以通常将左肾放置于左侧髂窝。如果体形较小患者的左侧髂窝难以容纳较大的肾脏，可将其放置到右侧髂窝，以便血管重建时有更多的动、静脉可供选择。对于较小的儿童，其切口可以延长到右肋缘或取腹正中切口以便于完成手术。

移植手术时常规保持肾的低温状态，可以应用含有碎盐水冰块的海绵包裹；向肾表面滴洒冰冷的电解质溶液；或保存于充满冰水的塑料袋或手套中。肾动脉通常与髂内动脉端-端吻合或与髂外动脉端-侧吻合。其他可用的动脉吻合位置为髂总动脉、主动脉、脾动脉及自身肾动脉。中度的髂内动脉的动脉粥样硬化可行动脉内膜切除术。对于严重的髂内动脉粥样硬化患者，肾动脉与髂总动脉或髂外动脉端-侧吻合。当盆腔血管不适合行肾血管成形术时，可行原位肾移植，动脉与脾动脉或自身肾动脉端-端吻合，静脉与肾静脉端-端吻合或下腔静脉端-侧吻合。

三、双供肾移植

当来源于一具尸体的两个边缘供肾同时移植给一个患者时，可采用腹正中切口或分别的Gibson切口将两个肾放置于两侧髂窝，或一上一下都置于右侧腹膜后。该技术也可用于胰肾联合移植的患者。第一次移植动脉可吻合于髂总动脉，静脉吻合于下腔静脉。第二次移植可吻合于髂外动脉或髂内动脉、髂外静脉。

四、输尿管再植

尿路重建通常采用抗反流的输尿管-膀胱吻合术，多数术者采用膀胱外的方式，因为该方式所需时间短、无须切开膀胱、无须保留较长的输尿管，同时保证了输尿管远端的血供。该术式是膀胱较小或需要快速结束手术时可用的手术方法。如果受者有过膀胱扩大术，术者则应注意膀胱补片的血供以防止在移植时影响其血供。

五、新的技术

随着肾移植的发展，各种新型技术也运用在肾移植过程中，如3D打印和人工智能等。

3D生物打印可打印出功能性的肾脏，为肾移植手术带来希望，但因材料来源于自身细胞，故具有良好的生物兼容性。目前国际上有2000多名儿童正在等待肾脏移植，供应远远不能满足需求，随着3D生物打印的发展，可以在不需要捐赠者的情况下挽救数千人的生命。我们相信将来3D生物打印的不断成熟，会让慢性肾功能不全患者彻底摆脱对器官捐献者的依赖，给其肾移植带来希望。

人工智能在急性肾损伤、慢性肾病的预警、协助诊断以制定个体化的治疗方案、参与可穿戴人工肾构成等方面，早期发现肾移植患者急性肾移植排斥反应发生的风险、识别急性肾损伤后发生慢性肾脏疾病的患者、预测慢性肾脏疾病肾衰竭的进展以及提供透析患者透析后心血管风险及死亡风险等指标。

第九节 肾移植手术并发症

一、供者并发症

供体肾切除术后，剩余肾脏存在代偿性超滤，因此供体肾切除后早期GFR的净降低仅约为30%。研究发现，适应性超滤主要是由剩余肾脏的代偿性肾小球肥大和高灌注引起的，而不是病理性肾小球高血压。捐赠后36个月后GFR的变化轨迹与ESKD的风险相关联。然而，人们担心适应性超滤可能会导致新发肾病的更快进展，从而加速肾功能恶化或肾衰竭。早期捐赠后ESKD主要报告为肾小球肾炎（GN），而晚期捐赠后ESKD更常报告为糖尿病或高血压肾病。在一项针对228名活体捐赠者的多中心前瞻性研究中，围术期并发症与健康相关生活质量指标的临床和静态显著降低有关。一项研究指出供肾者的常见并发症为胃肠道症状（4.4%）、出血（3.0%）、呼吸系统疾病（2.5%）和手术/麻醉相关损伤（2.4%）。心理焦虑是最影响供者生活质量的因素。此外，由于供肾所导致的供肾者必需的术后康复可能会影响到供者的经济。

二、受者并发症

肾移植受者相比于供者所经历的并发症更多，因其受到多种因素的影响。

（一）免疫抑制剂的副作用

常见的是在移植前及移植后患者均需接受免疫抑制剂以避免排斥反应的发生。如钙调磷酸酶抑制剂，虽然显著改善了移植结果，但它们的毒性分布广泛。肾毒性包括传入小动脉血管收缩和随后的肾血流量和滤过率降低。长期而言，钙调磷酸酶抑制剂会导致慢性间质纤维化。并且钙调磷酸酶抑制剂可通过多种机制引起高血压和钠潴留，包括激活肾素-血管紧张素-醛固酮轴、直接刺激远曲小管对氯化钠的重吸收、激活交感神经系统和减少一氧化氮的产生。环孢素可诱发牙龈增生和增加催乳素水平，导致男性乳房发育，并且与高尿酸血症、痛风和高脂血症有关。他克莫司可能引起胰岛细胞毒性，增加移植后糖尿病的发病率。

皮质类固醇可抑制核因子κB（NFκB），这是一种转录因子，对于T细胞活化不可或缺的几种细胞因子的表达是必需的。糖皮质激素还诱导淋巴细胞减少。大剂量类固醇的副作用包括骨质疏松症、骨坏死、伤口愈合受损、高脂血症、葡萄糖耐受不良和精神病理学影响。

mTOR抑制剂（包括西罗莫司和依维莫司）抑制TOR阻断信号，抑制细胞周期的细胞因子依赖性激活。根据临床情况，mTOR抑制剂的副作用包括伤口愈合受损、口腔溃疡疼痛、淋巴囊肿发展、急性肾小管坏死恢复延迟、睾酮浓度降低、蛋白尿、水肿、皮肤损伤、血小板减少症、肺炎、腹泻和高脂血症。新发蛋白尿可能会发展或现有的蛋白尿可能会加剧。提出的机制包括减少肾小管蛋白重吸收和损害足细胞完整性。蛋白尿的基线和连续测量很重要，对于发生蛋白尿且蛋白排泄量>1 g/d的患者，应避免或停止使用mTOR抑制剂治疗。非感染性间质性肺炎已被描述为使用mTOR抑制剂，可在移植后的任何时间发生。这通常在药物治疗停止后2至3周解决。以上几种免疫抑制剂的治疗窗很窄，因此需要密切监测药物水平。

（二）排斥

由于钙调磷酸酶抑制剂的出现，各种肾移植细胞排斥的风险显著降低。但是，抗体介导的排斥反应是30%～50%的急性排斥反应和60%的晚期移植失败的原因。

细胞排斥最有可能发生在移植后的最初几周到几个月，特别是患者依从性不高以及免疫水平变化等。细胞排斥通常表现为Scr水平的无症状升高，排斥症状包括发热、移植物压痛、少尿和高血压。细胞排斥可以表现为肾小管间质或血管排斥的形式。在肾小管间质排斥中，T淋巴细胞、单核细胞和浆细胞浸润肾间质并侵入肾小管，引起肾小管炎。

急性抗体介导的排斥反应（antibody-mediated rejection，AMR）发生在移植后的最初几周到几年内。AMR最常见的机制是由先前的抗原暴露（如怀孕、输血或先前的移植）引起的记忆性抗体反应。通过补体介导和非依赖机制，这些抗体与血管内皮的相互作用导致细胞死亡、血管完整性丧失和随后的缺血性损伤。

慢性抗体介导的排斥反应（chronic AMR，CAMR）在临床上被认为是移植物功能缓慢和进行性下降的原因，通常发生在高血压和蛋白尿的情况下。在美国，CAMR是移植失败的最常见原因。预先存在的DSA沉积在血管内皮上，导致肾小球和肾小管周围毛细血管受损。损伤模式包括：细胞肥大；纤维材料的内皮下沉积；肾小球基底膜的扩张和复制，称为移植肾小球病；补充沉积。

（三）复发和新发的疾病

继发性局灶节段性肾小球硬化可由反流性肾病、药物（帕米膦酸盐和海洛因）暴露、肾小球高滤过和病毒感染引起，并且不会复发。原发性局灶节段性肾小球硬化可以是家族性的或特发性的。然而，约30%的特发性局灶节段性肾小球硬化在移植后会复发。复发性疾病的危险因素包括年龄较小、快速进展为终末期肾脏病、天然肾系膜细胞增多、欧洲血统、男性、移植前肾病范围蛋白尿或因复发导致的移植失败史。

膜性肾病在肾移植后高达40%～50%的病例中复发，10%～15%的病例在10年后因复发而出现移植失败。复发性疾病应与新发膜性肾病鉴别，后者是移植后最常见的新发肾小球病。复发性膜性肾病平均在移植后10个月发生。已发现肾小球M型磷脂酶A2受体（PLA2R）作为特发性膜性肾病的主要靶标。共有70%的活检证实为特发性膜性肾病的患者具有与PLA2R反应的免疫球蛋白G（IgG）抗体。移植前抗PLA2R抗体患者的组织学复发风险为60%～76%，而抗体阴性患者的风险较低，为30%。

IgA肾病占肾移植受者终末期肾脏病的20%。临床表现与原发性IgA肾病相似，包括镜下血尿、蛋白尿和肾功能缓慢下降。尽管复发率很高，但由于复发性IgA肾病引起的移植物丢失的估计10年发生率为9.7%。由于复发性IgA导致的先前同种异体移植物丢失与随后的移植物丢失有关。目前的数据表明，移植后过敏性紫癜的复发率与IgA肾病相似。

其他移植后肾脏疾病包括膜增生性肾小球肾炎、狼疮性肾炎、抗中性粒细胞胞质抗体相关性肾小球肾炎等。

（四）感染

尿路感染在肾移植后很常见。在肾移植后早期，这可能与使用导尿管或输尿管支架对泌尿道的操作有关。输尿管与膀胱的吻合术可能会导致受感染的尿液回流到移植的肾脏。此外，与糖尿病相关的膀胱功能障碍或前列腺肥大引起的膀胱出口梗阻可能导致尿淤滞和尿路感染。然而使用预防性抗生素会导致产生耐药菌的风险，并且抗生素治疗感染的可用性有限。

病毒感染在肾移植后尤其麻烦。目前的免疫抑制主要阻断T淋巴细胞活化，因为这些细胞主要负责细胞排斥。T细胞还负责筛查和控制恶性肿瘤以及病毒和真菌感染。巨细胞病毒在肾移植受者中很常见，特别是阴性的受者接受阳性供体的肾脏。巨细胞病毒感染通常表现为腹泻、发热和不适，但也可能出现肺部症状。白细胞减少症在巨细胞病毒感染中很常见。治疗组织侵袭性疾病的主要治疗方法是使用缬更昔洛韦或更昔洛韦。

由于肾移植受者禁用活病毒疫苗，出于此原因禁用的其他疫苗包括鼻流感疫苗、MMR（麻疹、腮腺炎和风疹）疫苗以及黄热病疫苗和带状疱疹疫苗。

自从20世纪90年代早期改进的免疫抑制出现以来，多瘤科病毒（BK病毒）一直困扰着肾移植受者。大约20%的肾移植受者在肾移植后发生BK病毒血症。大约80%的成年人有暴露于BK病毒的抗体证据，该病毒很可能是从供体器官传播的。对于BK病毒没有经过证实的抗病毒疗法，因此减少免疫抑制是唯一有效的疗法。

肾移植受者的真菌感染可能是致命的。从历史上看，曲霉菌和毛霉菌病与高发病率和死亡率风险有关。主要治疗方法是显著降低免疫抑制剂用量。鉴于地方性真菌流行率的区域差异，在评估患者时需要考虑患者居住地和旅行史。

（五）移植后恶性肿瘤

非黑色素皮肤癌是肾移植后最常见的恶性肿瘤。与一般人群相比，肾移植受者中鳞状细胞皮肤癌的风险增加了100倍，复发性皮肤癌应立即考虑转换为mTOR抑制剂，该抑制剂在控制上皮细胞衍生的皮肤癌方面具有更好的疗效。肾移植后恶性肿瘤见于0.8%的成人受者和2.6%的儿童受者。大多数病例是由EBV感染驱动的。儿童中较高的患病率是由于缺乏对EBV的获得性免疫力。肾移植后恶性肿瘤常表现为内脏、中枢神经系统或胸内或腹内淋巴结的浸润。可触及的淋巴结肿大并不常见。出现的症状包括低热、呼吸急促、头痛或腹部不适。肾细胞癌在肾移植人群中更常见，可能与潜在多囊或获得性囊性疾病患者的囊肿恶性变性有关。然而，肾移植受者的血尿需要进行泌尿系评估，包括对原双侧肾和移植肾进行超声筛查检查，必要时行增强CT检查。

（六）其他

其他并发症诸如心血管疾病、体重增加或减少、电解质异常、骨骼受损、胃肠道受损、神经系统受损及血液系统病变均有可能发生在肾移植后受者，因此需要在肾移植术后进行综合的考量以减少上述并发症的发生。

第十节　移植免疫学

受体接受来自供体的组织移植或者器官移植移植物后，受者免疫系统与移植物相互作用引发的一系列免疫应答反应称为移植免疫。本节从移植免疫学基础、排斥反应的免疫学机制和移植免疫耐受三个方面对移植免疫学作一介绍。

一、移植免疫学基础

（一）移植抗原

能够引起免疫应答反应的供体移植物抗原称为移植抗原（transplant antigen），主要包括主要组织相容性抗原（major histocompatibility antigen，MHC）、次要组织相容性抗原（minor histocompatibility antigen，mHAg）和ABO血型抗原。

1.MHC

组织相容性是指在不同个体间进行组织器官移植时，供体和受体双方相互接受程度。编码最强移植抗原的基因座位即为MHC，人类的MHC定位于人第6号染色体的短臂上，MHC分子首先是用血清学方法在白细胞上发现的，所以又称人类白细胞抗原（HLA）。MHC具有广泛的多态性，供体、受体之间的MHC差异是发生急性排斥反应的主要原因。

2.mHAg

次要组织相容性抗原包括与性别相关的抗原（如H-Y抗原）、表达于白血病细胞或正常细胞表面的非Y染色体连锁的mH抗原等。mHAg可引起较弱的排斥反应。

3.ABO血型抗原

ABO血型抗原是指人体红细胞中含有的AB抗原标准中的A血型、B血型、AB血型和O型血的抗原，是导致排斥反应的最强抗原之一。

（二）移植物内细胞组成

移植器官包含了多种不同类型的细胞或组织，如上皮细胞、器官特异性细胞、血管内皮细胞及间质细胞等。这些细胞或组织通过完成一种或多种功能以达到替换治疗的目的。

二、排斥反应的免疫学机制

肾移植后排斥反应的本质是受者免疫系统对供者移植物抗原的免疫应答，可以发生在肾移植术后的任何时期。排斥反应可以分为抗体介导的排斥反应（antibody-mediated rejection，AMR）和T细胞介导的排斥反应（T-cell mediated rejection，TCMR）。此外，还有这两种情况并存的混合型排斥反应。抗体介导的排斥反应又可分为超急性排斥反应、急性排斥反应和慢性排斥反应三种类型，其中导致移植肾失去功能的最主要原因是慢性AMR。排斥反应的免疫学机制如下：

（一）T细胞介导的细胞免疫应答

T细胞介导的排斥反应机制主要包括两种类型：其一为细胞毒性T淋巴细胞（cytolytic T

lymphocytes，CTL）介导的细胞溶解反应；其二为迟发性超敏反应（delayed typehypersensitivity，DTH）。

1.细胞毒性T淋巴细胞介导的损伤效应

CTL主要是$CD8^{+}$T细胞，其对靶细胞的杀伤主要通过穿孔素/粒酶（perforin/granzyme）以及Fas/FasL这2条相对独立的途径完成。

2.迟发性超敏反应效应（delayed - type hypersensitivity，DTH）

$CD4^{+}$T细胞在接受各种抗原刺激后活化分化成为Th1细胞，Th1细胞通过分泌多种细胞因子而介导DTH的发生，激活的巨噬细胞所分泌的IL-1、TNF-β尚能促进细胞外基质蛋白合成，促进平滑肌细胞增殖，同时促进血管硬化与纤维化，导致移植物慢性排斥反应。

（二）B细胞介导的体液免疫应答

抗体介导的损伤机制主要包括：（1）抗体依赖性细胞毒作用，即NK细胞表面的Fcγ受体通过IgG1或IgG3与靶细胞相交联，通过穿孔素/粒酶途径杀伤细胞激活补体；（2）目前发现，人的IgM、IgG和IgG3能与移植物内皮细胞表面的抗原形成抗原-抗体复合物，激活补体级联反应，形成攻膜复合物，迅速损伤靶细胞。

三、移植免疫耐受

（一）免疫耐受及其机制

移植免疫耐受是指给予受体短期免疫抑制治疗，停用免疫抑制药物后患者又能够达到正常的免疫耐受状态，这一观点由Burnet在其研究工作中提出。免疫耐受包括中枢耐受及外周耐受，前者可通过嵌合体形成及受体编辑建立，后者则通过以下几种机制而获得。

1.克隆清除（clonal deletion）

当自身淋巴细胞和自身抗原遭遇后，在抗原的不断刺激作用下T细胞被激活活化，后者可以上调Fas及其配体FasL的表达，Fas结合FasL后将进一步激活细胞凋亡通路。同时当机体内自身抗原水平较高时会导致B细胞受体交联，然而T细胞却无法发挥辅助信号的作用，从而导致B细胞凋亡。

2.克隆失能（clonal anergy）

机体的T、B淋巴细胞通常以克隆失能的状态存在。T细胞失能可能是由未成熟的树突状细胞提呈自身抗原而导致。TCR识别MHC-多肽复合物能够产生第一信号，然而未成熟的DC共刺激分子表达水平低下，无法提供第二信号致使T细胞不能激活活化，从而被诱导进入失能状态。失能的细胞容易凋亡而被清除。B细胞针对胸腺依赖性抗原的应答需要T细胞的辅助，如果T细胞处于克隆失能状态，B细胞亦无法被激活活化，从而对抗原刺激无免疫反应性。

3.免疫调节细胞的作用

多种免疫调节细胞在机体免疫耐受的建立过程中起着重要作用。

（1）调节性B细胞（Breg）：Breg既能够通过配体-受体的相互作用直接抑制免疫系统，又能通过分泌免疫抑制性细胞因子，尤其是IL-10，从而间接抑制免疫系统。除外之外，近年来还发现其他几种类型的免疫调节细胞，如髓源性抑制细胞（myeloid derived suppressor cell，MDSC）、调节性树突状细胞等，它们也可能在外周免疫耐受的建立和维持中起到一定作用。

（2）调节性T细胞（Treg）：Treg包含胸腺细胞产生的nTreg和外周产生的iTreg。Treg通过产生抗炎细胞因子、诱导细胞凋亡、破坏代谢途径以及与树突状细胞相互作用等多种机制促进移植免疫耐受。

4. 免疫豁免效应

机体内一些部位比较特殊，将同种异体组织移植到这些部位，一般不会发生排异反应，移植物存活周期也较长，这些特殊部位被称为免疫豁免部位。免疫豁免效应的形成因素包括：

（1）生理屏障的存在致使隔离部位的细胞无法进入淋巴及血液循环，机体免疫细胞就不能进入隔离部位；

（2）隔离部位的细胞通过表达Fas配体，致使Fas+淋巴细胞凋亡；

（3）免疫偏离作用下促进了Th2型反应；

（4）通过产生各种细胞因子抑制免疫应答。

（二）移植免疫耐受的诱导

目前由于免疫耐受可以大大减少甚至避免免疫抑制剂的使用，并且降低机会性感染的风险，所以诱导对移植肾的特异性耐受势在必行，国、内外许多学者致力于这方面的研究，现将移植免疫耐受的诱导方法综述如下。

1. 阻断共刺激信号

共刺激是淋巴细胞激活第二信号的来源；共刺激通常由参与适应性免疫的免疫细胞（T细胞/B细胞间或抗原提呈细胞/T细胞间）表面共刺激分子及其受体相互作用而产生。共刺激信号具有双向调节作用，其调节作用也决定了免疫应答的最终结果。缺乏正性刺激信号导致T细胞失能，抑制性信号的增强则会降低甚至完全终止T细胞免疫应答。CD28：B7（CD80/CD86）和CD154（CD40L）：CD40是研究证实的两条正性通路。此外，TIM-1是由活化的T细胞表达的共刺激分子，学者发现TIM-4/TIM-1共信号通路在细胞生长发育、激活和分化中起着重要作用，调控该通路对于克服移植物排斥反应和诱导移植免疫耐受具有重要意义。

2. 嵌合体的形成

器官移植术后一段时间内，移植物内出现受体细胞，受体内发现供体细胞的现象称为嵌合现象。Lowsky等在HLA完全匹配的患者身上进行了肾-骨髓联合移植，大多数HLA完全匹配的患者通过形成混合嵌合体成功诱导建立了免疫耐受。最近的研究表明间充质干细胞分泌的外泌体通过运输LncRNA DANCR诱导对小鼠肾移植模型的免疫耐受性。

3. 细胞疗法在诱导移植免疫耐受中的作用

免疫细胞亚群在移植免疫耐受的建立和维持过程中发挥重要作用。

（1）调节性T细胞（Treg）：Treg由胸腺产生后输出至外周，主要通过抑制自身反应性T细胞的活化和增殖，从而产生自身耐受和移植耐受。过继输入Treg是近年来研究最广泛的一种能够诱导免疫耐受的细胞治疗方法。

（2）调节性B细胞（Breg）：研究表明Breg在移植免疫中的作用不仅仅是有害的。Kimura等发现Breg在TGF-β的介导下，需要抗原识别才能有效诱导同种异体移植物耐受。

（3）髓系抑制性细胞（MDSC）：MDSC是骨髓来源的一群异质性细胞，是树突状细胞、巨噬细胞和（或）粒细胞的前体，具有显著抑制免疫细胞应答的能力。研究表明，MDSC通过抗CD28、联合Treg、与T细胞间的相互作用等几种方式延长移植物存活周期，其在减少同种异体移植排斥反应和改善患者预后方面潜力巨大。

（4）树突状细胞：具有免疫调节功能的树突状细胞称为调节性树突状细胞（DCreg）。Xia等发现骨髓来源的耐受性树突状细胞能够诱导大鼠和小鼠MHC不匹配的移植肾免疫耐受，而未成熟的DC和基因修饰的耐受性树突状细胞对小鼠移植肾的免疫耐受诱导作用并不突出。树突状细胞作为移植免疫的发起者和调节者，通过原位靶向或离体输注DCreg可以作为一种防止排斥反应和促进供体特异性耐受性的新兴方法。

第十一节　免疫抑制药物

一、发展与分类

免疫抑制剂是对机体免疫反应起抑制作用的一类药物，临床上常用于预防器官移植后的排斥反应、治疗某些自身免疫性疾病和移植物抗宿主病。器官移植领域免疫抑制剂的发展经历了三个重要阶段：硫唑嘌呤阶段、环孢素时代和环孢素后阶段。在具有代表性的免疫抑制剂发展的三个时期，各国学者仍在不断探索寻找更多的高效低毒免疫抑制剂，为器官移植提供新的选择。目前，免疫抑制剂虽多种多样，但各有利弊。任何联合应用，要综合考虑各方面因素，最大可能地实现免疫抑制的个体化用药方案。临床常用免疫抑制剂的种类较多，根据药物作用机制和制剂不同，大致可分为以下6大类（表15-7）。

表15-7　常用免疫抑制剂种类（原创）

种类	药物名称
皮质类固醇	泼尼松，甲泼尼龙，地塞米松
抗代谢药物	环磷酰胺，硫唑嘌呤，麦考酚钠肠溶片、吗替麦考酚酯，咪唑立宾
钙调磷酸酶抑制剂	环孢素，他克莫司
mTOR抑制剂	西罗莫司，依维莫司
生物制剂	多克隆抗体，抗淋巴细胞免疫球蛋白，抗胸腺细胞免疫球蛋白
单克隆抗体	抗白细胞介素-2受体单抗（CD25），达利珠单抗，巴利昔单抗，利妥昔单抗（CD20），阿仑单抗（CD52）
中药制剂	雷公藤多苷、百令胶囊
其他	贝拉西普，硼替佐米

二、化学免疫抑制剂

（一）糖皮质激素

超过生理剂量的激素具有免疫抑制作用，因其免疫抑制效果确切，价格低廉，因而是肾移植临床中最常用的免疫抑制剂。激素的使用方案在不同的移植中心各不相同，尚未达成共识，在肾移植术后早期激素常与其他免疫抑制剂联用以预防及治疗排斥反应。激素裁撤一直是移植领域讨论的热点问题，有优势也有弊病，但激素裁撤仍需谨慎，应该兼顾患者原发疾病、免疫诱导治疗和维持期的免疫抑制用药方案组合等各种情况。

（二）霉酚酸类药物

霉酚酸类药物是移植领域被认可的用于预防器官移植后急性排斥反应的药物，目前市场上有两种类型：麦考酚那肠溶片（enteric-coated mycophenolic sodium，ECMPS，米芙）和吗替麦考酚酯（mycophenolate mofetil，MMF）。两者的不良反应主要有胃肠道毒性、骨髓抑制及感染。

EC-MPS是肠溶片，所以其胃肠道反应比MMF轻。

（三）钙调磷酸酶抑制剂（calcineurin inhibitor，CNI）

钙调磷酸酶抑制剂是一类通过抑制钙调磷酸酶而发挥免疫抑制作用的药物，它包括环孢素（cyclosporine A，CsA）和他克莫司（tacrolimus，Tac）。这两种CNI都被认为是“临界剂量”药物，因此任何药物暴露的偏差都可能导致严重毒性或失效。由于药物治疗窗狭窄以及药物相互作用，应监测CNI血药浓度。两种CNI都可用于有效预防急性排斥反应，由于他克莫司疗效更佳，目前指南建议他克莫司作为一线CNI。从一种制剂转换为另一种制剂时，应做好预防措施（如密切监测和确定药物浓度）。

（四）雷帕霉素靶分子抑制剂（inhibitors of the mammalian target of rapamycin）

雷帕霉素靶分子抑制剂包括依维莫司（everolimus）和西罗莫司（sirolimus，SRL）。在预防排斥方面，与CNI联合应用时，mTOR抑制剂的有效性与MPA相同。然而，mTOR抑制剂表现出剂量依赖的骨髓毒性，其他潜在的不良反应包括高脂血症、水肿、淋巴囊肿的发生、伤口愈合问题、肺炎、蛋白尿和生育能力受损。由于治疗窗口狭窄和药物与药物相互作用的风险，建议对药物浓度进行监测。由于mTOR抑制剂具有抗增殖作用和较低的恶性肿瘤发生率，从CNI转换为mTOR抑制剂可能对肾移植后发生恶性肿瘤或皮肤癌的高风险患者有益。

三、生物免疫抑制剂

（一）抗淋巴细胞多克隆抗体

抗淋巴细胞多克隆抗体是将不同来源的人类淋巴细胞注入动物体内，激活其B淋巴细胞增殖并分泌特异性抗体（免疫球蛋白），采集、纯化这些抗体，即得到人们所称的抗胸腺细胞球蛋白（anti-thymocyte globulin，ATG）和抗淋巴细胞球蛋白（anti-lymphocyte globulin，ALG）。ATG常用于免疫高危患者中预防排斥反应的发生。此外，ATG可用于治疗类固醇治疗失败或耐受的排斥反应。

（二）单克隆抗体

自从FDA在1985年批准了第一个用于治疗肾移植术后排斥反应的鼠源性单克隆抗体以来，单克隆抗体广泛应用于包括自身免疫性疾病等多种疾病的治疗。单克隆的抗淋巴细胞抗体已作为免疫抑制剂被广泛用于同种异体器官移植排斥反应的预防和治疗，此类抗体包括抗CD20多克隆抗体、抗CD25单克隆抗体、抗CD3单克隆抗体和抗CD52多克隆抗体等。

四、中药免疫抑制调节剂

（一）百令胶囊（corbrin capsule）

百令胶囊在肾移植临床应用中不作为主要的免疫抑制剂，而是在其他免疫抑制药物的基础上联合用药，具有免疫调节作用。百令胶囊能增强CsA免疫抑制效果，从而可减轻蛋白尿，并能减轻CsA所引起的毒副作用。临床结果提示加用百令胶囊后，肝功能损害及骨髓抑制发生率明显下降。

（二）雷公藤多苷

雷公藤多苷为市售成品药，因其具有免疫抑制调节作用，在肾移植临床应用中较为广泛，通常需与其他免疫抑制剂合用以降低急性排斥反应的发生率。雷公藤多苷常用于各种原因导致的移植后蛋白尿的治疗。

五、新型免疫抑制剂

（一）硼替佐米（bortezomib）

FDA于2003年批准硼替佐米用于多发性骨髓瘤的治疗。近些年来研究发现硼替佐米可通过清除体内的成熟浆细胞降低供体特异性抗体（DSA），从而在抗体介导的免疫排斥反应（AMR）中发挥作用。它是第一个被证明可以有效治疗AMR的蛋白酶体抑制剂。其不良反应主要有胃肠道反应、周围神经病变和贫血等。

（二）贝拉西普（belatacept）

贝拉西普是一种融合蛋白，能有效阻断CD28共刺激通路，从而阻止T细胞激活。贝拉西普可经静脉给药，与抗CD25单抗诱导、霉酚酸类药物和皮质类固醇共同构成无CNI方案联合应用。贝拉西普是第一个使用后肾功能优于CNI药物方案的免疫抑制剂，其临床应用前景值得期待。

（三）FTY-720

FTY-720又名芬戈莫德，是近些年新开发的一种免疫抑制剂。已进行的肾移植受者Ⅰ、Ⅱ期临床研究表明FTY-720不仅能有效地预防急性排斥反应的发生，对已经发生的急性排斥反应也有逆转作用，并且能显著地延长移植物的生存时间，与CsA和Tac具有协同作用。

第十二节　肾移植排斥反应

当移植他人的肾脏后，这种同种异体的器官通常会发生不同程度的排斥反应，本质上是受者免疫系统针对供者这种“异己”器官的同种异型抗原或供者的免疫细胞的同种异型抗原产生的以淋巴细胞为主的免疫应答，这种免疫应答可以发生在肾移植术后的任何时间，是目前移植物丢失的常见原因。当前临床上根据排斥反应发生的时间分为4种类型：超急性排斥反应（hyperacute rejection，HAR）、加速性排斥反应（accelerated rejection，AAR）、急性排斥反应（acute rejection，AR）和慢性排斥反应（chronic rejection，CR）。根据有无T细胞参与，排斥反应可分为T细胞介导的排斥反应（T-cell mediated rejection，TCMR）以及抗体介导的排斥反应（antibody-mediated rejection，AMR）两种类型。近年来的证据表明，慢性AMR是导致移植肾失去功能的最主要原因。目前组织病理活检仍然是排斥反应诊断的“金标准”。病理诊断的依据大多为最新的Banff标准，此标准每2年进行一次修订。

一、超急性排斥反应

超急性排斥反应（HAR）多数发生于移植器官与受者血管接通后数分钟至24 h以内，也有个别受者延迟至48 h。该反应主要是由于受者体内存在针对供肾内皮细胞的抗体（多为IgM类）。这一抗体多为体内预存的供体特异性抗体（Donor special antibody，DSA），包括抗供者ABO血型抗原的抗体、HLA抗原的抗体和血管内皮细胞抗原的抗体，常见于再次移植、反复输血、长期血液透析的个体。

HAR多表现为：术中可见移植肾突然变软，由红变紫，肾动脉搏动有力，而肾静脉塌陷；术后可出现寒战、高热、无尿、精神差等危重症的表现。应用免疫抑制药物对治疗此类排斥反应效果不佳，因此，目前HAR尚缺乏有效的治疗措施，主要以预防为主，而且一旦判定为HAR，应尽早切除移植肾，以免进一步危害受者的生命。针对HAR关键在于预防，其中淋巴毒试验和PRA阴性，HLA配型良好，约1%的患者发生HAR，因此良好的组织配型至关重要。鉴于当前相关组织配型技术的进步以及新型免疫抑制剂的临床应用，此类排斥反应在临床已非常少见。

二、加速性急性排斥反应

加速性急性排斥反应（AAR）是发生在术后3～5天内的排斥反应。AAR的病因与HAR类似，多由DSA导致。AAR发生后症状多较剧烈，表现为：术后突然出现的体温升高、尿少或无尿、移植肾肿胀压痛、病情进行性加重，同时可伴有明显的血尿、血肌酐（Scr）水平下降后再次升高，患者需透析，病程进展较快，更有甚者可导致移植物破裂出血，移植肾常迅速失去功能。该排斥反应的预防与HAR类似，应选择良好的配型。AAR的治疗也与HAR类似，因其对激素不敏感，且使用免疫抑制剂的治疗效果均不佳。因此，一旦明确诊断为AAR，宜尽早使用抗胸腺细胞球蛋白或抗淋巴细胞球蛋白及专门特异性地针对排斥有关细胞的单克隆抗体，如抗CD20抗体或者抗TNF-α抗体等。尽管经过抗体冲击治疗，但部分患者可能出现消化道出血、充血性心力衰竭及全身性感染等并发症，导致移植肾功能出现不能可逆转的损伤，因此需要综合评估继续冲击治疗的致命风险，以决定是否停用免疫抑制剂，或切除移植肾。目前现有临床证据表明即使AAR得到控制，受者远期预后仍然不佳。

三、急性排斥反应

急性排斥反应（AR）是临床上同种异基因器官移植中最常见的一种排斥反应，一般发生于肾移植术后第6天至2周左右。国内外临床研究表明，AR特别好发于移植后3个月内，但是肾移植术后终身都可以发生AR。AR的常见原因是术后各种原因导致的受者体内免疫抑制剂浓度不足，另外，感染和手术等也可能是导致AR的原因。当前由于各种新型免疫抑制剂和靶向细胞的单克隆抗体在临床的不断应用，AR的发生率较之前有所下降。因此，针对不同个体，预防AR的发生需要制订合理的个体化免疫抑制方案，然而现阶段仍然是对于AR及时诊断和恰当治疗为主要目标。尽早给予恰当的免疫抑制剂治疗，AR大多可以缓解。

典型的AR在临床上多表现为全身反应合并局部表现。局部组织症状多为移植区的胀痛，全身反应为突然出现的无诱因的少尿或无尿、血小板减少，严重者出现持续低热、乏力、关节疼痛等。一般而言，急性排斥反应发生越早，其临床表现越严重；移植后期（如5年以上）受者也会发生AR，但大多进展较为缓慢，临床症状较轻，具有隐匿性。

目前移植肾穿刺活检仍然是诊断AR的“金标准”。绝大多数移植中心使用的国际统一的Banff标准，从病理学上来对其进行分类。国内外部分移植中心根据免疫应答的机制，将AR分为两类：TCMR和AMR，这样可以有效指导治疗，具有非常重要的意义。

（一）T细胞介导的排斥反应

TCMR是受者在接受移植物异抗原刺激的下$CD4^+$Th1细胞活化。活化的Th1细胞会释放多种炎性因子，导致移植物组织损伤。此外，激活的巨噬细胞和NK细胞也会促进这一损伤的加重，如巨噬细胞通过诱导炎症反应而进一步加重组织损伤。目前普遍认为TCMR是早期移植肾失去功能的一个独立危险因素，影响受者的预后。

当明确诊断为TCMR后，根据国内外相关诊疗指南，目前首选的治疗方案仍然是大剂量甲泼尼龙（糖皮质激素）冲击治疗，激素最大剂量不超过每天1 g；而对于耐激素性TCMR应与AAR一样尽早给予相关的单克隆抗体，例如CTLA-4-Ig融合蛋白和抗CD40L单抗等，抑制效应T细胞的活化，可以有效地抑制TCMR，进而延长移植物的存活时间。

（二）抗体介导的排斥反应

抗体介导的排斥反应（AMR）是导致移植肾急性或慢性失去功能的非常重要的原因，会明显降低移植肾的存活率。治疗AMR已成为排斥反应预防和诊治的核心内容。AMR主要是B细胞分化为浆细胞，浆细胞分泌了针对同种异型抗原的特异性抗体。抗体可发挥调控作用、抗体依赖的细胞介导的细胞毒性作用（ADCC）、免疫黏附和补体依赖的细胞毒性（CDC）作用，参与排斥反应的发生。AMR激素冲击治疗效果不佳，目前国内外研究也尚未出现被大家广泛接受的治疗方案，多为经验性治疗。例如：在TCMR中使用的CD20单克隆抗体和蛋白酶抑制剂硼替佐米在治疗AMR中并未显示出明确的作用。因此，目前针对AMR的治疗，多数为针对受者的个体化治疗方案，如：术后免疫吸附以清除抗体，或者在移植前主动接受供者抗原，进而诱导免疫耐受。

由于AMR的诊疗困难，严重威胁移植物的功能，因此对移植医师来讲，应高度重视受者术后AMR的诊治。

四、慢性排斥反应

慢性排斥反应（CR）指排斥反应发生在手术3个月后，甚至数年后，其病变与慢性炎症相似，是移植器官或组织功能进行性减退甚至完全丧失的一种排斥反应。大多数CR的病因都是多重性的，可能由免疫和非免疫两种机制引起。一般与以下几种因素有关：肾移植早期发生多次的急性排斥、钙调磷酸酶抑制剂量长期不足、HLA配型错配、CNI肾毒性、高血压、吸烟与高脂血症等。CR的发生机制迄今尚未完全清楚，且其对常规免疫抑制疗法不敏感，即使当前的免疫抑制剂种类众多，但其对于移植物远期存活率的提高仍不尽如人意，因此，对于慢性移植物功能丧失的机制探究是目前器官移植领域的热点。

CR主要表现为：移植物功能的丧失，以及低相对密度尿，甚至无尿。有部分肾移植受者可表现为肾功能检查结果正常，仅与CR有相似的病理学变化，因此，对CR的诊断应综合各方面因素。CR的治疗主要是延长移植肾存续时间，根据移植肾穿刺活检病理组织结果，分析引起CR的原因，制订个体化的治疗方案，早日去除病因，可使部分患者的病情得到有效的缓解甚至好转。当前较为常用的治疗措施有：①调整免疫抑制剂、短程激素冲击；②抗凝，抗血小板聚集；③扩张肾血管，改善肾灌注等。

第十三节　肾移植随访

目前各移植中心采用的随访方式主要有门诊随访、网络随访、电话随访等。肾移植受者使用的免疫抑制剂等药物种类和剂量均不完全相同。肾移植患者术后住院时间相对较短，住院期间短期内难以实现个体化治疗，所以应与受者进行长期有效的交流，全程了解肾移植受者的状况，确保尽早、尽快实现对受者的合理个体化治疗。

一、肾移植术后随访的时间、方式及内容

（一）肾移植术后随访的时间

随访是肾移植术后移植肾长期存活的重要保证，随访的一般原则为先密后疏。专家共识如下：术后1个月内，一般要求每周随访1～2次；术后1～3个月建议每1～2周随访1次；术后4～6个月，建议每2～4周随访1次；术后7～12个月要求每月随访1次；术后13～24个月，建议每月随访1次或每季度随访2次；术后3～5年，要求每1～2个月随访1次；术后5年以上，建议至少每个季度随访1次。对于移植肾功能不稳定的受者，需酌情增加随访频率。随访频率视术后时间长短而定，原则上是先密后疏。

（二）肾移植术后随访的方式

随访的方式主要包括电话随访、短信随访、微信随访、门诊随访、信访、家访等。

1. 门诊随访

门诊随访是最常用的随访方式，受者术后会定期到门诊就诊复查，接受随访人员的诊治，而随访医师与受者进行面对面的交流，了解受者的情况，指导用药和提出术后注意事项以及及时进行相关问题解答。

2. 电话随访

鉴于肾移植受者地域分布差异，某些患者术后不能及时就医随访，需要进行电话随访。随访医院应掌握受者或其家属的联系信息，包括电话、通信住址和电子邮箱，以便能随时保持联系，电话随访主要用于动态了解受者的健康状况以及患者当前的用药情况，并给予健康教育及用药指导。

3. 互联网随访

由于医护人力分布等原因，患者分布广泛，随访方案缺乏针对性，失访率高等，患者出院后的健康需求难以得到满足。常规的随访管理模式多由医院单方实行。互联网技术逐渐在医疗卫生领域被应用，并产生积极的效应，如互联医院和门诊等形式，还包括各种随访软件。

（三）肾移植受者随访的内容

随访内容主要包括常规检查项目、特殊检查项目。常规检查项目主要有：血常规、尿常规、血液生化和免疫抑制剂（如他克莫司、霉酚酸）血药浓度及移植肾超声等。还包括尿蛋白阳性者需检测24 h尿蛋白测定等。特殊项目检查包括某些病毒比如EB病毒、BK病毒以及巨细胞病毒等检测。若患者有急性排斥反应相关症状，可以进行肾移植物活检等。

二、肾移植术后随访的重点

肾移植患者由于经常服用免疫抑制剂等原因，随访的侧重点与普通的外科患者有所不同，按时定期随访对于肾移植患者尤为重要，随访重点应该包括患者健康宣教、生活方式教育、预防感染以及心理指导等。肾移植受者早期随访的重点应为抗排斥反应以及免疫抑制剂的剂量及血药浓度监测以及血压、体温、脉搏等，中期随访的重点为免疫抑制剂不良反应监测以及各种相关感染等情况，以及高血糖、高血脂、高尿酸血症等发生情况并及时干预处理；远期随访的重点主要包括监测恶性肿瘤的发生以及监测心血管疾病、高血压、代谢相关疾病，需要做到及时诊断并及时

纠正。

三、活体供者的长期随访

肾移植由于供肾来源不同分为亲属供肾以及心、脑死亡者捐献供肾，活体供肾供者由于肾脏捐献，更需要及时了解供者的健康状况。及时并且有效的随访可以准确地预测以及了解供者出现的风险。随访时间通常在供肾术后6、12、24个月，此后的随访时间可以适当延长。对于供者的随访包括身体健康以及心理健康等两方面。身体健康状态随访方面主要包括供者的存活状态以及尿蛋白、肾功能以及全身健康状态，此外也要监测慢性肾脏病以及高血压等的发生情况；心理健康随访主要包括对于供肾质量、受者恢复情况、经济压力等造成的心理压力的恢复情况。

第十四节　肾移植术后健康管理

一、排斥的预防与健康管理

尽管目前肾移植手术的成功率以及患者的存活率较高，急性排斥率较低（5%～15%），但肾移植患者的长期存活率仍较低。尽管长期移植物失去功能的病因有很多，但免疫介导的因素依然占据主要地位。DSA是移植术前以及移植术后抗供体器官抗原的抗体，主要是组织相容性抗原。但是，存在DSA不一定导致急性排斥反应。只有当DSA升高到一定程度时，才有可能与急性排斥反应具有一定的相关性。固定补体C3d、HLA-C、HLA-DP及HLA-DQ等位点都与急性排斥反应有密切的相关性。某些非HLA位点对于急性排斥反应也有重要意义。

（一）排斥反应的预防

首先，为了预防排斥反应的发生，应及时检测DSA，防止形成HLA-DSA，对于易致敏患者，更应及时检测，对于已致敏患者，应考虑及时脱敏治疗。其次，维持充分的基础免疫抑制，尤其是钙调磷酸酶抑制剂的应用对于预防T细胞介导的抗体排斥反应尤为关键，有报道指出，使用环孢素形成DSA的风险较使用他克莫司高约3倍。但最重要的是足量的钙调磷酸酶抑制剂来阻断免疫反应的发生。

（二）排斥反应的健康管理

肾移植手术的成功，仅仅是患者“新生命”的开始，也仅仅是肾移植的开始，只有对肾移植患者进行个体化健康管理，具体情况具体分析，才能真正减轻患者排斥反应的发生。具体措施为：

1. 及时随访

患者随着手术恢复，及时的免疫抑制对于减轻或预防排斥反应的发生至关重要，而及时随访，及时监测血药浓度以及DSA的变化显得格外重要。

2. 合理用药

肾移植术后患者需要服用多种免疫抑制药物，药物之间相互作用导致钙调磷酸酶抑制剂等在移植受者暴露不足，所以更应及时调整药物用量。

3. **心理疏导**

不同患者原发病不相同，对肾移植的了解和认识各有不同，及时的心理疏导能够消除患者的焦虑情绪。医务人员应该耐心地向患者解释各种检查结果，指导患者以乐观的心态面对。

二、感染的预防和健康管理

感染是肾移植受者死亡的第二大原因。其中高达70%的患者将在移植的前3年内发生感染事件。绝大多数感染发生在移植后1个月以及6个月以后，最重要的是早期识别这些感染并进行及时处理。

（一）肾移植术后感染的预防

感染在临床上最常见的是革兰阴性肠道微生物、肠球菌、铜绿假单胞菌和葡萄球菌属等引起的感染，某些感染需要长时程地应用抗生素，因此必须同时监测艰难梭菌结肠炎的发生。由于多数感染都由免疫抑制剂使用不当引起，因此，在使用免疫抑制剂时一定要注意监测免疫抑制剂血药浓度，注意其他疾病用药对免疫抑制剂血药浓度的影响，一旦发现免疫抑制剂浓度异常，应及时调整免疫抑制剂用量。其次，肾移植患者的免疫力比正常人的差，平常更应该注意自我防护，勤洗手，多通风，不要去人员密集的地方，培养良好的卫生习惯。如果遇到某些部位感染化脓等不适，应及时联系移植医生。最后，肾移植受者更应该保持良好的心态，加强锻炼才能最终有效预防感染。

（二）肾移植术后感染患者的健康管理

肾移植术后感染健康管理的流程为：监测、危险因素评估、指导健康自我监测和干预。监测即为及时随访了解患者一般健康状况以及免疫抑制水平；危险因素评估为对于患者感染早期症状如血象改变等要及时警惕，提早干预等；指导自我健康监测即为指导患者了解检查、检验项目，如距离移植医师较远，可在当地医院检查后及时向移植医师反馈，加强与移植医师的全方位沟通。最后，应该加强对移植术后感染患者定期宣教，肾移植患者需要长期管理，其医疗模式应从单纯的治疗向医院、社区、患者、社会相关组织等共同参与的慢性病管理转变。

三、消化道不良反应的预防与健康管理

（一）肾移植后消化道不良反应的预防

由于肾移植患者需要持续服用免疫抑制剂以及多种类型的免疫调节剂，消化道负担加重，早期症状主要为腹泻、腹痛、腹胀、恶心、呕吐等。这些症状可以引起免疫抑制剂的暴露水平以及肾功能等改变，所以更应及时处理。对于预防，目前主要以主动检测霉酚酸血药浓度为主，避免血药浓度过高导致的腹泻。其次注意饮食健康，保证营养的同时注意饮食清淡；若出现霉酚酸类药物不耐受的情况，及时更换，避免腹泻的产生。

（二）肾移植后消化道不良反应的健康管理

对于肾移植后出现消化道不良反应的健康管理主要措施为：

1. 积极调整免疫抑制剂用量，预防消化道并发症产生；
2. 加强营养，注意饮食卫生习惯；
3. 积极预防其他感染导致的消化道并发症；
4. 加强患者的心理卫生健康建设，使患者保持良好的心理卫生习惯。

四、肾移植术后糖尿病的预防与健康管理

（一）肾移植术后糖尿病的预防

肾移植受者在接受肾移植后免疫抑制剂、年龄、糖尿病易感基因等相关因素作用下易发生移植后糖尿病。术后糖尿病易感因素为术后体重增加以及应用免疫抑制剂等相关因素，为预防移植术后糖尿病，应做到：

1. 积极控制体重，有研究表明，术前或术后高体重的患者易患糖尿病，因此，应积极控制体重。

2. 对于钙调磷酸酶移植剂使用，需要检测血药浓度，防止因钙调磷酸酶抑制剂等免疫抑制剂使用引起糖尿病发生。

3. 积极控制肾移植术后移植受者血脂及血压水平。

（二）肾移植术后糖尿病的健康管理

肾移植术后糖尿病为多发病，更需要对肾移植受者进行健康管理，具体措施如下：

1. 积极调整免疫抑制剂的用量。

2. 改变不良的生活习惯，对于有糖尿病家族史的患者，更应戒烟戒酒、饮食清淡结构多样化、控制每天进食总量、少食多餐。

3. 为肾移植受者依据自身情况制定合理化的运动方案，科学合理运动。

4. 对于肾移植后糖尿病患者，应积极与内分泌专科医师沟通，制定科学合理的降糖药物配伍，科学合理用药。

五、肾移植术后高尿酸血症的预防及健康管理

（一）肾移植术后高尿酸血症的预防

肾移植术后高尿酸血症的危险因素包括性别、年龄、体重指数、移植肾功能、慢性疾病（高血压、糖尿病、心血管疾病）、药物因素（利尿剂、免疫抑制剂）等。高尿酸血症与多种疾病相关。因此，应积极预防术后高尿酸血症的发生，首先，应该控制移植术后体重，加强锻炼；其次应积极监测术后移植肾功能；积极调整免疫抑制剂用量，避免过度暴露或暴露不足；积极控制相关并发症（心血管疾病、糖尿病），控制好血糖、血压等。

（二）肾移植术后高尿酸血症的健康管理

肾移植术后高尿酸血症通常没有明显症状，常常被肾移植受者忽略，但高尿酸血症常常给肾移植受者带来各种健康问题。需要肾移植医师以及肾移植受者共同重视，及早诊断，及时治疗。因此，肾移植术后高尿酸血症的健康管理显得格外重要，具体措施如下：

1. 药物干预：即对肾移植术后高尿酸血症的患者及时进行降尿酸药物处理。

2. 生活干预："管住嘴、迈开腿"的非医疗干预模式是目前高尿酸血症早期预防和控制最经济有效的措施，肾移植术后受者患有高尿酸血症时，更应该注意生活方式早期及时的干预。

3. 加强对肾移植受者的术后宣教，加强高尿酸血症相关知识在肾移植受者中的普及。

4. 对于移植受者的相关高尿酸血症的相关危险因素应该积极控制、及时纠正。

5. 加强移植受者、移植医师以及内分泌专科医师之间的协作互助。

第十五节　肾移植远期并发症及其他

一、肾移植后心血管疾病

肾移植后心血管并发症是导致肾移植受者死亡的主要原因，主要包括冠心病、高脂血症、高血压等相关心血管疾病。普通人群中存在的高龄、糖尿病、高血脂、高血压、肥胖等导致心血管疾病的相关危险因素同样也是肾移植术后心血管疾病的危险因素。同时，肾移植前透析时间及透析方式、移植肾功能延迟恢复及移植肾功能受损、供肾的缺血再灌注损伤、长期使用免疫抑制剂等与肾移植术后心血管疾病有关。

由于肾移植术后早期大量使用环孢素、他克莫司等钙调磷酸酶抑制剂以及激素等免疫抑制剂，PTDM在肾移植术后的发病率随肾移植年限延长而增加，导致CVD发病率及肾移植受者死亡风险增大。某些研究表明，肾移植术前糖尿病病史导致肾移植术后心血管疾病发病率及死亡率增加。高脂血症是肾移植受者中心血管疾病的高危因素，某些研究报道，肾移植术后高脂血症可以增加肾移植受者患心血管疾病风险。然而一些研究同时指出，较低的脂蛋白水平和胆固醇水平可能与肾移植后心血管疾病发生率相关。

二、肾移植后糖尿病

糖尿病（DM）是肾移植术后的常见并发症。在美国，几乎50%的终末期肾病患者患有DM，糖尿病是22%的肾移植受者肾脏疾病的首要原因。其次，肾移植前未患DM的患者中有2%～50%在移植后会发病。肾移植受者的DM与肾移植术后死亡率高度相关，与移植前是否存在糖尿病无关。糖尿病肾移植受者总生存率降低，其心血管并发症和感染增加。尽管其患病率较高且与不良结局相关，但肾移植后DM的最佳管理策略尚不清楚。免疫抑制药物和抗糖尿病药物之间的相互作用使其治疗具有很大困难。

（一）诊断

PTDM的诊断依赖于用于诊断非移植人群DM的相同标准。简言之，如果多次空腹血糖为126 mg/dL（7 mmol/L），随机血糖为200 mg/dL（11.1 mmol/L）伴有相关症状，或75 g口服葡萄糖耐量试验（OGTT）后2 h血糖水平为200 mg/dL（11.1 mmol/L），则诊断为肾移植后糖尿病。OGTT后2 h血糖比单纯空腹血糖更敏感，是PTDM早期诊断的金标准，因为PTDM常表现为餐后高血糖但空腹血糖处于正常水平。

（二）肾移植后糖尿病相关风险因素

肾移植后患糖尿病的相关危险因素主要包括：感染（如丙型肝炎）、低镁血症和使用免疫抑制药物，包括钙调磷酸酶抑制剂（CNI）、类固醇和哺乳动物雷帕霉素靶蛋白（mTOR）抑制剂。其中CNI的致糖尿病潜力呈剂量依赖性，他克莫司比环孢素更具有致糖尿病性。mTOR抑制剂也与PTDM的发生相关，其导致的发生率高于环孢素，但低于他克莫司。体重增加、胰岛素抵抗是肾移植后患者罹患糖尿病更普遍的另一个因素。由于使用类固醇类药物等原因，肾移植后患者体重显著增加很常见。恰当的体重管理和良好的健康习惯应该是移植后随访的重要部分，避免体重增加可能会降低肾移植术后罹患糖尿病的风险。

（三）肾移植后糖尿病的治疗

肾移植后的糖尿病治疗在于改善胰岛β细胞的功能以及降低胰岛素抵抗。目前对于血糖控制的具体数值没有明确的要求，由于肾移植术后早期发生糖尿病并发心血管疾病导致患者死亡率增高，因此早期及时治疗糖尿病极为重要。主要治疗措施有：

1.改变生活方式以及减重

生活方式改变是早期肾移植术后糖尿病非常重要的治疗手段之一，运动和减重可以明显改善胰岛细胞功能，目前仍需要更多研究来证实其有效性。

2.应用降糖药物

目前的研究表明，现有的降糖药物二甲双胍、瑞格列奈等药物对肾移植后糖尿病有明显治疗作用，且安全性也得到证实，但应用时仍需考虑免疫抑制剂与降糖药物相互作用，需要更多研究加以证实。

三、肾移植后高尿酸血症

肾移植公认的并发症之一是高尿酸血症。在服用环孢素（CsA）的肾移植患者中多达55%～80%发生高尿酸血症，大约10%最终发生痛风。长期高尿酸血症与肾内血管收缩和慢性肾小管间质损伤相关，这揭示了高尿酸血症可能导致肾移植受者发生慢性移植物功能不全。此外，由于高尿酸血症与高血压和心血管疾病相关，尿酸升高可能是肾移植受者心血管疾病的风险因素，最终决定移植物和患者的不良结局。

（一）肾移植术后高尿酸血症的危险因素

肾移植术后发生高尿酸血症的危险因素主要包括一般因素、移植肾功能、其他合并慢性疾病、药物因素、饮食习惯及其他因素。一般因素主要包括性别、年龄等因素；高血压、糖尿病等也是高尿酸血症的危险因素；利尿剂以及环孢素等药物可以明显影响肾移植受者的尿酸水平。

（二）肾移植术后高尿酸血症的治疗

之前的研究以及指南表明，肾移植受者男性尿酸水平高于420 μmol/L、女性尿酸水平高于360 μmol/L，需要进行药物干预。目前肾移植术后高尿酸血症的主要治疗药物包括促进尿酸排泄的药物（苯溴马隆、丙磺舒、氯沙坦）和抑制尿酸生成的药物（别嘌呤醇、非布司他）。除了相关药物治疗外，改变生活习惯以及饮食管理对于治疗高尿酸血症也很重要。

四、肾移植术后感染

肾移植手术技术的不断改进以及免疫抑制方案的不断优化，已经显著改善了肾移植患者以及移植物预后，尽管如此，感染仍是肾移植术后的主要类型。随着现代科技不断进步，多种新型的抗菌药物的逐渐研发，肾移植术后感染的发生率降低了很多。

（一）肾移植术后感染的时间以及影响因素

肾移植术后感染主要发生在肾移植术后三个时间点，即肾移植后早期感染、免疫抑制高峰期感染、晚发性感染。肾移植后早期感染是指发生在肾移植术后30天内的感染，主要包括手术部位感染、肺炎、尿路感染（UTI）、菌血症和艰难梭菌结肠炎，供体来源的感染虽然罕见（约0.2%），但可能存在于移植后的前30天；免疫抑制高峰期发生的感染通常是机会性感染或从受体潜伏感染中重新激活的病原体，如BK病毒、CMV、水痘带状疱疹病毒、乙型肝炎病毒、单纯疱疹病毒（HSV）、丙型肝炎病毒（HCV）、结核分枝杆菌、李斯特菌等相关病原体感染，一般发生在移植后30天至6个月或排斥反应治疗3个月内。接受强效诱导治疗的移植患者通常存在迟发型感染，感染发生于肾移植后6～12个月、排斥反应治疗后3个月。大多数晚发型感染是社区获得性的，如社区获得性肺炎、呼吸道病毒感染，患者可能因暴露于环境或旅行而感染，随着时间的推移，患者恢复正常功能。

（二）肾移植术后感染的分类

肾移植术后感染主要分为病毒感染、细菌感染、真菌感染。

1.EB病毒（EBV）感染

EBV是一种人类疱疹病毒，感染约90%的成人。EBV主要通过口咽部分泌物传播，原发感染通常无症状。肾移植受者的大多数症状性感染为原发性感染，可能与供体病毒再激活有关。移植后淋巴增生性疾病是EBV的最显著表现。在肾移植后第一年和急性排斥反应治疗后定期进行监测。对于EBV病毒载量增加的EBV感染初治受者，应考虑减少免疫抑制剂。EB感染治疗的关键在于调节免疫抑制剂的用量。

2.巨细胞病毒（CMV）感染

CMV是一种普遍存在的人类疱疹病毒，血清阳性率为30%～97%，在肾移植受者发生急性排斥反应时使用淋巴细胞耗竭剂作为诱导或用于同种异体排斥反应，可显著增加CMV感染的患病风险。CMV感染可累及许多器官，最常见的是胃肠道、肝脏、胰腺和肺。CMV也可以引起同种异体肾炎。在肾移植受者移植术后100天内CMV感染发病率最高。CMV感染的治疗策略为普遍预防以及抢先治疗，普遍预防即为在门诊随访条件下及时调整药物与相应化验可以及时预防巨细胞病毒，抢先治疗目前缺乏相应的高质量的实验依据。缬更昔洛韦是最常用的预防药物，推荐剂量为每日900 mg，肾功能不全时减量。大多数指南建议对中危患者进行100天的预防，对高危患者进行200天的预防。

3.多瘤病毒感染

BK病毒（即多瘤病毒）是一种人类多瘤病毒，首次在患有输尿管狭窄的肾移植受者尿液中发现。原发性多瘤病毒感染发生在儿童期。成年人在感染多瘤病毒后病毒仍潜伏在肾小管和尿路上皮中。在免疫功能下降的宿主中，该病可从无症状的病毒尿进展为病毒血症和器官侵袭性疾病。在肾移植受者中通常表现为多瘤病毒相关肾病。现行指南建议每月进行一次多瘤病毒血症的常规肾移植后筛查，持续9个月，然后每3个月进行一次，直至肾移植后2年。多瘤病毒感染的治疗基础是调整免疫抑制剂的用量，其他不同的辅助治疗主要为静脉注射丙种球蛋白、来氟米特和西多福韦。过继性T细胞治疗是多瘤病毒相关肾病的一种新型治疗选择，已被证明在病程早期使用可降低肾小管中的病毒载量。

4.艰难梭菌感染

艰难梭菌（以前称为梭菌）是一种厌氧、产芽孢的革兰阳性菌，可引起艰难梭菌感染，住院实体器官移植受者感染的可能性是一般人群的5倍。艰难梭菌感染影响3%～16%的肾移植受者，通常是在移植后早期。诊断依赖于24 h内出现3次或3次以上未成形粪便，并检测艰难梭菌毒素或粪便PCR。肠梗阻患者出现不明原因的腹痛伴发热和白细胞增多，应及时进行艰难梭菌感染试验。对于重度患者，建议使用口服万古霉素或非达霉素作为主要治疗。

5.尿路感染

尿路感染是肾移植术后1年内最常见的细菌感染，患病率范围广泛，为7%～80%。由于解剖等因素，女性肾移植受者的尿路感染发生率更高。革兰阴性菌导致高达90%的感染，大肠埃希菌最常见。肾移植后早期的围术期预防性使用抗生素是预防尿路感染的标准治疗措施。建议在肾移植后6～12个月使用复方磺胺甲噁唑预防耶氏肺孢子菌肺炎，但其也可作为有效的尿路感染预防药物，并降低尿路感染导致菌血症的风险。指南同时建议，不能服用复方磺胺甲噁唑进行预防的患者需要接受额外的抗生素来预防尿路感染，至少直到输尿管支架被取出。

6.真菌感染

肾移植后另一种重要的感染即为真菌感染。在众多导致感染性疾病中的真菌中，组织胞浆菌最为常见。其他常见的真菌主要有球孢子菌、芽生菌等。对于高危患者进行筛查以及预防可以明显降低真菌感染的发病率。

五、肾移植后肿瘤

随着免疫抑制剂的免疫抑制效果加强，肾移植受者中肿瘤的发病率正在逐渐增高。据不完全统计，肾移植受者的癌症发病率至少是普通人群中年龄匹配和性别匹配个体的2～4倍。与一般人群相比，肾移植受者中发病率增加最大的癌症是卡波西肉瘤（发病率比其他方面健康的个体高300倍）、非黑色素瘤皮肤癌（2～40倍）、唇癌（>10倍）和以病毒感染导致的某些肿瘤如移植后淋巴增生性疾病。其他常见癌症类型也相对增加，如结直肠癌和肺癌（增加约1.5～3倍）。

（一）肾移植后肿瘤发生的危险因素

国外的某些观察性研究和肾移植患者登记分析显示，肾移植时年龄偏大、男性、白种人和肾移植前透析时间延长是肾移植后发生癌症的关键危险因素。研究表明，老年肾移植受者（肾移植时年龄≥55岁）的5年癌症绝对风险至少是年轻受者（年龄<35岁）的3倍；白种人肾移植受者的癌症风险比非白种人（包括非裔美国人和亚裔）高20%～35%，根本原因尚不完全清楚，但可能是由于某些癌症的发生率较低，如非白人肾移植受者的黑色素瘤；肾移植受者癌症发生率增加的因素也与机体长期的免疫抑制状态有关。

（二）肾移植后肿瘤的预防

供体来源的恶性肿瘤在肾移植术后较为罕见，发生率大约在0.01%～0.05%之间。然而，约20%的供体来源癌症患者发生癌症相关死亡。首先，肾移植术前应仔细检查供体胸腔、腹腔是否有潜在肿瘤，发现任何肿块以及肿大淋巴结都应仔细检查。对于活体供体，应进行全面评估，包括病史和体格检查，以确定所有既往或活动性恶性肿瘤。其次，准确评估潜在肾移植受者，指南建议，对于潜在肾移植受者应该进行及时肿瘤筛查等。第三，对于肾移植受者既往肿瘤史，应准确进行评估。对于既往有肿瘤史的患者，肾移植后患肿瘤的风险比正常患者高3倍。

（三）肾移植后肿瘤患者的管理

肾移植后癌症患者的管理是复杂的，由于肾功能降低、潜在的肾毒性和与免疫抑制的药物相互作用，需要仔细考虑化疗药物的剂量和安全性。由于免疫抑制可以使机体减少免疫监视和促进肿瘤生长，所以在患者确诊肿瘤后，首先考虑降低免疫抑制剂的使用。其次主要使用MTOR抑制剂，因其同时具有免疫抑制以及抗肿瘤活性。

六、肾移植后妊娠

慢性肾脏病患者由于肾脏长期衰竭，患者生殖系统功能也随之减退，常常无法成功受孕，肾移植术后随着肾功能的逐步恢复，生育功能也逐步得到恢复。肾移植也为不少年轻肾移植受者带来希望。

（一）肾移植术后妊娠时机选择

随着成功进行肾移植手术，患者生育功能随着肾功能恢复逐步得到恢复，在肾移植术后20个月基本恢复生殖功能，多数共识认为，肾移植术后1年进行妊娠较为安全。理想的妊娠条件为：1.近1～2年未发生排斥反应；2.肌酐已处于基本正常水平并长期保持稳定；3.微量蛋白尿或无蛋白尿；4.激素、免疫抑制剂等剂量已处于最低且移植物长期处于稳定状态。

（二）肾移植术后妊娠期间免疫抑制剂选择

肾移植术后妊娠时，免疫抑制剂对胎儿以及移植肾功能均有一定的影响，几乎所有的免疫抑制剂均能通过胎盘屏障从而影响胎儿，免疫抑制剂对胎儿的影响暂时未知，需要临床继续观察总结。但某些免疫抑制剂由于其对胎儿的独特影响应避免使用。其中激素对移植术后妊娠来说，总体利大于弊，但某些研究表明，宫内激素浓度过高可以导致流产。霉酚酸作为一种有效的免疫抑制剂广泛应用于肾移植受者，但据某些研究报道，霉酚酸酯对肾移植受者胎儿致畸率较高，所以一般需在受孕6周前将霉酚酸酯换为硫唑嘌呤，主要因为胎儿缺少将硫唑嘌呤转换为6-巯基嘌呤的酶，所以一定程度上减弱了硫唑嘌呤的活性。

第十六节　异种肾移植

移植是治疗终末期器官衰竭的有效方法，人体器官供需失衡是临床移植的主要问题。异种移植可能是解决这一严重问题的替代方案。世界卫生组织（WHO）将异种移植定义为“任何涉及将以下任何一项移植、植入或输注到人类接受者的程序：来自非人类动物来源的活细胞、组织或器官，或与活的非人类动物细胞、组织或器官进行离体接触的人体体液、细胞、组织或器官”。

异种移植于1667年在从羔羊向人类异种输血的背景下首次被提及。由于非人类灵长类动物（NHP）在系统发育上比其他物种更接近人类，因此，从20世纪20年代到20世纪90年代进行了几项涉及NHP的肾脏、心脏和肝脏的试验。然而，研究人员发现，由于伦理问题、跨物种传播感染给人类的高风险、繁殖困难、器官大小差异和其他不切实际问题，非人类灵长类动物不是临床异种移植的合适来源动物。自20世纪90年代以来，研究人员一直尝试使用猪作为异种移植的来源动物，而猪目前被认为是最合适的候选物种。选择猪作为来源动物的原因包括猪的产仔数较大且成熟期短，其大小和生理与人类相似，异种动物病的风险低，以及易于应用基因工程技术生产具有抗药性的猪器官。然而，猪和人类之间的遗传差异导致了异种移植的障碍，包括免疫排斥和异种动物病的风险。与人类同种异体移植一样，异种移植容易产生免疫排斥。然而，由于猪和灵长类动物之间的遗传距离，与目前在同种异体移植中观察到的反应相比，血管化的猪器官被更强烈地排斥。由于转基因猪和免疫抑制疗法，异种移植物的存活时间结果在临床前异种移植模型中得到了显著改善。非人类灵长类动物模型中的这些结果表明，异种移植在临床中的应用即将到来。

异种移植后存在免疫排斥，包括获得性免疫排斥和先天性免疫排斥，其中天然抗体、补体、自然杀伤（NK）细胞和巨噬细胞都发挥着相互依赖的作用。三种主要类型的排斥可以以连续方式发生：（1）超急性异种移植排斥；（2）急性体液异种移植排斥；（3）急性细胞排斥。除了免疫排斥外，凝血功能失调和炎症反应也变得更加突出，导致异种移植失败。

自2009年以来，异种移植领域取得的大部分进展都归功于转基因猪的生产。由于基因编辑工具的改进，特别是成簇的规则间隔短回文重复序列-cas9（CRIPSR/Cas9），已经产生了大量的转基因猪，并且具有多个编辑基因的源猪的生产变得更加容易并且更快。尽管肾脏作为重要器官进行移植，但在猪-NHP模型中使用肾脏的进展比使用心脏的进展要慢。在2015年之前，维持生命的猪肾脏异种移植平均仅限于几周，在猪-NHP模型中报告的最长生存期为90天。2015年，以GTKO/hCD55猪为供体，以T细胞缺失的恒河猴为受体，进行抗CD154mAb的后续维持治疗。具有较低抗猪抗体滴度的接受者表现出延长的肾脏异种移植存活率（超过125天）。与以前的报告相比，消耗性凝血障碍和蛋白尿的特征延迟了数月。GTKO/CD46/CD55/EPCR/TFPI/CD47猪的肾脏在第237天和第260天之前在狒狒中正常运作。两只狒狒死于感染而不是免疫排斥，并且没有观察到消耗性凝血病的特征。2018年，来自GGTA1/B4GALNT2DKO猪的肾脏被移植到恒河猴体内，这些恒河猴通过T细胞耗竭、抗CD154、霉酚酸和类固醇进行免疫抑制。这些肾移植受者的最长生存期为435天。然而，对异种移植肾脏的分析表明，抗体介导的排斥和凝血失调仍然是肾移植失败的原因。在肾脏异种移植物中需要额外的异种抗原和人抗凝基因的引入。最近，有研究报告可在猪对恒河猴肾移植中，在NHP中维持生命的异种移植物的最长存活期（499天）和超过1年的一致存活期。这是第一个维持生命的肾脏异种移植的翻译模型，实现了迄今为止在NHP模型中猪肾脏异种移植物的最长存活时间。该研究确定，移植前$CD4^{+}$T细胞的消耗对于异种移植物的长期存活是必要的。

基于NHP模型研究的数据和经验，将各种转基因猪与不同的免疫抑制疗法相结合对于不同器官的有效移植是必要的。因此，在猪-NHP模型中确定最佳的基因工程器官源猪和免疫抑制方案策略是进一步临床研究的关键一步。

（桂惠明）

参考文献

[1] YU Y, CHEN M, YANG S, et al. Osthole enhances the immunosuppressive effects of bone marrow - derived mesenchymal stem cells by promoting the fas/fasl system[J]. Journal of Cellular and Molecular Medicine, 2021, 25(10): 4835-4845.

[2] TANAKA S, ISE W, BABA Y, et al. Silencing and activating anergic B cells[J]. Immunological Reviews, 2022, 307(1): 43-52.

[3] BOONPIYATHAD T, SÖZENER Z C, AKDIS M, et al. The role of treg cell subsets in allergic disease[J]. Asian Pacific Journal of Allergy and Immunology, 2020, 38(3): 139-149.

[4] BUCKLEY M W, MCGAVERN D B. Immune dynamics in the cns and its barriers during homeostasis and disease[J]. Immunological Reviews, 2022, 306(1): 58-75.

[5] 马晓天，郭振红. 共信号分子功能及其在肿瘤治疗中的应用[J]. 中国肿瘤生物治疗杂志，2021, 28(12): 1219-1226.

[6] WU X, WANG Z, WANG J, et al. Exosomes secreted by mesenchymal stem cells induce immune tolerance to mouse kidney transplantation via transporting lncrna dancr[J]. Inflammation, 2022, 45(1): 460-475.

[7] KIMURA S, RICKERT C G, KOJIMA L, et al. Regulatory b cells require antigen recognition for effective allograft tolerance induction[J]. American Journal of Transplantation, 2020, 20(4): 977-987.

[8] HOSGOOD S A, BROWN R J, NICHOLSON M L. Advances in kidney preservation techniques and their application in clinical practice[J]. Transplantation, 2021, 105(11): e202-e214.

[9] KANNAN G, LOGANATHAN S, KAJAL K, et al. The effect of pulse pressure variation

compared with central venous pressure on intraoperative fluid management during kidney transplant surgery: A randomized controlled trial [J]. Canadian Journal of Anaesthesia Journal Canadien D'anesthesie, 2022, 69(1): 62-71.

[10] TOMKINS M, TUDOR R M, CRONIN K, et al. Risk factors and long-term consequences of new-onset diabetes after renal transplantation [J]. Irish Journal of Medical Science, 2020, 189(2): 497-503.

[11] YUAN Q, ZHANG H, DENG T, et al. Role of artificial intelligence in kidney disease [J]. International Journal of Medical Sciences, 2020, 17(7): 970-984.

[12] LOUPY A, MENGEL M, HAAS M. Thirty years of the international banff classification for allograft pathology: The past, present, and future of kidney transplant diagnostics [J]. Kidney International, 2022, 101(4): 678-691.

[13] CURRIE I S, HENDERSON L K. ABO-incompatible renal transplantation [J]. Lancet, 2019, 393(10185): 2014-2016.

[14] CEN M, WANG R, KONG W, et al. ABO-incompatible living kidney transplantation [J]. Clinical Transplantation, 2020, 34(9): e14050.

[15] SCHINSTOCK C A, MANNON R B, BUDDE K, et al. Recommended treatment for antibody-mediated rejection after kidney transplantation: The 2019 expert consensus from the transplantion society working group [J]. Transplantation, 2020, 104(5): 911-922.

[16] AL AMMARY F, CONCEPCION B P, YADAV A. The scope of telemedicine in kidney transplantation: Access and outreach services [J]. Advances in Chronic Kidney Disease, 2021, 28(6): 542-547.

[17] KOTTA P A, ELANGO M, PAPALOIS V. Preoperative cardiovascular assessment of the renal transplant recipient: A narrative review [J]. Journal of Clinical Medicine, 2021, 10(11): 2525.

[18] DE LIMA J J G, GOWDAK L H W, DAVID-NETO E, et al. Early cardiovascular events and cardiovascular death after renal transplantation: Role of pretransplant risk factors [J]. Clinical and Experimental Nephrology, 2021, 25(5): 545-553.

[19] OUNI A, SAHTOUT W, BRAHIM M, et al. New-onset diabetes as a complication after kidney transplant: Incidence and outcomes [J]. Experimental and Clinical Transplantation, 2022, 20(Suppl 1): 129-131.

[20] GULSOY N, BOZKUS Y, HABERAL M. Analysis of risk factors for post transplant diabetes mellitus after kidney transplantation: Single-center experience [J]. Experimental and Clinical Transplantation, 2020, 18(Suppl 1): 36-40.

第十六章 泌尿、男性生殖系统疾病诊断技术

泌尿、男性生殖系统疾病诊断技术的日益更新极大地满足了临床检查需求。在临床实践中，需要根据疾病种类，优选适宜的检查方法。现常采用的检查、诊断技术主要包括常规的体格检查、实验室检查、影像学检查，当然，还有分子诊断、病理检查、诊断性器械检查、尿动力学检查等检查方法。对于特殊疾病还需要相应的特殊检查技术，如肾移植相关的配型检查及血药浓度监测等。本章将针对泌尿、男性生殖系统疾病诊断及治疗过程中涉及的各类检查技术作一概述。

第一节 体格检查

体格检查是诊断、治疗的重要组成部分，对于泌尿、男性生殖系统疾病的诊断，虽然已有实验室检查和影像学检查等常用检查方法，但体格检查仍然是临床医生获得患者基础资料的重要方式。最基本的体格检查由望、触、叩、听组成，望诊和触诊有助于对患者一般情况的了解。如，当患者有向心性肥胖、水牛背或腹部紫纹时，应高度怀疑肾上腺皮质功能亢进。反之，虚弱和皮肤色素过深者，应考虑肾上腺皮质功能低下疾病。当有外生殖器水肿、下肢水肿时，则一般预示着心功能不全、肾衰竭、盆腔或腹膜后淋巴梗阻等情况。泌尿、生殖系统肿瘤患者可有锁骨上淋巴结肿大。而阴茎、尿道肿瘤或性传播疾病则可引起腹股沟淋巴结肿大。以下简述肾脏、膀胱、肛门及前列腺的体格检查。

一、肾脏

正常情况下，成人肾脏不易触到。儿童的腹壁较薄，肾脏触诊相对容易。对新生儿的肾脏触诊并对肿物做透光检查也有助于诊断。如果肿物充满液体或呈囊性，在前腹壁会有淡红色光透过肿物；肿物不透光，则高度怀疑肿瘤。其他的体格检查有叩诊和听诊。脊肋角叩诊可以确定患肾疼痛部位，叩击痛提示该侧肾脏或肾周可能存在炎症。输尿管结石在肾绞痛发作时，该侧肾区也可有叩击痛。

二、膀胱

当膀胱内尿量达到500 mL时，较易用检查手段观察到膨胀的膀胱。对于检查是否有膀胱膨胀，叩诊比触诊更准确。膀胱双合诊需要在麻醉状态下进行，双合诊对确定膀胱或盆腔肿瘤范围具有重要作用，既可以了解肿物大小、浸润范围，还能了解肿物的活动度，判断手术切除病灶可能性。作为体格检查的一部分，临床医生进行膀胱双合诊的重要作用是仪器化的CT和MRI所不

能代替的。

三、男性肛门和前列腺检查

常规直肠指检的目标人群包括40岁以上男性和接受泌尿系检查的男性，直肠指检是诊断前列腺癌的重要检查方法之一。而对于结直肠癌，其初筛检查项目是直肠指检与大便潜血试验。

首先检查肛门外观，常见病理情况有痔、瘘、疣，少见的有肛门癌和黑色素瘤等。检查肛门张力很有必要，肛门的松弛和痉挛程度也可代表尿道括约肌的状态，又因肛门和尿道括约肌受共同神经支配，引发球海绵体反射，对于诊断神经原性膀胱功能障碍有一定意义。直肠指检是良性前列腺增生的重要检查方法，触及增大的前列腺，表面光滑、质韧、有弹性，边缘清楚，中间沟变浅或消失，即可初步诊断。检查时食指需深入肛门，探察直肠四周，以发现早期结直肠癌。

四、其他

泌尿系的体格检查还有阴茎、阴囊及其内容物的检查。这些检查有助于发现阴茎纤维性海绵体炎、阴茎异常勃起、睾丸肿瘤和睾丸鞘膜积液、尿道下裂、阴茎肿瘤等疾病。

第二节　实验室检查

实验室检查是疾病诊断普遍采用的辅助检查方法，其主要涵盖临床检验、生化、免疫、微生物检验等内容，在泌尿、男性生殖系统疾病诊断过程中普遍使用。例如，泌尿、男性生殖系统常见的尿常规、前列腺液检查、精液分析及尿液细胞学检查属于临床检验；血尿肾功能检查属于生化检验；肾上腺激素、前列腺特异性抗原及膀胱肿瘤抗原检测属于免疫检验；尿培养就属于微生物检验。

一、尿液分析

尿液标本需采集未受污染的中段尿，尿液检查是泌尿系疾病最基本的检查项目，完整的尿液分析有颜色、混浊度、红细胞、白细胞、相对密度、渗透压和pH值、蛋白、糖、酮体、尿胆原和胆红素等物理及化学项目，还有尿沉渣的显微镜镜检。以下以血尿、蛋白尿、葡萄糖和酮体为例简述。

（一）血尿

尿液中红细胞增多，显微镜镜检时红细胞超过3个/HP为镜下血尿。尿液分析能反映肾脏及泌尿系其他部位的疾病。尿液成分及细胞形态分析有助于区分病变部位，因此尿检意义重大。肾脏来源的血尿常伴管型和明显蛋白尿。其尿蛋白一般为1.0～3.0 g/L（++～+++），表示蛋白来自肾小球和肾小管间质病变。尿红细胞形态也有助于鉴别血尿的来源。肾小球来源的血尿红细胞明显变形，而肾小管间质或其他部位来源的血尿红细胞形态无变化。这些红细胞缺失血红蛋白，因此也称此种红细胞为“镜影细胞”，其外形仍为圆形。

肾小球性血尿的特点是存在变形红细胞、红细胞管型和蛋白尿等。肾小球肾炎的诊断需借助病理活检，因为约1/5肾小球肾炎仅有血尿的表现。能引起肾小球性血尿的疾病有Berger病、系膜增生型肾病、膜性肾病、系统性红斑狼疮、感染后肾病等。肾原性非肾小球血尿可来自肾小管间质、肾血管和全身性疾病。非肾小球性血尿的红细胞呈圆形，无红细胞管型。非肾小球性血尿也和肾小球性血尿相似，可以出现大量的蛋白尿。外科性非肾小球性血尿的病因主要包括泌尿系肿瘤、结石和感染等。外科性非肾小球性血尿与肾原性肾小球性血尿的症状共同点是血尿，但与之不同的是前者没有红细胞管型，不存在明显蛋白尿。

（二）蛋白尿

尿中蛋白的含量超过200 mg/L为蛋白尿。引起蛋白尿的最常见的原因是肾小球和肾小管疾病及异常蛋白过多等。其中，肾小球性蛋白尿是由肾小球毛细血管对蛋白，特别是白蛋白的通透性增加所致。任何种类的肾小球性疾病都会出现蛋白尿。如果24 h尿蛋白>1 g，应注意肾小球疾病的可能性。如果尿蛋白超过3 g，那么肾小球性蛋白尿的可能性就更大。血清中异常免疫球蛋白含量大量增加，常见原因为多发性骨髓瘤。

（三）葡萄糖和酮体

检查尿液中葡萄糖和酮体有助于筛选和发现糖尿病。正常情况下，由肾小球滤出的葡萄糖在近曲小管几乎全部被重新吸收。当人体葡萄糖水平过高，超过近曲小管重吸收的能力时，尿液中就会检测到葡萄糖，人体葡萄糖水平也称为肾糖域，通常为11.1 mmol/L。正常情况下，尿液中检查不到酮体，酮体常见于糖尿病酮症酸中毒患者的尿液，或饥饿、快速减肥人的尿液。酮症酸中毒患者的酮体最先在尿液中出现，其次是血清中。

二、肾功能检查

（一）肾小球功能检查

肾小球的主要功能是滤过，是指血液流经肾小球毛细血管网时，血浆中的小分子溶质和水通过滤过膜进入肾小囊形成原尿。在临床上，衡量肾功能最重要的指标是肾小球滤过率（glomerular filtration rate，GFR），临床上主要用内生肌酐清除率来表示。血清肌酐、尿素、尿酸一定程度上也能反映GFR。

内生肌酐清除率（endogenous creatinine clearance rate，Ccr）可以较早期反映肾功能损伤，评估肾小球损害程度。同时，Ccr还是指导临床用药、评估治疗和肾移植是否成功的一个重要参考指标。血肌酐是反映GFR减退的较后期指标，当GFR减退一半时，肌酐仍可正常。尿素是氨基酸代谢终产物之一，约一半以上有效肾单位受损时尿素水平才开始上升。尿酸水平升高可见于GFR减退、痛风、核酸代谢亢进性疾病。

（二）肾小管功能检查

肾小管的主要功能是重吸收，其中近曲小管是实现重吸收的重要部位。粗略判断近端小管的排泄功能可用酚红排泄率，但由于试验方法学的不灵敏，现已基本淘汰，现无较满意的检查近端小管功能的试验。浓缩稀释功能则采用尿浓缩稀释试验，当浓缩功能减退时，该试验结果异常为肾小管功能受损的最早期表现，尿稀释试验结果异常常见于肾小球病变或肾血流量减少。

（三）早期肾损伤检查

肾早期损伤指标有尿微量清蛋白、转铁蛋白、尿N-乙酰-β-D-氨基葡萄糖苷酶（NAG）、尿低分子蛋白，临床常见的尿低分子蛋白包括α_1-微量球蛋白、尿β_2-微球蛋白和视黄醇结合蛋白等。

尿微量白蛋白有助于肾小球病变早期发现，是糖尿病肾病早诊和监测的首选指标，还可作为妊娠诱发高血压肾损伤的监测指标。肾小球损伤发生时尿中转铁蛋白增加，但其在尿中的浓度相比尿微量白蛋白低很多。尿NAG是肾损伤和抗生素肾毒性反应的良好指标。尿低分子蛋白属于肾小管性蛋白尿，肾小管功能受损时，尿液中低分子蛋白水平将增高。

三、前列腺液及精液检查

（一）前列腺液检查

前列腺液是由前列腺腺体组织分泌，并由前列腺排泄管输送的液体，是组成男子精液中精浆部分的主要成分之一，约占精浆总量的1/3，它是极为重要的男子生殖物质。

前列腺液需由医生采样，检查前并不十分强调患者要禁欲数日，但隔夜刚有过房事，则不易收集到，可延迟几日后采集。

通过上述方法收集到前列腺液后，进行前列腺液的白细胞计数、卵磷脂小体、巨噬细胞、细菌等内容检查。白细胞计数是前列腺炎症的主要指标，正常情况下，每高倍显微镜视野下，白细胞在10个以下，多于这一标准，提示炎症。卵磷脂小体在正常前列腺液内数量很多，罹患前列腺炎症时，其数量会减少，或聚集成堆。巨噬细胞的出现是前列腺炎的特有表现，老年人患细菌性前列腺炎时，较非细菌性前列腺炎者，此种巨噬细胞出现率更高。前列腺液的细菌培养可观察培养结果，同时进行细菌的药物敏感试验，有助于寻找有效抗菌药物。还可进行滴虫、衣原体、支原体等其他病原体检测。脱落细胞前列腺液涂片，采用特殊的苏木素–伊红染色，在镜下寻找可疑脱落细胞，前列腺癌病例，有时通过此项检查，会发现不同类型的肿瘤细胞。

（二）精液检查

为了保证精液检查结果的正确性，首先要重视精液标本的采集。在采集标本前，应禁欲约2～5日，标本运送需保温（20～40 ℃），1 h内送检。精液检查主要用来评估男性生育功能、输精管结扎术效果、体外受精和精子库筛选优质精子。检查内容主要是外观、气味、精液液化时间、酸碱度、精子计数、精子活动率、精子形态及精子功能等。

四、激素、前列腺特异性抗原检查

（一）激素检查

肾上腺是人体重要的内分泌器官，可分泌皮质醇、性激素、醛固酮及儿茶酚胺类激素，具有调节及维持人体血压、离子、血糖及心率的作用。对上述激素的检查有助于皮质醇症、原发性醛固酮增多症及儿茶酚胺症等多种疾病种类的诊断及鉴别。临床常见的男科性激素检查内容包括血睾酮、卵泡刺激素、黄体生成素、催乳素及雌激素，其结果可作为男性不育、性功能障碍、生殖器官肿瘤及发育不良等男科疾病的辅助诊断依据。

（二）前列腺特异性抗原（prostate specific antigen， PSA）检查

PSA是前列腺上皮细胞分泌的一种糖蛋白，可作为前列腺癌的早筛、辅助诊断及疗效监测指标。PSA>10 μg/mL一定程度可作为前列腺癌的辅助诊断依据。总PSA水平及游离PSA水平升高、两者比值降低高度提示前列腺癌。

五、结石成分分析

结石治疗相对简单，但其容易复发。现可根据结石成分分析确定结石种类，这对结石的治疗和预防复发有重要的指导意义。常见的结石成分检查方法主要有红外光谱、X射线衍射及偏光显微镜等方法。

第三节　影像学检查

影像学检查是泌尿、男性生殖系统疾病最常用的检查手段，主要包含超声、X射线、CT、MRI及核素等检查。超声检查对人体软组织和血流情况的观察有优势，但对含气器官或骨骼病变很难检出，是一种方便快捷、分辨率高、对人体无损伤、显示方法多样的影像学检查。X射线观察骨骼和肺部较简便，骨骼显示相对清晰，一般多用于粗看明显的骨折或骨质增生等骨质情况，检查快捷、价格价廉、有一定的放射性，只能提供组织重叠的二维平面影像。CT是X射线的进阶版，可多平面观察组织结构，反映人体三维形态，费用比X射线昂贵，辐射剂量高于单次X射线摄影。MRI可做任何角度切层，尤擅长颅脑、脊髓、脊柱、软骨和关节等部位病变的提示，MRI的特点是软组织分辨率高，费用高、耗时长、无放射性。对于泌尿、男性生殖系统的影像学检查，以上检查的优缺点各异，医生可按需选择适宜的检查方式，现阐述如下。

一、超声检查

超声是利用回声，由超声仪向人体发射超声，超声遇到不同声阻抗的两种组织交界面时，即有超声反射，仪器接收后显示于屏幕上，形成图像。界面的深浅不一，回声接收时间有先后，以此测知界面深度和脏器的厚度。彩超检查主要对泌尿、男性生殖系统疾病做初步筛查，在此，简述肾上腺、肾脏、膀胱、前列腺、阴茎、阴囊的检查要点。

（一）肾上腺超声检查要点

1.有无肿瘤

在观察肾上腺时，若能显示正常肾上腺，易证实是否存在肿瘤，但多数情况下不一定都能显示正常肾上腺。所以，判断肾上腺上是否有肿瘤应对肾上腺的相关解剖知识了如指掌。发现右侧肾上腺区域有肿物时，一定要注意鉴别是否从右侧肾脏或肝脏发出的肿物。发现于左肾上腺区的肿瘤，须与左肾、脾、胰尾等部位的肿瘤进行鉴别。肿瘤与周围脏器之间一般有回声的境界，但因呼吸移动而产生的伪造像，则必须注意鉴别。

2.肿瘤的特性

当肿瘤在肾上腺区被证实时，首先要确定肿瘤是何性质，即要先确定是实性、混合性还是囊性。其次，实性肿瘤内部回声水平（强弱）及其均匀性也需要观察，钙化是否存在也需要进一步确认。腺瘤一般以均匀性低回声结节为特征，但嗜铬细胞瘤多以伴有囊性部分和钙化为特征，骨髓性脂肪瘤以高回声结节为特征。

3.肾上腺偶发瘤

偶发肿瘤一般为在某些影像学检查时发现的无特殊症状的肿瘤，其中多为非功能性腺瘤，此外，尚有少见的转移性肿瘤、肾上腺皮质癌、骨髓性脂肪瘤、肾上腺囊肿以及嗜铬细胞瘤等。尤其是体积大的肿瘤，在诊断时也需要考虑肾上腺皮质癌和嗜铬细胞瘤的可能性。

（二）肾脏超声检查

1.概述

肾脏超声检查是临床上比较理想的影像学检查方法，它可以更好地显示肾脏的位置、形态、大小和内部结构，同时也可以观察肾脏周围组织的病变情况。肾脏超声检查可以发现某些肾先天性异常、肾结石及形体改变、肾静脉血栓形成、肾动脉狭窄、移植肾输尿管阻塞、胡桃夹现象，其他可以检查的主要为肾下垂、肾囊性病变、肾外伤、肾脏感染性疾病。

2.肾的声像图

肾中央呈强回声区，与肾盂、肾盏、血管、脂肪组成的肾窦相当。肾实质部分的皮质回声与正常的肝回声几乎相等，髓质超声回声比皮质稍低，呈锥形。此外，新生儿髓质回声相对明显较低，因为新生儿的肾皮质超声回声比正常成年人高。

3.检查要点

在检查任何脏器时，为避免遗漏病变部位，都需要熟悉该脏器的正常解剖声像图。当探及与正常不同的声像图时应更仔细地观察，肾的超声检查要点简单总结如下（表16-1）。

表16-1 肾的超声检查要点

超声所见		代表性肾病
体积变化	肿大	急性肾盂肾炎、肾病综合征、急性肾功能不全 代偿性肥大、多囊肾、肾积水等
	萎缩	慢性肾功能不全、肾梗阻后、肾发育不良
形态变化	融合肾	马蹄肾
	肾表面的凹陷	肾外伤、肾梗阻后、慢性肾盂肾炎或者肾结核性瘢痕
	肾表面凹凸不平	慢性肾功能不全，胚胎期分叶状肾
	肾表面突出图像	肾肿瘤、单驼峰征
皮质髓质的变化	皮质的亮度上升	急性肾功能不全、肾病综合征、 肾淀粉样变性、慢性肾功能不全
	皮质疏松	慢性肾功能不全
	髓质的回声上升	海绵肾，痛风性肾病
中心部回声声像图的变化	分离	肾积水、肾盂肿瘤、肾结石
	变形	肾肿瘤、肾柱增生、肾囊肿
	低回声区域	肾盂肿瘤、肾窦脂肪瘤病
	二分裂像	肾盂输尿管重复畸形
彩色多普勒所见	正常血流信号的缺损	肾梗阻、肾盂癌、肾囊肿、肾肿瘤、慢性肾功能不全
	异常的血流信号	肾细胞癌、肾动静脉畸形，肾动脉瘤

表格引自：高梨昇，朱强，李美兰.泌尿系统超声入门［M］.北京：人民军医出版社，2016.

（三）膀胱超声检查要点

1.准备工作

患者需将膀胱充盈，取仰卧位，先从横切面扫描，然后纵向扫描，最后确定精囊左、右两侧。

2. 壁增厚

注意分辨全周性壁增厚和膀胱癌引起的不规则壁厚。还应注意某些病因引起的膀胱炎所导致的全膀胱壁增厚。

3. 隆起性病变

当怀疑患者为膀胱癌时，超声可在膀胱内探及乳头状或带蒂性隆起性病变。另外，某些病变导致的膀胱内形成的膀胱小梁也呈隆起性病变样回声，因此，探查时需要变换扫查方向以便识别。

4. 内腔回声异常

确认混在一起的沉积物和异物，如结石、碎片等。

5. 形状

确认由膀胱向外突出的膀胱憩室、输尿管开口部附近的输尿管囊肿、似与脐部相连续的向腹壁延伸的脐尿管等的形状变化。

6. 大小（残余尿量的测量）

膀胱大小主要是通过测量膀胱容量来完成的，即依靠短期排尿后测量残余尿来确定。

（四）前列腺超声检查要点

1. 形状

确认前列腺是否左右对称，形态检查还需要确认其形态是否呈正常的半月形，还是由于某些病因导致肥大的圆形或前后径较长的吊钟形。

2. 边缘

超声检查主要确认前列腺边缘是否凹凸不平整、是否出现中叶肥大等突出像以及被膜回声的断裂等。

3. 内部回声

确认有无局部低回声区、肿瘤回声、膀胱结石。

4. 大小

由于前列腺会随着年龄的增大而增大，横径为40 mm，纵径为30 mm。超声纵断面扫查，其上下径小于30 mm。也以此作为前列腺增大的指标。正常男性的前列腺质量为12～20 g。

5. 精囊内有无异常回声

超声检查确认有无精囊囊肿、精囊肿大或结石等。

（五）睾丸与附睾超声检查要点

在检查阴囊时，由于大部分阴囊疾病都伴有一些症状，在开始检查前，询问患者是否可以确认肿瘤的位置，并进一步证实是否存在疼痛。此外，检查者应该仔细检查是否出现阴囊皮肤改变，阴囊肿大也需要同时观察。

1. 睾丸的位置

首先确认左右阴囊内是否空虚，如果没有观察到睾丸存在，怀疑先天性位置异常或缺如。隐睾症是先天性位置异常最常见的病因，因此超声检查的主要位置应在腹股沟区，确认腹股沟区是否有睾丸。如果是活动性睾丸，用超声探头压迫时，受到压迫的睾丸容易活动。

2. 睾丸的形状和大小

睾丸呈扁椭圆形的均匀的实性回声。正常成人，长径约为40 mm，短径约为25 mm。因某些病理原因出现睾丸扭转或睾丸某种炎症时，睾丸内部回声减低，睾丸呈球状肿大，此时必须通过彩色多普勒检查确认睾丸内血流情况，如果睾丸内的血流信号消失，应怀疑睾丸扭转。

3. 睾丸肿瘤的有无

某些睾丸恶性肿瘤（如精原细胞瘤）表现为境界清晰、边缘光滑的实性或伴有囊性部分的混合性肿瘤。睾丸恶性肿瘤内部回声根据组织成分的不同，超声表现呈现多样化，尽管大多数睾丸恶性肿瘤没有其特征性的回声，但是睾丸内的实性或混合性肿瘤均应怀疑恶性。另外，恶性以外的睾丸病变有囊性睾丸肿物，与睪丸恶性肿物的鉴别要点是此二者超声表现为内部伴有线状或高回声区的低回声肿物，但是彩色多普勒扫描检查示睾丸肿瘤内血流信号不明显。

4. 有无附睾肿大

附睾肿大的主要原因是附睾炎，它的表现可以是整体肿大，也可以是肿大仅限于头部或尾部，附睾肿大一般有疼痛性相关症状（阴囊内结节），主要表现为急性附睾炎，无痛性附睾肿大表现为结核性或慢性附睾炎。

5. 阴囊内有无积液或血肿

阴囊内积液，睾丸周围探及睾丸鞘膜积液，这时，可探及漂浮的点状或隔膜回声。而精索鞘膜积液时，积液波及腹股沟区。紧邻睾丸上极的囊性肿物可怀疑精液囊肿。外伤后血肿表现为睾丸破裂及其周围血肿引起的不规则的内部回声。

6. 有无阴囊皮肤增厚

阴囊内炎症引起阴囊皮肤增厚，所以怀疑附睾炎时需要确认阴囊皮肤有无增厚。

7. 有无精索静脉曲张

由睾丸周围至腹股沟区的静脉呈串珠样扩张为精索静脉曲张。在怀疑有精索静脉曲张时，可借瓦尔萨尔瓦（Valsalva）负荷或站立试验来确认。

8. 睾丸附件或附睾附件

阴囊疼痛时，应确认有无睾丸扭转、肿大的可能。

二、X射线检查

虽然超声、CT和MRI检查在泌尿、男性生殖系统疾病的诊断中发挥巨大作用，但X射线检查仍是诊断泌尿、男性生殖系统结石、肿瘤、感染、梗阻、畸形等疾病的重要手段。

（一）腹部平片

腹部平片是指包括肾脏、输尿管、膀胱在内的全泌尿系X射线检查，不使用任何造影剂（对比剂），必要时包括尿道。腹部平片和输尿管插管后腹部平片常结合作为静脉尿路造影检查手段，腹部平片多在输尿管插管后再进行逆行尿路造影检查。腹部平片是一种简便的常用检查手段。

1. 异常表现

（1）骨骼

肿瘤侵犯时，可见脊椎排列不整齐、不规则，有的可见骨质破坏等。

（2）软组织阴影

两侧腰大肌影不对称，肾周围感染时腰大肌外缘影消失，脊柱因椎旁肌肉痉挛而弯向患侧。

（3）肾脏的异常改变

①肾脏位置异常或无肾影：引起肾脏移位的原因可为肾脏本身的病变，也可为肾脏周围病变、腹膜后肿瘤、腹腔内肿瘤、邻近器官增大推移及肾下垂等。

②肾脏形态、大小的改变：肾脏增大伴外形改变者，可见于多囊肾、融合肾、肾囊肿、重复肾、肾积水、肾肿瘤、肾脏血肿、肾脏脓肿等。肾脏缩小多见于慢性肾小球肾炎、慢性肾盂肾炎、肾发育不良和肾结核等。

③肾区钙化：肾区钙化见于肾结核、肾包囊虫病、肾肿瘤、肾囊肿、肾动脉瘤、肾小管酸中

毒及肾淀粉样变等。肾结核钙化形态多不规则，可以呈局灶性，也可见大部分钙化、全肾钙化。有些钙化可呈云朵状或斑点状，肾脏结核发展成充满干酪样坏死组织伴大量钙化，平片上见整个或大部分肾脏呈弥漫性钙化，称为结核性“自截肾”。肾脏肿块中心斑点状钙化多为恶性。包囊虫病钙化多为壳状，肾动脉瘤钙化多为环形。肾乳头坏死钙化可表现为中心低密度的环杯状影。

（4）输尿管的异常改变

钙化最常见的原因为输尿管结核，多伴有同侧肾区的钙化，少数情况下输尿管肿瘤也可出现钙化。

（5）膀胱的异常改变

膀胱钙化表现少见，主要原因为肿瘤、炎症及其他病变。

（6）前列腺、精囊和睾丸的异常改变

前列腺钙化应与膀胱钙化或前列腺结石鉴别，而单纯腹部平片较难鉴别。精囊钙化多为慢性感染所致，少数可见精囊的轮廓，或呈波浪形，常为两侧。睾丸肿瘤可呈斑片状或斑点状钙化。畸胎瘤可出现骨骼、牙齿等形状。

2.腹部平片中的尿路结石

肾脏、输尿管、膀胱和尿道走行区等处均可见到X射线腹部平片内的尿路结石。含钙量约90%为阳性结石，理论上可见于腹平片，但实际显示较少。X射线片质量差、摄片条件不佳、肠道内容多、结石小、结石含钙量低、结石与骨骼重叠、阅片者水平欠佳等均影响尿路结石的诊断率。单纯尿酸结石、黄嘌呤结石及胱氨酸结石为阴性结石或低密度结石，平片多不显影。

膀胱结石常随体位改变而移动。尿道结石绝大多数为继发性结石，以阳性结石为主。静脉结石多呈规则圆形，多见于骨盆下部，结石内部有两个以上不同心圆形低密度区为其特征。腹腔内钙化淋巴结多散在分布、多发、透明度不均匀，位置变化。尿路结石在X射线平片上常见的特征性表现有核心、分层、条纹和边缘结构。

（二）造影检查

X射线造影检查包括静脉尿路造影（IVU）、逆行/顺行尿路造影、膀胱造影、尿道造影、精囊造影、血管造影及淋巴造影等检查。

1.IVU

IVU系经静脉注射特殊造影剂，造影剂经肾排出，在X射线下显示肾外形、轮廓、肾盏、肾盂、输尿管、膀胱和尿道的检查。它不仅提示了泌尿系的解剖结构、通畅程度，而且还提供了肾脏的生理机能。IVU不受年龄限制，且无膀胱镜检查的不适感。目前，泛影葡胺注射液、欧苏注射液等都是临床常用的造影剂。造影剂进入血液后，经肾小球滤过排出，在X射线视屏或照片上显影。注药前应该先做造影剂过敏试验，阴性者才可做静脉尿路造影。造影剂过敏者可考虑用其他检查如肾脏ECT（emission computed tomography）来了解分侧肾脏功能，逆行尿路造影了解上尿路形态。

凡是怀疑泌尿系存在结石、畸形、梗阻、肿瘤等疾病，邻近疾病可能累及，及需要了解肾功能者均是静脉尿路造影的适应症。静脉尿路造影的适应症主要由医师对该检查的熟悉程度、患者的状况、其他造影方法的方便程度及临床病情等决定。需作一侧肾脏切除术者必须做静脉尿路造影。

2.肾脏血管造影

肾脏动脉造影适用于以下情况：青年人不明原因高血压，或者高血压发病时间短、进展迅速，听诊脐周围有血管杂音，疑为肾血管性高血压；静脉尿路造影、CT或超声检查提示两肾有明显体积差异，放射性核素肾图显示两侧肾或一侧肾功能有改变，血管段降低或排泄段延缓；肾区肿块，其他影像学检查方法不能明确的肾外伤出血。

3. 淋巴造影

淋巴造影适用于以下情况：临床上出现淋巴管梗阻或其他淋巴系统的病变，如乳糜尿、丝虫病、下肢淋巴水肿、淋巴囊肿、淋巴瘤及腹膜后纤维化；术前了解有无肿瘤浸润及淋巴结转移，为手术提供依据或术后用于评价转移淋巴结是否彻底清扫；为放射治疗确定放射野的部位和范围，并可观察治疗效果。

三、CT检查

CT是利用X射线对检查部位进行扫描，检测强度经信号转换装置和计算机处理，构成检查部位的图像。CT可直接显示横断面解剖，并可提供冠状面、矢状面及不同角度斜面的重建图像，显示正常的CT解剖系统。CT检查包括平扫片检查、增强检查、膀胱造影、尿路成像（CTU）、灌注成像以及血管成像检查，检查适应症各有不同，满足了临床检查需求。以下详述几种泌尿系疾病的CT检查特点。

（一）检查适应症

1. 平扫检查

泌尿系结石、肾外伤后的肾周及肾内出血、含脂肪丰富的血管平滑肌脂肪瘤等。

2. 增强检查

泌尿系肿瘤的诊断、鉴别及分期，明确病变与病变周围组织的关系等；泌尿系外伤；泌尿系先天性变异或畸形；泌尿系感染的诊断与鉴别诊断；血管病变，包括血管变异、动脉瘤、动脉狭窄、静脉栓塞等。

3.CT膀胱造影检查

外伤所致膀胱损伤；器械操作后、手术后、放疗后膀胱穿孔或膀胱瘘。

4.CT尿路成像（CT urography，CTU）

泌尿系肿瘤及恶性肿瘤的分期、泌尿系先天性疾病和泌尿系外伤。

5.CT灌注成像

肾血管性病变；泌尿系肿瘤性病变的诊断、鉴别诊断及分期；泌尿系感染性病变的诊断与鉴别诊断。

6.CT血管成像检查

肾动脉狭窄、动脉瘤、肾动脉夹层、大动脉炎、静脉栓塞等；发现血管起源或开口的位置变异；显示血管腔外与管壁的病变，如肿瘤对血管的侵犯。

（二）泌尿系肿瘤

1. 肾细胞癌

（1）概述

本病为泌尿系恶性肿瘤中最常见的一种，在肾恶性肿瘤中，肾细胞癌占80%～90%。男、女发病率之比为2:1，高发年龄在40～55岁。起源于肾小管上皮细胞，组织学分为透明细胞癌、乳头状细胞癌、嫌色细胞癌及集合管癌。早期一般无症状，多为偶然发现。晚期可出现血尿、肿块、疼痛典型的“三联征”表现。约1/3的患者伴发热、免疫系统异常等全身症状。

（2）CT表现

CT是小肾癌诊断敏感率超过90%的检查方式，分期准确率在90%左右，还可发现肿瘤附近的肌肉受侵，肝局部受侵或肝转移，结肠、胰腺或脾脏等部位的受侵。随诊局部是否复发，CT

扫描是肾癌术后最好的检查手段。

CT平扫，发现肾实质肿块，突出于肾轮廓，边界清楚或模糊，肿块为不规则形、分叶或类圆形，密度不均匀，略高于肾实质，少数密度类似或略低。内部不均匀由出血、坏死所致。增强CT扫描，静脉内快速注射碘造影剂即刻扫描，正常肾实质明显增强，用普通CT或螺旋CT扫描，肾癌典型表现为密度不均匀肿块。富血管肾细胞癌在动脉期有不规则明显增高，但由于大量动、静脉分流，肿瘤密度迅速降低而略低于肾实质。肿瘤内坏死、出血、纤维变使肿物密度不均，肿瘤虽可能有假包膜，但肿物与正常肾实质的移行线常不锐利，边界清楚或不清楚，绝大多数肾细胞癌内无成熟脂肪成分。不同类型肾细胞癌CT表现及预后见表16-2。

表16-2　不同类型肾细胞癌CT表现及预后

病理类型	比例	起源	CT平扫	CT增强	预后
透明细胞癌	70%	近曲小管	密度不均匀，常伴坏死及出血；可见钙化	明显不均匀强化，皮髓质期肿瘤密度等于甚至高于肾皮质，呈“快进快出”，可见假包膜	较差，5年生存率为55%～60%
乳头状肾癌	20%	远曲小管	病变较大时密度不均匀；出血、钙化少见	中等或轻度强化，一般强化较均匀较均匀	较好，5年生存率为80%～90%
嫌色细胞癌	5%	集合管	均匀低密度；出血、钙化	轻度均匀强化，相对于周围肾实质呈低密度	较好，5年生存率约为90%
集合管癌	1%	集合管	起源于肾髓质，密度不均匀，边界不清	轻中度强化，渐进性，呈浸润性生长，可侵犯周围结构	差

表格引自：郭晓超，徐学勤.泌尿生殖系统CT诊断［M］.北京：科学出版社，2017.

2.肾母细胞瘤

本病为小儿肾最常见的恶性肿瘤，又称为Wilms瘤，占儿童肾肿瘤80%以上，发病率约为1/8000，98%发生于10岁以前。本病起源于未分化中胚层，生长迅速，通常确诊时肿瘤体积较大。患儿多以触及腹部包块而就诊，可伴有腹痛、高血压及血尿等。肿瘤通常为单发，多发者需考虑肾母细胞瘤病。晚期可出现淋巴结转移、肾静脉癌栓及远处转移（肝、肺等）。CT表现如下：

（1）体积较大的软组织密度肿块，多为类圆形，少数呈分叶状。

（2）平扫密度略低于周围肾实质，肿瘤内部常伴有出血、坏死，15%的患者可在瘤内发现钙化，肿瘤周边常见假包膜。

（3）增强扫描呈不均匀强化，程度较低。部分病灶可见“边缘征”，即残余肾实质增强后强化，呈“环形”或“新月形”，发现时病灶通常体积较大，与周围肾实质呈杯口状改变。

（4）肿瘤较少侵犯肾盂、输尿管和膀胱，晚期常伴有肾静脉及下腔静脉癌栓。

3.膀胱癌

膀胱癌多发于中老年人，男性发病率高于女性发病率。膀胱癌多发生在膀胱三角区和底部等部位。膀胱癌偶尔会合并上尿路肿瘤，上尿路移行上皮癌患者易合并膀胱癌。膀胱癌的常见表现多为无痛性血尿，少数患者以尿频、尿急、排尿困难为首发症状。CT表现如下：

（1）病变处膀胱壁增厚，单发或多发，形态呈乳头状、菜花状或丘地状，以菜花状最为多见。

（2）平扫病灶与正常膀胱壁相比呈等或稍高密度，部分可见钙化。增强动脉期肿瘤强化程度高于正常膀胱壁。分泌期正常膀胱充盈对比剂，肿瘤局部表现为低密度充盈缺损。

（3）晚期肿瘤可出现盆腔淋巴结转移，远处转移者较少见。

4. 前列腺癌

70%的前列腺癌位于外周带，组织学90%为腺癌。前列腺癌常侵犯精囊腺，并容易发生远处转移，常见转移部位有成骨骼、盆腔、腹股沟淋巴、肝、肺。前列腺癌早期一般无明显症状，随病变进展可出现排尿困难。CT表现如下：

（1）早期局限于包膜内时，可无异常表现，或前列腺外形局限性膨隆。

（2）肿瘤穿破包膜，表现为前列腺变形，局限外凸或分叶状，密度不均匀。

（3）肿瘤累及精囊腺和膀胱，两侧明显不对称，膀胱精囊腺角消失是前列腺癌向外侵袭的主要征象。

（4）增强扫描病灶中等程度强化，一般低于正常区。

（三）泌尿、男性生殖系统结石

1. 肾结石

肾结石诊断一般应用超声、泌尿系平片及静脉肾盂造影，以下情况考虑用CT：急性肾绞痛、无功能肾、碘过敏，可做CT平扫以除外尿路梗阻；测量结石大小及CT值；鉴别肾盂造影发现的肾盂内充盈缺损是透X射线结石、血肿、肿瘤或乳头坏死、霉菌球等；发现结石堵塞的漏斗部内继发肾盏积水，因肾盂造影及超声可能不显影；治疗后随诊尿酸结石。CT诊断：>2 mm直径尿石准确率为100%。测量CT值可预测结石成分，大量结石成分为混合的结石，位于输尿管腔，周围有组织环绕，近段输尿管扩张。

2. 输尿管结石

无须使用对比剂，以薄层螺旋CT（3 mm层厚）连续及二维重建扫描。CT对X射线不显影、肾功能差、不能注射碘对比剂患者是一种短时间、经济可靠的检查方法。

3. 膀胱结石

膀胱结石多为阳性结石，绝大多数膀胱结石利用X射线片即可诊断，CT通常不作为首选检查方法。某些情况下CT可用作诊断工具，CT表现为膀胱腔内高密度灶，单发或多发，大小不一，多呈圆形或椭圆形，边缘光滑，也可见分层。膀胱结石常可随体位而移动、仰卧位CT检查时多位于膀胱后壁。

（四）泌尿系感染

1. 肾盂肾炎

肾盂肾炎主要表现为间质性炎症，长期慢性肾盂肾炎可产生瘢痕收缩，伴有肾盂、肾盏的纤维化和变形，肾实质也有纤维性变，表面形成多发深浅不同的凹陷，导致肾体积缩小，引起高血压和肾功能不良。

CT表现：急性肾盂肾炎表现为肾局灶性或弥漫注低密度灶，增强后不强化或轻度强化，可伴有肾盂壁的增厚。慢性肾盂肾炎常表现为肾形态改变、肾萎缩、变薄的肾皮质、轮廓不规则，表现有深浅不一的多发切迹，相邻肾盏可见扩张，扩张后能达到肾皮质的边缘。黄色肉芽肿性肾盂肾炎表现为肾盂肾盏扩张，其内含脓样液体或肉芽肿性病变，常伴发肾盂及输尿管上段结石梗阻。肾盂肾炎的CT检查还需与肾结核及肾肿瘤鉴别。

2. 肾脓肿

肾脓肿多由严重的全身感染造成，如金黄色葡萄球菌引起的败血症、严重的皮肤疖痈或重度化脓性扁桃体炎等所致，多为血行感染所致。肾脓肿起病急骤，有菌血症状，常出现寒战、高热、腰部胀痛、局部肌紧张、压痛和反跳痛。相应的血常规可见白细胞计数明显增多，尿液中可见大量脓细胞。

CT表现：患侧肾增大，未形成脓肿时病灶表现较正常肾实质密度略低，边界不模糊，形态不规则，增强后可有轻度不规则强化。脓肿形成时表现为肾内不规则厚壁低密度灶，增强扫描时脓肿由于含有丰富的血管，表现为环状强化、无壁结节，可见较厚分隔，其内坏死液化区不强化，可见低密度气体是其特征性表现。

3.膀胱炎

膀胱炎女性发病率高于男性发病率，异物、结石、尿路梗阻及肿瘤是其常见诱因。膀胱炎是膀胱壁的非特异性炎症，以纤维增生、瘢痕挛缩为主要特征，表现为膀胱壁均匀增厚、小梁增生、膀胱容积缩小，后期可导致膀胱挛缩。

CT表现：膀胱壁增厚，呈均匀性或局限性，内壁黏膜面不光滑，呈锯齿状改变，但黏膜尚连续，可见与膀胱腔相连的假憩室，晚期容积缩小。膀胱炎CT检查通常可发现异常，但缺乏特异性。当壁增厚与容积较少不成比例时应注意与淋巴瘤鉴别。当表现为膀胱壁局限性增厚时应与膀胱肿瘤鉴别，需要结合临床表现和尿细菌学检查判断。确诊需膀胱镜组织学活检。膀胱炎的诊断主要依靠临床表现和膀胱镜检查，影像学检查仅为辅助手段，用于显示引起膀胱炎症的潜在性病变，如结石、憩室及各种原因引起的下尿路梗阻等疾病。

4.泌尿系结核

泌尿系结核常由血行途径感染，病变主要侵犯肾，也可以累及输尿管和膀胱，多为单侧性。发病初期为肾皮质感染，进展后逐渐蔓延至肾髓质，继而破坏肾盏、肾盂，后形成干酪性坏死及空洞，进而出现纤维化及钙化。

CT表现：肾实质内可见不规则低密度灶，形态不规则，单发或多发，分泌期可见对比剂进入病灶。病程中，可见肾盏扩张，形成多个囊状低密度灶，常见增厚的肾盂壁。半数的肾结核有钙化，呈多发点状或不规则斑片状，为钙质沉积所致。病变晚期全肾出现弥漫钙化，体积缩小，表面凹凸不平，失去功能，称为肾自截。肾结核需与肾盂肾炎鉴别。

（五）肾上腺病变

1.肾上腺腺瘤

肾上腺腺瘤CT表现：病灶多单发，偶为多发，呈圆形或椭圆形，边缘较光滑；典型者平扫多表现均匀较低密度，CT值多低于10 HU。动态增强检查早期病灶可显著强化，延迟期病灶对比剂廓清速度高于其他肾上腺肿瘤性病变。

2.嗜铬细胞瘤

嗜铬细胞瘤CT表现：肿瘤形态大多呈圆形或类圆形，边界清晰；肿瘤内部密度不均，可见低密度坏死、囊变区域；肿瘤体积较小时密度可均匀，钙化少见。增强后呈明显不均匀强化，内部坏死囊变区域不强化。

3.肾上腺皮质癌

CT表现：体积常较大，平扫时密度多不均匀，常有钙化灶；增强后肿块呈不均匀强化，延退期廓清率低于腺瘤；常出现局部/远处淋巴结、肝、肺等部位的转移，可侵犯下腔静脉并形成血管内瘤栓。

（六）肾囊性疾病

1.肾囊肿

肾囊肿常发生于肾皮质，是临床最常见的肾脏良性占位病变，好发于中老年，50岁以上人群发病率约为30%。病因可能为肾小管阻塞，囊肿壁由薄层纤维组织覆以扁平上皮，与集合系统不相通。

单纯性囊肿在CT表现特点：①类圆形密度均匀占位病变；②边界光滑，薄壁或无壁，囊内无分隔及钙化，边界清晰；③囊内均匀水样密度（0～15 HU）；④增强扫描无强化。

2. 多囊肾

CT表现：①婴儿型多囊肾双肾增大呈分叶状，肾实质内布满大小不等类圆形水样密度区；增强扫描示皮髓质期延长、肾功能减退、肾窦常受压变形，部分病例同时发现肝、胰、脾囊肿及肝内门静脉周围纤维化。②成人型多囊肾体积增大，双肾布满多发大小不等圆形或卵圆形水样低密度病变，增强无强化。肾形态早期正常，随着病变进展，囊肿增大，数目增多，体积增大，边缘呈分叶状。

（七）先天性畸形

1. 肾脏

（1）单肾不发育

患者肾脏仅可见一小块组织，不能形成肾盂和肾盏结构，输尿管近端则为盲端，远侧较细小，可有异位开口。对侧肾可能表现为发育异常，CT常误为孤立肾。

（2）节段性肾发育不全

CT可显示肾窝内或盆腔内小肾结构和发育不良的肾血管。无功能的小肾诊断较困难。对侧肾常有代偿性肥大。

（3）肾发育不良之多房性肾囊性变

CT扫描，肾区见水密度像葡萄样的囊肿，囊肿大小不均，有厚薄不一的分隔，并且无肾脏实质和肾盂的结构。注药后无明显强化，或囊间壁处密度稍高。对侧肾和输尿管可为正常或畸形。本病肾体积可增大可缩小，病程中囊肿可增大或缩小，甚至完全消失。

（4）融合肾

马蹄形肾（horse-shoe kidney）：轴位CT显示马蹄肾较好。于肾下极可见不同密度或信号的肾组织峡部，处于主动脉和下腔静脉前方，以带状横过中线。其内可见双侧靠近拉长的下肾盏结构，并可合并积水。CT平扫需注意与脊柱前方水平走行的含液肠管区分。

（5）其他融合肾

乙状肾是指交叉异位的肾，位于对侧肾的下面，两肾的凸缘相接，形成“S”状。另还有L形肾、盘状肾、块状肾几种融合肾。值得注意的是各种融合肾不仅有异常供血的血管，有时输尿管系统只有单一集合系统，或共同肾盂双输尿管畸形。

（6）孤立肾（单侧肾未生成）

团注增强扫描可明确显示一侧肾脏及其动、静脉缺如，患侧的原肾窝位置被肝脏、胰腺、肠管等取代充填。孤立肾可有肥大、旋转、积水、异位等。

2. 输尿管

（1）输尿管重复畸形

增强CT扫描可显示两套独立肾盂和输尿管。当切面经过肾脏中间区域时可示无大血管结构和肾盂结构的肾。CT主要用于上尿路肾盏不连续显影者或者伴有巨输尿管的病例。上肾盂输尿管积水显示沿腰大肌前方外或内侧下行至膀胱的外方形成小囊状影的扩张输尿管。巨大输尿管可迂曲增粗类似肠管但壁较薄。

（2）巨输尿管

巨输尿管积水表现囊管形呈水样密度的低密度腔，可超过中线，尤似一个扩大了的肠襟，口服造影剂常可区别。肾窝内偶见异常组织块，注药后无强化。CT冠状位显示腹膜后迂曲管道或连续纵行排列的囊腔具水密度。

（3）腔静脉后输尿管

CT增强扫描可见输尿管异位于下腔静脉后方，经中线走行于下腔静脉与主动脉之间，然后绕到腔静脉前方，正常行径入膀胱。髂血管后输尿管CT可见输尿管在髂总动静脉间，位于髂内外动脉或动静脉后。

（4）输尿管盲端及输尿管憩室

CT表现大小不等圆形或管状液潴留，位于输尿管下部，在正常输尿管旁，有可能合并结石。造影剂返流入以上异常输尿管内。大的输尿管憩室引起输尿管移位、梗阻及肾损害。

3.膀胱

（1）脐尿管畸形

脐尿管畸形一般有脐尿管未闭或开放、脐尿管窦、脐尿管憩室等类型。传统造影方法不能直接显示脐尿管囊肿，CT于脐下中线部位腹壁深处膀胱上方见大小不等的囊性包块，壁薄光滑，呈液性均匀低密度，CT值为20 HU，有时可见囊壁钙化，并发感染时密度可增高；注药后无强化，与膀胱不相通。

（2）重复膀胱

一般经静脉肾盂造影和排泄性膀胱尿道检查即可获诊断。CT可显示上尿路异常，和尿道不通的重复膀胱显示膀胱壁各层。

（3）膀胱憩室

一般病例静脉肾盂造影和排泄性膀胱尿道检查足以诊断。CT表现为膀胱壁局限性向腔外突出的囊袋影，可呈乳头状或葫芦形，其密度信号与内尿液一样。憩室内发生癌可见有充盈缺损。憩室内并发膀胱结石时，CT呈现高密度圆形或椭圆形影。

四、MRI检查

磁共振成像（magnetic resonance imaging，MRI）是通过体外高频磁场作用，由体内物质向周围辐射能量产生信号，成像过程与图像重建与CT相近，只是MRI既不靠外界辐射、吸收与反射，也不靠放射性物质在体内的γ辐射，而是利用外磁场和物体相互作用成像，高能磁场对人体无害。MRI扫描仪特别适合对人体的非骨性部位或软组织成像。它们与CT的不同之处在于，它们不使用破坏性的X射线电离辐射。使用MRI可以比使用常规X射线和CT更清楚地看到大脑、脊髓、神经、肌肉，韧带和肌腱。在此简述肾上腺、肾脏、膀胱、前列腺、阴茎及阴囊疾病的MRI表现。

（一）肾上腺疾病MRI表现

肾上腺MRI检查有三个特点：①软组织对比极佳，可以很易识别肾上腺；②三维影像，特别是冠状位影像，对大的后腹膜肿块，可以确定是否来源于肾上腺；③MRI可对不同的肾上腺病变做组织特性分析，因此大大增加了肾上腺影像学诊断特异性，常用于评价肾上腺病变。

1.肾上腺皮质腺瘤

高功能腺瘤通常较小即被检出，直径2～3 cm以下较多见，呈圆形或椭圆形，边缘光整，在T_1加权像（T_1-weighted image，T_1WI）上瘤体信号接近肝脏，且较均匀，在T_2加权像（T_2-weighted image，T_2WI）上肿瘤信号略高于肝脏。有完整包膜，在两加权像上均为环形低信号影。当肿块内脂肪含量较高时，则出现T_1WI上信号高于肝脏，而T_2WI信号与肝脏接近。注射造影剂后，在早期大部分腺瘤呈中等程度均匀强化，信号强度下降亦较快。

2.嗜铬细胞瘤

嗜铬细胞瘤MRI表现：在T_1WI上，信号强并与肝脏类似或略低，但在T_2WI上则呈明显高信号。MRI对肾上腺外的嗜铬细胞瘤具有高敏感性。注射对比剂后，可见明显快速的增强，排空缓慢，与原发恶性肿瘤和继发恶性肿瘤相似。

3. 肾上腺转移癌

由于血管丰富，肾上腺是全身最常见的癌症转移部位。在MRI上，恶性肾上腺病变的一些形态标准包括直径>5 cm、外形不规则、侵入邻近组织结构等变化。此外，还有特异性MRI征象提示恶性：肾上腺转移癌在T_1WI上与肝脏相比呈低或等信号，在T_2WI上强度明显增强。恶性病变的相对病变脂肪信号强度比值通常大于2。利用上述标准，腺瘤与肾上腺转移癌的鉴别精确度可达91%～95%。

4. 肾上腺囊肿

与其他脏器的囊肿一样，肾上腺囊肿在T_1WI上低信号，在T_2WI上高信号。动态多层扫描无对比增强。冠状位扫描利于确定右上腹较大囊性病变起源。若肾上腺囊肿出血，其信号改变较为复杂，主要与出血时间长短有关。

5. 肾上腺出血

肾上腺出血常来源于肾上腺髓质。肾上腺出血MRI表现随着病变由急性到慢性阶段的演变而不同。在急性期及亚急性期，肾上腺出血在T_1WI、T_2WI上均表现为高信号。慢性肾上腺出血产生钙化，在MRI上很难看见，CT有助于判定。

（二）肾脏疾病的MRI表现

1. 先天畸形

（1）肾旋转异常

MRI检查肾旋转异常主要显示肾盂、肾盏、肾门、肾轴方向位置异常，以及附带输尿管血管异位。MRI观察肾盂肾盏位置较好，横轴位判断肾轴和血管输尿管有优越性。肾不旋转或旋转不足病例，肾门继续指向前，肾盏自肾盂两侧向外伸出，输尿管近段外移。肾轴与脊柱平行，双侧肾旋转异常，需与马蹄肾鉴别。

（2）异位肾

异位肾位置低，多位于脊柱前或稍偏中线，L_3～L_4水平。肾脏多较小，孤立异位肾则可有代偿性肥大。异位肾常伴不同程度旋转异常和肾纵轴角改变，输尿管短仅轻度弯曲。MRI扫描见异位侧肾窝空虚，被相邻移位的肝、胰、脾、肠管充填，肾上腺细而长。交叉异位肾，异位肾通常位于对侧肾下方，少数在同一高度，90%有融合，即交叉异位融合肾，孤立交叉异位肾通常位于对侧正常肾窝内。

（3）马蹄形肾

马蹄形肾的轴位MRI T_1加权像，显示马蹄肾较好，于肾下极处见不同信号的肾组织之峡部，位于主动脉和下腔静脉的前方，呈带状横过中线。其内可见双侧靠近拉长的下肾盏结构，并可合并积水。可有多支血供，起源于主动脉较低水平或其分支，因此有时不能在肾门水平看到正常肾血管。

（4）孤立肾

孤立肾（单侧肾未生成）的MRI冠状位和横断位T_1加权图像可获诊断，对健肾解剖、肾血管、并存的生殖器官异常均可有效地显示。

2. 肾感染

（1）肾脓肿

肾脓肿呈肾实质内单发或多发的液性占位病灶，T_1WI呈等信号或略低信号。在T_2WI上呈高信号。增强扫描脓肿边缘呈环状延迟性强化，部分可呈“同心圆”状改变，脓肿中央液化部分则无强化。肾脓肿可伴肾周脓肿、肾旁脓肿及腰大肌脓肿。

（2）肾结核

肾结核MRI表现因肾结核发展程度不同及相应的病理改变而显示多样变化。肾实质内可见囊性病灶，T_1WI呈低信号，T_2WI呈高信号；围绕肾盂排列的多个囊性病灶，T_1WI呈低信号，T_2WI呈高信号，增强后扫描囊性病灶边缘轻度强化，病灶局限于肾的一侧或累及整个肾脏，如有梗阻则多为肾输尿管扩张积水或积脓。局部或整个肾皮质变薄。

3. 肾囊性病变

（1）单纯性肾囊肿

在MRI上单纯性肾囊肿表现为发生在肾实质内或边缘T_1WI上低信号强度，T_2WI上呈均匀的高信号强度改变。增强后没有强化改变。肾囊肿的壁光滑清楚，信号强度均匀是其特点。

（2）多囊肾

MRI可显示两肾弥漫性大小不等的囊肿，两侧肾脏的表现可不对称。囊肿的信号接近水，即T_1WI上为低信号强度，T_2WI上呈均匀的高信号强度改变，增强后没有强化改变。早期双肾体积无明显增大，随着囊肿的增大增多，肾体积增大，外缘有弧形隆起。

4. 肾肿瘤

（1）肾细胞癌

肾细胞癌MRI检查：MRI可发现肾细胞癌假包膜。假包膜为膨胀性肿物旁被压缩的肾实质，而无恶性特异性。有假包膜的肿瘤较小，组织分级低于无假包膜的肾癌，分级高的肿瘤有侵袭性，边界往往不清楚。有假包膜肾癌，T_1WI及T_2WI有低信号环，T_2WI显示假包膜更好。肾细胞癌的分期CT即可解决，但MRI对于评价肾脏周围及血管受累的效能良好。

对肾细胞癌来说，最重要的问题是用MRI进行术前分期。动态MRI有助于显示原发性恶性肾肿瘤在肾内的范围。肾癌的Robson分期和相应的TNM分类见表16-3及表16-4。虽然就肿瘤的分期来讲意义不大，但是它有助于设计肿瘤的部分摘除手术方案。对于显示肾静脉和下腔静脉的瘤栓，MRI是最好的无创方法。MRI可以提供和静脉造影同样的信息。由于没有流空，梯度回波图像甚至可以显示没有扩张的静脉内的栓子。

MRI可发现直径<1 cm肾肿瘤但定性困难，而超声、CT可能对直径<1 cm肾肿瘤有50%漏诊；因此，以MRI来发现及对肾肿块定性日益重要，尤其是双肾肿瘤预备做肾部分切除手术者。

表16-3 肾癌的Robson分期和相应的TNM分类（原创）

Robson分期	病变范围	TNM分类	MRI表现
Ⅰ期	肿瘤小,局限于肾内,<2.5 cm	T_1	肿瘤位于肾内,边缘光滑
	肿瘤大,局限于肾内,>2.5 cm	T_2	
Ⅱ期	肿瘤扩散到肾上腺肾周脂肪,但未侵及吉氏筋膜	T_{3a}	肿瘤,肾周界面不规则
Ⅲ期	肿瘤侵及静脉及区域淋巴结		IVC或肾V腔异常信号
Ⅲa期	肿瘤累及肾静脉(b)及(或)下腔静脉(c)	T_{3b} T_{3c}	静脉直径正常或增大
Ⅲb期	肿瘤累及区域淋巴结	$N_{1\sim3}$	淋巴肿> 1 cm
Ⅲc期	肿瘤侵及肾静脉及区域淋巴结	T_{3b}～ $cN_{1\sim3}$	Ⅲa及Ⅲb所见综合
Ⅳ期	转移或直接蔓延到肾外器官,或有远处转移		肿瘤与邻近器官或软组织相连,组织平面不规则
Ⅳa期	直接蔓延到邻近器官吉氏筋膜外	T_4	
Ⅳb期	远处转移	M_1	

表16-4 肾癌的TNM分类

1. T——原发肿瘤
T_x:原发肿瘤未能检出
T_0:无原发肿瘤的证据
T_1:肿瘤局限于肾内,最大径<2.5 cm
T_2:肿瘤局限于肾内,最大径>2.5 cm
T_3:肿瘤长入主要的肾静脉或下腔静脉,或侵及肾上腺或肾周组织,但未穿透吉氏筋膜
T_{3a}:肿瘤侵及同侧肾上腺或肾周组织,但未穿透吉氏筋膜
T_{3b}:肉眼观察肿瘤已长入肾静脉或下腔静脉
T_4:肿瘤侵透吉氏筋膜,向邻近组织器官直接蔓延
2. N——区域淋巴结,指肾门、腹主动脉及下腔静脉旁淋巴结
N_x:区域淋巴结未能显示
N_0:无区域性淋巴结转移
N_1:单个淋巴结转移,最大径≤2 cm
N_2:单个淋巴结转移,最大径>2 cm,但<5 cm,或多个淋巴结转移,最大径无一个>5 cm
N_3:淋巴结转移最大径>5 cm
3. M——远处转移
M_1:无远处转移
M_2:有远处转移

（2）肾母细胞瘤（Wilms瘤）

肾母细胞瘤在T_1WI呈略低信号，在T_2WI呈稍高信号，大的肿瘤信号常不均匀，肿瘤内出血导致T_1WI呈局灶性的高信号。和肾细胞瘤相比，肾母细胞瘤的强化相对较弱，在增强早期强化尚均匀些，后期则不均匀。

（3）肾盂癌

肾盂癌MRI表现取决于肿瘤病理特征。乳头状和菜花状移行细胞癌表现肾盂肾盏内的低信号充盈缺损影，周围为低信号尿液。一般情况下，肾盂癌很少引起肾轮廓的变化。由于肾盂癌是少血供的肿瘤，所以其边缘较为光整，信号强度均匀，在T_1WI和T_2WI上与肾实质信号大致相等。T_1WI可见肿瘤延及邻近肾周围脂肪，MRI有助于决定病变范围。在MRI增强扫描后，肾盂癌呈轻至中度强化，少数较大肿瘤内有坏死、液化和钙化。

磁共振输尿管造影技术是近年发展起来的一项新的诊断方法，是应用磁共振水成像技术使肾盂、输尿管及膀胱显像，从而了解它们的解剖和存在的病变，包括扩张、狭窄、梗阻和充盈缺损。它的优点包括：①无创伤性；②一般情况下不需口服或注射造影剂；③无放射性；④经MIP（maximum intensity projection）处理后可以三维空间观察肾盂、输尿管及膀胱；⑤结合原始图像使诊断更加明确。

（4）肾错构瘤

肾错构瘤MRI的表现取决于三种组织成分（即血管、平滑肌和脂肪）的比例差异，而大部分肿瘤以脂肪成分为主，在T_1WI和T_2WI上可见高信号，用脂肪抑制技术可见肿瘤内脂肪信号衰减，1 cm大小肿物均能发现。三维成像可示病变由肾皮质来源，少数病例以肌肉血管成分为主的肿瘤，难以和肾细胞癌鉴别。

(5) 肾髓质纤维瘤

肿瘤轮廓光整，但无包膜，主要成分为密实的胶原纤维。肾髓质纤维瘤的MRI表现彼具特征性：肿瘤轮廓光整，在T_1WI和T_2WI上均呈低信号，通常无液化坏死。这种特征性的MRI表现和肿瘤的病理成分相符合。

5.尿路梗阻

MRI表现上，由于尿液在T_1WI为低信号，T_2WI为高信号，故MRI最易显示输尿管及肾盂扩大，并可确定梗阻的水平；也可显示梗阻原因（如盆腔肿瘤、肿大的淋巴结或后腹膜纤维化）。通常MRI可鉴别良、恶性，如后腹膜纤维化。

（三）膀胱疾病的MRI表现

1.膀胱癌

MRI表现：MRI横断面显示前壁及侧壁好，也显示如有膀胱外侵犯及淋巴结肿较好；矢状位显示肿瘤侵及耻骨联合、前列腺、直肠及膀胱底、穹隆、后壁较好；冠状位显示两侧壁及穹隆较好。膀胱癌T_1WI为中等略高于尿液信号，T_1WI评估肿瘤生长及大小最佳。T_2WI膀胱肿瘤有不同程度增强，有时肿瘤信号与周围尿液相似或略高，也可低于尿液。T_2WI需做分期，可确定膀胱壁浸润深度。

MRI在膀胱癌术前分期的作用为一般T_1期肿瘤经尿道电切，T_2期肿瘤可能需膀胱部分切除，T_3期可能行根治性膀胱切除，T_4期姑息治疗。检查膀胱癌复发时的作用为MRI具有优越的软组织对比，三维影像，易显示膀胱顶和底病变。可示突出于膀胱腔的肿瘤，但较小浸润病变时，肿瘤复发可类似手术后或活检后变化。复发的肿瘤往往与瘢痕同时存在，只凭信号的高低难以鉴别，PET有助于鉴别。

2.膀胱恶性间叶肿瘤

MRI表现：平滑肌肉瘤为大而占位肿物，与良性不同，恶性为局限不好，有侵蚀性及溃疡，经增强后常可见坏死区。MRI比CT优越，可见多维影像，示肿瘤范围及侵及邻近器官。儿童横纹肌肉瘤为大、息肉状、葡萄囊状突入充满膀胱腔，T_2WI示实性及囊性肿物为高信号，难和高信号尿液区别。应用增强MRI可见肿瘤实性块明显增强，注射对比剂后，应立即或动态扫描以免肿瘤为高信号尿液遮盖。

3.平滑肌瘤

平滑肌瘤为最常见的良性膀胱肿瘤，女性患者较多，多见于30～55岁，多见于三角区，也可见于侧壁及后壁。病变可为膀胱内（60%）、膀胱外（30%）、膀胱壁内（10%）。

MRI：示膀胱底、边缘清晰、圆或卵圆形肿物。典型表现T_1WI为中等信号，T_2WI为中、低信号。T_2WI高信号区内可能见到不均匀信号。增强后肿瘤表现不一，有的均匀增强，有的很少增强，增强后可见囊性变。

（四）前列腺疾病的MRI表现

1.前列腺先天变异

前列腺先天变异包括前列腺不发育或发育不良，常合并其他泌尿生殖系统畸形，很容易被发现，影像诊断并不困难。

2.前列腺囊肿

前列腺囊肿主要包括真性前列腺囊肿、苗勒管囊肿、前列腺潴留囊肿等。所有前列腺囊肿的MRI表现均比较类似，在T_1WI上为均匀低信号，在T_2WI上为均匀高信号。囊肿大多为单房，内部结构均匀，边缘锐利，囊肿壁菲薄，MRI不易显示，囊肿的直径大多在0.5～3.0 cm之间，使用造影剂后无异常对比增强。

3. 前列腺炎

前列腺炎为非特异性前列腺炎，是成人常见病。前列腺炎分为急性前列腺炎和慢性细菌性前列腺炎、非细菌性前列腺炎。急性细菌性前列腺炎病理大致分为充血期、小泡期、实质期三个阶段，而慢性者组织学无特异病变。MRI表现如下：急性前列腺炎MRI表现前列腺弥漫性增大，T_2加权像表现为前列腺内的信号杂乱、不均匀，在T_2加权像上高信号区内可见到更长T_2信号灶，代表假脓肿病灶。一些病灶常伴有钙化。MRI检查对前列腺炎或脓肿的诊断，没有超声或CT优越。

4. 前列腺结核

临床常见泌尿系结核合并男性生殖系统结核，临床最明显的男性生殖系统结核是附睾结核，但从病理来看，最常见的为前列腺结核。结核病变在前列腺中，结核结节融合发展成干酪变性或空洞及纤维化，最后波及前列腺，精囊为一硬的坏死纤维块。前列腺脓肿可穿破至前列腺周围、膀胱、尿道和直肠；也可在会阴形成窦道；精囊瘢痕可在膀胱后引起输尿管梗阻。

MRI表现：前列腺结核可以发生干酪样变性，形成空洞和纤维化，根据上述病理改变的不同其MRI信号改变也不同，可以是低信号、高信号或混杂信号。

5. 前列腺钙化

前列腺结石最常见于50～70岁，儿童罕见。真性前列腺结石发生于前列腺腺泡及导管；与泌尿系结石不同，后者位于前列腺尿道，形成继发的退行性结石。原发性结石常多发而小，大小为1～5 mm。继发性退化结石合并前列腺腺瘤的感染、梗阻及坏死或放射治疗后，退化钙化常较大，外形不规则；曾有文献报道前列腺癌放射治疗后，发现有严重症状的前列腺钙化。但退化前列腺结石并非癌前期病变。MRI表现：诊断前列腺钙化不敏感，T_1加权像和T_2加权像均表现低信号。

6. 前列腺增生

基质增生是前列腺增生的主要病理特征。前列腺增生结节将腺体其余部分压迫形成“包膜”，两者有分界。

MRI表现：良性前列腺增生在T_1加权像上表现为前列腺体积增大，信号均匀，轮廓光整，两侧对称。在T_2加权像上表现为径线增大，周围带变薄，甚至消失，前肌纤维变薄甚至消失。增大的前列腺表现为高信号结节，此型以腺体增生为主；增大的前列腺表现为不规则低信号区，此型以间质组织增生为主；或两者同时存在，为混合型。

7. 前列腺癌

MRI是目前公认的前列腺癌最佳影像学检查方法。MRI检出和提示前列腺癌依靠多参数影像，其中T_2加权像具有重要价值。T_2加权像上前列腺癌主要表现为周围带内有低信号缺损区，与正常周围带有明显差异。当肿瘤局限在前列腺内时，肿瘤外缘完整，与周围静脉丛界限清楚。前列腺的包膜在T_2加权像上为线样低信号，当病变侧显示包膜模糊或中断，提示包膜受侵。肿瘤侵犯前列腺周围脂肪在T_1加权像观察最好，表现为脂肪内低信号，尤其在前列腺后外侧，称为前列腺直肠角的区域，此结构的消失是典型前列腺周围脂肪受侵的表现。

多参数MRI（multiparametric MRI，mpMRI）对于临床显著性前列腺癌的检出和危险度分级有重要作用。由美国放射学会、欧洲泌尿生殖放射学会和AdMeTech基金会制定的前列腺影像报告和数据系统（prostate imaging-reporting and data system，PI-RADS）已更新至第二版（PI-RADS V2.1），基于PI-RADS的mpMRI在前列腺癌诊断、活检前预测、风险分层及指导穿刺等方面有重要作用。PI-RADS根据前列腺T_2WI、DWI及DCE等mpMRI参数的综合表现，对出现有临床意义的前列腺癌的可能性做出1～5分的评分。前列腺外周带疾病PI-RADS评分以DWI结果为主，移行带疾病以T_2WI结果为主（见表16-4）。PI-RADS评分为4分或5分，前列腺癌的风险较大，应考虑穿刺活检；3分不能排除前列腺癌，需结合临床表现、PSA、直肠指检、前列腺感染史、家族史等情况综合判断。

表16-4　前列腺移行带的PI-RADS V2.1评分标准

DWI评分	T_2WI评分	DCE	PI-RADS评分
1～5	1	阴性或阳性	1(临床表现与前列腺疾病极不相似)
1～3	2	阴性或阳性	2(临床表现不可能是前列腺癌)
4～5	2	阴性或阳性	3(临床表现前列腺癌可疑)
1～4	3	阴性或阳性	
5	3	阴性或阳性	4(临床表现与前列腺癌相似)
1～5	4	阴性或阳性	
1～5	5	阴性或阳性	5(临床表现与前列腺癌高度相似)

注：DWI，扩散加权成像；DCE，动态对比增强。表格引自：Weinreb J C，Barentsz J O，Choyke P L，et al. PI-RADS prostate imaging-reporting and data system：2015，version 2［J］. Eur Urol，2016，69（1）：16-40.

（五）睾丸及附睾疾病MRI表现

1.隐睾

位于睾丸下降正常途径的隐睾为真正的隐睾。睾丸下降不全见于30%早产婴和3%～4%足月儿。新生儿隐睾为3.4%，早产儿隐睾为30.3%，双侧隐睾为10%。最常见的隐睾位于腹股沟管外侧或阴囊颈。其余为管内及腹内部位。隐睾80%可扪及，而未扪及的隐睾80%位于管内，其余20%在腹内。

MRI表现：MRI能确诊隐睾症；在术前MRI能准确显示隐睾的位置，从而引导外科手术治疗。MRI表现在睾丸下降的位置一圆形或卵圆形软组织影。MRI判断隐睾的准确率达90%。在精索内隐睾MRI可以将其与腹股沟淋巴肿区分开来。隐睾的大小和信号强度随患者年龄的大小而变化。儿童隐睾，其MRI信号强度与正常睾丸的萎缩和纤维化导致隐睾的体积和信号强度相比较正常睾丸减少。有时睾丸引带被误认为是隐睾；睾丸引带在T_1加权像上和T_2加权像上均表现低信号，而没有纤维化的隐睾在T_1加权像上表现中等信号，在T_2加权像上表现高信号。因此，MRI对于隐睾具有较高的诊断准确率，不仅可以发现腹股沟内和内环附近的隐睾，而且可以检出部分腹腔内隐睾，对于隐睾及其并发症的诊断都具有重要价值。

2.睾丸癌

睾丸癌占男性癌症的1%，常见于青中年，5年治愈率为90%。睾丸癌95%为精原细胞来源，其余为来自性腺基质、继发于淋巴及造血组织的肿瘤及转移瘤。继发睾丸肿瘤者，淋巴瘤最常见（睾丸肿瘤的5%），随之为白血病。转移瘤罕见，最常见的原发灶为前列腺、肺、胃肠道、皮肤及肾。只有3%～4%的睾丸肿瘤为良性，而90%为非性腺细胞。

MRI表现：睾丸的良性肿瘤和恶性肿瘤的MRI表现基本相似，无明显特异性。通常在T_1加权像和质子密度像上呈等信号，在T_2加权像上，正常的睾丸组织信号增高，而肿瘤信号减低。多数病变内部信号较均匀，当肿瘤内出现并发症如出血、液化、坏死时，在T_2加权像上信号增高。同时，MRI能清楚显示肿瘤与邻近睾丸实质的分界是否清楚。当恶性肿瘤转移至腹部淋巴系统时，可在腹内形成巨大软组织肿物，其信号强度与原发肿瘤类似。睾丸转移癌通常表现在T_2加权像上呈睾丸低信号，与原发肿瘤难于区分。MRI对肿瘤分期有一定帮助。

3. 腹股沟疝

腹股沟疝为最常见的婴幼儿先天异常，发病率为1%～4.4%，较多见于早产儿，男孩患儿比女孩多8～10倍。腹股沟疝为腹膜袋未闭，因此存有腹膜腔及鞘膜间通道；96%睾丸未下降者有疝囊。

MRI检查：阴囊疝通常由临床诊断，很少需要影像学检查。其MRI表现根据疝入阴囊内容物的不同而异；如疝入的肠系膜脂肪和小肠气体能被明显显示，伴有同侧腹股沟管增宽。

4. 急性附睾炎

新生儿到老年人均可发生急性附睾炎，急性附睾炎多发生在19～35岁，中老年发病率低。致病菌入侵通过输精管管腔进入。其他发病原因为损伤或长期用导尿管及器械引流后感染。附睾炎早期是蜂窝织炎，有小脓肿，鞘膜分泌脓液，精索增厚。后期可消失，附睾管纤维化可使管腔阻塞。如为双附睾炎，可发生男子不育症。

MRI检查：附睾炎是最常见的阴囊炎性疾病。急性附睾炎MRI表现为附睾不对称性增大，在T_2加权像上常常表现低信号，但有时急性期也可表现高信号。有时合并睾丸炎，睾丸炎MRI表现在T_2加权像上均匀或不均匀低信号，邻近阴囊皮肤增厚和水肿。常合并鞘膜积液，若有脓肿形成，附睾形态变得不规则，局部膨胀，在T_1加权像上为低信号，在T_2加权像上为高信号，信号不均匀，对比增强后脓肿周边不同程度强化。

5. 附睾及睾丸结核

睾丸结核继发于附睾结核，为血行播散。16%在尿检时发现肾结核。附睾结核切除后，睾丸病变经抗结核治疗后，很快好转。附睾结核为血行播散而发生，可合并肾结核。附睾结核发生于青年人多，70%有结核病史。

MRI检查：附睾结核的MRI表现取决于病变的成分，病变是由肉芽组织、纤维组织和干酪成分构成。在T_1加权像上多表现为低信号，在T_2加权像上病变主体仍呈低信号，但内部信号不均，可见到斑点状高信号灶。当病变较大时，睾丸有轻度受压改变。病变的形态不规则，边界不光滑，病变一侧常伴有少量鞘膜积液。

6. 阴囊（睾丸）外伤

阴囊外伤常为踢伤外阴或坐骑损伤。直接外伤，使睾丸压迫耻骨联合可引起睾丸或附睾梗死，睾丸扭转或鞘膜破裂，睾丸实质经裂口突出。

MRI表现：阴囊血肿的常见原因是外伤，其MRI表现依血肿的时间长短而变化。急性血肿在T_1加权像上表现中等信号，在T_2加权像上表现高信号；慢性血肿在T_1加权像上和T_2加权像上均表现高信号。阴囊钝挫伤可引起睾丸破裂、血肿和阴囊血肿，穿通伤时可在睾丸内外发现异物。

7. 精索静脉曲张

精索静脉曲张是指精索蔓状静脉丛伸长、扩张和迂曲；常发生在左侧，左侧占90%以上。精索静脉曲张可以是原发、自发或继发于腹部病变压迫睾丸静脉所致。精索静脉曲张可导致不育症。

MRI表现：在睾丸的后外侧，邻近附睾头一堆匐行性曲张的静脉，并延伸至精索；曲张的静脉有流空现象，表现呈一堆匐行的无信号区；当曲张的静脉内血流缓慢，表现为T_1加权像呈中等信号，T_1加权像呈高信号；在自旋回波图像中，由于曲张的静脉内血流流速不够快，故常常没有流空现象；阴囊海绵状血管瘤和动静脉畸形比精索静脉曲张少见，MRI能很好地显示这些病变，有助于外科手术治疗方案的制订。

五、放射性核素检查

核医学应用于泌尿外科主要是放射性核素标记的药物引入人体，从体外进行脏器显像。核医学显像与其他影像学检查方法的同处在于它反映的不仅是脏器的解剖形态、结构的变化，而且是脏器的功能、生理生化的过程，故称为脏器的“功能显像”。因为所用的是示踪技术，化学量极微，不会发生过敏反应，而且用于诊断的放射性核素半衰期短，患者一次检查接受的辐射剂量远低于相应部位的X射线检查。核医学显像不仅有助于疾病的早期诊断，还适用于术后监测、疗效评价及随访。本部分简述PET-CT、PET-MRI、FGR显像、骨扫描。

（一）PET-CT

1.概述

PET是指正电子发射断层显像（positron emission tomography， PET），它是一种先进的核医学影像技术，利用正电子发射体的核素（如^{18}F、^{16}C等）标记一些生理需要化合物或代谢底物如葡萄糖、脂肪酸、氨基酸等，引入体内后，应用正电子扫描机而获得的体内化学影像，其中，氟代脱氧葡萄糖（^{18}F-FDG）最常用。PET使无创伤性、动态、定量评价活体组织或器官在生理状态下及疾病过程中细胞代谢活动的生理、生化改变，获得分子水平信息成为可能，受到广泛的重视，称之为“活体生化显像”。

PET应用已成为肿瘤、冠心病和脑部疾病这三大疾病的诊断和指导治疗的有效手段。其中，其在肿瘤方面的应用最广泛，因为肿瘤组织代谢旺盛，特别是葡萄糖摄取量远高于正常组织，因此，PET代谢显像技术尤其适合肿瘤筛查、诊治及疗效随访。

CT即X射线断层成像技术，将PET与CT这两种技术有机地整合到同一台设备，形成PET-CT。经过快速全身扫描，可以同时获得CT图像和PET图像，优势互补，在了解生物代谢信息的同时获得精准解剖定位，从而做出全面、准确的判断。PET-CT在临床上主要用于肿瘤方面，包括肿瘤分期、活性定位、疗效随访、诊断复发、肿瘤筛查、肿块定性等方面。

2.PET-CT在泌尿、男性生殖系统疾病方面的应用

PET-CT在泌尿、男性生殖系统疾病检查中的应用主要集中在肿瘤性疾病方面。比如，前列腺特异性膜抗原作为靶点的PET-CT成像技术，其探测前列腺癌及转移灶的敏感性和特异度均较高，在肿瘤分期、探测生化复发、指导挽救性放疗及疗效评价方面显示出其重要意义；常规PET-CT显像对于膀胱癌的转移灶诊断有较好的效果，对于手术前分期有较好价值，双时相^{18}F-FDG PET-CT显像在原发性膀胱癌初诊和术后复发诊断当中有较高的诊断效能；PET-CT在肾细胞癌术前分期中具有重要价值；^{18}F-FDOPA PET-CT显像诊断嗜铬细胞瘤较CT或MRI能发现小病灶，用于其定位及定性。

（二）PET-MRI

1.PET-MRI概述

PET-MRI是PET和MRI两种技术整合到同一台设备的技术，可同时进行全身解剖水平和细胞代谢水平的检查，实现了两种设备在相同空间内对各自数据的同时采集，兼具各设备的独立功能，既结合了MRI的软组织高分辨率与多参数多功能特性，又结合了PET的高灵敏度以及数据定量化特性，具有检查时间短且无电离辐射的优势。

PET-MRI是公认的在恶性肿瘤、神经及心血管系统疾病的早筛和诊断方面的先进医学影像学检查方法。其主要诊疗项目包括：肿瘤的早期诊断、良恶性的鉴别和全身转移灶的探查。比如脑瘤良恶性鉴别、恶性胶质瘤边界确定、肿瘤治疗后放射性坏死与复发的鉴别等；冠心病及心肌梗死诊断、心肌活力评估，冠心病介入治疗疗效监测；全身健康检查。

2.PET-MRI在泌尿、男性生殖系统疾病方面的应用

PET-MRI泌尿、男性生殖系统疾病检查中的应用主要集中在肿瘤性疾病方面。比如，在前列腺肿瘤的诊断上，一体化PET-MRI更高的空间配准精度，比PET-CT有更佳的临床表现和应用前景。因为前列腺癌有便于标记的PSMA，所以PET-MRI在前列腺癌的诊断中应用较为常见。通过对PSMA特异性结合配体进行核素标记，可以实现对生化复发的前列腺癌进行定位和定性，更容易检测到转移性前列腺癌，且精度更好。

（三）GFR显像

GFR显像可用于肾动态功能显像和GFR测定，是一种无创检查。最常用的显像剂是^{99m}Tc-二乙三胺五乙酸（^{99m}Tc-DTPA），其静脉注入后95%以上由肾小球滤过，3～4 min在肾实质中浓聚达高峰，且迅速排出体外，在肾皮质的存留量极微。能在20 min内显示从饮水到肾脏排泄到膀胱内的全过程，借助单光子发射计算机断层显像仪采集信号，得到分肾功能参数和图像，可清晰判断检查者分肾功能正常或受损。

单肾功能受损在临床尤为常见。如结石或积水等在病变早、中期，受损肾脏的功能往往由对侧健康肾额外分担，因此单纯通过验血查肾功能相关生化指标，往往显示全部在正常范围内，可能延误早期诊断和治疗。GFR不仅能够较早反映肾脏损害的严重程度，而且能够精确反映双侧肾脏功能的改变，被认为是判定肾功能的“金指标”。GFR显像当然还可用于肾移植或肾病治疗后疗效观察与随访。GFR显像既能够显示双肾位置、大小及功能性肾组织形态，同时也能够对分肾血流、功能及上尿路通畅性进行定性评价和定量测定。该技术临床合理的应用，不仅肾功能损伤检出率高，而且能够实现肾功能异常的早期发现、早期治疗，具有重要的临床价值。

（四）骨扫描

骨扫描是一种全身性骨骼的核医学影像学检查，检查前先要注射放射性药物（如^{99m}Tc-MDP），等骨路充分吸收，2～3 h后再用接受放射性的仪器探测全身骨路放射性分布情况。若骨骼对放射性药物的吸收异常增加或减退，即有异常浓集或稀缺现象，就提示该骨有病变存在。其比X射线检查发现病灶更早，可早达半年。

在泌尿、男性生殖系统疾病中，骨扫描主要用于早期发现肾细胞癌、前列腺癌、膀胱癌的骨转移。对不明性质肿块的患者来说，发现有骨转移性肿瘤存在，意味着所患肿块为恶性，已向骨骼转移。对已明确为癌症的患者，有助于对癌症进行分期，从而决定采用哪一种治疗方法，是局部手术、放疗，还是全身化疗，局部手术时是否有必要广泛并彻底地根除治疗。骨扫描是国外癌症患者中常用的检查方法，其在我国综合性医院中，也是核医学科主要的检查项目。

第四节　分子及基因检测技术

所有基于分子生物学水平的方法学技术都属于分子诊断技术，如定量PCR技术、基因测序技术、DNA印迹技术、生物芯片技术等。当然，还包括高分辨率熔解曲线分析、基质辅助激光解析电离飞行时间质谱、变性高效液相色谱等方法，在此不赘述。分子诊断技术即指以DNA和RNA为诊断材料，用分子生物学技术检测基因的存在、缺陷或表达异常。其基本原理是检测DNA或RNA的结构是否变化、量的多少及表达功能是否存在变异，以确定受检者是否在基因水平上存在异常变化。随着医学技术和医疗设备的不断发展，分子诊断技术的应用越来越广泛，其对疾病的预防、预测、诊断、治疗和预后具有重要价值，可以更深层次地揭示疾病的本质。

一、定量PCR（quantitative PCR，qPCR）

相比其他分子检测技术，定量PCR具有两个优点：一方面核酸扩增和检测在同一个封闭体系中进行，因此杜绝了PCR后开盖处理所带来扩增产物的污染；另一方面，定量PCR通过动态监测荧光信号，具有实现低拷贝模板定量的优势，敏感性相对来说更高。正是由于上述显著优点，定量PCR技术被广泛应用在分析mRNA的表达水平、对核酸进行定量等医学检验中，此类技术具有重复性佳、特异性强以及准确度高的优点，在患者病情的诊断、临床用药的分析以及药物作用的监测方面发挥重要作用。

二、基因测序

基因测序是分子诊断技术的一个重要分支，能直接获得核酸序列信息。先对基因进行片段化处理，并在此基础上构建基因文库，然后将基因文库和载体相交联，与此同时使其扩增，实现在载体上合成的同时，能够对数量庞大的数据进行测序。虽然qPCR、分子杂交等技术发展迅速，但都属于间接推断基因序列，核酸测序仍是基因测序的“金标准”。基因测序现已由1977年第一代Sanger测序发展至第三代，优势显著，有通量增大、读长增加、成本骤降等优点，但Sanger测序仍为测序金标准。

三、分子杂交

分子杂交就是指两条有着同源序列的核酸单链，通过碱基互补配对这一原则结合，进而形成双链的过程，它能够通过已知序列的基因探针对目标序列加以捕获、检测。分子杂交技术包括荧光原位杂交、Northern印迹法、Southern印迹法、芯片杂交和斑点杂交等。进行杂交的双方分别是探针以及有待探测的核酸，有待检测的对象可以是基因组的DNA。必须对探针进行标记，这样才可以进行示踪以及检测。在检测基因突变方面，Southern印迹法应用广泛，是各类探针杂交技术中最常用的。

四、生物芯片

生物芯片技术又称染色体微阵列技术，是将分子生物学及微电子技术相结合，因此，这种技术又被称作基因芯片技术或DNA芯片技术。生物芯片技术是通过微加工和微电子技术，在固相基质表面集成分子微阵列，以实现对核酸、细胞、蛋白质、组织以及其他生物分子进行高效、准确检测。该技术的本质特征是将生命科学研究中的样品制备、生化反应以及检测分析等过程实现连续化、集成化及微型化。

五、应用

基因检测技术更新迅速，新的相关基因研究也如雨后春笋，精准诊断的理念逐渐深入人心。基因从底层的病因学的角度溯源，基因检测在促进疾病的诊断、指导治疗、判断疾病预后及评估风险方面均有重要临床意义。以下略叙其在泌尿系疾病中相关研究及临床应用。

来东建立了线粒体DNA（mitochondrial DNA，mtDNA）靶向测序体系，尿液中mtDNA突变水平可作为肾癌特异性肿瘤生物学指标，起到早筛及评估预后的作用；嗜铬细胞瘤在人类肿瘤中是遗传相关性最高，VHL、RET、NF1、SDHB和SDHD等为其易感基因，针对这些基因的分子靶向治疗处于研究阶段，比如使用舒尼替尼、帕唑帕尼、雷帕霉素和依维莫司等靶向药物；利用基因芯片或全基因组关联分析鉴定前列腺癌候选基因，协助前列腺癌的诊断和基因筛选研究；PSA大于3 ng/mL时，BRCA1和BRCA2携带者的癌症检出率显著提高，体现两者结合筛查的互补性；前列腺癌诊疗指南将基因检测推荐人群从去势抵抗性前列腺癌扩展到局部进展期前列腺癌，用于指导药物选择和判断预后，对于具有前列腺癌家族史或恶性肿瘤既往史的人群，应进行基因检测，以作筛查。

第五节　其他诊断技术

一、病理学检查

病理学检查主要包括活体组织诊断（活检）、病理切片检查、脱落细胞学检查、免疫组化检查等。病理学检查有助于明确诊断、验证术前的诊断、决定下一步治疗方案及估计预后。病理学检查对肿瘤性疾病的诊断及治疗有重要的指导意义，可确定肿瘤诊断、性质、组织来源、浸润范围及肿瘤分级等。

活检需从患者体内切取、钳取，或穿刺取出病变组织，进行形态学检查，明确组织病理学诊断，被认为是疾病的最后诊断方法。冰冻切片是将切下的病变组织迅速冷冻制成切片，由病理医生迅速做出诊断，等待约30 min，结果回报后由医生决定是否进行手术治疗。脱落细胞学是采集人体各部位的上皮细胞，经化学染色后再显微镜观察细胞形态，从而辅助临床疾病诊断的一门学科，脱落细胞一般来源于子宫颈及阴道、浆膜腔积液、呼吸系统、脑脊液、泌尿系统等。免疫组化是近10年来发展的技术，利用抗体与抗原之间的关系，可显现蛋白表达原位，独特之处在于它同时保留了组织样品的解剖和结构特征，还可以高分辨率地显现蛋白及其在细胞以及各种亚细胞区室内的定位方式。免疫组化在临床中用来检测组织中的各种致病特征，例如瘤形成、转移、感染和炎症，以用于诊断。

由于泌尿、男性生殖系统疾病种类众多，再则病因及发病机制复杂，许多临床表现与组织学变化不尽一致。此时，病理学检查有助于确定病因、病理，确诊具体所属病种。近些年，随着科学技术飞速发展，影像学检查仪器更新换代及操作技能日益增强，在临床病理活检等技术开展越来越广泛，其能最直接观察到脏器的形态变化，还能进行系列观察。由于穿刺活检技术持续改进，免疫组化和电镜的应用，其诊断质量提升显著。病理学检查在泌尿、男性生殖系统的肿瘤诊断及治疗中有指导价值，例如就前列腺癌根治术选择来看，根治术过程中，在镜下观察到有局部转移，若术前针刺活检在8分以下（Gleason评分）的病例，短期不会出现远处转移，所以虽然前列腺癌阳性转移至局部盆腔淋巴结，还应继续采取前列腺癌根治手术。而当评分大于8分时，虽然盆腔淋巴结有阳性转移灶，但已不宜行根治手术；相反，如果无转移，则根治术后有一定的痊愈可能性。

二、诊断性器械检查

诊断性器械检查是临床医生借助器械对患者进行的检查及治疗方法，常见器械有导尿管、尿道探条、膀胱尿道镜、输尿管镜、肾镜及细针穿刺等工具。比如，导尿管可用于引流尿液、解除尿潴留、测定残余尿、注入造影剂确定有无膀胱损伤；输尿管镜及肾镜可以直接窥查输尿管、肾盂内有无病变，亦可直视下碎石、取石，切除或电灼肿瘤，取活体组织检查，适用于尿石症、输尿管充盈缺损、原因不明肉眼血尿或细胞学检查等。

三、尿动力学检查

尿动力学是泌尿外科的一个分支学科，是泌尿系疾病诊断强有力的工具。尿动力学主要依据流体力学和电生理学的基本原理和方法，通过自由尿流率、压力流率同步测定、尿道压力描记等一系列检查方法，分析尿路各部分的压力、流率及生物电活动，了解尿路排送尿液的功能及机理，为评估膀胱尿道功能提供客观依据。尿动力学检查具有无创、易于操作和经济的优势，易被病患接受。尿动力学检查不仅对排尿功能障碍疾病有重大意义，而且具有很高的科研价值，主要应用于排尿生理学、神经泌尿学和药理学的研究。

现阶段，我国尿动力学研究发展态势良好，部分研究已达国际水平。其应用主要集中在BPH、女性、儿童排尿功能障碍和上尿路动力学检查。通过尿动力学研究，培养了专业人员，提高了排尿功能障碍性疾病的诊治水平，促进了排尿生理功能和药物试验等的研究，意义重大。

四、肾移植配型

组织配型是肾移植术前的必经流程，适宜的配型可以避免或减少术后排斥反应的发生，取得手术的成功并使移植肾在受者体内长期存活。目前的肾移植组织配型包括ABO血型抗原系统配型、HLA配型、淋巴细胞毒试验和PRA检测等多种配型。

肾移植要求供、受者间的血型符合输血原则；HLA位点相同越多，肾移植可能性越好；要求受者血清与供者淋巴细胞的淋巴细胞毒试验阴性；PRA检测阳性者要确定抗体，在进行HLA配型时尽量避免有针对性抗体位点。

五、血药浓度监测

肾移植术后，需服用免疫抑制剂，以预防、减轻免疫排斥反应。免疫抑制剂剂量少则免疫抑制不足，使移植肾受到免疫系统的攻击，引起急性或慢性排斥反应；若剂量过多则会引起感染、出血、血糖升高、肿瘤发生等副作用。并且各时期药物浓度需求不等，还存在个体差异。因此有必要监测免疫抑制剂的血药浓度，根据实际情况，及时调整剂量，从而将血浆中的药物浓度控制在最合理的范围内，保证肾移植的远期疗效，提高患者的长期生存率。

（张小珍、杨立）

参考文献

[1] BAHOUSH G, SAEEDI E. Outcome of children with wilms′ tumor in developing countries[J]. Journal of Medicine and Life, 2020, 13(4): 484-489.

[2] BUKAVINA L, BENSALAH K, BRAY F, et al. Epidemiology of renal cell carcinoma: 2022 update[J]. European Urology, 2022, 82(5): 529-542.

[3] 郭晓超，徐学勤. 泌尿生殖系统CT诊断[M]. 北京：科学出版社，2017.

[4] ROZANEC J J, SECIN F P. Epidemiology, etiology and prevention of bladder cancer[J]. Archivos EspañOles De Urología, 2020, 73(10): 872-878.

[5] ASSIMAKOPOULOS S F, KRANIOTIS P, GOGOS C, et al. Renal vein thrombosis complicating severe acute pyelonephritis with renal abscesses and associated bacteraemia caused by extended-spectrum beta-lactamase producing escherichia coli[J]. Cen Case Reports, 2018, 7(1): 90-93.

[6] MERT A, GUZELBURC V, GUVEN S. Urinary tuberculosis: Still a challenge[J]. World Journal of Urology, 2020, 38(11): 2693-2698.

[7] KAO J, KARWOWSKI P, PETTIT J, et al. Multiparametric prostate MRI-based intensity-

modulated radiation therapy guided by prostatic calcifications[J]. The British Journal of Radiology, 2020, 93(1116): 20200571.

[8] 王良, LI Q, VARGAS H A. 前列腺影像报告和数据系统(PI-RADS V2.1)解读[J]. 中华放射学杂志, 2020, 54(4): 273-278.

[9] RAMACHANDRAN V, EDWARDS C F, BICHIANU D C. Inguinal hernia in premature infants [J]. Neoreviews, 2020, 21(6): e392-e403.

[10] 王卓楠, 吴开杰, 郑安琪, 等. ^{18}F-PSMA PET-CT在前列腺癌诊断与预后预测中的价值初探[J]. 现代泌尿外科杂志, 2021, 26(4): 305-308.

[11] JI X, WANG L, LIN J, et al. Detection of diffuse peritoneal and omental metastases from prostate cancer with ^{18}F-psma-1007 pet-ct[J]. Clinical Nuclear Medicine, 2022, 47(1): 74-76.

[12] CHANDRASEKAR T, KELLY W K, GOMELLA L G. Overview of prostate cancer genetic testing[J]. Urologic Clinics of North America, 2021, 48(3): 279-282.

[13] 李孝媛, 李如帅, 尤琴琴, 等. ^{68}Ga-PSMA-11 PET-MRI多参数成像对初诊前列腺癌的诊断[J]. 中华核医学与分子影像杂志, 2021, 41(2): 98-103.

[14] AZIZIPOUR N, AVAQPOUR R, ROSENZWEIG D H, et al. Evolution of biochip technology: A review from lab-on-a-chip to organ-on-a-chip[J]. Micromachines (Basel), 2020, 11(6): 599.

第十七章
泌尿、男性生殖系统疾病治疗技术进展

近年来，随着医学技术的进步，泌尿、男性生殖系统疾病治疗技术也取得长足的进展。手术治疗仍然是泌尿、男性生殖系统的主要治疗手段。除了传统的开放手术外，肾镜、膀胱镜、输尿管镜等内镜技术和腹腔镜及机器人辅助腹腔镜技术在泌尿外科微创治疗得到了迅猛的发展。新型的化疗药物治疗、靶向治疗、免疫治疗和ADC药物的研发为泌尿系肿瘤的治疗提供了更多个体化的治疗方案，显著提高了肿瘤患者的生存期。放疗技术的进步也为晚期转移性肿瘤的有效治疗带来了希望。一些新兴技术的兴起如射频消融、冷冻消融、光动力及声动力、聚焦超声消融海扶刀、人工智能诊断、3D打印技术还将进一步推进泌尿外科学的发展。本章将介绍泌尿、男性生殖系统疾病治疗技术进展的相关内容。

第一节　手术治疗

一、开放手术

随着内镜技术的迅速发展，微创手术在泌尿、男性生殖系统疾病的治疗中日益普及，但开放手术对泌尿外科疾病的治疗仍然具有非常重要的作用，是微创手术实践的基础。传统的开放手术可以更好地暴露术野，把病灶切除干净，且适用范围明显大于微创手术。手术的时间相对短，复发概率小。

开放手术是必不可少的手术方式之一。对于某些疾病，既可以选择开放手术，也可以选择微创手术，具体术式可根据患者的病情来选择。腹腔镜术中由于解剖困难，肿瘤血栓或严重损伤大血管等导致手术进展困难时可转换为开放手术。泌尿系结核常继发于肺结核，其中以肾结核最为常见，多表现为单侧肾脏受累。肾结核患者可继发输尿管和膀胱结核，引起膀胱挛缩，最终导致对侧输尿管狭窄、梗阻和肾积水。抗结核治疗是泌尿系结核目前主要的治疗方法，手术治疗与抗结核治疗互为补充。对于无功能结核肾、结核菌耐药以及药物治疗不佳的结核患者可行手术治疗。尽管腹腔镜肾切除术具有伤口小、失血少、恢复快等优点，但是对于BMI≥35 kg/m^2、高血压、糖尿病和肾脏肿大的患者应该考虑行开放手术。当面对以下病例时，经验丰富的泌尿外科医生可以选择腹腔镜或者机器人微创手术，而微创手术经验不多的医生可以选择开放手术：肿瘤体积过大，边界不清楚，邻近重要血管、组织，侵犯周围器官等。

开放手术是某些疾病的首选治疗方式。对于肾上腺皮质癌及解剖复杂的肾上腺外嗜铬细胞瘤，高度怀疑恶性且肿瘤直径较大难以操作时，由于腹腔镜术中容易发生肿瘤破损、无法完整切除肿瘤影响患者预后，因此，对于这种情况最好选择开放手术。精索静脉曲张可以通过精索静脉瓣膜功能不全引起血液淤滞，使阴囊温度升高，通过氧化应激破坏正常的睾丸功能，从而引起不育。手术治疗是其主要治疗措施，开放式显微外科精索静脉曲张结扎术（图17-1）后患者复发率和并发症发生率低，自然妊娠率更高。与腹腔镜精索静脉曲张结扎术相比，显微镜精索静脉曲张结扎术更安全、更有效。

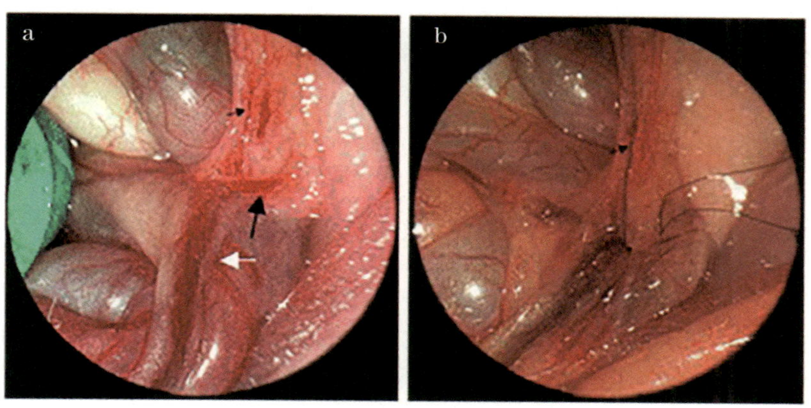

图17-1　精索静脉曲张显微外科手术

（资料来源：兰州大学第二医院）

开放手术是部分疾病的唯一治疗方式。既往有手术史的病人，手术区域可能粘连严重，只能行开放手术。对于微创手术失败或不可能成功的罕见病例、巨大肾肿瘤合并下腔静脉Ⅲ级甚至Ⅳ级癌栓、巨大盆腔肿物、巨大腹膜后肿物或者复杂肾上腺肿瘤等，为避免严重并发症，开放手术可能是唯一选择。另外，对于外生殖器疾病，开放手术是唯一的治疗方式。隐睾症是男性新生儿最常见的泌尿生殖系统畸形之一。目前欧洲泌尿科学会和欧洲小儿泌尿外科医学会推荐在6～12个月间进行睾丸固定术，因为6个月后睾丸很少再下降。可触及睾丸行经腹股沟入路或经阴囊入路睾丸固定术。尿道下裂是男性常见的外生殖器畸形，由于胚胎发育过程中尿生殖沟没有在中线处完全闭合，造成尿道口不能到达正常位置的阴茎畸形。近年来尿道下裂的发病率呈上升趋势，但其发病原因尚不清楚，通常表现为外观畸形，其典型特征包括异位尿道口、阴茎下弯和阴茎背侧包皮堆积。尿道下裂治疗比较困难，尿道成形术是唯一有效的治疗方式，目前已发表的手术方法多达300种。严重的尿道下裂需行分期手术，Ⅰ期矫正尿道下弯，预铺尿道板；Ⅱ期尿道成形。其治疗目标是阴茎下弯完全矫正、尿道口位于阴茎头正位、阴茎外观满意，与正常人一样站立排尿，成年后能进行正常的性生活。对于尿道缺如及先天性尿道闭锁、尿道重复和巨尿道的患者也可行尿道成形术。尿道重复患者需要切除副尿道，或切开重复尿道间隔，保证正常位置的尿道间隔。对于Y字形重复尿道治疗很困难，需切除发育差的尿道，行尿道成形术将会阴或肛周的尿道口移至阴茎头。对扩张的巨尿道进行裁剪、紧缩，使其口径与正常尿道相符。此外，包茎、隐匿性阴茎、阴茎癌等疾病只能行开放手术。

开放手术虽然创伤大、患者恢复慢，但是部分疾病限于解剖部位，只能行开放手术。对于巨大肿瘤，开放手术使视野开阔，操作相对简便，能彻底切除病灶，可以延长患者寿命，提高患者的生活质量。

二、内腔镜手术

内腔镜治疗技术是泌尿外科的一大特色和优势。泌尿外科的内镜手术在过去的十多年得到了飞速的发展，目前临床上成熟应用的泌尿外科内镜分为用于下尿路疾病诊治的膀胱镜、精囊镜，和用于上尿路诊治的输尿管镜和肾镜，以及用于腹部手术的腹腔镜，并由此衍生出经自然腔道的NOTES手术。相比于传统的开放手术，通过自然腔道或人工建立的孔道可以有效减少手术创伤、切口感染和手术瘢痕的影响，加快患者术后的康复进程。

（一）泌尿系内镜

膀胱镜又称膀胱尿道镜，是一种用来检查尿道、膀胱，并可进行初步的诊断和治疗的泌尿外科重要的内镜之一。目前膀胱镜的临床主要应用包括前列腺增生、膀胱肿瘤和膀胱结石的治疗。经尿道前列腺切除术（TURP）仍然被认为是治疗对药物治疗无反应或不适合药物治疗的良性前列腺增生的金标准。近几年，搭载有先进光纤操作系统的膀胱镜已经衍生出许多“新”手术方式，包括内镜下前列腺剜除术、前列腺汽化术和前列腺汽化切除术。膀胱癌是泌尿外科最常见的恶性肿瘤，长期以来，膀胱镜和离体活检相结合一直是其诊断的“金标准”。然而，传统方法不能有效识别早期癌前病变等，从而增加术后肿瘤的残留或复发。新的内窥镜成像技术即光动力诊断（PDD）/蓝光膀胱镜检查和窄带成像（NBI）技术的出现可以帮助提高尿路疾病诊断的准确性。PDD利用光敏剂，在手术前滴入膀胱，其优先被恶性和高代谢的尿路上皮细胞吸收。与良性黏膜相比，蓝光（波长为380～440 nm）膀胱镜照射这些异常黏膜区域时会发出明显的红粉色（波长<625 nm）荧光。与单独使用白光膀胱镜检查相比，在经尿道膀胱肿瘤切除术（TURBT）期间膀胱镜检查中加用PDD可改善T_a期肿瘤和T_1期肿瘤的检出，敏感性为92%，而单独使用白光膀胱镜的敏感性为72%。且与普通膀胱镜相比，膀胱原位癌患者的检出率提高了30%。NBI是内镜设备中现成的技术，它将光波长分为415 nm和540 nm，以增强周围组织血红蛋白的对比度，改善毛细血管和其他黏膜下血管的视觉清晰度，这在恶性组织中更为突出。

输尿管镜由膀胱镜进展而来，国外学者于1912年使用膀胱镜对一名输尿管扩张且容易进展至+开发，世界上第一个柔性内窥镜仪器胃镜便是输尿管软镜的前体。此后，仪器小型化、数字成像和碎石取石系统的进步促进了泌尿外科内镜系统的进一步完善。经典尺寸的肾镜尺寸为26 F～28 F基于微创经皮碎石术概念，采用更小探头和更高换能器频率的改进超声碎石机可将尺寸减小至20 F～22 F而设计出Mini肾镜。研究发现，迷你经皮肾镜取石术（Mini-PCNL）对直径1.5～3.0 cm的结石有效，从而避免使用更大的器械，减少手术创伤。超迷你经皮肾镜取石术代表了更进一步的小型化。该系统由一个6F工作鞘和一个三通道工作元件（超薄的1 mm望远镜，冲洗，365 nm激光光纤）组成。超小型经皮肾镜取石术（UMP）必须依赖激光诱导的完全粉碎，因为通过管身的流出极少。同时由于通道很小，UMP可能不需要术后进行经皮肾造口术，从而实现无管化PCNL。

精囊疾病主要包括精囊炎、精囊结核、精囊囊肿、射精管囊肿、精囊肿瘤等，临床上可出现会阴部疼痛不适、顽固性血精、射精痛等症状。以往多采用药物、理疗或精囊穿刺药物灌注等方法治疗，但由于精囊血运差，很难达到理想的效果。对保守治疗无效的精囊疾病以开放切除术为主，但存在创伤大、并发症多等缺点。通过精囊镜可直观地观察精囊、输精管壶腹部、射精管以及其邻近结构的异常改变和常见病变，有效地提高了疾病诊断率。精囊镜下进行活检是既往一些难以诊治的精道远端疾病的高效诊疗手段。

（二）腹腔镜技术

目前腹腔镜技术覆盖了泌尿外科中肾、肾上腺、输尿管、膀胱、前列腺等众多器官的肿瘤、结核、结石、先天性畸形等各种疾病的诊断与治疗。泌尿系因其解剖学特点，腹膜腔镜技术的应用得到了更为广泛的发展，泌尿外科中应用腹膜腔镜技术的手术如下：

1.腹腔镜肾脏和输尿管手术

目前，肾脏和输尿管腹腔镜手术已在国内外广泛开展。其手术方式包括单纯性肾切除术、根治性肾切除术、保留肾单位肾切除术、活体供肾切除术、肾囊肿去顶减压术、腹腔镜肾输尿管及膀胱袖套状切除术、肾盂输尿管切开取石术、肾盂成形术等。

2.腹腔镜膀胱手术及尿流改道术

自从1992年Parrad等首次报道了用腹腔镜行膀胱憩室切除术和根治性膀胱切除术以来，腹腔镜膀胱手术得以推广。目前常见的腹腔镜膀胱手术方式包括：膀胱颈悬吊术、膀胱部分切除术、膀胱肌层切开术、膀胱破裂修补术、膀胱憩室切除术、膀胱扩大术、根治性膀胱全切术、尿流改道术等。

3.腹腔镜前列腺手术

1991年Schuessler等首次报道了用腹腔镜行前列腺癌根治性切除术，但由于前列腺癌根治术要求切除完整的前列腺、双侧精囊，对于部分晚期患者还需进行淋巴结清扫，复杂的解剖结构和手术器械的限制阻碍了该技术的发展。近年来随着腹腔镜技术的提高、器械的改进，腹腔镜前列腺手术的开展逐渐广泛，和传统的耻骨后手术方式相比，腹腔镜前列腺手术具有并发症少、创伤小、术后恢复快等优势。

4.腹腔镜肾上腺手术

1992年Ganner首次用腹腔镜行肾上腺肿瘤切除术，与开放肾上腺手术相比，其手术时间、术中出血量、术后住院天数、并发症发生率等方面均明显优于开放手术。腹腔镜肾上腺切除术被认为是治疗肾上腺肿瘤的金标准，其可经腹腔入路或腹膜后入路。经腹腔入路的优势是操作空间大、解剖结构清晰，有利于切除较大的肿瘤。直达肾上腺是经腹膜后入路的优势，主要是可避免干扰腹腔脏器，但因其需人工制造操作空间，操作空间较小，辨别解剖结构有一定的难度，需要较长的学习曲线。

5.其他已开展的一些泌尿外科腹腔镜手术

腹膜后淋巴结切除术、腹膜后纤维化输尿管松解术、肾门淋巴管断流术、隐睾下降固定或切除术、交通性鞘膜积液高位结扎术、精索静脉曲张高位结扎术、女性压力性尿失禁阴道前壁悬吊术等腹腔镜手术也已成熟开展。

三、内腔镜技术的应用进展及健康管理

（一）多镜联合技术

自1976年Forstrom经建立的皮肾通道取石成功，此后，大量研究证实了经皮肾镜碎石取石术（percutaneous nephroscope，PCNL）在肾结石治疗中的可靠性和高效性。目前，PCNL已逐步取代开放手术，成为复杂肾结石和输尿管上段结石的主要治疗手段。然而，经皮肾镜碎石取石术治疗复杂性肾结石及肾结石合并输尿管结石时，常需要建立多通道或者多次手术碎石，不仅增加患者痛苦、延长治疗周期，也增加了患者的经济负担和医疗资源消耗。近年来，“多镜联合”理念的提出可以实现多种手术器械的优势互补，提高治疗效果，并且已经在上尿路疾病的诊断和治疗方面发挥了重要的作用。

整合输尿管镜和经皮肾镜的优势，针对复杂性上尿路结石，临床上提出内窥镜联合肾内手术（endoscopic combined intrarenal surgery，ECIRS），旨在提高手术治疗效果的同时，尽可能减少围术期并发症。在手术过程中，多镜联合碎石取石术采用经皮肾镜联合输尿管软镜，经皮肾镜可以充分发挥高效碎石、取石的特点，而且输尿管软镜碎石术（RIRS）也可以发挥更大范围探查的优势。输尿管镜和经皮肾镜结合，既可以提高结石的清除效率，又减少了经皮肾镜穿刺通道的数

目，减少了肾脏损伤，降低了手术风险。

符合ECIRS条件的尿路结石：①大而复杂的石头；②大的肾结石和伴随的输尿管结石或狭窄；③同侧中大型肾结石和对侧小肾结石；④漏斗部难以成角或漏斗部狭窄的憩室结石；⑤从经皮穿刺的肾盏到其他肾盏的角度难以接近同时避免多通道；⑥UPJO结石完全阻塞；⑦需要顺行切口手术的输尿管狭窄。

多镜联合治疗理念诞生时间虽短，但已经成为临床上治疗各种外科疾病的潮流。未来，随着腹腔镜泌尿外科的不断发展，将使复杂性上尿路结石得到更微创的治疗。由于PCNL和RIRS的发展，ECIRS进入了普及期。ECIRS的优势在于它可以在高结石负荷病例中提高无结石率，同时使用单通道最大限度地减少肾实质损失。因此，在未来，ECIRS将成为一种安全、无结石的复杂肾结石手术。

（二）机器人辅助腹腔镜技术

随着微创治疗理念的日趋深入，传统泌尿外科手术已完全步入腹腔镜手术和机器人手术时代。相比于传统开放手术，腹腔镜手术在减少患者手术副损伤方面有很大优势，但在某些情况下，它也限制了外科医生的灵活性、感觉反馈和可视化。随着电子科技以及集成技术的飞速发展，机器人辅助手术系统的问世以及迭代在一定程度上打破了原有的局限性。而现如今，荟萃当前众多前沿科技以及专利的达芬奇机器人手术系统，已成为使用最广的机器人手术系统，引领着泌尿外科微创手术的飞速发展。图17-2为医生通过达芬奇机器人手术系统完成手术操作图。

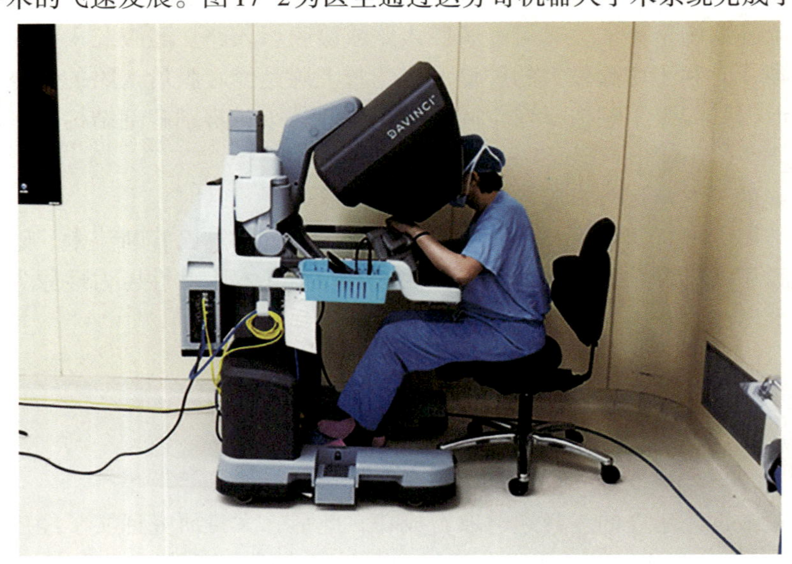

图17-2　医生通过达芬奇机器人手术系统完成手术操作

（资料来源：兰州大学第二医院）

1.机器人辅助腹腔镜根治性前列腺切除术

前列腺癌由于发病隐匿，被称为中老年男性的“隐形杀手”。近年来，中国前列腺癌的发病率和死亡率呈现持续快速增长趋势。虽然前列腺癌的治疗方式正在不断革新，但手术仍然是局限性前列腺癌的主要治疗手段。自2000年引入机器人辅助根治性前列腺切除术（robot-assisted radical prostatectomy，RARP）以来，RARP愈发成熟，已成为前列腺癌根治术的金标准术式。基于SEER数据库的一项研究显示，2016年超过70%的根治性前列腺切除术是通过机器人辅助完成的，而在2003年仅为14%。目前，RARP普遍被认为优于开放手术，其可以降低并发症，并在癌症控制、降低尿失禁和勃起功能障碍方面不逊于甚至优于开放手术，而且可能会减少后续治疗。

如前所述，正是基于机器人操作系统的独特优势，外科医生能更好地保留尿控相关的结构并完成尿道重建，许多新的手术理念和技巧也呈现出百花齐放的局面。RARP可经腹腔途径和经腹膜外途径进行，现有的研究证明两者的效果是相似的。

2.机器人辅助膀胱癌根治术

根治性膀胱切除术（radical cystectomy，RC）结合盆腔淋巴结清扫术（pelvic lymphadenectomy，PLND）是肌层浸润性膀胱癌的标准术式。多中心数据分析提示，在手术创伤减小的同时，机器人辅助腹腔镜根治性膀胱全切、盆腔淋巴结清扫及体内尿流改道的总手术时间与采用体外开放尿流改道的方式相当，术后并发症发生的风险降低，其中胃肠道并发症的发生率显著下降。由此可见，机器人辅助腹腔镜的运用使体内新膀胱尿流改道手术的可行性显著提高，值得我们在优化具体操作流程和改进手术方式等方面做进一步探索。

3.机器人辅助手术使保留肾单位手术的适应症范围扩大

肾部分切除术（partial nephrectomy，PN）是小体积（cT_{1a}期）肾脏肿瘤的首先选择的手术方式。腹膜后间隙空间有限，相比于开放手术和腹腔镜手术，机器人操作系统更加游刃有余，故机器人辅助肾部分切除术（robot assisted partial nephrectomy，RAPN）的适应症范围也逐渐扩大，原先很难行PN的肿瘤都能在机器人精细的操作系统下，最大限度地保留肾单位，改善患者预后。

4.机器人辅助根治性肾切除术与下腔静脉癌栓取出术

肾癌伴腔静脉癌栓属于肾癌中的复杂情况，手术面临大出血、血栓脱落带来的致死性并发症等风险。机器人辅助手术已成功用于肾癌根治术及癌栓取出术中肝上和/或膈下腔静脉血栓的控制，疗效及安全性均令人满意。

5.机器人辅助肾上腺肿瘤切除术

迄今为止，腹腔镜手术仍是肾上腺手术的金标准。随着技术的发展，机器人辅助肾上腺切除术越来越成熟，机器人辅助手术和传统腹腔镜手术的临床对比研究表明：机器人辅助肾上腺手术是安全可行的。其手术时间、中转率类似于传统腹腔镜手术，住院时间短、失血量少，且围手术期并发症更少，这些发现可作为使用机器人进行肾上腺肿瘤的微创手术治疗的依据。

6.机器人辅助手术在泌尿系非肿瘤手术中的应用

过去几十年，开放手术仍然是肾移植的不二选择，但其存在着手术切口大、术中出血量大、并发症发生率高等问题。而用达芬奇机器人操作系统进行手术，患者的术中出血量更少、创伤更小、术后恢复更快、最大限度地保护患者肾功能，从而为广大尿毒症患者带来了福音。由于机器人手术具备三维视觉、7个自由度和12倍放大倍数，并允许更精细的血管吻合和尿道再植，机器人辅助手术的技术优势使其在泌尿系非肿瘤领域的应用愈加广泛。

第二节　药物治疗

一、化疗

化疗（chemotherapy）是化学药物治疗的简称，指通过应用化学治疗方法杀死癌细胞并干扰癌细胞的增殖实现治疗目的。化疗现已成为癌症防治的重要方法之一，其和手术、放疗、靶向药物治疗一起可称为治疗癌症的“四大法宝”。无论是术前通过新辅助化疗减小病灶，清除潜在转移灶，还是术后通过化疗杀灭残余癌细胞、预防复发和转移或延缓晚期转移癌进展，化疗都提高了患者的生存质量。化疗在肿瘤治疗中的作用举足轻重，而泌尿系肿瘤也不例外。当前常使用化学疗法的泌尿系肿瘤有：1.肾肿瘤；2.尿路移行上皮癌，如肾盂癌、输尿管癌、膀胱癌；3.前列腺腺癌；4.阴茎癌；5.睾丸恶性肿瘤。

（一）肾肿瘤

由于肾癌一般对化疗药物不敏感，所以临床上通常以手术治疗为主，一般不需要化疗。对于晚期或转移性肾癌（metastatic renal cell carcinoma，mRCC）目前推荐采用全身系统治疗同时选择性地行减瘤性肾切除术，当前推荐的一线治疗用药为免疫检查点抑制剂联合酪氨酸酶抑制剂(ICI-TKI)，化疗可增强肿瘤反应，使mRCC患者生存期明显获益。随着目前靶向药物的临床应用，化疗已经不作为mRCC的推荐治疗方式。部分特殊类型的肾肿瘤对化疗较为敏感，因此多采用手术联合化疗的治疗方案。肾母细胞瘤就是一类对化疗较为敏感的肾肿瘤。对于特殊类型的肾母细胞瘤（如孤立肾肾母细胞瘤或者双侧肾肾母细胞瘤等）可采用术前化疗的方式，其他类型的肾母细胞则多采用术后化疗方案。目前对于肾母细胞瘤主要采用EE-4A（长春新碱和更生霉素）和DD-4A（长春新碱+更生霉素+阿霉素）两种化疗方案。

（二）尿路上皮性肿瘤

UTUC主要包括肾盂及输尿管肿瘤。有研究表明在接受根治性手术治疗的UTUC患者中，辅助化疗优于ICI。另外，在肾输尿管切除术法后的90天内开始吉西他滨-铂类结合化疗，则显著提高了晚期局部UTUC患者的无病生存率。同时，恶性程度高的UTUC可在术后进行化疗药物的膀胱灌注以防止复发。

对于UTUC一线推荐的化疗方案为含铂类的联合化疗。目前临床常用的一线治疗方案主要为：

1.GC（吉西他滨和顺铂）方案：吉西他滨1000～1200 mg/m^2，第1、8天静脉滴注，顺铂70 mg/m^2，第2天静脉滴注，每3周为1个周期；

2.MVAC（甲氨蝶呤+长春碱+多柔比星+顺铂）方案：甲氨蝶呤30 mg/m^2，第1、15、22天静脉滴注；长春碱3 mg/m^2，第2、15、22天静脉滴注；多柔比星30 mg/m^2，第2天静脉滴注；顺铂70 mg/m^2，第2天静脉滴注；每4周为1个周期。

目前临床中推荐改良的强化方案（DD-MVAC）：甲氨蝶呤30 mg/m^2，第1天静脉滴注，长春碱3 mg/m^2，多柔比星30 mg/m^2，顺铂70 mg/m^2，第2天静脉滴注，每2周为1个周期，DD-MVAC不良反应减少和肿瘤的无进展生存期均优于传统MVAC方案。

由于GC和MVAC有效性接近，但前者的毒性作用更低，因此临床上常将GC方案作为标准一线化疗方案。对于肾功能不全等无法耐受顺铂者，可使用卡铂代替顺铂。而对于新辅助化疗者，不推荐替代方案，建议直接行手术治疗。若需联合放疗，则可使用顺铂单药增加放疗的敏感性。

膀胱肿瘤生物特性差异较大，需根据不同分类选择治疗方案。对于浅表性膀胱癌，则在尽可能切除瘤体之后辅以在膀胱内灌注化疗药、生物制剂，或二者的结合处理。常见的膀胱内灌注药物有铂类、多柔比星、表柔比星和紫杉醇等。若其复发，手术方法如同原发性肿瘤，但为了减少对患者的耐药性，需要选择不同的化疗药物以及生物制剂。若肌层浸润性膀胱癌出现转移则需选择全身系统化疗，该类型肿瘤对含铂类的系统化疗方案（如GC方案）总体反应率可达50%左右，若身体状况不宜或不愿接受根治性膀胱切除者也可行全身系统化疗合并同时行放疗。

对于可以手术治疗的T_2～T_{4a}期膀胱肿瘤，在术前均建议行新辅助化疗。新辅助化疗有助于控制肿瘤局部病变，消除微小转移病灶，提高术后患者的远期生存率，同时会增加部分患者保留膀胱的可能性。推荐的方案一般为至少2～3个周期的含铂类的联合化疗。而对于肾功能不全的患者，推荐用卡铂替代顺铂进行新辅助化疗。

大多数学者认为膀胱癌术后的化疗可以消除转移灶，预防肿瘤复发。对于膀胱部分切除患者术后的病理提示淋巴转移或边缘阳性或者肿瘤分期为$pT_{3\sim4}$期，术后可采用化疗。根治性膀胱切除术后分期为$pT_{3\sim4}$期或伴有淋巴结转移者，术前未行新辅助化疗，则可以进行至少3个疗程的以顺铂为基础的辅助化疗。T_2期或者以下分期，而无淋巴或者血管转移的患者，术后则无须行辅助化疗。

（三）前列腺癌

目前以多西他赛为基础的化疗是转移性去势拮抗性前列腺癌（mCRPC）的标准治疗方案之一，多西他赛是当前其一线用药。如果患者应用多西他赛药物无效或出现周围神经损害，可考虑二线化疗药——卡巴他赛，卡巴他赛能显著缓解病情发展和减少致死风险。另外，ADT联合多西他赛已成为mCSPC的新标准治疗方法之一，能明显提高mCSPC的生存期和生活质量。同时，多西他赛早期化疗联合CAB治疗mCSPC有较好的疗效和生存获益，且不良反应可耐受。

（四）阴茎癌

阴茎癌的单纯化疗多效果不佳，多作为辅助疗法和联合治疗。常见的化疗法制剂有长春新碱、博莱霉素、甲氨蝶呤及顺铂等。晚期阴茎癌患者目前多采用手术联合化疗，当前对于阴茎癌推荐的一线化疗方案为顺铂+紫杉醇+异环磷酰胺（TIP）。

（五）睾丸恶性肿瘤

化疗是睾丸恶性肿瘤的重要治疗方式之一。目前Ⅰ期精原细胞癌的标准治疗方案为手术切除后密切观察，化疗是其复发的治疗选择之一。临床Ⅱ期和Ⅲ期精原细胞癌需行睾丸切除联合化疗或局部放疗。配合化疗的药物有博莱霉素、长春新碱、顺铂、放线菌素D等。

（六）化疗的不良反应及健康管理

化疗的不良反应主要包括骨髓抑制、消化道不良反应（恶心、呕吐等）、心脏毒性、药物性肝损伤、周围神经毒性和脱发等。这些不良反应多与化疗药物的类型、剂量和患者本身的因素有关。在出现相关不良反应后，应根据具体情况采取相应的措施来减轻相关的症状，大多数不良反应在化疗终止后会逐渐消失。对于化疗患者而言，在化疗期间也应同时做好健康管理，主动积极地采取健康的生活方式，保证化疗的顺利进行，有利于提高治疗效果和生存率。因此，在化疗期间，首先应健康饮食，少食多餐，清淡饮食，首选低脂高蛋白的食物。除了注意饮食外，化疗间歇期，患者也应注意动静结合，睡眠充足，不宜剧烈运动，但也不应“一动不动”。同时，化疗患者也应保持乐观积极的心态，自我调节心理状态，克服悲观情绪，积极参与社交活动，这对患者的康复具有重要的意义。

泌尿系肿瘤的化疗目前应用比较广泛，因为对于肿瘤的治疗，手术切除病灶并不是终结，还需配合多种手段，去清除体内零星的肿瘤细胞，从而达到延缓或者终止扩散的目的。

二、免疫治疗

癌症作为一种基因组疾病，其特点是基因组不稳定性，其中大量点突变积累，最终促进肿瘤的发生与进展。人体的免疫系统在肿瘤的发生和进展中起到不可或缺的作用，因为适应性和先天免疫系统的免疫细胞渗透到肿瘤微环境中并有助于调节肿瘤的发生和发展。先天免疫细胞由自然杀伤细胞、嗜酸性粒细胞、嗜碱性粒细胞和吞噬细胞等组成，通过直接杀死肿瘤细胞或者通过适应性免疫反应以达到对肿瘤的抑制作用。适应性免疫系统常与淋巴细胞一起发挥作用。但肿瘤发生、发展中T细胞的功能总是异常的，因内源性肿瘤反应性T细胞的自然状态以普遍的低反应性或无反应性为特征，这可能是由于肿瘤在发展过程中用于诱导耐受的多种机制。应用免疫检查点抑制剂及一些其他免疫疗法已经获得了持久的临床反应，但它们的疗效各不相同，只有部分癌症患者可以从中受益。在肿瘤免疫中，一般针对肿瘤抗原的处理以及激活T细胞以达到识别肿瘤细胞并杀死或抑制肿瘤细胞的作用，因此肿瘤免疫主要是通过提高机体的抗病能力而非外界药物等的直接作用起到对肿瘤的抑制。用于治疗CD20阳性的B细胞非霍奇金淋巴瘤的利妥昔单抗（rituximab）于1997年被FDA批准上市，到现在免疫治疗已经经历了20余年的发展。在过去的20年中，大量研究证实了活化的T淋巴细胞在抗肿瘤免疫应答中起关键作用。在免疫治疗的运用中，泌尿系肿瘤是对其治疗敏感的肿瘤类型，仅次于黑色素瘤。常见的泌尿系肿瘤的免疫治疗包括以细胞因子为主的免疫治疗方式，具有代表性的是卡介苗膀胱灌注（针对高危膀胱癌术后预防复发）和sipuleucel-T疫苗膀胱灌注（针对前列腺癌）。

目前，肿瘤免疫治疗主要有免疫检查点阻断、非特异性激活免疫系统、过继性细胞免疫治疗和应用肿瘤疫苗等几个方面的使用。在肿瘤微环境中发挥作用的主要免疫检查点通路是程序性死亡受体（programmed death 1，PD-1）/程序性死亡配体-1（programmed death ligand 1，PD-L1）信号通路，在控制免疫稳态方面的正常功能在癌细胞中被诱导以逃避免疫攻击。细胞毒T淋巴细胞抗原4（cytotoxic T-lymphocyte antigen 4，CTLA-4）主要在T细胞启动和激活期间以及免疫反应生命周期的早期发挥作用，增强调节性T细胞（Treg细胞）的免疫抑制活性。

（一）免疫检查点概述

通常将机体免疫系统中维持自身免疫耐受、调节免疫应答的负性调控分子称为免疫检查点，而其抑制剂——免疫检查点抑制剂可以靶向阻断免疫检查位点，调节机体免疫系统，消除肿瘤免疫抑制功能以阻止肿瘤逃逸。其中PD-1与CTLA-4均通过调节免疫稳态，在结构上有30%同源性。遗传证据表明PD-1可能作为外周组织淋巴细胞反应的抑制剂。PD-1与其配体结合后可使酪氨酸磷酸化，从而抑制下游AKT等信号通路的作用，因此其发挥着抑制T细胞增殖和活性的作用。此外，肿瘤细胞中PD-1同样也发挥着作用，如恶性肿瘤组织内由T细胞分泌的γ-干扰素可通过PD-1/PD-L1信号通路增强对肿瘤的免疫抑制作用。CTLA-4发挥作用的方式呈现多样化，除其本身是全局的免疫检查点外，同时也是B7分子的受体，这意味着它可以结合抗原提呈细胞的B7分子以竞争性抑制CD28和B7的结合起到抑制T细胞活化的作用。CTLA-4除竞争结合配体之外，还可以减弱T细胞的激活作用，从而减弱辅助性T细胞的免疫反应。针对PD-1及其配体、CTLA-4这几个免疫检查点的阻断剂可解除抑制机体正常免疫，实现T细胞活化，从而达到抗肿瘤效果。免疫检查点抑制剂使免疫治疗在许多恶性肿瘤治疗中获得了成功。

（二）前列腺癌的免疫治疗

stipulencel-T（provenge）是对抗表达高水平PAP的癌细胞的疫苗，是FDA于2010年唯一批准用于治疗前列腺癌的疫苗。有研究指出，针对多西他赛化疗后进展的转移性去势抵抗性前列腺癌患者放疗后使用ipilimumab（伊匹单抗，一种全人源单克隆抗体，可结合CTLA-4以增强抗肿瘤免疫力）的情况，其结果显示ipilimumab组和安慰剂组在总生存期方面没有显著差异。虽然单独应用免疫检查点抑制剂效果欠佳，但以免疫治疗为基础的联合治疗，可能会成为今后的热点。一项使用durvaluma（度伐利尤单抗，针对PD-L1的人IgG1-K单克隆抗体）联合奥拉帕利治疗转移性前列腺癌中，发现该研究中患者的无进展生存期有显著提高，并且该组合的毒性处于可接受范围内，没有患者因毒性而退出试验。尽管如此，免疫治疗在前列腺癌中的应用仍处于探索阶段，因为前列腺癌的肿瘤不太可能对针对免疫检查点抑制剂的治疗产生反应，因其特异性新抗原比例相对较低。另一方面，在早期和晚期患者中都报告了DNA修复途径的缺陷，这可能会增加新抗原生成。此外，前列腺肿瘤微环境具有免疫抑制作用并损害自然杀伤细胞功能。

（三）肾癌的免疫治疗

手术切除肾癌组织仍是目前最有效的治疗方式，因其对放、化疗均不敏感。尽管进行了手术治疗，依然约30%患者出现肿瘤复发或者转移。目前，针对晚期肾癌患者，靶向治疗和免疫治疗是较好的选择。血管内皮生长因子（vascular endothelial growth factor，VEGF）、雷帕霉素靶蛋白（mammalian target of rapamycin，mTOR）等靶点的分子靶向药物治疗，有效提高了晚期肾癌患者的无进展生存率，但靶向药物的耐药性也是其不可避免的局限性。近些年来PD-1及PD-L1配体抑制剂和CTLA-4抑制剂等免疫检查点抑制剂在晚期肾癌治疗中表现出了显著疗效，使免疫治疗成为继靶向治疗之后新的治疗方向。nivolumab通过抑制PD-1与其配体结合，从而避免肿瘤细胞免疫逃逸。一项既往VEGF靶向药物治疗失败的晚期肾癌Ⅲ期临床试验显示，与依维莫司相比，nivolumab可显著延长患者的总体生存期。另外，与舒尼替尼治疗相比，pembrolizumab（帕博利珠单抗）联合阿西替尼或者联合ipilimumab治疗在既往未经治疗的晚期肾细胞癌患者中总生存期和无进展生存期明显更长，客观缓解率更高。而且，在转移性肾细胞癌患者中，atezolizumab（阿替丽珠单抗）联合贝伐单抗比舒尼替尼延长了无进展生存期，并显示了良好的安全性。以上诸多研究表明，PD-1及PD-L1配体抑制剂联合抗血管药物和CTLA-4抑制剂具有更好的安全性和疗效。免疫检查点抑制剂在肾癌中发挥的作用可能是通过调节肿瘤微环境实现的。

（四）膀胱癌的免疫治疗

自2016年FDA先后批准了多项PD-1及其配体免疫检查点抑制剂用于晚期尿路上皮癌的二线治疗，打破了晚期膀胱尿路上皮癌的药物治疗无显著进展的窘境，使得atezolizumab是首个被批准用于晚期膀胱癌二线治疗的药物。IMvigor210研究表明，阿替丽珠单抗在晚期顺铂化疗失败的膀胱癌患者群体中显示了持久的活性和良好的耐受性。在阿替丽珠单抗获批用于膀胱癌二线治疗后，nivolumab、durvalumab及pembrolizumab等免疫检查点抑制剂的临床研究也快速展开。KEYNOTE-045研究指出帕博利珠单抗（针对PD-1有高度选择性的人源性IgG4κ亚型抗体）是不耐受顺铂化疗或不适合化疗患者的一种新的治疗选择，因此其于2017年被FDA批准用于顺铂化疗不能耐受患者的治疗，同时也是目前晚期膀胱癌不能耐受铂类化疗的一线治疗的唯一用药。目前纳武单抗、度伐利尤单抗及帕博利珠单抗等多种免疫检查点抑制剂应用于膀胱癌的二线治疗。

（五）免疫治疗的健康管理

免疫检查点抑制剂治疗是继分子靶向治疗后成为晚期泌尿系肿瘤治疗的关键，尤其是对于一些靶向治疗或化疗不能耐受或肿瘤进展的患者。目前正在进一步研究免疫检查点抑制剂与不同治疗机制药物的联合应用，及不同免疫检查点抑制剂间的联合应用，这些治疗方式有望进一步提升免疫检查点抑制剂的治疗效果。

三、靶向治疗

肿瘤靶向治疗是精准医疗中的焦点问题，为抗癌带来了光明的前景。这些靶向治疗，也被称为生物治疗，通过干扰肿瘤发生的分子驱动因素，即肿瘤生长和进展所必需的分子，来阻止癌细胞的生长。传统治疗中，放射治疗对周围组织造成间接损伤，导致伤口并发症和愈合不良，化疗常导致全身毒性和耐药性。与放疗和化疗相比较，靶向治疗更有针对性，效果更好，副作用也减少。靶向治疗的首要目标是更精确地发挥作用，以减少这些副作用。靶向抗癌药物大致可分为小分子抑制剂和单克隆抗体。

过去的十年中，靶向治疗在泌尿系三大肿瘤（肾癌、膀胱癌、前列腺癌）治疗领域均取得了突破性的进展。肾细胞癌患者现在可以选择酪氨酸激酶抑制剂、雷帕霉素靶向抑制剂。目前，前列腺癌研究领域已经有超过六种新的靶向药物获得批准，同时还有关于药物使用时间顺序的规范转变。尿路上皮癌的药物治疗主要以化疗和免疫治疗为主，靶向治疗药物仍然在探索中。在肾细胞癌和抗去势的前列腺癌中，针对常见改变的信号通路的靶向治疗已经成为标准治疗方法。

（一）肾癌的靶向治疗

在肾透明细胞癌（ccRCC）中发现频繁（>90%）的VHL基因突变。VHL基因调节多种促血管生成因子，如血管内皮生长因子（VEGF），这促进了多种VEGFR抑制剂的开发。ccRCC是最常见和最具侵袭性的组织学变异，与肿瘤抑制因子的失活高度相关。在ccRCC中，VHL基因通过点突变、基因组缺失和基因甲基化而失活。VHL蛋白促进缺氧诱导因子（HIFs）的泛素化和降解，如HIF1-α，这些转录因子是缺氧反应的关键调节因子。ccRCC中VHL的失活导致HIFs表达增加，靶基因如VEGF和血小板生长因子PDGF的激活增加。由于肾细胞癌中缺氧诱导因子/血管内皮生长因子（HIF/vascular endothelial growth factor，VEGF）通路的激活和活化的普遍性，对高诱导因子下游效应的干扰（特别是对VEGF/PDGF转导途径的干扰）成为近十年来药物研发的靶点。

针对这些途径的批准药物包括：①能够结合VEGF的人源化单克隆抗体，如贝伐单抗（evacizumab）；②针对多种酪氨酸激酶和生长因子受体（包括VEGF和PDGFR信号转导）的口服活性抑制剂，如索拉非尼、舒尼替尼、帕佐帕尼和阿西替尼。使用贝伐单抗的早期试验证明了抑制VEGF信号转导的药物可以显著改变肾癌的肿瘤进展。从那时起，这些药物的抗肿瘤活性已经在一系列三期临床试验中得到充分证实，无进展和总生存期都有所改善。然而，对这些药物反应的分子预测还不清楚。VHL-VEGF信号轴的改变与反应不完全相关。这些药物在肾细胞癌的非透明细胞组织学中也有活性，而这种细胞组织学不显示这些信号通路的基因组改变。显然，正在进行的研究有可能发现标志物，可以对肾癌患者进行亚分层，从而实现个体化治疗。

mTOR是一种细胞内激酶，作为磷脂酰肌醇3-激酶（pi3-kinase，PIK3）/Akt途径中的信号节点，mTOR形成两个不同的蛋白复合物的催化亚基，称为mTOR复合物1（mTORC1）和mTOR复合物2（mTORC2），协调生长和能量感应及调节周围的一系列细胞事件，包括调节蛋白质的翻译、降解和信号转导。与VHL失活和缺氧转录程序上调一样，mTOR/PIK3通路的激活在肾癌中也很常见，并促进几个关键的肿瘤生成过程，包括通过增加VEGF的产生刺激血管生成。两种mTOR抑制剂也已被批准用于治疗肾细胞癌，即替西罗莫司和依维莫司。抑制mTOR信号的药物目前被用作治疗低风险肾细胞癌患者的标准选择。初步试验显示，与干扰素α相比，ccRCC中的替西罗莫司活性增加了生存期。进一步分析显示ccRCC和其他亚型都有活性，随后替西罗莫司被批准用于治疗晚期肾细胞癌。与安慰剂相比，口服药物依维莫司在接受酪氨酸激酶抑制剂治疗的进展性疾病患者中显示出提高生存率的作用，目前正被评估为根治性肾切除术后进展风险增加患者的辅助化疗。

（二）前列腺癌的靶向治疗

前列腺癌常见的治疗方案包括手术切除、内分泌治疗、放化疗及免疫治疗等。但前列腺癌患者普遍具有不良反应和激素抵抗力发生的缺陷，其最终进展为难治性前列腺癌，这给前列腺癌的治疗带来了巨大挑战。DNA损伤反应抑制剂（DNA damage response inhibitor，DDRi）、前列腺特异性膜抗原（prostate specific membrane antigen，PSMA）靶向途径为前列腺癌靶向治疗的提供了可能。

晚期前列腺癌中DNA损伤反应（DNA damage response，DDR）基因突变患者使用靶向治疗。有临床试验包含98名患有进行性mCRPC的男性在以前的紫杉烷治疗后证实有DDR基因突变，随机分为每天2次400 mg和每天2次300 mg口服PARP抑制剂奥拉帕利（olaparib）。在平均随访24.8个月时，400 mg队列中54.3%的患者和300 mg队列中39.1%的患者出现了疾病反应（放射线照相、前列腺特异性抗原和定义的外周循环肿瘤细胞指标）。与奥拉帕利一样，另外两个PARP抑制剂——瑞卡帕布（rucaparib）和尼拉帕尼（niraparib）也获得了美国食品药品监督管理局基于二期临床试验对DDR基因异常患者的突破性指定，这些临床试验显示了该人群的临床疗效。

在雄激素剥夺治疗下，转移性扩散和耐药抵抗导致转移性去势耐药前列腺癌（mCRPC）的发生，尽管最近mCRPC的治疗有了进展，但患者预后仍较差，预计存活不到20个月。^{177}Lu-PSMA-617是一种放射性标记的小分子，与PSMA具有高亲和力结合，从而实现针对转移性去势抗性前列腺癌的β粒子治疗。一项对30名mCRPC患者的前瞻性分析显示，^{177}Lu-PSMA-617在常规治疗后进展的转移性去势抵抗前列腺癌患者中具有高反应率、低毒性和减轻疼痛的作用。

（三）膀胱癌的靶向治疗

传统上，铂类化疗一直是膀胱尿路上皮癌（urothelial bladder cancer，UBC）一线治疗的基础。然而，在过去的几年中，针对细胞程序性死亡蛋白1（PD-1）和程序性死亡配体1（PD-L1）的免疫检查点抑制剂（CPIs）显示出更持久的疗效，总生存率（OS）的提高也证明比单用紫杉烷或氟氟宁化疗对铂类耐药性转移性UBC的疗效更好，但似乎对大多数患者没有显著差异，此外，不良反应与成本也限制了治疗的推广。近年来新一代肿瘤组织测序和循环肿瘤细胞DNA，结合在临床试验中测试的新药，提供了希望。在转移性UBC中有大量的药物正在测试中，包括受体和信号通路的抑制剂（例如，成纤维细胞生长因子受体FGFR，人表皮生长因子受体EGFR，PIK3/Akt/mTOR通路）、血管生成抑制剂（例如，血管内皮生长因子及其受体）、PARP抑制剂、免疫肿瘤药物、细胞毒药物（例如，化疗，抗体药物偶合物）以及表观调节剂等。成纤维细胞生长因子受体（FGFR）是一种与细胞增殖、存活和迁移有关的受体酪氨酸激酶，是膀胱和尿路上皮癌的靶点，特别是在管腔亚型肿瘤中。最近的一项第二阶段研究（BLC2001）对99名局部晚期和转移性疾病患者进行了治疗，发现口服erdafitinib（一种泛FGFR抑制剂）有40%的客观反应率。

四、ADC

（一）ADC

众所周知，早期泌尿系肿瘤的治疗主要以手术切除为主，然而有些患者对肿瘤未予以足够重视，发现时已处于晚期甚至发生远处转移，导致该类患者治疗方案有限且预后较差。虽然包括化疗、靶向治疗、免疫治疗以及联合治疗方案在一定程度上改善了患者的预后，但晚期泌尿系肿瘤患者的5年生存率仍较低。近些年来，抗体偶联药物（antibody drug conjugate，ADC）在临床试验中显示出良好的疗效，其研发更是受到了广泛关注。

传统的抗肿瘤化疗药物具有高效的抗肿瘤活性，但其靶向性较差，易杀伤靶外的细胞或组织，较易耐药，且毒副作用较严重。此外，单克隆抗体虽然靶向性良好，但其抗肿瘤活性较弱，ADC恰好能够使二者互补。ADC主要由小分子毒素药物和单克隆抗体构成，连接子则起着桥梁的作用将二者偶联起来，其中小分子毒素药物起着杀伤肿瘤细胞的作用，单克隆抗体则可作为药物载体起着靶向的作用。ADC发挥作用的方式是多克隆抗体先特异性识别肿瘤细胞表面的抗原，ADC与肿瘤细胞表面的抗原结合形成ADC-抗原复合物，然后通过内吞作用并利用细胞内的溶酶体和蛋白酶释放细胞毒物杀死肿瘤细胞。

（二）ADC的临床应用

ADC用于尿路上皮癌（UC）的适应症是曾经接受过化疗、免疫治疗和不适合顺铂化疗的局部晚期或转移性UC患者。

研究人员利用ADC进行了一系列临床试验，nectin-4作为UC中高度表达的细胞黏附分子，参与各种生物学过程，如肿瘤细胞生长、增殖和免疫调节等。enfortumab vedotin（EV）是一种新型ADC，它是由抗nectin-4单克隆抗体和微管抑制剂偶联而成。一项临床试验纳入了608例既往接受顺铂化疗和免疫检查点抑制剂治疗的局部晚期或者转移性UC患者，按照随机分配的原则分为2组，治疗组接受EV治疗（301例），对照组继续接受化疗（307例），结果发现与对照组相比，EV组的总生存期和无进展生存期明显延长。根据这些结果，EV被FDA批准用于治疗既往接受含铂化疗和免疫检查点抑制剂治疗的患者。人表皮生长因子受体2（HER2）具有酪氨酸激酶活性，HER2过表达与肿瘤细胞的增殖、侵袭和转移有关。除乳腺癌和胃癌外，尿路上皮癌是HER2过表达的第三大常见癌症，约10%～20%的UC患者HER2表达阳性。在既往的抗HER2治疗UC探索过程中，许多单克隆抗体和小分子靶向药物均未显示出益处。直至抗HER2 ADC维迪西妥单抗出现，维迪西妥单抗的应用为尿路上皮癌的抗HER2治疗开启了里程碑式的新型治疗模式，维迪西妥单抗作为国内研发的第一款ADC，联合免疫方案有望进一步扩大获益人群。

表17-1　治疗UC的ADC

ADC	靶点	单克隆抗体	细胞毒性载荷	连接子	获批适应症
enfortumab vedotin（EV）	nectin-4	enfortumab	甲基奥瑞他汀E	可切割连接子	局部晚期或转移性UC患者
sacituzumab govitecan（SG）	Trop-2	hRS7	SN38	可水解连接子	局部晚期或转移性UC患者
维迪西妥单抗	HER2	赫妥珠单抗	甲基奥瑞他汀E	可切割连接子	HER2阳性局部晚期或转移性UC患者
oportuzumab monatox（OM）	EpCAM	scFv	铜绿假单胞菌外毒素A	稳定的基因工程肽链	无
ASG-15ME	SLITRK6	ASG-15C	甲基奥瑞他汀E	可切割连接子	无

（三）ADC的健康管理

与靶向治疗和免疫治疗相比，尽管ADC具有治疗窗宽、毒副作用小、靶向性强等优势，但ADC治疗泌尿系肿瘤仍有其局限性。ADC仍存在半衰期短、药物抗体比不均质、免疫原性强等不利药代动力学特征和非靶向效应。另外，在抗肿瘤治疗的过程中，肿瘤细胞能够在多种药物攻击中产生耐药性，难以被彻底杀灭从而得以存活下来。随着个体化诊疗技术和精准医学治疗理念的不断深入发展，未来ADC的不断优化以及和其他治疗方案的联合应用，将得到进一步的深入研究，以期为泌尿系肿瘤患者带来福音。

第三节 放射治疗

放射治疗、化学治疗和手术治疗是肿瘤学中使用的三种主要治疗方式。据估计，约50%的患者将在癌症治疗期间接受放疗。放疗是治疗局部实体恶性肿瘤最有效的细胞毒性疗法。放射治疗是放射线引起细胞死亡，机制是通过其直接作用和间接作用在细胞内形成高活性的自由基，进而造成DNA损伤。对于那些不再增殖的、已分化的细胞，如神经细胞、肌肉细胞、分泌细胞等，放射线可使其失去特异的细胞功能而死亡。对于正处于增殖状态的细胞，如造血干细胞、肿瘤细胞等，放射线可使其失去无限繁殖能力，使细胞在增殖过程中死亡，即增殖性死亡。放疗在泌尿系疾病中是一种重要的治疗手段，如针对早期及晚期的前列腺癌均可使用到放疗这一方式，放疗有着疗效好、适应症范围广、并发症较少和治疗后患者生存质量高等优点。在精原细胞瘤的治疗中，放疗起到主要作用。同时，在阴茎癌中放疗和手术共同作为其治疗方式在临床中得到运用。

一、肾癌的放射治疗

如果在早期发现肾细胞癌，主要治疗方法是手术。然而，约25%的患者即使在局部治疗并完全手术切除后，最终仍可能发生远处转移。历史上，RCC被认为是一种抗放射肿瘤，放疗主要用于缓解局部晚期或转移性疾病（即疼痛的骨转移）的症状。然而，现代放射治疗技术，如强度调制放射治疗（IMRT）、体积调制电弧治疗（VMAT）和立体定向身体放射治疗（SBRT）可以提供有效的局部控制和减轻周围正常组织的低毒性转移症状。在过去的几十年中，肾肿瘤被认为是抗辐射的。可以选择使用低分级放疗（单个或少数级分，每级剂量更高）或立体定向身体放射治疗，以克服肾细胞癌的抗辐射性。

从既往研究结果来看，SBRT虽主要用于Ⅰ～Ⅱ期肾癌的根治性治疗，但部分Ⅲ～Ⅳ期患者也可通过对原发灶的SBRT取得良好效果。Meta分析结果显示，肾癌原发灶根治性放疗患者的中位年龄为70(62～83）岁，肿瘤平均大小为4.6(2.3～9.5)cm，常用放疗剂量为30～40 Gy/（3～5F）或26Gy/1F，在中位随访时间为28(5.8～79.2）个月时，3～4度不良反应发生率仅为1.5%，而局部控制率可达97.2%，放疗后复发主要与放疗剂量低相关。IROCK的系列研究结果提示，SBRT对肾癌原发灶的治疗安全有效，且对eGFR影响小，对无法手术且肿瘤>4 cm以及保留肾功能需求强的患者具有一定的优越性。同时，针对转移性肾癌，SBRT治疗的转移性肾癌患者往往预后不良因素多、单发转移少，但放疗后总生存期与转移瘤切除相仿，提示SBRT是一种不劣于转移瘤切除的治疗方式。

二、前列腺癌的放射治疗

针对前列腺癌可以考虑外束放射治疗、间质近距离治疗，或者作为低剂量率永久性放射性种子植入，或者通过短期将高剂量率放射源引入感兴趣的前列腺区域等方式对前列腺癌进行放射治疗。重要的是，在临床局限性疾病的总体生存率和前列腺癌特异性生存率方面，没有任何主动治疗方式显示出优于任何其他主动治疗方案或延迟主动治疗。

目前对于低、中危的前列腺癌的治疗可采用观察随访和以治愈为目的的根治性前列腺切除或根治性放射治疗。对于高危前列腺恶性肿瘤采用雄激素剥夺治疗、内分泌治疗和放射治疗的综合治疗方案。放射治疗是局限期前列腺癌的根治性治疗手段之一，且对于相同复发风险的前列腺癌，根治性放疗联合内分泌治疗与根治性手术的治疗效果相当。我国有50%～80%的患者在首诊时已进展为mCRPC，其中90%的患者发生骨转移。骨转移的近距离放射治疗目前已被证明可有效改善mCRPC患者的OS，延迟首次骨转移相关事件发生时间，降低死亡风险，提高生活质量。

三、膀胱癌的放射治疗

放射治疗的剂量对于在放疗中完全根除肿瘤细胞非常重要，但在严重程度和晚期不良反应发生率方面也存在剂量-体积效应。在膀胱癌盆腔照射的情况下，大部分小肠和结肠将以约40～45 Gy的剂量照射，常规分剂量为1.8～2.0 Gy。此外，盆腔照射后通常会进行高达60～66 Gy的肿瘤增强或全膀胱照射，但严重的肠损伤如溃疡、出血和穿孔是值得注意的。为了避免这些不良影响，最近在图像引导下使用了一种新的照射技术用于膀胱保存疗法。日本和美国的一些研究所（包括东北部质子治疗中心、名古屋市西部医疗中心、札幌市新开医院、德克萨斯州质子治疗中心和加利福尼亚州质子癌症治疗中心）已经开始为肌层浸润性膀胱癌使用质子治疗。这种方法可能成为肌层浸润性膀胱癌患者膀胱保存疗法的标准模式之一。

四、阴茎癌的放射治疗

虽然已采用根治性手术，如全/次全阴茎切除术，以实现良好的局部控制，但由此对生活质量、站立排尿、社会心理认同和性功能的影响是显著的。对于病情较晚期或手术切除不合适的患者，放疗作为器官保存的非手术替代治疗可提供显著的生活质量优势和良好的临床结果。

用于治疗阴茎癌的放射治疗类型取决于病变的大小和位置。对于局部受限的病例，治疗选择包括外束放射治疗、间质近距离治疗或表面模具近距离治疗。在这些情况下，放射治疗被用作主要治疗方式，手术切除保留用于挽救局部复发。此外，手术切除术后，当正边缘或闭合边缘具有较高的局部复发风险时，可使用放射治疗。对于更晚期（更高分期）和/或高等级癌症，具有区域淋巴结受累的显著风险，初级放疗可与腹股沟或前哨淋巴结剥离联合进行手术淋巴结分期。对于区域复发风险高的病例（涉及多个淋巴结、囊外扩张或边缘阳性），辅助盆腔/腹股沟放疗将改善局部区域控制和潜在的生存结果。对于局部或局部晚期病例，放疗联合化疗可作为新的辅助手段，以允许后续切除，或作为不可切除疾病的最终治疗。

五、睾丸肿瘤的放射治疗

对于Ⅰ期的精原细胞瘤主要采用放疗来延缓肿瘤的进展。治疗后患者生存率很高，复发主要出现在肺部、纵隔等放射外区域。有研究指出总剂量是20 Gy，每天2 Gy。有研究表明睾丸癌患者继发肿瘤的发生率比健康人高1倍，放疗并发症还有不育及心血管疾病等。在研究管理Ⅱ期精原细胞瘤时显示，原发肿瘤<5 cm的肿瘤经放疗后5年复发率接近9.0%，对于>5 cm的肿瘤，化疗后5年复发率为6.0%～13.5%。瑞典挪威睾丸癌组织的最新研究结果表明，在精原细胞瘤$Ⅱ_{a/b}$期化疗也有优势。对于中老年患者考虑到化疗的毒副作用一般选择放疗。

六、放射治疗的不良反应及健康管理

放射治疗的主要缺点是它影响肿瘤区域的癌细胞和健康细胞。尽管放射治疗技术在不断进步，出现了诸如强度调制放射治疗（IMRT）、适形放射治疗（CRT）等治疗方式，以达到更加精确地作用于肿瘤组织的目的，减少对周围组织损伤，但这类治疗对健康组织的影响尚未完全消除。

（一）放射性膀胱炎

放射性膀胱炎是放射治疗最常见的并发症之一，它发生在5%～10%的接受盆腔照射的患者中，最常使前列腺癌、膀胱癌或宫颈癌的治疗复杂化。急性放射性膀胱炎很常见，通常是自限性的，而慢性出血性膀胱炎是一种罕见、进行性和不可逆的疾病，可在照射后20年内发生，其治疗对现代医学来说是一个挑战。两种类型的膀胱炎都会严重影响患者的生活质量，并可能导致危及生命的情况。急性膀胱炎由于其自限性，可使用抗胆碱能药物或苯偶氮吡啶或黄酮酸盐治疗。慢性膀胱炎可通过初始管理、膀胱内灌注、系统治疗、高氧压力和消融疗法等方式改善。

（二）尿瘘

瘘是放射治疗的罕见并发症，但被认为是潜在的严重和最难治疗的，可以占据整个泌尿系统以及胃肠道或生殖器官，并且可以在治疗后20～30年内发生，最常见的部位是直肠尿道和直肠膀胱。在放射性尿瘘的情况下，保守治疗是无效的，治疗的基础是手术。手术类型取决于瘘管的位置和范围。由于周围组织缺血，术后愈合可能受损，因此，为了恢复泌尿生殖系统或胃肠道的功能，通常需要复杂的重建技术。外科治疗的基础是确保瘘管周围组织的充分营养。

（三）输尿管狭窄、尿道狭窄

输尿管狭窄是一种罕见但严重的放射治疗并发症。诊断通常很晚，治疗也很复杂，狭窄的总发生率为0.4%～2.7%。前列腺癌放疗并发症的发生率较低，为1%～2.7%。输尿管狭窄最常位于输尿管口附近4～6 cm处，因为它靠近暴露于最大辐射的区域。由于即使在治疗结束20年后也可能发生狭窄。应通过经皮肾造口术或输尿管导管确保尿液自由流动，以防止上尿路感染和肾功能恶化，从而开始输尿管狭窄的治疗。进一步的治疗取决于患者的一般情况、合并症、年龄、预后、狭窄的位置和长度、是否存在其他放射并发症以及患者的偏好。治疗选择包括微创手术、重建技术、手术导尿或使用肾造口术或输尿管支架进行永久性引流。

尿道狭窄是一种严重的并发症，可导致排尿功能障碍，从而损害上尿路，最常见的情况是，前列腺癌的放射治疗导致了狭窄。同时，这也是此类前列腺癌治疗最常见的长期副作用。发生尿道狭窄的最重要危险因素是总辐射剂量。因此，近距离放射治疗和外照射治疗的结合显著增加了狭窄的发生率。其他危险因素包括既往经尿道前列腺切除术、患者年龄大、高血压和糖尿病等合并症。尿道狭窄的治疗是困难的，并且与并发症和复发的高风险相关，这是由缺血和纤维化组织的愈合受损以及括约肌的紧密接近引起的。管理方法包括内镜技术、开放手术和姑息手术。治疗的选择取决于患者的一般情况、狭窄特征、括约肌和膀胱功能以及患者的偏好。

（四）继发原发性癌症

辐射诱导的第二原发性肿瘤是一种罕见的晚期不良事件，发生在暴露于辐射区域的长潜伏期（放疗后5年以上）之后。它们具有与原发肿瘤不同的组织学类型，既不是复发也不是转移。致癌是由辐射引起的突变遗传变化的累积引起的。因此，即使在治疗结束后40年，接受放射治疗患者的长期随访也很重要。

综上，针对不同的泌尿系肿瘤采取的放疗方式及剂量应当不同，同时也应注意到放疗可能带来的并发症并做好防护措施。

第四节　泌尿、男性生殖系统疾病其他治疗技术

一、体外冲击波治疗

体外冲击波碎石术（extracorporeal shock wave lithotripsy，ESWL）是指医生通过成像技术手段对患者体内产生的结石颗粒进行快速精准定位分析后利用体外产生的高能冲击波对结石进行快速聚焦，然后再通过冲击波释放能量将结石颗粒多次分解，直至粉碎成细砂后随尿液排出体外以达到治疗目的的治疗方法。ESWL治疗方法简便，治疗费用低，对患者创伤较小，是一种非侵入性却安全、有效的治疗尿路结石的方法。

（一）适应症

ESWL术的临床使用成功率可能与患者泌尿系结石的体积大小直接相关，国际著名杂志发布的有关临床应用泌尿外科疾病碎石的相关诊疗规范操作参考指南指出，输尿管结石<1.0 cm、肾结石<2.0 cm时首选体外冲击波碎石术。结石越大，需要二次治疗的可能性就越大。除了结石颗粒的体积大小，结石的组成成分和排列位置也是影响疗效的重要因素。ESWL对于肾盂结石和肾盏结石效果最好，在肾下盏结石的治疗中存在一定的局限性，在制定碎石方案前应当充分考虑肾下盏的长度、宽度以及肾盂夹角等情况。

（二）禁忌症

结石远端解剖性梗阻或损伤、妊娠、还没有控制的泌尿系感染、尿路脓毒症、失去代偿功能的凝血功能障碍、无法控制的心律失常、腹主动脉瘤>4.0 cm、严重骨骼畸形和极度肥胖、结石附近动脉瘤、严重心肺疾病或代谢性疾病、活动性传染病、肾功能不全、肾位置过高、结石定位不清及不受控制的高血压等。

（三）影响碎石效果的因素

1.结石因素

碎石效果与结石的位置、大小、数量、性质以及能见度等因素有关。尿酸结石及磷酸镁铵结石密度低，较疏松，相对容易被击碎，羟基磷结石、胱氨酸结石、草酸钙结石坚硬不易碎。结石体积越大，需要再次接受碎石治疗的可能性就相对越大。结石体积较大，肾盏内无任何积水的肾结石，由于碎石扩散空间相对不足，碎石治疗效果往往不理想，经常需要很多次连续碎石。输尿管结石停留时间长、合并尿路息肉时一般也不容易被粉碎。肾盂内结石或肾上盏结石、肾中盏结石ESWL的效果好于肾下盏结石；多发结石疗效不佳。

2.患者因素

肥胖、体表与结石的距离、肾衰竭是影响ESWL疗效的重要因素。肾集合系统解剖异常，如梗阻、停滞、UPJ狭窄、肾憩室、马蹄肾、异位肾、肾融合、移植肾、严重肾积水、脊柱畸形等，都会影响结石的位置和结石片的排出。患者与碎石机不能正确耦合，会影响ESWL的成功率。体表-体内结石距离小于11 cm是ESWL术后SFR增高的主要独立影响因素。同样，较高的身体质量指数（BMI超过30 kg/m^2）与成功率降低有关。如肾盏憩室、肾旋转和肾融合等解剖异常

需要仔细评估和明智地使用ESWL。

3.设备因素

碎石效果与设备的类型、能量水平、脉冲频率、患者与碎石机耦合的质量等因素有关。

（四）注意事项

1.术前检查及准备

超声、KUB、IVU等影像学检查是常规检查，CT扫描、逆行尿路造影等技术是选择性检查。应详细询问病史，并进行完整的体格检查，以排除体外冲击波碎石术的禁忌症。在进行ESWL前测量血压，当血压高于160/100 mmHg时，常规不进行ESWL。服用抗血小板药物、抗血栓药物或抗凝药物的患者出血风险增加，应在手术前7～10天停止使用这些药物，待凝血功能正常后方可碎石。对于高危患者，如果服用这些药物不安全，应延迟ESWL。应该让患者了解可供他选择的不同治疗方案，以及每种方案的益处和潜在风险。在启动手术前应获得知情同意。对于体外冲击波碎石，需要考虑与患者讨论的关键因素包括再治疗的可能性和体外冲击波碎石后的并发症及其处理。术前不需要使用抗生素预防，也不推荐手术前常规放置双J管，ESWL术前放置双J管并没有增加泌尿系结石清除率或减少辅助碎石手术的需要，而且可能会增加中下尿路结石症状的出现。若患者术前留置双J管、导尿管或肾造瘘引流管，则需预防性使用抗菌药物。

2.碎石次数和碎石间隔时间

建议使用ESWL碎石次数不超过5次，连续2次应用ESWL碎石的最佳间隔时间为14天以上。

3.术后处理

对于ESWL后出现的肾绞痛一般用镇痛药物治疗均可缓解，常用药物包括非甾体类药物、阿片类药物、α受体阻滞剂及钙离子通道阻滞剂；如有需要，患者可考虑再次行ESWL治疗，对于常规非手术治疗无效引起的严重肾绞痛、梗阻并发严重感染的患者，应尽快积极行外科手术解除梗阻。若出现血尿，按肾脏损伤的处理原则进一步治疗。

足够的饮水量、使用α受体阻滞剂或钙离子通道抑制剂、口服枸橼酸氢钾钠碱化尿液、口服中药、适度运动等对排石有一定作用，使用α受体阻滞剂，特别是坦索洛辛进行药物治疗是有益的。其他药物如硝苯地平作为ESWL治疗的辅助用药也被证明是有效的，但有较高的副作用，如头晕和低血压。

患者可在ESWL治疗后1～2周来医院复查。

（五）常见并发症及健康管理

ESWL常见的并发症主要包括与碎石相关的并发症、与感染相关的并发症及冲击波损伤相关组织造成的并发症。ESWL是否会导致高血压及糖尿病目前尚不清楚，需要有更高水平的研究来证实或排除这种关系。

表17-2　ESWL并发症的发生率

并发症		发生率/%
碎石相关并发症	石街	4～7
	残石再生长	21～59
	肾绞痛	2～4
感染相关并发症	ESWL后菌尿	7.7～23
	败血症	1～2.7

续表17-2

并发症			发生率/%
冲击波损伤相关组织相关并发症	肾脏	有症状肾血肿	<1
		无症状肾血肿	4～19
	心血管	心律失常	11～59
		不良心血管事件	个案报道
	消化道	肠穿孔	个案报道
	肝、脾血肿		个案报道

引自：中国医促会泌尿健康分会，中国研究型医院学会泌尿外科学专业委员会.体外冲击波碎石治疗上尿路结石安全共识［J］.现代泌尿外科杂志，2018，23（8）：574-579.

1.碎石相关并发症

在结石碎片分解破碎和结石残渣排出过程中可相继出现严重肾绞痛、肋脊角和侧腹疼痛。若有过多的结石碎片和小颗粒被积聚于输尿管内可能会引起“石街”，另外还会出现残石再生长。对于疼痛患者，抗痉挛药物或抗炎药物可以有效治疗，大多数情况下无须进一步干预。石街患者处理的关键在于预防，严格掌握患者手术适应症；当部分患者继发感染、肾功能障碍或者持续发热时，最有效的碎石治疗方式通常是再次行ESWL碎石或经皮肾穿刺造瘘术，对于复杂疑难病例可考虑行手术治疗。尿路梗阻患者可根据结石的大小、数量和位置，采用α受体阻滞剂进行临床治疗，也可通过双J管或输尿管镜手术进行治疗。对于术后残石，推荐ESWL后4周行影像学检查判断残留结石情况，对于有症状的患者，应迅速解除梗阻、消除症状；对于无症状残余结石，处理原则与同类型原发结石一致。

2.感染相关并发症

感染相关并发症主要包括泌尿系感染、尿源性败血症和感染性休克等。合理使用抗菌药物是治疗ESWL后泌尿系感染的有效手段；合并梗阻时，应积极引流。当发生感染性休克时，应快速按照感染性休克处理原则处置，同时行有效尿液引流，放置双J管或经皮肾穿刺造瘘。

3.冲击波损伤相关组织相关并发症

冲击波损伤相关组织相关并发症主要包括肾损伤、心血管系统不良事件、消化系统损伤、在冲击波的进出点出现瘀点或皮下挫伤等。碎石治疗结束后出现一过性肉眼血尿的患者，一般无须给予特殊处理，会自发性好转。肾周围血肿与术中高血压和使用抗凝/抗血小板药物有关，大多数的肾包膜下血肿和肾周围血肿患者都可以采取非手术治疗，肾周血肿较大时，应进行影像学检查并控制血红蛋白和红细胞压积。若严重肾裂伤伴肾包膜下血肿，非手术治疗效果欠佳时，可考虑行选择性动脉栓塞或手术治疗。ESWL后尿外渗患者，应积极解除梗阻、充分引流尿液。ESWL术后肾破裂的罕见病例已被报道，即使如此，保守治疗可能是合适的。建议对存在明显心律失常的患者行ESWL治疗时慎重，必要时在治疗期间及治疗后进行ECG监测。消化系统损伤少见，一旦发生，以非手术治疗为主，必要时行手术探查。

（六）特殊类型肾结石的ESWL及健康管理

1.鹿角形肾结石

ESWL处理鹿角形肾结石，应严格遵照上述适应症。治疗直径>2 cm的鹿角形结石时，推荐治疗前常规放置双J管。

2.儿童肾结石

结石大小被认为是ESWL成功治疗小儿尿石症的重要预测因素。ESWL是儿童绝大多数上尿路结石首选的治疗方法，结石清除率为79%～98%。其适应症、影响疗效的因素与成人相似；在儿童患者中，小于4 mm的尿石症可以通过药物治疗进行处理，因为它们相对容易消除。10岁以内的儿童大多需要全身麻醉或静脉麻醉。治疗实施前应排除引起结石的非代谢性疾病，减少梗阻的风险，如膀胱输尿管反流、UPJ狭窄、神经源性膀胱及其他排尿困难疾病；与成人相比，儿童患者的复发更频繁，儿童肾结石患者均需密切随访。尽管在治疗后肾小球滤过率可能会有短暂的下降，但在1～3个月后肾小球滤过率会自行恢复。

3.孤立肾肾结石

孤立肾合并结石ESWL的治疗准则是尽量不让形成“石街”，减少术后肾绞痛出现，注意保护肾功能，一旦出现尿路梗阻征象，应尽早解除。

4.海绵肾肾结石

ESWL治疗海绵肾肾结石是可行的方法。海绵肾肾结石行ESWL每次间隔时间至少1个月；最好待完成一侧肾脏治疗后，再治疗对侧肾结石，并需密切关注肾功能改变。

5.马蹄肾肾结石、异位肾肾结石、移植肾肾结石

肾盏憩室、尿流改道者肾脏的结石：根据结石负荷、位置、解剖异常等因素选择是否可行ESWL。适应症和禁忌症与一般肾结石相同；其中，移植肾患者术前应常规应用抗菌药物预防感染，同时必须遵循孤立肾肾结石的治疗原则。

二、激光技术

自从1960年激光发明以来，其便迅速地对皮肤科、神经外科和眼科等领域的医疗实践产生了深远的影响。20世纪60年代，在泌尿外科领域就出现了使用红激光来碎石的报道。随着政治、经济、文化和科技的进展，泌尿外科也开始朝着微创甚至无创的利用自然腔道去处理疾病的目标发展，激光手术也以其安全、有效的优点引起泌尿外科医生更多的重视。在许多先进的治疗仪器中，铥激光、半导体激光和钬激光都是目前泌尿外科医生应用最广泛的激光材料。人们按照激光材料的波段、水吸收率、血红蛋白吸收率以及穿透深度的差异，可通过激光材料来实现凝固、剜除等医疗操作。对于通过各种方法治愈失败的良性前列腺增生疾病，一般将激光剜除手术用作它的替代治疗手段，并且和经尿道前列腺电切手术（transurethral resection prostate，TURP）一样，激光也有着良好的治愈作用。激光技术在膀胱肿瘤、泌尿系结石以及输尿管狭窄中的大量应用，使那些同时伴随着多种基础病变的中高龄患者的手术方法显得更为安全，同时也降低了应用抗凝药等医疗方法改变所带来的不便与困难。而且激光术后创伤也更为减少，减少了患者住院周期，更减少了患者保留导尿管的时间，有时甚至还可以完全避免使用导尿管。同时，在术后并发症及再次手术方面，激光技术也有着显著的改进。综上所述，由于激光技术设备之间日益剧烈的竞争，设备费用与维护费用的很大程度降低，以及术后安全性能的明显提高，激光技术将会成为泌尿外科领域中不可或缺的新科技。本节就激光技术在泌尿外科领域中的实际应用、发展现状和未来趋势作一介绍。

（一）激光技术的物理基础

众所周知，激光是受激后所形成的对光的释放，其可以取自晶体、气体和半导体材料等。医用激光的主要作用机理是细胞受到激光放射的作用，仪器形成的激光束与细胞表面之间的相互作用，主要是发散、反射和吸附等一般物理现象。从医疗应用的角度考虑，其最主要的现象是激光束在被细胞发色团所吸收后转变为能量，在人体细胞内，光柱被血红蛋白、水和黑色素所同化，激光能转变为高热灼烧，乃至凝固、汽化等全身物质，组织中对激光的吸收越少，则穿透深度就越深入；而相反的系数越高，则穿透深度就越浅。而且，激光发出的波长越短，能量转换为热量的比率就越高。总的来说，激光治疗效果主要由激光波长和吸收的介质来决定。

目前在医学上使用的医疗激光品种很多，一般分为：钬激光、绿激光、二极管激光和铥激光等。激光辐射与组织内部相互作用的生物学效果，一般分为3种：光热效应、光机械效果和光化学效应。组织切开、凝固止血等方法一般采用的都是激光的光热效应，碎石则是采用由激光脉冲产生的辐射所引起的光-热机械作用，而光动力学疗法等则是采用激光的光化学作用。

（二）激光技术在肾脏疾病方面的应用

激光技术在肾脏疾病的应用主要是用于肾癌、肾囊肿以及肾错构瘤等相关疾病的治疗，目前激光在肾脏肿瘤的治疗中应用广泛，故此处主要介绍其在肾脏肿瘤中的应用。

当前，传统肾脏肿瘤部分切除（nephron-sparing surgery，NSS）必须通过在手术中短暂地夹闭肾脏供血血管集中通过的肾门，以此获得无血手术视野，也是在肿瘤切除流程中的必要条件。由于肾门阻断不但导致部分残留肾组织的缺血性损伤和切除术后的肾脏修复障碍，而且由于限制了肿瘤切除术的时间进而使得手术操作更加困难。激光由它同时具有对组织切开与止血的双重功效，而且可以有效降低肿瘤切除手术中大出血，清晰地呈现瘤体与周边组织的轮廓，所以逐渐被人们尝试成为一个能够进行零缺血NSS的方式。目前国外部分医学中心已经开始验证将铥激光应用于肾细胞癌患者行NSS的可行性。目前激光技术在肾脏肿瘤治疗中已显示出了宏大的前景，激光辅助技术在NSS中的应用值得进一步关注。

（三）激光技术在输尿管疾病方面的应用

1.激光治疗输尿管结石的应用

目前，腔内碎石的主要技术分为超声波碎石、气压式弹道碎石和激光碎石。激光碎石技术是在泌尿外科行业中使用最早的，也是目前使用得最成功的激光治疗技术。由于尿道镜和激光技术的进展，尿道软镜结合钬激光处理肾结石（低于2 cm）和肾盏憩室结石，也达到了很好的疗效。目前对钬激光的应用已经比较成熟，钬激光有良好的方向性，且易被激光术中的介质——生理盐水所吸附，具有安全、结石粉碎作用好、不易造成尿道和肾脏穿孔的优势。另外，基于该方法完全利用了人体的天然腔道，无须新建任何有创的人工通道管道，有损伤小、恢复快、疗效好的优势，因此临床上前景很广泛。欧洲泌尿外科指南中也将钬激光碎石认定是输尿管碎石的“金标准”，而针对需要行经皮肾镜碎石术（PCNL）的肾结石，激光碎石也因其较快的碎石速度和较低的并发症发生率，逐渐成为首选术式，目前，激光碎石技术也以其更高的碎石效率以及更低的并发症率，而逐渐成为优选技术。目前，在小隧道PCNL、微细隧道PCNL甚至超微细隧道PCNL技术方面的创新技术也不断涌现，这表明了只利用纤细光缆传输功率的激光技术，在PCNL技术中的优越性。

2.激光治疗输尿管肿瘤的应用

目前尿道恶性肿瘤的常规处理方式一般为将患肾和尿道一并予以切除，但针对某些特定的患者，例如：先天性孤立肾脏、双侧肾脏功能受损或失功及无法承受大手术的患者来说，利用尿道镜进行微创激光治疗成为近年来一个新兴的方式。

输尿管肿瘤的治疗中，输尿管镜下组织活检技术以及肿瘤术中的活检，是手术术式选用的最主要的依据。近年来由于腹腔镜技术的进展较快，以及针对部分情况特殊的病例，一些诊疗中心也开始使用经皮肾镜下的钬激光以及电灼来治疗上尿路移行上皮细胞瘤，并达到了与部分切除相同的效果，在相当时期内有效地提高了患者的生活质量。

3.激光治疗输尿管狭窄的应用

泌尿系腔道的良性狭窄在临床上也比较普遍，其中以开放性及经验性尿道切开术为目前治疗泌尿道狭窄的"金标准"，但由于早期复发性较高而使该疗法的临床手术疗效大打折扣。但由于激光技术使用范围的不断延伸，这类病变一般也可采用冷刀、电刀以及激光切割等方式处理。因为激光技术同时具有切开与止血功效，且穿透力量相对较弱、对周围的组织热破坏较小，所以在理论上该技术也可以作为理想的根治狭窄的技术手段。使用激光实施腔内狭窄切开已是目前临床上相当常见的方法，并得到了权威指南的认可。

4.激光技术在膀胱疾病方面的应用

激光技术在膀胱疾病方面可用于治疗膀胱肿瘤、膀胱结石、膀胱炎症性病变、膀胱黏膜白斑等疾病，本节主要介绍激光技术在膀胱肿瘤中的应用。

目前经尿道膀胱肿瘤切除术（TURBT）是非肌层浸润性膀胱癌（NMIBC）治疗的"金标准"，膀胱灌注化疗以及免疫学疗法仍为最常见的辅助治疗方案，但是，由于TURBT手术中可能会产生的闭孔神经反射（ONR），引起脑出血、膀胱尿道穿孔和肾积水等严重并发症的可能性较大。激光手术由于没有电磁场的影响，ONR的发生率则大大降低，自1976年使用钕激光治疗NMIBC以来，从最早的肿瘤汽化术到近十年应用钬激光、铥激光、1470 nm激光等新的激光技术用于整块切除肿瘤膀胱（ERBT），并在实践中验证了新技术的高效率和稳定性。目前大家认为铥激光具有更佳的安全性。再者，激光手术在治疗应用抗凝药的患者中，也有较好的疗效。

5.激光技术在前列腺疾病方面的应用

激光技术在前列腺炎、前列腺增生和前列腺癌的治疗中均有使用，目前激光技术主要用于良性前列腺增生（BPH）的治疗，故这里主要介绍激光在BPH治疗中的应用。

由于社会老龄化的程度日益增加，在合并了各种内科基础疾病的高龄患者中的良性前列腺增生已日益普遍，以至于对于某些符合手术指征的BPH，在既往作为一线手段的有经尿道前列腺电切术（TURP）和开放式前腺移除术。但这两种治疗方法均存在电切综合征以及可能存在的手术中和术后大出血等疾病发生的可能性，并且术后患者留置导尿管和住院时间较长。激光则因其优异止血疗效而能够降低此类术后并发症的出现，也使得正要接受抗血小板治疗和抗凝治疗的患者，也能够更加安心地行术后护理。按照各种激光手术的特性，目前激光手术治疗前列腺增生的主要手术方式包括剜除、汽化和切除。其中，证据最丰富、疗效最优异的是钬激光前列腺剜除手术（holmium laser enucleation of the prostate，HoLEP）和绿激光前列腺汽化手术（PVP）。摩西激光前列腺剜除术（MLOEP）等也逐步受到泌尿外科医师的欢迎（见图17-3）。

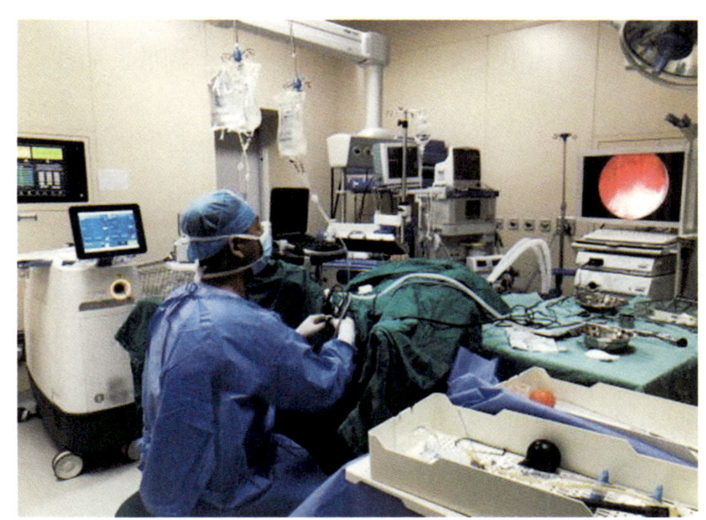

图17-3　医生为前列腺增生患者实施经尿道摩西激光前列腺剜除术（MLOEP）

（资料来源：兰州大学第二医院）

绿激光前列腺汽化手术（PVP）则具备了很高的短期疗效和很低的合并症风险，但同时考虑到电切综合征和手术出血并发症的风险明显减少，甚至可作为日间手术，患者也无须停用任何所必需的抗凝药物，美国泌尿外科学会现已经将PVP视为TURP的一个备选方法。

6.激光技术在尿道疾病和阴茎疾病方面的应用

激光在尿道疾病中的应用主要是可用于尿道狭窄、尿道癌及尿道肉阜等的治疗，其应用方法及原理同上文输尿管狭窄及肿瘤的应用，因此不再赘述。

激光在治疗阴茎疾病方面主要用于尖锐湿疣的治疗。其原理是使用集中的红外线或近红外光束来烧灼患病区域，并将高功率的光能量应用于小面积的病灶组织。目前使用的有CO_2激光和Nd-YAG激光等。

7.激光技术的健康管理

激光技术实质上是一个高功率的热能转换装置，它主要是融合了切割、止血、汽化等诸多作用，并利用细小的光纤维传输，因此可以深入泌尿系腔道实现其功能。激光依靠自身特点和优势，在泌尿外科领域获得了快速普及，特别是在泌尿系结石和前列腺病变治疗中有着广泛的应用。随着来激光和光纤技术的持续发展，激光手术将变得更加安全、有效和精确可控。可想而知，激光技术在泌尿外科中的应用具有广阔的前景。

三、射频消融

射频消融（RFA）是治疗实体癌最广泛使用的热消融疗法。通过使用超声、计算机断层扫描（CT）或磁共振引导将一个或多个射频电极直接放置到肿瘤组织中，继而利用高频交流电产生60～100 ℃的温度，当组织中的离子试图跟随交流电流的变化方向时，会导致摩擦加热，这种摩擦加热（也称为“电阻”加热）导致细胞损伤，并导致随后的凝固性坏死。标准RFA方案包括30～40 W的初始电功率，在消融期间每分钟增加10 W，并有2次中断/衰减。与其他消融方式相比，RFA是一种更成熟的技术，可用于分析的临床结果更多；然而，血液流量会限制消融区的大小，因此，实现完全消融有时是困难的。

RFA广泛应用于肾细胞癌（RCC）的临床实践中，在亚洲，T_{1a}期RCC的局部控制率可在95%至100%之间。此外，在亚洲，T_{1a}期RCC患者的5年总生存率和癌症特异性存活率分别为78%～90%和96%～100%。RFA的并发症发生率与肾部分切除术相当，出血是最常见的并发症。自从现代成像技术问世以来，微创图像引导射频消融已变得普遍，长期以来，肿瘤大小一直是射频消融临床应用的重要限制，因为不完全消融导致局部控制率降低，而技术的进步正逐步扩大其临床适应症范围。

四、冷冻消融

冷冻消融是一种通过冷冻导致细胞死亡的微创技术。冷冻消融通过两种生物的物理变化直接导致细胞损伤：细胞渗透脱水和细胞内冰的形成。导致损伤的生物学机制分为四大类：直接细胞损伤、血管损伤和缺血、细胞凋亡和免疫调节，它们发生在低温损伤的不同区域。完整的冷冻消融过程包括两次冷冻-解冻循环，冷冻10～15 min，解冻8～10 min。冷冻消融术最常见的并发症是出血，其次是邻近脆弱器官的冷冻损伤，包括输尿管狭窄、结肠穿孔或瘘管以及神经损。

冷冻消融在T_1期肾癌的治疗中取得了一些进展。研究表明，冷冻消融为T_{1a}期RCC提供了良好的局部控制率，据报道5年无复发生存率超过90%，且冷冻消融术可以作为T_{1b}期RCC的替代治疗方法。与RFA相比，冷冻消融有几个优点：首先，冷冻消融引起更小的疼痛和更少的尿路上皮损伤；其次，与RCC的其他治疗方式相比，冷冻消融促进输尿管梗阻或尿液泄漏的发生率更低；第三，冷冻消融区在MRI和CT上更清晰；第四，同时应用多个探头可以使等温线形状更灵活；第五，与其他模式相比，改变进近轨迹和控制每个单独应用器温度变化速率的能力使冷冻消融更加可行。

五、光动力疗法及声动力疗法

光动力疗法（PDT）是一种有前途的动态疗法。PDT使用光作为外部触发器来激活光敏剂（PS）以产生ROS，随后诱导异常细胞死亡。PDT衍生的声动力疗法（SDT）是另一种新型的动态疗法，SDT利用超声（US）代替光，通过触发声敏剂产生ROS，与PDT相比，SDT具有高安全性、深穿透性和低成本的优势。泌尿系统器官的可及性使其更适合PDT/SDT等需要外源性刺激的治疗方式，大多数泌尿外科肿瘤（如前列腺肿瘤和膀胱肿瘤）都可以通过尿道进行微创手术，PDT可以通过类似的方法进行，损伤要比手术小，而SDT可以由超声在体外执行，是无创的。由于肿瘤微环境（TME）的复杂性和异质性，PDT/SDT敏化剂的递送及其在肿瘤区域的反应仍然具有挑战性，而随着纳米医学技术的引入，与传统的光/声敏化剂相比，用不同功能组分修饰的新型光/声致敏剂和其改进的物理化学性质在癌症治疗中具有许多突出优势，如缓解缺氧以提高量子产率、被动/主动肿瘤靶向以增加药物积累，并与其他治疗方式（如化疗、免疫疗法和靶向治疗）相结合，以实现协同治疗。目前，PDT治疗泌尿系癌症的项目正在兴起，已经进行了一些相关的临床试验，WST11（TOOKAD® soluble）已被临床批准用于治疗前列腺癌，而SDT的临床试验仍未被批准用于治疗泌尿系癌症。尽管PDT/SDT目前还不能替代传统的治疗方式，如手术、放疗和化疗，但相信在多学科团队的共同努力下，纳米生物技术辅助的PDT/SDT在泌尿外科癌症治疗中将会有着光明的前景。

六、高聚焦超声消融

高聚焦超声消融（HIFU）是一种新型无创治疗方法，其原理类似于用放大镜聚焦太阳光线，通过聚焦超声波能量到达焦点并破坏组织，这使得HIFU成为一种极具吸引力的非侵入性手术工具。

这项技术正在世界范围内迅速发展，用于治疗癌症和一些良性疾病，在泌尿外科，已经在许多领域进行了试验，最有希望的两个领域是治疗肾癌和前列腺癌。关于HIFU对前列腺癌的治疗已经越来越成熟，在过去的20年中，HIFU治疗前列腺癌的适应症范围在逐步扩大，从治疗早期的不适合进行更彻底治疗的局部发生肿瘤的患者，一直到对早期手术和放疗后的患者进行挽救治疗，而当前，在全身麻醉下使用经直肠HIFU治疗前列腺癌已在全球100多个地点显示出前景。在肾癌的治疗上，由于肾周脂肪吸收能量以及肾脏位于肋骨后面，目前还存在一些困难，然而，随着HIFU技术的进步、图像融合技术的提升以及相控阵换能器和运动补偿克服肋骨和呼吸引起问题能力的提升，HIFU对肾肿瘤的成功治疗将很快成为现实。

七、其他新技术

除上述所介绍的治疗方案外，一些前沿的治疗方式也逐步用于泌尿、男性生殖系统疾病的治疗。在此做一些简单的介绍：

（一）人工智能

人工智能被应用于前列腺活检组织的预测。对于膀胱癌，使用ML算法分析无复发概率的预测和诊断评估。对于肾癌和睾丸癌，人工智能用于分期和预测疾病复发的风险。除了在肿瘤性疾病诊断的重要作用，人工智能在现代泌尿系疾病治疗中同样发挥着重要的作用，如对可能发生的急性肾损伤、慢性肾病的预警；协助泌尿外科医生在影像学及病理学上进行更精准的诊断；同时可从大量患者中分析治疗方案与疗效的关联，根据疗效和危险因素开发模型制定个体化的治疗方案，如对透析后贫血、透析后血容量及血压紊乱提供个性化治疗方案，参与可穿戴人工肾构成；并且在预后方面，人工智能可以通过分析数据库来识别影响预后的因素，并开发评估因素与预后之间关系的模型，如可预测慢性肾脏疾病患者钙化防御发展风险的模型、确定糖尿病肾病的危险因素、早期发现肾移植患者急性肾移植排斥反应发生的风险、识别急性肾损伤后发生慢性肾脏疾病的患者、预测慢性肾脏疾病肾衰竭的进展以及提供透析患者透析后心血管风险及死亡风险等指标。

（二）异种移植

供肾短缺是目前世界上肾移植所面临的一项巨大的挑战，而异种移植可缓解该困境，并且能避免部分道德与经济问题，如降低胁迫或支付活体捐赠者的费用、减轻长期等待合适捐赠者的压力、降低与长期透析相关的并发症和成本。此外，异种移植可能为HLA高度敏感的患者提供接受肾脏的机会。

（三）器官生物工程

器官生物工程的出现源于需要探索新途径以获得可移植器官的替代来源。科学家们通过将细胞、生物相关分子和支架组装成功能性器官来应对这一挑战。人工肾脏辅助装置（RAD）能够通过提供主动运输（不同的重吸收和分泌）、代谢功能和内分泌功能首次模拟天然肾脏的肾小管功能，是唯一在人体中成功测试的生物人工肾装置。而便携式和可穿戴人工肾脏配合人工智能也为肾脏替代疗法提供了一种新的可能。

（四）远程医疗

远程医疗是指通过电信进行的任何医疗保健活动。随着严重急性呼吸综合征的流行，远程医疗的作用日益被重视，因其可以方便且低成本地为更多的患者提供医疗服务。现有文献表明，远程医疗已在几种常见的临床场景中成功实施，包括非转移性前列腺癌诊断后决策过程、治愈性治疗后局部前列腺癌患者的后续护理、血尿的初步诊断、尿路结石和尿路感染的后续护理，尿失禁患者的初步评估及术后的后续护理。许多泌尿系疾病都适合远程医疗，但还需要对其他高度流行的泌尿系统恶性和良性疾病进行更多研究。

（五）3D打印技术

3D打印允许对新型设备进行快速原型制作，并将医学成像转换为患者特定解剖结构的有形复制品。3D打印可以利用来自医学成像的数据来生成根据患者的个体解剖结构定制的结构，这促进个体化治疗方案的决策。此外，3D打印还可提高术前咨询、手术模拟、可植入假体甚至移植器官的患者特异性，定制的手术器械可以数字化共享，根据需要进行调整和生产，在泌尿系肿瘤治疗得到一定的运用。

新兴的治疗技术在泌尿外科诊治中不断得到应用，未来患者的生活情况、临床表现和个体差异将会被纳入治疗范围，以更加个性化的方式满足患者复杂的临床需求，同时推动泌尿外科的发展。

以上技术的成功应用促进了泌尿、男性生殖系统疾病治疗方式的长足进展。伴随着各种新思想、新技术、新设备不断涌现，泌尿、男性生殖系统疾病的治疗技术将迎来飞速发展的新时期，为广大患者带来更加精准、微创的医疗服务。

（杨立、满江位）

参考文献

[1] SINCLAIR T J, GILLIS A, ALOBUIA W M, et al. Surgery for adrenocortical carcinoma: When and how?[J]. Clinical Endocrinology & Metabolism, 2020, 34(3): 101408.

[2] QUHAL F, MORI K, BRUCHBACHER A, et al. First-line immunotherapy-based combinations for metastatic renal cell carcinoma: A systematic review and network meta-analysis[J]. European Urology Oncology, 2021, 4(5): 755–765.

[3] LAUKHTINA E, SARI MOTLAGH R, MORI K, et al. Chemotherapy is superior to checkpoint inhibitors after radical surgery for urothelial carcinoma: A systematic review and network meta-analysis of oncologic and toxicity outcomes[J]. Critical Reviews in Oncology/Hematology, 2022, 169: 103570.

[4] 李曾,肖英明,陈丽,等. 多西他赛早期化疗联合CAB在高肿瘤负荷mCSPC患者中的临床疗效观察[J]. 临床泌尿外科杂志,2021,36(10):796–801.

[5] ZHANG Y, ZHANG Z. The history and advances in cancer immunotherapy: Understanding the characteristics of tumor-infiltrating immune cells and their therapeutic implications[J]. Cellular & Molecular Immunology, 2020, 17(8): 807–821.

[6] WU K, ZHENG X, YAO Z, et al. Accumulation of CD45RO$^+$CD8$^+$ T cells is a diagnostic and prognostic biomarker for clear cell renal cell carcinoma[J]. Aging, 2021, 13(10): 14304–14321.

[7] KALBASI A, RIBAS A. Tumour-intrinsic resistance to immune checkpoint blockade[J]. Nature Reviews, 2020, 20(1): 25–39.

[8] CHORBIŃSKA J, KRAJEWSKI W, ZDROJOWY R. Urological complications after radiation therapy-nothing ventured, nothing gained: A narrative review[J]. Translational Cancer Research, 2021, 10(2): 1096–1118.

[9] 马巍巍. 转移性肾癌免疫治疗的新进展[J]. 国际泌尿系统杂志,2022,42(2):349–352.

[10] BI K, HE M X, BAKOUNY Z, et al. Tumor and immune reprogramming during immunotherapy in advanced renal cell carcinoma[J]. Cancer Cell, 2021, 39(5): 649–661.e5.

[11] GOURDIN T. Recent progress in treating advanced prostate cancer[J]. Current Opinion in Oncology, 2020, 32(3): 210–215.

[12] MATEO J, PORTA N, BIANCHINI D, et al. Olaparib in patients with metastatic castration–resistant prostate cancer with DNA repair gene aberrations (TOPARP-B): A multicentre, open-label, randomised, phase 2 trial[J]. The Lancet, 2020, 21(1): 162–174.

[13] GONG J, CHEHRAZI-RAFFLE A, REDDI S, et al. Development of PD–1 and PD–L1 inhibitors as a form of cancer immunotherapy: A comprehensive review of registration trials and future considerations[J]. Journal for Immunotherapy of Cancer, 2018, 6(1): 8.

[14] 车文安,孙远东,谭志林,等. 膀胱癌FGFR3基因突变及靶向药物治疗研究进展[J]. 生命科学,2021,33(9):1133–1142.

[15] FLAIG T W, SPIESS P E, AGARWAL N, et al. Bladder cancer, version 3.2020, nccn clinical practice guidelines in oncology[J]. Journal of the National Comprehensive Cancer Network, 2020, 18(3): 329–354.

[16] LATTANZI M, ROSENBERG J E. The emerging role of antibody-drug conjugates in urothelial carcinoma[J]. Expert Review of Anticancer Therapy, 2020, 20(7): 551–561.

[17] POWLES T, ROSENBERG J E, SONPAVDE G P, et al. Enfortumab vedotin in previously treated advanced urothelial carcinoma[J]. The New England Journal of Medicine, 2021, 384(12): 1125–

1135.

[18] NINI A, HOFFMANN M J, LAMPIGNANO R, et al. Evaluation of her2 expression in urothelial carcinoma cells as a biomarker for circulating tumor cells[J]. Clinical Cytometry, 2020, 98(4): 355-367.

[19] KHONGORZUL P, LING C J, KHAN F U, et al. Antibody-drug conjugates: A comprehensive review[J]. Molecular Cancer Research, 2020, 18(1): 3-19.

附　录

缩略词简表

英文缩略词	英文全称	中文全称
ABP	acute bacterial prostatitis	急性细菌性前列腺炎
ACTH	adrenocoticotropin	血浆促肾上腺皮质激素
ADPKD	autosomal dominant polycystic kidney disease	常染色体显性多囊肾
AR	acute rejection	急性排斥反应
AR	androgen receptor	雄激素受体
ARCD	acquired renal cystic disease	获得性肾囊性疾病
ARF	acute renal failure	急性肾衰竭
ARPKD	autosomal recessive polycystic kidney disease	常染色体隐性多囊肾
ARR	aldosterone/renin ration	血浆醛固酮/肾素活性比值
AUA	American Urological Association	美国泌尿外科协会
AVS	adrenal vein sample	肾上腺静脉取血
AVSS	audiovisual sexual stimulation	视听刺激性阴茎勃起硬度检测
BCG	bacillus calmette-guerin	卡介苗
BCIS	bladder carcinoma in situ	膀胱原位癌
BMI	body mass index	身体质量指数
BOO	bladder outlet obstruction	膀胱出口梗阻
BPH	benign prostatic hyperplasia	前列腺增生
CA	catecholamine	儿茶酚胺
CA-ABU	catheter-associated asymptomatic bacteriuria	导尿管相关无症状菌尿
CA-UTI	catheter-associated utis	导管相关性尿路感染
CBP	chronic bacterial prostatitis	慢性前列腺炎
CKD	chronic kidney disease	慢性肾病
CPSI	chronic prostatitis symptom index	慢性前列腺炎症状指数
CS	Cushing's syndrome	库欣综合征

续表

英文缩略词	英文全称	中文全称
CSS	cancer-specific survival	癌症特异性生存期
CTU	computer tomography urography	CT泌尿系成像
DBD	donor of brain death	脑死亡供者
DCD	donor of cardiac death	心脏死亡供者
DFS	disease-free survival	无瘤生存率
DO	detrusor overactivity	逼尿肌过度活动
DRE	digital rectal examination	直肠指诊
ECM	extracellular matrix	细胞外基质
ED	erectile dysfunction	男性勃起功能障碍
eGFR	estimated glomerular filtration rate	估算肾小球滤过率
ER	estrogen receptor	雌激素受体
ERAS	enhanced recovery after surgery	术后快速康复
ESWL	extracorporeal shock wave lithotripsy	体外冲击波碎石术
FISH	fluorescence in situ hybridization	荧光原位杂交
GFR	glomerular filtration rate	肾小球滤过率
GU	gonorrheal urethritis	淋病性尿道炎
HIV	human immunodeficiency virus	人类免疫缺陷病毒
HPV	human papillomavirus	人乳头状瘤病毒
HSK	horseshoe kidney	马蹄肾
IELT	intravaginal ejaculation latency time	阴道内射精潜伏时间
IPSS	International Prostate Symptom Score	国际前列腺症状评分
IVC	inferior vena cava	腔静脉后输尿管
IVR	intravesical recurrence	膀胱内复发
IVU	intravenous urography	静脉尿路造影
KUB	plain film of kidney-ureter-bladder	尿路平片
LDN	laparoscopic donor nephrectomy	腹腔镜下活体供肾切取术
LUTS	lower urinary tract symptoms	下尿路症状
MBC	metastatic bladder cancer	转移性膀胱癌
MCDK	multicystic dysplastic kidney	多囊性肾发育不良
MHC	major histocompatibility complex	人类主要组织相容性复合体
MN	metanephrines	甲氧基肾上腺素

续表

英文缩略词	英文全称	中文全称
MRCC	metastatic renal cell carcinoma	转移性肾癌
MS	metabolic syndromes	代谢综合征
MRU	mr urography	磁共振尿路成像
MSK	medullary sponge kidney	髓质海绵肾
NBI	narrow band imaging	内镜窄带成像术
NMIBC	non-muscle invasive bladder cancer	非肌层浸润性膀胱癌
NMP	normothermic machine perfusion	常温机器灌注
NSS	nephron sparing surgery	保留肾单位手术
OAB	overactive bladder	膀胱过度活动症
ODN	open live donor nephrectomy	开放性活体供肾切取术
OS	overall survival	总生存期
PCC	pheochromocytoma	嗜铬细胞瘤
PCNL	percutaneous nephrolithotomy	经皮肾镜取石术
PD	peyronie disease	阴茎硬结症
PE	premature ejaculation	早泄
PHA	primary hyperaldosteronism	原发性醛固酮增多症
PKD	polycystic kidney disease	多囊肾疾病
PKRP	plasmakinetic resection of the prostate	经尿道前列腺等离子电切术
PLND	pelvic lymph node dissection	盆腔淋巴结清扫术
PPD	purified protein derivative	结核菌素纯化蛋白衍生物
PRA	panel reactive antibody	群体反应性抗体
PSA	prostate-specific antigen	前列腺特异性抗原
PSAD	psa density	PSA 密度
PSAV	psa velocity	PSA 速率
QOL	quality of life score	生活质量评分表
RAPN	robot assisted partial nephrectomy	机器人辅助肾部分切除术
RCC	renal cell carcinoma	肾细胞癌
RCT	randomized controlled trial	随机对照试验
RFA	radio-frequency ablation	射频消融
RIRS	retrograde intrarenal surgery	逆行肾内输尿管软镜手术
RN	radical nephrectomy	根治性肾切除术

续表

英文缩略词	英文全称	中文全称
RPF	retroperitoneal fibrosis	腹膜后纤维化
RR	relative risk	风险比
SDN	selection dorsal neurectomy	阴茎背神经选择性切断术
TC	testicular cancer	睾丸癌
TGCTs	testis germ cell tumors	睾丸生殖细胞癌
TRUS	transrectal ultrasonography	经直肠超声检测
TST	tuberculin skin test	结核菌素试验
TURBT	transurethral resection of bladder tumor	经尿道膀胱肿瘤电切术
TURP	transurethral resection of the prostate	经尿道前列腺电切术
UI	urinary incontinence	尿失禁
UPJO	ureteropelvic junction obstruction	肾盂输尿管连接处狭窄
UTUC	upper tract urothelial carcinoma	上尿路上皮癌
VEGF	vascular endothelial growth factor	血管内皮生长因子
5-HT	5-hydroxytryptamine	5-羟色胺